临床急危重症救治手册系列

心内科急危重症救治手册

XINNEIKE JIWEIZHONGZHENG JIUZHI SHOUCE

主　编　徐　鹤

副主编　王晓旭

编　者　（以姓氏笔画为序）

于　涛　王红微　王媛媛

付那仁图雅　白雅君

刘亚莉　刘艳君　齐丽娜

孙石春　孙丽娜　李　东

何　颖　张　楠　张家翾

张黎黎　侯燕妮　董　慧

河南科学技术出版社

· 郑州 ·

内容提要

笔者把工作中的急危重症及急危重症操作技术进行了整合，遵循“生命第一，时效为先”的急救理念，并从临床实用出发编写了一套临床急危重症救治手册系列，共分8册，每册分别介绍了诊断、鉴别诊断、辅助检查、急救要点、抢救相关基本操作技术、药物应用等。本册重点介绍了心内科常见急危重症，如心力衰竭、高血压急危重症、影响血流动力学的心律失常、冠心病急危重症、心脏瓣膜病、心肌病、感染性心脏疾病、血管疾病、心脏病急症的病因、发病机制、临床表现、辅助检查、诊断、鉴别诊断、抢救相关操作及治疗方法等。本书内容实用，文字精练，临床针对性强，适合各级医院的心内科医师、医学院校实习生及护师阅读参考。

图书在版编目（CIP）数据

心内科急危重症救治手册/徐鹤主编. —郑州：河南科学技术出版社，2019.7

ISBN 978-7-5349-9511-8

Ⅰ.①心… Ⅱ.①徐… Ⅲ.①心脏血管疾病—急性病—诊疗—手册②心脏血管疾病—险症—诊疗—手册 Ⅳ.①R540.597-62

中国版本图书馆CIP数据核字（2019）第083685号

出版发行：河南科学技术出版社
北京名医世纪文化传媒有限公司
地址：北京市丰台区万丰路316号万开基地B座1-114 邮编：100161
策划编辑：焦 赟
文字编辑：郭春喜
责任审读：周晓洲
责任校对：龚利霞
封面设计：中通世奥
版式设计：崔刚工作室
责任印制：陈震财
印　　刷：郑州环发印务有限公司
经　　销：全国新华书店、医学书店、网店
开　　本：850 mm×1168 mm 1/32 **印张：**17 **字数：**420千字
版　　次：2019年7月第1版 2019年7月第1次印刷
定　　价：69.00元

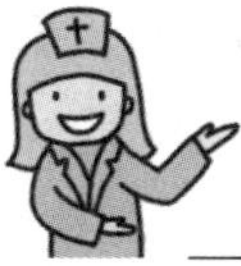

前 言

临床上的“急危重症”是指起病突然、来势凶险，或病情急转直下，患者很快就进入昏迷、休克、器官衰竭或多器官障碍综合征等濒死状态，有的甚至来不及抢救就已经死亡，有的心搏呼吸骤停，即使心肺复苏抢救过来了，但最后可因脑复苏难以成功而成为植物状态或短时间内死亡。这些极其严重凶险的疾病给临床工作带来了极为严重的困难和挑战。所以，“急危重症”的救治是一项世界性难题，亟待努力研究，加以提高。

心血管疾病已成为威胁人类健康的主要疾病，目前我国的发病率和死亡率在逐年增高。如何能在最短时间内处理好心血管急危重症患者，为患者争取时间，挽救生命，已成为心内科接诊医师的重要任务。

随着医学的飞速发展，诊疗手段日新月异，近年心内科急危重症的诊断和治疗水平有了重大进展。为了提高心内科临床医师对心血管急危重症的识别及急救处理能力，我们组织了相关专家，参考近年国内外出版的专著及相关文献，结合多年救治的临床经验编写了《心内科急危重症救治手册》一书，目的是期望本书能使各级心内科医师，尤其是年轻的心内科医师受益，对积累急危重症的临床经验、拓展临床诊治思路、提高临床救治水平有所帮助。

本书共十章，包括心内科多种疾病，如心力衰竭、高血压急危重症、心律失常、冠心病急危重症、心脏瓣膜病、心肌病、感染性心脏疾病、血管疾病、心脏病急症等的病因、发病机制、临床表现、辅助检查、诊断、鉴别诊断、抢救相关基本操作及治疗措施。本书内容丰富，临床指导性强，适合各级医院的心内科医师、医学院校实习生及护师阅读参考。

心内科急危重症诊疗技术日新月异，鉴于编者的经验水平有限，书中若有不足之处，恳请读者在阅读过程中提出宝贵意见，以期再版修订时进一步完善。

编　者

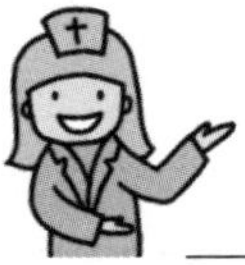

目 录

第 1 章　心内科急危重症常见症状 …………………………… (1)

第一节　胸痛 …………………………………………… (1)

第二节　呼吸困难 ……………………………………… (21)

第三节　心悸 …………………………………………… (32)

第四节　晕厥 …………………………………………… (38)

第五节　水肿 …………………………………………… (46)

第六节　发绀 …………………………………………… (55)

第 2 章　心力衰竭 …………………………………………… (62)

第一节　急性心力衰竭 ………………………………… (62)

第二节　慢性心力衰竭 ………………………………… (74)

第三节　难治性心力衰竭 ……………………………… (89)

第 3 章　高血压急危重症 ………………………………… (101)

第一节　高血压急症和亚急症 ………………………… (101)

第二节　难治性高血压 ……………………………… (120)

第 4 章　心律失常 ………………………………………… (129)

第一节　室上性心动过速 …………………………… (129)

第二节　室性心动过速 ……………………………… (140)

第三节　心房颤动 …………………………………… (148)

第四节　病态窦房结综合征 ………………………… (165)

第五节　房室传导阻滞 ……………………………… (176)

第六节　预激综合征 ………………………………… (185)

第七节　Brugada 综合征 …………………………………… (195)
第八节　长 QT 综合征 ……………………………………… (205)
第九节　心室电风暴 ………………………………………… (214)
第 5 章　冠心病急危重症 ………………………………… (225)
第一节　稳定型心绞痛 ……………………………………… (225)
第二节　不稳定型心绞痛 …………………………………… (240)
第三节　非 ST 段抬高心肌梗死 …………………………… (254)
第四节　急性 ST 段抬高心肌梗死 ………………………… (265)
第 6 章　心脏瓣膜病 ……………………………………… (292)
第一节　二尖瓣狭窄 ………………………………………… (292)
第二节　二尖瓣关闭不全 …………………………………… (304)
第三节　主动脉瓣狭窄 ……………………………………… (312)
第四节　主动脉瓣关闭不全 ………………………………… (320)
第五节　三尖瓣疾病及肺动脉瓣疾病 ……………………… (328)
第 7 章　心肌病 …………………………………………… (340)
第一节　扩张型心肌病 ……………………………………… (340)
第二节　肥厚型心肌病 ……………………………………… (353)
第三节　限制型心肌病 ……………………………………… (367)
第四节　缺血性心肌病 ……………………………………… (371)
第五节　致心律失常性右室心肌病 ………………………… (377)
第 8 章　感染性心脏疾病 ………………………………… (389)
第一节　感染性心内膜炎 …………………………………… (389)
第二节　病毒性心肌炎 ……………………………………… (404)
第三节　急性心包炎 ………………………………………… (419)
第四节　缩窄性心包炎 ……………………………………… (432)
第 9 章　血管疾病 ………………………………………… (439)
第一节　外周动脉粥样硬化性疾病 ………………………… (439)
第二节　血栓性静脉炎 ……………………………………… (455)
第三节　肺动脉栓塞 ………………………………………… (465)

第四节 肺动脉高压 …………………………………… (478)
第五节 主动脉夹层 …………………………………… (486)
第六节 主动脉瘤 ……………………………………… (498)
第 10 章 心脏病急症的诊断与处理 ………………… (509)
第一节 心搏骤停和心肺复苏 ………………………… (509)
第二节 心源性休克 …………………………………… (522)
参考文献 ……………………………………………… (530)

第1章

心内科急危重症常见症状

第一节 胸 痛

胸痛是临床最常见的症状之一，主要由胸部疾病引起，少数由其他部位的病变所致。不同原因引起的胸痛，疼痛部位、疼痛性质、疼痛持续时间、疼痛性质、疼痛缓解方式不同，且胸痛的部位和严重程度并不一定和病变的部位和严重程度相一致，故在临床实践中应熟悉胸痛的诊断及鉴别诊断，以免误诊及漏诊。

急性胸痛包括了一组致命性的疾病，如急性心肌梗死、主动脉夹层、肺栓塞、气胸等，多起病急、变化快、死亡率高，预后与诊断、治疗是否及时、正确有着密切的关系。

一、病因

胸痛的常见病因，见表1-1。

表1-1 胸痛的常见病因

炎症病变	病毒感染带状疱疹、乳腺炎、肌炎、肋软骨炎、肋间神经炎、肩关节周围炎等；胸腔感染如食管炎、心包炎、胸膜炎、肺炎、纵隔炎、膈下脓肿等
血供异常	心绞痛、心肌梗死、肺梗死
机械因素	主动脉夹层、主动脉瘤、肥厚性脊椎炎、胸腔内原发性或转移性肿瘤、气管和食管内异物、胸部外伤、肋骨骨折、脊椎压缩性骨折等

（续 表）

化学刺激	化学腐蚀剂引起的食管炎，有毒气体所致的气管与支气管炎等
神经精神因素	心脏神经官能症、焦虑症、忧郁症等也可引起胸痛
放射性疼痛	上消化道溃疡、急性胰腺炎、肝炎、肝癌、肝脓肿、胆管疾病、脾梗死、脾周围炎等引起的胸痛

二、胸痛的发病机制

胸部的感觉神经纤维有：①肋间神经感觉纤维。②支配心脏和主动脉的交感神经纤维。③支配气管和支气管的迷走神经纤维。④膈神经的感觉纤维。各种刺激因子，如缺氧、炎症、肌张力改变、组织坏死、癌肿浸润，以及物理、化学因子都可刺激胸部的感觉神经纤维产生痛觉冲动，并传至大脑皮质的痛觉中枢引起胸痛。

三、胸痛性疾病的临床分类

（一）急性胸痛和非急性胸痛

根据胸痛的病史和胸痛的发作时间区分为急性胸痛和非急性胸痛。急性胸痛是指突然的、短时间内发生的胸痛，非急性胸痛是指反复发作或持续数日、数天、甚至数月的胸痛。急性胸痛和慢性胸痛是一个相对的概念，主要目的是将突然发生的胸痛与其他胸痛加以区分，以便筛查出急性胸痛中严重的并可能危及生命的疾病。

（二）心血管源性胸痛和非心血管源性胸痛

常见的心血管源性胸痛疾病包括心脏疾病和大血管（主动脉与肺动脉）疾病。在心血管源性胸痛中，不稳定型心绞痛、急性心肌梗死、主动脉夹层、肺栓塞等，常因病情突发而危及生命。如果采取积极治疗措施包括溶栓、PCI、外科手术，可显著降低病死率。此种区分的目的是将心血管源性胸痛从胸痛性疾病中区分出来，以加强心血管源性胸痛的早期诊断。

（三）危险性胸痛和一般胸痛

危险性胸痛是指胸痛性疾病病情严重并可能危及生命；急性危险性胸痛是指病情突发且危重，如不稳定型心绞痛、急性心肌梗死、主动脉夹层、主动脉窦瘤破裂、肺栓塞、张力性气胸等；而其他疾病引起的胸痛，病情相对稳定，不会因病情急剧发展而危及生命。在急性危险性胸痛中，急性冠状动脉综合征所占比例较高。

四、胸痛的常见疾病与临床特点

（一）胸痛性呼吸系统疾病与临床特点

1. 常见胸痛性呼吸系统疾病

（1）急性气管-支气管炎：咳嗽剧烈时常伴有胸骨下隐痛及紧迫感，容易诊断。

（2）肺炎：凡肺部炎症、肉芽肿性疾病累及壁层胸膜时均可引起胸痛，如肺炎、肺脓肿、肺结核、肺真菌感染、肺阿米巴病等。因以感染症状为主，胸痛仅为伴随症状，鉴别不难。

（3）急性胸膜炎：各种病因所致的胸膜炎均可引起胸痛。纤维素性胸膜炎的胸痛呈尖锐刺痛或撕裂样痛，多位于胸廓的腋前线及腋中线附近，随呼吸、咳嗽而加剧，伴有低热、咳嗽、呼吸浅快。患侧呼吸音正常或降低，有胸膜摩擦感和摩擦音，并随胸腔积液的出现和增多而消失，胸腔积液征变为显著。

（4）自发性气胸：因肿大肺泡或融合的肺大疱破裂，或肺结核、肺脓肿或癌性空洞溃破入胸膜腔所致。少量闭合性气胸可无症状；若为大量气胸，常有突发性胸痛，疼痛呈尖锐刺痛、撕裂样痛并向同侧肩部放射，伴有呼吸困难、心率加快、出汗等症状。体检发现气胸征，胸部 X 线检查可见肺压缩、气管和纵隔向健侧移位征象。

（5）支气管癌：早期轻微胸部闷痛不适，病情进展后出现持续性胸痛，与咳嗽和呼吸无关。如果癌灶累及胸膜，呈尖锐胸痛；累及肋骨、胸壁或压迫脊髓神经根，则出现固定的持续性胸痛，局部可有压痛。凡中年以上者，咳嗽伴有血痰应考虑到本病，并进一步检查确诊。

(6)胸膜间皮细胞瘤:分为良性和恶性。良性可无症状,恶性因病变弥散,主要表现为胸痛。早期为钝痛、闷痛或刺痛,晚期累及肋间神经时出现难以忍受的剧烈胸痛,伴有气急、咳嗽。胸部X线检查可见胸膜上或肺边缘有局限性阴影,或大量胸腔积液和不规则的胸膜增厚。临床上应与癌转移性胸腔积液、结核性胸膜炎或胸膜增厚鉴别。

2. 胸痛性呼吸系统疾病的临床特点

(1)胸痛常伴有呼吸系统的症状,如咳嗽、咳痰,或气短、胸闷、呼吸困难。

(2)胸痛多伴有典型的体征,如肺炎具有肺部啰音,急性胸膜炎具有胸膜摩擦音,自发性气胸具有呼吸音减弱、胸部过清音和气管、心脏移位等。

(3)胸部影像学检查具有突出的影像特征,如炎症阴影、占位病变、肺压缩或胸腔积液。

(二)胸痛性胸壁疾病与临床特点

1. 常见胸痛性胸壁疾病

(1)胸壁外伤:胸部外伤引起软组织损伤、骨膜受累、肋骨骨折可引起明显的胸痛,胸痛与损伤的部位有关,其临床特点是局限并有压痛。

(2)肋间神经痛:①带状疱疹:病毒感染所致,外伤、肿瘤、发热可为诱因。起病前可先有神经痛、低热、皮肤感觉过敏,1～3天后局部皮肤发生不规则红斑,继而出现粟粒样至绿豆大丘疹,逐渐变为水疱,疱壁周围绕有红晕。疼痛与皮肤异常多发生于身体一侧,沿肋间神经分布,不超过正中线;疼痛程度不一,可为烧灼样或刀割样;病程2～4周。②肋间神经炎:邻近器官感染、毒素或机械损伤、压迫等均可引起肋间神经炎,胸痛沿一根或数根肋间神经支配区分布,呈刺痛、触电样或烧灼痛,转动身体或深呼吸、咳嗽均可加剧胸痛,沿肋间神经分布区有压痛,以脊椎旁、腋中线及胸骨旁为显著。有反复发作的特征。③脊神经根痛:脊神经根后根可因感染、中毒、骨质增生或肿瘤压迫(如类风湿性脊椎炎、骨关节炎、脊髓内外肿瘤等)和受牵拉(脊椎后凸、椎间盘肿胀等)引起神经痛。常呈刺痛或锐痛,且放射于肩部、侧胸及前胸,弯腰、举臂及身体扭转均可使疼痛加重,脊椎X线片及脊椎造影有助于诊断。

(3)肌源性胸痛:①外伤、血肿、感染、肌纤维炎、骨化性肌炎等均能引起胸肌痛。②剧烈运动及持续性咳嗽,均能损伤胸肌纤维而引起胸肌痛。③病毒感染性胸痛,由柯萨奇B组病毒感染所致,多发生于夏秋季,呈散发或小流行;任何年龄均可罹病,但多见于青少年及儿童;潜伏期3～5天,突然起病,常合并干性胸膜炎,偶有少量积液;下胸部及上腹部肌肉痛,呈烧灼、刀割、痉挛、尖锐刺痛等,随呼吸活动加剧;可伴有发热、不适、咽痛、鼻炎、咳嗽等上呼吸道症状,膈胸膜受侵犯时有同侧肩痛。胸部X线检查正常或肋膈角变钝,血常规和红细胞沉降率正常,病毒分离或病毒中和抗体测定有助于诊断。

(4)骨源性胸痛:①肋软骨炎:病因尚不明确。多见于青壮年,女性略多。好发于第2～4肋软骨,为单个或多个肋软骨隆起、肿胀、疼痛与压痛,局部皮肤无红肿,咳嗽、侧身和同侧上肢活动均可加重疼痛,常在3～4周逐渐缓解。肋软骨粗大但表面光滑,无继续增粗,有别于肋软骨瘤;X线检查无骨质破坏,有别于肋骨结核。②骨髓炎:急性骨髓炎(胸骨或肋骨)由外伤感染或败血症所致,常有毒性症状,局部皮肤可有红肿、疼痛和压痛,可发现病原菌,X线检查有助于诊断。慢性骨髓炎多有瘘管形成,X线检查有骨质损害、窦道及骨坏死,脓液中发现结核杆菌或进行病理组织检查可确诊。③骨髓瘤或肉芽肿:原发性或转移性骨瘤、急性白血病均可侵犯骨膜、骨质,嗜酸性粒细胞性肉芽肿也常侵犯胸骨。原发病表现、X线和骨髓检查有助于鉴别诊断。

(5)痛性肥胖症:病因不明,部分病例呈常染色体显性遗传。多见于中老年女性,临床特征为肥胖、疼痛和脂肪不规则沉积。如发生在胸背部,可有胸痛,疼痛程度不等,从压痛到自发性剧痛,常有软弱无力,伴有神经精神症状。患者显著肥胖,脂肪沉积于胸部、臀部和股部，而面部和足部不受影响。

2. 胸痛性胸壁疾病的临床特点

(1)胸痛局限或沿肋间神经支配区分布。

(2)可有皮肤异常或局限性压痛。

(3)体位改变或深呼吸、咳嗽可加剧胸痛。

(三)胸痛性纵隔和膈疾病与临床特点

1. 常见胸痛性纵隔和膈疾病

(1)纵隔炎症：外伤、开放性骨折、气管或食管穿破、邻近器官感染或败血症蔓延等，均可波及纵隔而引起急性纵隔炎。临床症状包括高热、胸骨后持续性疼痛，并放射于背部，吞咽时疼痛加剧，严重者有呼吸困难。体检可见胸骨上窝肿胀，胸骨有压痛。食管、气管破溃可引起皮下气肿。X线检查可见纵隔阴影增宽，侧位可见咽后部阴影扩大或有纵隔气肿。

(2)纵隔肿瘤：无论良性还是恶性，无论原发性还是转移性，均可因膨胀性生长而引起胸痛。若肿瘤压迫肋骨、胸椎，可引起持续性疼痛，也可累及周围组织器官而引起相应的表现，如咳嗽、气短、声音嘶哑、吞咽困难、头面部水肿等表现。诊断主要依靠胸部X线和CT等影像学检查。肿瘤影像学检查确定病变所在的部位对诊断有较大帮助，如位于后纵隔多系神经纤维瘤；位于中纵隔气管分叉处多为淋巴瘤、转移性肿瘤、淋巴结结核和主动脉瘤；位于前上纵隔多属胸腺瘤、异位甲状腺瘤；位于前下纵隔多为皮样囊肿、畸胎瘤、心包或支气管囊肿等。确诊最终需要病理组织学检查。

(3)纵隔气肿：常见原因为肺大疱破裂，气体沿肺间质至肺门再到纵隔；外伤、手术，以及肿瘤坏死引起食管、气管穿孔或溃破；颈部开放性创伤，气体侵入纵隔；腹腔积气经食管与主动脉周围进入纵隔。严重的纵隔气肿可引起胸骨下疼痛，并放射至颈部、肩部、背部或前臂，常伴有呼吸急促、心动过速及窒息感，吞咽时疼痛加重。颈部皮下气肿、心浊音界消失，心尖区闻及收缩期爆裂音是其重要体征。胸部X线检查前后位可见颈部、上纵隔、心脏及主动脉周围有条状透亮带，侧位见透亮带位于胸骨与心脏之间。

(4)膈胸膜炎：多见于肺炎，也可见于肺结核、肺栓塞、心包炎等。膈肌中央部位被累及时，疼痛向斜方肌、颈部、肩部放射；膈肌边缘受累及时，疼痛可放射至胸肋缘及上腹部。可有少量胸腔积液。体检有呼吸活动度和呼吸音降低。胸部 X 线检查可见膈肌活动度减弱及肋膈角变钝。

(5)膈下脓肿：邻近器官感染直接蔓延和(或)经淋巴管传播而引起。多见于右侧，除全身感染症状外，有下胸前部、背部、侧胸部疼痛，并可放射至肩部或胸肋缘，局部有压痛。X 线检查可见患侧膈肌抬高且活动度减低，膈下病变部位有液平面，穿刺有脓液。

2. 胸痛性纵隔和膈疾病的临床特点

(1)具有外伤、感染、肿瘤等原发性病变。

(2)明显的全身中毒症状(如发热)或占位(脓肿、气肿、肿瘤)引起的压迫症状。

(3)影像学检查(X 线胸片、B 超、CT 等)有比较典型的影像学特征，如纵隔增宽、透亮区、胸腔积液征、膈肌抬高与液平面等。

(4)即使经过治疗，病情常持续较长时间，甚至恶化。

(四)胸痛性心脏疾病与临床特点

1. 常见胸痛性心脏疾病

(1)心绞痛：根据胸痛部位、性质、发作时间和诱发或缓解因素，将心绞痛分为典型心绞痛和非典型性心绞痛。

(2)心肌梗死：胸痛突发而持续＞30 分钟，胸痛为压榨性、紧缩感和濒死感，休息和含化硝酸甘油无效，心电图相邻≥2 个导联 ST-T 波出现典型改变，心肌损伤标志物异常。可有低血压、心律失常、急性心力衰竭、心源性休克或猝死。在诊断方面要注意非 ST 段抬高性心肌梗死、急性右心室心肌梗死和非 ST 段抬高性心肌梗死的诊断，同时还需注意心肌梗死的机械性并发症。

(3)急性心包炎：胸部刺痛、钝痛、闷痛或酸痛，最常见的是胸膜性刺痛。疼痛呈持续或间歇性，疼痛时间从 30 分钟至 24 小时不等。多位于心前区、胸背部及剑突下，可放射至左肩、左颈部和左前臂、胸骨下，坐位或胸部前倾位时疼痛减轻。可闻及心包摩擦音，随着心包积液的增多，其胸痛与心包摩擦音消失，故心包摩擦音可能稍纵即逝，并可出现心包压塞征。部分患者并发胸膜炎，疼痛可随呼吸、心搏、吞咽、咳嗽而加重。伴有发热、白细胞升高、红细胞沉降率增快。若有心肌损伤标志物异常，提示心肌同时受到损伤。心电图检查显示除 aVR 导联外，广泛导联出现 ST-T 波弓背向上的抬高，超声心动图检查可发现心包积液。

(4)主动脉瓣狭窄：可为先天性、风湿性或退行性病变引起。退行性钙化是中老年主动脉瓣狭窄的主要原因。胸痛症状类似于心绞痛，可有放射痛，并有运动诱发而休息缓解的特点，含硝酸甘油无效，甚至加重。伴有左心室扩大、心力衰竭、晕厥等。需要注意的是，约 2/3 的主动脉瓣狭窄患者合并冠心病，必须鉴别诊断。

(5)肥厚型心肌病：胸痛常发生于梗阻性肥厚型心肌病，非梗阻性患者心电图检查可有 ST-T 波缺血样改变，但很少发生心绞痛。临床症状及其严重程度取决于左心室流出道压力阶差。胸痛与心绞痛症状类似，劳累和静息时均可发作，但更常见于静息时，且胸痛发作时间长，含化硝酸甘油后胸痛尚无减轻反而加重。还可伴有呼吸困难、晕厥、心力衰竭，甚至猝死。

(6)心脏神经症：多见于青中年，女性多见。常诉胸痛、心悸。胸痛多位于心尖或乳房下部，呈尖锐刺痛，持续数秒或呈持续隐痛，与运动和休息无关。多伴有精神神经症状，如易激动、失眠、头痛、头晕、倦怠、乏力等。其诊断需排除器质性疾病为基础。

(7)其他心源性胸痛：高温、甲状腺功能亢进症、拟交感毒性药物可卡因的应用、高血压等可引起心肌需氧增多；重度贫血(血红蛋白<70g/L)、低氧血症引起供氧减少。

2. 胸痛性心脏疾病的临床特点

(1)胸痛位于胸骨后，常表现为心绞痛或胸骨后压榨性、紧迫感。

(2)急性冠状动脉综合征一般体征较少,而主动脉瓣狭窄和肥厚型心肌病等具有典型的体征。

(3)心电图、超声心动图检查具有典型的改变,是确诊的重要手段。

(4)疼痛放射至左肩及左手臂内侧是其特点。

(5)可伴有心律失常、心力衰竭、休克、心包压塞等。

(五)胸痛性大血管疾病与临床特点

1. 常见胸痛性大血管疾病

(1)主动脉夹层:多继发于主动脉硬化、主动脉瘤、主动脉炎和马方综合征等。胸痛部位与撕裂口的部位及撕裂方向与长度有关,升主动脉夹层常突发胸骨后、心前区或颈部疼痛,降主动脉夹层导致肩胛间或肩胛下疼痛,腹主动脉夹层导致腰背部或左腰部,甚至盆腔疼痛。疼痛程度初始即可达到高峰,呈绞痛或刀割样、撕裂样。发作时血压较高并伴有休克征象(如烦躁、大汗、心率加快等),单侧肢体脉搏减弱或无脉征,两侧上肢血压差增大(＞20mmHg)或上下肢血压差减小(＜10mmHg),可伴有急性脑缺血征、主动脉瓣反流、急性心力衰竭、心包压塞或胸腔积液,肾功能不全征象等。心电图检查可排除急性心肌梗死;X 线检查可见主动脉增宽,对诊断有提示价值;超声心动图可发现升主动脉增宽及真假腔,但阳性率较低,常需要主动脉 CTA 或 MRI 检查确诊。

(2)主动脉瘤:常由动脉粥样硬化、主动脉炎(如梅毒螺旋体、细菌、真菌感染)引起。最常见于升主动脉,其次为主动脉弓与近端降主动脉,少数发生于主动脉窦(主动脉窦动脉瘤)。主动脉瘤一般无症状,动脉瘤压迫邻近组织器官或破裂时产生症状和体征。突发剧烈胸痛呈撕裂样,与主动脉瘤破裂有关,常见于主动脉窦动脉瘤破裂,而持续胸痛由主动脉瘤压迫胸壁、椎体及神经引起。X 线检查显示主动脉有局限且边缘清晰的囊状或梭状搏动性致密影。超声心动图、主动脉 CTA 或 MRI 检查可确诊。

(3)肺栓塞:体静脉或右心腔内血栓脱落所致。常有体静脉血栓或右心内血栓形成的危险因素，栓子栓塞肺动脉干或大分支时，常突发胸痛，表现为剧烈的刺痛或绞痛，伴呼吸困难、咯血、发绀、晕厥、休克，甚至猝死，临床症状的轻重与栓塞肺动脉的大小有关。疼痛位于胸骨后，可向颈部、肩部放射，随呼吸而加剧，可闻及胸膜摩擦音。心电图、胸部X线检查可提供诊断线索，CT肺动脉造影或肺核素通气灌注扫描可明确诊断。

(4)肺动脉高压：无论何种类型的肺动脉高压，肺动脉压达到一定程度后均可出现胸痛，但胸痛不是其主要的临床表现。胸痛类似于心绞痛，可能与肺动脉高压所致的右室心肌缺血有关。胸痛位于胸骨后，体力活动后可诱发，多短暂而轻微。因肺动脉高压引起的气短、心悸、头晕、右心衰竭症状常较突出，可掩盖胸痛症状。对于右心衰竭伴胸痛者，应考虑到肺动脉高压的可能。胸部X线、多普勒超声检查可提供诊断线索，CT肺动脉造影可确诊。

2. 胸痛性大血管疾病的临床特点

(1)胸痛多位于胸骨后，多表现为剧烈的绞痛或撕裂样痛。

(2)伴随的症状和体征具有较高的特异性，如主动脉夹层伴高血压，且肢体之间动脉压呈显著差异性；肺栓塞伴有呼吸困难、咯血等。

(3)影像学检查具有典型的影像改变，超声心动图检查作为筛查，CT或MRI检查是确诊的重要手段。

(4)心力衰竭、晕厥、休克、猝死发生率较高。

(六)胸痛性消化系统疾病与临床特点

1. 常见胸痛性消化系统疾病

(1)食管疾病：反流性食管炎，常有灼热感，与体位改变和进食有关，饱餐后、平卧位易发生。食管pH测定等有助于诊断。食管裂孔疝症状类似反流性食管炎。

(2)食管动力性疾病：包括食管狭窄、食管下端括约肌张力增高或其他动力性疾病。临床特点为胸痛多发生在进餐时或进餐后，常伴吞咽困难。食管镜和食管压力检查有助于诊断。

(3)上消化道溃疡：上消化道溃疡引起的疼痛位于左上腹部

或剑突下，也可位于左上胸部。餐后痛或空腹痛为其特点，抑制胃酸分泌的药物有效。胃镜检查可确诊。

(4)胆管疾病：疼痛常位于右上腹，但也可在上腹部、下胸部。胆石症的特点为突发的绞痛，呈阵发性，腹部无压痛或轻微；胆囊炎、胆管炎具有相应的炎症反应症状，右上腹压痛比较固定。胆管疾病常伴明显的消化道症状。腹部 B 超有助于诊断。

(5)肝疾病：肝炎、肝脓肿、肝淤血等可引起右上腹痛，也可引起右胸部疼痛。但不同的肝疾病分别具有典型的临床表现，不难诊断。

(6)急性胰腺炎：突发性上腹部疼痛，或左下胸部及腰背部疼痛。常由暴饮暴食、酗酒等诱发，疼痛呈持续性，局部有固定的压痛，并有反跳痛及肌紧张，常伴有发热和消化道症状。血、尿淀粉酶和胰腺 B 超检查有助于诊断。

2. 胸痛性消化系统疾病的临床特点

(1)腹腔脏器引起的胸痛为放射性疼痛。

(2)常伴有明显的消化道症状，如吞咽困难、反酸、腹胀、恶心、呕吐等。

(3)疼痛及有关的消化道症状与饮食有关。

(4)腹腔脏器的病变尤其是炎症病变常有固定部位的压痛，波及腹膜时有反跳痛、肌紧张。

(5)腹腔脏器疾病分别具有相应的实验室检查(血淀粉酶、肝功能)，B 超(肝、胆、胰腺)，内镜(食管镜、胃镜、胆道镜)检查异常。

五、辅助检查

(一)急性胸痛的床旁即刻检查

急性胸痛的床旁即刻检查，应根据危险性胸痛发病率高低、床旁检查所需时间合理安排检查顺序(表 1-2)。急性危险性胸痛患者即刻检查顺序为：心电图→床旁 X 线→床旁超声心动图→即刻检测高敏肌钙蛋白＋D-二聚体＋BNP 或 NT-proBNP→床旁腹部超声等。

表 1-2　急性胸痛的床旁即刻检查

检查项目	目的	内容
心电图	发现是否具有临床意义的 ST-T 波改变，其为诊断或排除心绞痛、急性心肌梗死、急性心包炎提供快速的诊断依据	要求 10 分钟内完成 18 导联心电图检查，如果初始心电图检查无 ST-T 波异常，应于 30 分钟内重复心电图检查。并动态观察心电图演变，急性胸痛具有典型 ST-T 波缺血改变，对冠心病尤其是急性心肌梗死具有确诊价值，而广泛导联的 ST-T 波弓背向下的抬高则具有重要的提示价值。同时可显示肺栓塞引起的右心室负荷过重的心电图变化，典型表现为 $S_{I}Q_{III}T_{III}$
胸部 X 线	发现肺栓塞、肺部炎症、胸腔积液和气胸征象，能为心脏病变、大血管病变、肺部占位病变、肋骨或胸椎病变、纵隔或膈病变提供诊断线索	
超声心动图	诊断和排除主动脉瓣狭窄、肥厚型心肌病、急性心包炎、升主动脉夹层、主动脉瘤，可显示急性心肌梗死与主动脉夹层的机械性并发症	
高敏肌钙蛋白检查（hs-cTn）	诊断或排除急性心肌梗死	①对临床症状和（或）心电图特征高度符合急性冠状动脉综合征的患者，就诊时首次 hs-cTn 检测值明显高于就诊机构给出的参考范围上限，可确诊为急性心肌梗死。②对患者在胸痛发作 6 小时内就诊，首次 hs-cTn 检测值低于参考范围上限，或虽有升高，但不显著，应在 3 小时内重复检测 hs-cTn。③对胸痛发作后＞6 小时就诊的患者，如果首次 hs-cTn 检测值低于参考范围上限，此时无胸痛症状，可排除急性心肌梗死
D-二聚体检查	排除急性深静脉血栓形成和急性肺栓塞，确诊仍需要深静脉多普勒超声和 CT 肺动脉造影	

（续　表）

检查项目	目的	内容
即刻 BNP 或 NT-proBNP 检测	对胸痛伴有呼吸困难患者进行鉴别诊断，帮助鉴别呼吸困难是心源性原因还是肺源性原因	
床旁腹部超声检查	排除可能引起胸痛的腹腔脏器疾病	作为急性危险性胸痛疾病的鉴别性检查，仅用于高度怀疑腹腔脏器疾病引起的胸痛

（二）急性胸痛的影像学检查

(1)主动脉夹层：①X 线胸片检查：大部分患者可见上纵隔或主动脉弓影增大，主动脉外形不规则，有局限性膨出，常出现于病变起始部位，但无特异性，仅具有提示价值。②经胸壁超声：能够显示夹层部位、真腔、假腔及附壁血栓，识别有无主动脉瓣反流、心包积血等。③增强 CT 检查：是最常用的诊断方法。主动脉增强 CT 检查可发现主动脉增宽和主动脉钙化，通过钙化内膜的内移和显示夹层的真假腔而做出诊断，对降主动脉夹层诊断的敏感性较高。④MRI 检查：能够直接显示主动脉夹层的真假腔，清晰显示内膜撕裂位置和剥离的撕裂片或血栓，确定夹层的范围，有利于主动脉夹层的分型，同时能够显示夹层与主动脉分支的关系，是诊断主动脉夹层的“金标准”。⑤主动脉造影检查：技术复杂和存在风险性，仅用于心电图检查提示病变可能累及冠状动脉或外科手术前的评估。

(2)主动脉瘤：①X 线检查：胸部 X 线后前位及侧位片上发现主动脉扩大，并可通过阴影估测瘤体的大小、位置、形态。胸部 X 线透视下可见肿物膨胀性搏动，对诊断价值更大，但瘤体内有血栓形成时搏动不明显。②超声心动图检查：可显示升主动脉的动脉瘤，病变处主动脉扩张。③CT 或 MRI 检查：对主动脉瘤的诊断更有价值。④主动脉造影：胸主动脉瘤需要与附着于主动脉上的实质性包块(同样可出现传导性的搏动)鉴别,主要依靠主动脉造影。

(3)肺栓塞:①直接征象为肺动脉近端血栓或右心腔血栓影,但阳性率低;间接征象多为右心负荷过重的表现,如右心室壁局部运动幅度下降,右心室和(或)右心房扩大,三尖瓣反流速度增快(>2.8m/秒),室间隔左移运动异常,肺动脉干增宽,下腔静脉扩张(吸气时不萎陷)等征象。②肺栓塞在X线胸片上的阳性率低,仅具有提示肺梗死的征象,不能直接提供诊断的确切证据,但可提供鉴别诊断的相关信息。表现为局部肺缺血征象、肺动脉高压征象、肺梗死征象。③CT肺动脉造影检查直接征象为肺动脉内低密度充盈缺损或完全充盈缺损。间接征象包括肺野楔形条带状的高密度影或盘状肺不张影,中心肺静脉扩张及远端血管分布减少或消失等。④核素肺通气灌注扫描:典型征象为肺段灌注扫描缺损与通气显像正常不匹配。⑤MRI肺动脉成像在首次屏气下(20秒内)完成扫描,可确保肺动脉内较高信号强度,直接显示肺动脉内栓子及肺栓塞所致的低灌注区,对肺段以上肺栓塞诊断的敏感性和特异性均较高。⑥选择性肺动脉造影是诊断急性肺栓塞的"金标准"。急性肺栓塞的直接征象为肺动脉内造影剂充盈缺损,伴或不伴轨道征的血流阻断。间接征象为肺动脉造影剂流动缓慢,局部低灌注,静脉回流延迟。因属于有创检查,具有潜在风险,仅适用于其他检查难以确定诊断的患者。

六、诊断及鉴别诊断

(一)诊断

急性胸痛诊断流程,见图1-1。

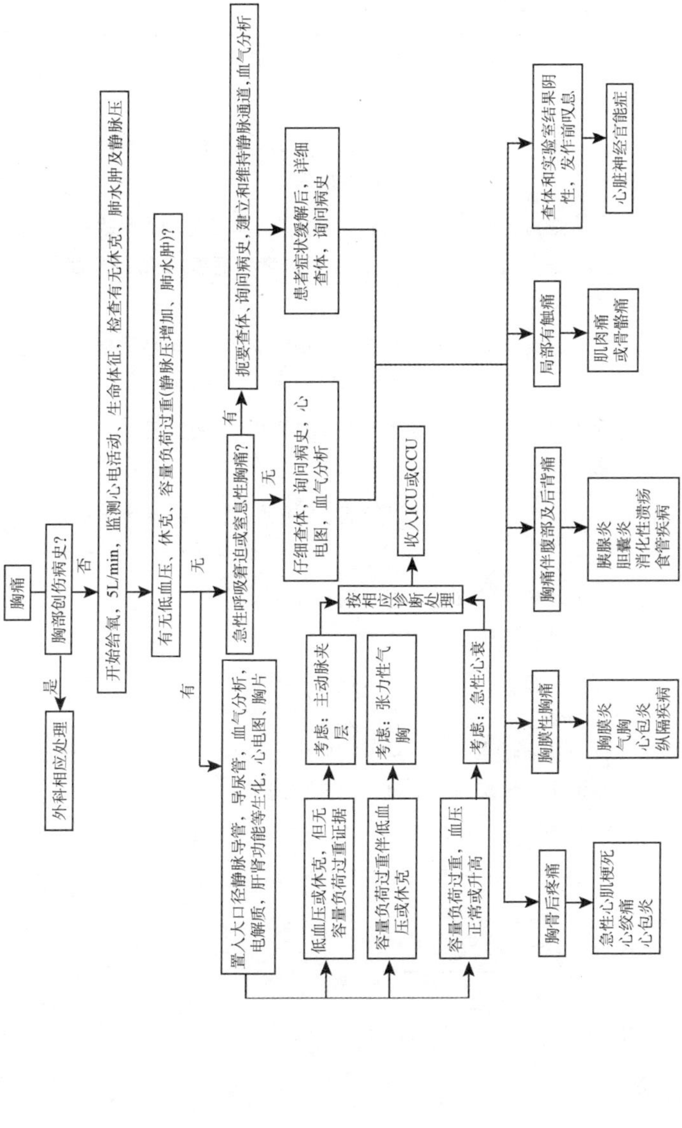

图 1-1　急性胸痛诊断流程图

(二)鉴别诊断

1. 胸痛鉴别诊断项

胸痛部位	胸骨后疼痛	见于心脏与大血管疾病、食管疾病、腹腔脏器
	剑突下疼痛	见于急性心包炎、纵隔炎症与气肿、腹腔脏器疾病
	单侧胸痛	见于肺部疾病、肺栓塞、膈下脓肿、肿瘤侵犯胸壁、带状疱疹、心脏神经症
	双侧胸痛	见于神经源性胸痛、肌源性胸痛、骨源性胸痛
	背痛	见于主动脉夹层、腹腔脏器疾病
胸痛的性质	冠心病引起	以绞痛、压榨感、紧缩感、烧灼样感为主
	主动脉夹层或动脉瘤破裂	剧烈撕裂样痛
	肺栓塞引起	剧烈刺痛或绞痛
	肺癌患者	有时会出现闷痛
	带状疱疹	呈刀割样痛
	消化系统疾病引起	呈烧灼痛或闷胀痛
	心脏神经官能症、焦虑症、抑郁症引起	呈多样性痛

（续　表）

胸痛持续时间	短暂且反复发作	见于冠心病、心脏神经官能症、肥厚型心肌病、主动脉瓣狭窄、肺动脉高压、食管疾病、上消化道溃疡、胆石症等
	急性发作且长时间持续	见于急性心肌梗死、急性心包炎、主动脉夹层、肺栓塞、急性胸膜炎、自发性气胸、腹腔脏器炎症、肋软骨炎、流行性胸痛等
	缓慢发作且持续加重	见于癌症、肿瘤压迫、胆囊炎、胆管炎、带状疱疹、肋软骨炎等
胸痛伴随症状	胸痛伴晕厥	见于急性心肌梗死、急性心脏压塞、肥厚型梗阻性心肌病、主动脉夹层、肺栓塞、自发性气胸
	胸痛伴呼吸困难	见于急性冠状动脉综合征伴急性心力衰竭、急性心脏压塞、主动脉夹层、肺栓塞、大叶性肺炎、自发性气胸、神经官能症
	胸痛伴发热	见于急性心肌梗死、急性心包炎、急性胸膜炎、肺部感染、纵隔及膈下炎症、腹腔脏器炎症、肋软骨炎
	胸痛伴咯血	见于急性心肌梗死、急性气管-支气管炎、肺栓塞
	胸痛伴吞咽困难	见于食管炎症、肿瘤或贲门疾病
	胸痛伴胃肠道症状	见于急性心肌梗死，主动脉夹层常伴恶心、呕吐，腹腔脏器疾病常伴腹痛，并可同时伴有多种消化道症状

（续 表）

胸痛伴随体征	胸痛伴低血压或休克征	见于急性心肌梗死、急性心脏压塞、主动脉夹层，主动脉瘤破裂、肺栓塞
	胸痛伴发绀	见于急性冠状动脉综合征伴急性心力衰竭、急性心脏压塞、肺栓塞、大叶性肺炎、急性胸膜炎伴大量胸腔积液、自发性气胸
	胸痛伴脉搏减弱或双肢血压显著不等	见于主动脉夹层
	胸痛伴心脏扩大	见于心脏、大血管和纵隔疾病
	胸痛伴气管和心脏移位	见于胸腔积液、气胸
	胸痛伴单侧呼吸音降低	见于大叶性肺炎、肺栓塞、胸腔积液、气胸
	胸痛伴腹部压痛	见于腹腔脏器炎症病变
	胸痛伴皮疹	见于带状疱疹
	胸痛伴胸壁压痛	见于肋软骨炎、带状疱疹、肿瘤侵犯骨骼、骨折等

2. 常见鉴别疾病

（1）急性心包炎：胸痛、ST 段抬高性心肌梗死常见，心肌损伤标志物异常提示炎症累及心肌，三者同时出现时易误诊为急性心肌梗死。鉴别诊断在于胸痛持续时间长，坐位或前倾位时减轻，可闻及心包摩擦音，出现心包积液后胸痛消失，除 AVR 外广泛的导联 ST 段出现弓背向下抬高。

（2）主动脉夹层：当主动脉根部夹层或升主动脉夹层逆行撕裂累及冠状动脉口时，在胸痛的同时出现 ST 段抬高性心肌梗死，以及心肌损伤标志物异常，实际上是主动脉夹层伴有急性心肌梗死。如果单纯诊断为急性心肌梗死，给予抗血小板和抗凝治疗，将会导致严重不良后果。主要鉴别点在于主动脉夹层的胸痛开始即达到高峰，疼痛性质有其不同的特征，多伴严重的高血压，D-二聚体有助于初步鉴别诊断，超声心动图和心脏增强CT检查可明确诊断。

(3)急性重症心肌炎：急性冠状动脉炎症或弥散性心肌炎症累及心包可引起胸痛、ST段抬高性心肌梗死，以及心肌损伤标志物异常，有时酷似急性心肌梗死。与急性心肌梗死区别点在于约90%的患者有上呼吸道感染或发热、腹泻病史，年龄较轻，少有冠心病的危险因素，无急性心肌梗死的典型心电图变化，异常Q波常为可逆性，MRI检查显示心外膜下及心肌中层高信号和延迟强化，而急性心肌梗死常位于心内膜下或心肌全层。

(4)应激性心肌病：除突发胸痛外，大多数出现ST段抬高(多见于胸导联或下壁导联)，半数以上出现T波异常，1/3出现Q波，而且大多数患者心肌损伤标志物异常，临床表现酷似急性心肌梗死尤其是前壁急性心肌梗死。与急性心肌梗死的不同点在于90%见于绝经期后女性，发病前有精神或体力应激史，心电图检查V_1导联ST段无异常，而前壁急性心肌梗死时V_1导联ST段抬高，超声心动图、心脏CT或MRI检查可发现特征性的改变。冠脉造影检查是重要的鉴别手段。

(5)急性肺栓塞：除胸痛外，当右心室负荷急剧加重导致右心室心内膜下心肌缺血时，可出现Ⅲ、aVF导联ST段抬高，少数V_1～V_3导联也可抬高，可出现心肌损伤标志物轻度异常，类似于下壁和(或)前壁急性心肌梗死的图形。主要鉴别点包括急性肺栓塞有深静脉或右心室血栓形成的危险因素，胸痛伴有呼吸困难，并且胸痛在咳嗽、深吸气时加重，ST段异常很少累及Ⅱ和V_4导联，一般不演变为Q波，心肌损伤标志物无明显异常，D-二聚体显著升高，超声心动图、CT肺动脉造影或MRI肺动脉成像可明确诊断。

(6)嗜铬细胞瘤：发生冠状动脉痉挛或儿茶酚胺性心肌毒性坏死时，可出现胸痛、ST段抬高，以及心肌损伤标志物异常。与急性心肌梗死的鉴别点在于阵发性或持续加重的高血压，具有头痛、心悸、出汗症状(三联征)，血浆或尿儿茶酚胺检查及肾上腺影像学检查有助于鉴别。

七、治疗

对所有诊断未明的胸痛患者均应密切观察，对诊断明确的患者根据所患疾病及其严重程度分别采取相应的治疗措施，特别是急性危险性胸痛患者。

（一）基础处理

吸氧，建立静脉通道，监测生命体征，快速床旁检查，常规实验室检测等。

（二）心肺复苏

心搏骤停、呼吸停止的患者立即给予高质量的心肺复苏。

（三）急性冠状动脉综合征

10 分钟内完成心电图检查；快速嚼服或含服阿司匹林与口服氯吡格雷 300mg 或替格瑞洛 90mg；无禁忌时尽早口服 β 受体阻滞药、ACEI、他汀类药物；根据目前指南合理选择冠状动脉再灌注治疗（溶栓或 PCI）；内科保守治疗者根据出血的危险性合理选择抗凝药，如肝素、低分子肝素、比伐卢定或磺达肝癸钠。

（四）急性心包压塞

立即心包穿刺引流，缓解心包压塞，但应注意是心脏穿孔引起还是急性心包炎所致，因决定着心包抽液的数量和后续治疗。

（五）主动脉夹层

镇痛镇静，控制血压，控制心率，评估病情，根据病情合理选择外科手术或介入治疗，必要时应用杂交技术。

（六）主动脉瘤破裂

维持生命体征，根据病情决定急诊外科手术或择期手术。

（七）肺栓塞

符合溶栓指征者进行静脉溶栓治疗，对于溶栓禁忌的高危患者可采用肺动脉血栓外科摘除术或经静脉导管碎栓与抽吸术及球囊成形术。内科保守治疗主要是抗凝。

(八)自发性气胸

伴有呼吸困难或肺压缩>30%且压缩持续加重者，应行胸腔穿刺闭式引流。

第二节　呼吸困难

呼吸困难(dyspnea)是指患者主观上感觉到空气不足或呼吸费力，客观上表现为呼吸频率、深度和节律的改变。患者表现为用力呼吸，呼吸肌及辅助呼吸肌均参与呼吸运动，严重者鼻翼翕动、端坐呼吸、张口呼吸，唇、指发绀。辅助呼吸肌参与呼吸是呼吸困难的重要标志。

一、病因及发病机制

引起呼吸困难的病因涉及呼吸系统、心血管系统、血液和内分泌系统疾病、神经精神因素。

(一)呼吸系统疾病

肺源性呼吸困难是由呼吸系统的疾病引起的通气、换气功能障碍，导致缺氧和(或)二氧化碳潴留。临床上分为吸气性呼吸困难、呼气性呼吸困难、混合性呼吸困难。

(1)气管阻塞性疾病：呼吸道异物、支气管哮喘、慢性支气管炎、肺气肿、支气管扩张和囊性纤维病等。

(2)限制性肺疾病：弥漫性间质纤维化、肺水肿、吸入性或职业性肺病、过敏性肺炎、肺肾综合征、特发性含铁血黄素沉着症、结节病及其他肉芽肿性疾病等。

(3)肺血管疾病：肺血栓栓塞、肺梗死、原发性肺动脉高压等。

(4)肺、胸膜和纵隔肿瘤：原发及转移性肺、胸膜、纵隔肿瘤。

(5)肺部感染性疾病：细菌、病毒、支原体、真菌及其他感染性肺炎。

(6)胸廓和膈疾病：胸廓畸形、连枷胸、气胸、胸腔积液、膈肌麻痹等。

(7)其他:吸入性肺病及肺泡蛋白沉着症等。

(二)心血管系统疾病

(1)左心衰竭所发生的呼吸困难的主要原因是肺瘀血和肺泡弹性降低。其主要机制为:肺瘀血气体弥散功能减低;肺泡张力增高,刺激牵张感受器,通过迷走神经反射兴奋呼吸中枢;肺泡弹性减退,其扩张和收缩能力减低,肺活量减少;肺循环压力增高对呼吸中枢的反射性刺激。左心衰竭所致的呼吸困难是活动时出现或加重,休息减轻或缓解,仰卧位时加重,坐位时减轻,因活动时加重心脏的负荷,机体耗氧量增加;坐位时下半身的回心血量减少,减轻肺瘀血的程度,同时坐位时膈肌的位置降低,膈肌活动量增大,肺活量增加。常见于各种原因所致左心衰竭、二尖瓣和主动脉瓣病变、缩窄性心包炎、冠心病、心肌炎和心肌病、获得性或先天性左右分流、外周性动静脉瘘及发作性心律失常等。

(2)右心衰竭时呼吸困难主要是体循环瘀血所致。其发生机制为右心房及上腔静脉压升高,刺激压力感受器反射性地兴奋呼吸中枢;血含氧量减少,以及乳酸、丙酮酸等酸性代谢产物增多,刺激呼吸中枢;淤血性肝大、腹腔积液、胸腔积液使呼吸运动受限,肺受压气体交换面积减少。临床上主要见于慢性肺心病。渗出性或缩窄性心包炎时其右心衰竭发生呼吸困难的主要原因是由于大量的心包渗液致心包压塞或心包纤维性增厚、钙化、缩窄,使心脏的舒张受限,因其体循环的静脉瘀血所致。

(三)血液和内分泌系统疾病

有重度贫血、高铁血红蛋白血症、慢性一氧化碳中毒、甲状腺功能亢进或减退症及原发性肾上腺功能减退症等,因红细胞的携氧减少,血氧含量减少,致呼吸加速,同时心率增快。大出血和休克时,因缺血与血压下降,刺激呼吸中枢,也可使呼吸加速。

(四)神经精神因素

包括中枢和周围神经疾病(如格林-巴利综合征)、颅内肿瘤、出血、外伤、重症颅脑损伤，如脑出血、颅内压增高及癔症。重症的患者因呼吸中枢受到增高的颅内压和供血减少的刺激时，呼吸变慢、变深，并常伴有呼吸节律的改变。

(五)其他

多见于代谢性疾病、酸中毒、毒血症、尿毒症、糖尿病等。在急慢性肾衰竭、糖尿病酮症酸中毒和肾小管性酸中毒的患者血中的酸性物质增多，强烈刺激颈动脉窦、主动脉体的化学感受器或直接兴奋强烈刺激呼吸中枢，出现深长规律的呼吸，可伴有鼾声，成为酸中毒的大呼吸。急性感染和急性传染病时，由于体温升高和毒性代谢产物的影响，刺激兴奋呼吸中枢，使呼吸频率增快。

二、临床表现

(一)起病方式

突然发作的呼吸困难多见于自发性气胸、肺水肿、支气管哮喘、心肌梗死和肺栓塞等。夜间发作性呼吸困难则以心源性肺水肿为最常见，患者端坐，但慢性阻塞性肺病患者晚间亦可因痰液积聚而引起喘咳。慢性支气管炎肺气肿患者的呼吸困难随肺功能减退程度而渐增，在询问病史时须注意其变化，如劳动能力逐渐减退，登楼和急走时出现呼吸困难，继而稍活动即感气促。在询问病史时引导患者将其活动能力和活动后出现气促的情况与健康同龄人相比较，从而初步判断呼吸困难的存在、程度和发展。

(二)伴随症状

呼吸困难系由各种疾病所引起，因此往往均伴有原发病变有关的相应症状。例如伴有发热，咳嗽，咳痰者多见于各种呼吸道感染性疾病。伴有胸痛者多考虑胸膜炎、肺梗死、肿瘤和气胸。

(三)呼吸类型

(1)吸气性困难：见于喉、气管狭窄(炎症、水肿、异物及肿瘤)，表现为喘鸣，吸气时胸骨和锁骨上窝和肋间隙凹陷。

(2)呼气性困难：见于支气管哮喘及其他慢性阻塞性肺病，表现为呼气延长，伴哮鸣音。

(3)混合性困难：见于广泛肺炎、肺纤维化、大量胸腔积液和气胸。

(4)潮式呼吸和间停呼吸：见于中枢神经系统病变及糖尿病酸中毒、巴比妥类中毒等，前者表现为呼吸由浅慢变深快，继而又变为浅慢呼吸，经一短期呼吸暂停后，再恢复周期性呼吸；后者表现为规则呼吸数次后，间以呼吸暂停，如此周而复始，提示病情严重，预后不良。

(四)体位变化

(1)端坐呼吸：患者平卧时气促加剧，常见于左心功能障碍所致心源性肺水肿，严重哮喘，肺气肿和双侧膈肌麻痹者。

(2)平卧呼吸：患者坐位时气促加剧，常见于慢性阻塞性肺病，严重肺间质纤维化或肺切除术后患者，以及低血容量和肺内动静脉分流患者。

(3)急性心包炎患者端坐或前倾位时，呼吸困难症状可减轻。

三、辅助检查

(一)肺功能检查

肺功能检查可以帮助判断功能障碍的程度和性质。肺功能检查的项目多，应根据病情需要和可能分别进行检查。

(1)肺活量(VC)：正常参考值男性为3470ml，女性2440ml。肺活量降低见于：①胸廓扩张受限，如胸廓畸形、肋骨骨折、大量胸腔积液和气胸、呼吸肌疲劳和肥胖。②肺组织扩张受限，如肺不张、肺水肿、肺纤维化。③膈肌活动受限，如腹部手术、膈肌麻痹和大量腹腔积液。

(2)功能残气量(FRC)：正常参考值男性2330ml，女性1580ml。残气量(RV)正常值男性1530ml，女性1020ml。FRC和RV增加见于肺气肿和代偿性过度膨胀，FRC和RV降低见于肺纤维化、肺水肿和肺不张。

(3)肺总量(TLC)：正常值男性5020ml，女性3460ml。TLC

增加见于肺气肿和支气管哮喘等慢性阻塞性肺病；TLC降低见于呼吸肌肌力衰弱、胸廓畸形、肺切除后、肺纤维化、肺不张、肺水肿、气胸和胸腔积液。

(4)残气/肺总量(RV/TLC)：正常参考值20%～25%，RV/TLC比增高见于肺气肿。

(5)最大通气量(MVV)：正常值男性(104±2.31)L/min；女性(82.5±2.17)L/min。MVV减低见于慢性气道阻塞性疾病及肺、胸廓病变。

(6)用力呼气肺活量(FVC)和1秒用力呼气容积(FEV_1)：正常参考值为FEV_1/FVC=83%，若<60%表示阻塞性通气功能障碍，如支气管哮喘、慢性支气管炎、肺气肿。

(7)最大呼气中期流速(MMEF)：正常参考值男性3.369 L/s，女性2.887 L/s。MMEF降低见于气道阻塞性疾病，如慢性支气管炎、肺气肿、支气管哮喘。

(8)气道阻力(Raw)：正常参考值0.098～0.294 kPa/(L·s)[1～3 cmH_2O/(L·s)]。气道阻力增高见于各种支气管内、外源性阻塞性疾病，如慢性支气管炎、哮喘。

(9)最大呼气流速-容量曲线(MEFVC)：正常参考值V_{max}为(5.46±0.22) L/s；$V_{max\,75}$为(5.2±0.18)L/s；$V_{max\,50}$为(4.1±0.15) L/s；$V_{max\,25}$为(2.25±0.16)L/s；$V_{max\,50}/V_{max\,25}$为(1.92±0.11)，早期小气道病变者V_{max}值降低，$V_{max\,50}/V_{max\,25}$比值降低，MEFVC曲线平坦，肺活量不变。慢性阻塞性肺病者MEFVC各段流速均降低，下降段呈凹陷型，肺活量降低。限制性通气功能障碍者MEFVC各段流速均增加，MEFVC高耸，倾斜变大，肺活量减少。

(10)闭合气量(CV)和闭合容量(CC)：正常参考值CV/VC%=0.4078×年龄－3.1396；CC/TLC%=0.5773×年龄＋15.6727；CV/VC和CC/TLC增高提示小气道病变。

(11)顺应性(C)：正常值静态顺应值(Cst)为0.2 L/cmH_2O，

动态顺应性(Cdyn)为 0.15～0.35 L/cmH_2O,Cdyn/Cst＞0.8。Cst 降低见于肺纤维化、肺间质水肿、肺不张、胸膜增厚;Cst 增高见于肺气肿。动、静态顺应性差别越显著表示气道阻力越大,为诊断小气道病的敏感指标。

(12)肺一氧化碳弥散量(DLCO):正常参考值 27.48 mlCO/(mmHg·min),DLCO 值降低主要见于严重肺气肿、肺间质纤维化、肺水肿、肺栓塞和血管炎。

(二)胸部 X 线检查

可帮助发现各种胸部疾病,对危重患者行床边摄片时最好取半卧位,有助于发现胸腔积液和膈下病变。

(三)动脉血气分析

可帮助了解肺通气、弥散及肺内血液分流情况。

(1)氧分压(PO_2):氧分压表示血浆中物理溶解的氧分子所产生的张力。它是缺氧的敏感指标,也是判断呼吸功能的重要指标。参考值 80～100mmHg。临床意义:氧分压用来反映缺氧的程度,减低见于各种肺部疾病,血液中的氧分压低于 55mmHg 即有呼吸衰竭,低于 30mmHg 即有生命危险。氧分压是反映机体氧合状态的重要指标,但可受年龄和生理因素的影响。

(2)血氧饱和度(SO_2):血氧饱和度是指血液标本中血红蛋白实际结合氧量(氧含量)与应结合氧量(氧容量)之比。表示血液在一定氧分压下与氧结合的程度。正常值为 91.9%～99.0%。血氧饱和度与血红蛋白的多少毫无关系,而与血红蛋白与氧的结合能力有关,此种结合与氧分压有直接关系。当氧分压降低时,血氧饱和度亦低;当氧分压高时,血氧饱和度亦高,即血氧饱和度与氧分压成正比。增高见于高压氧治疗,减低见于肺气肿的缺氧性疾病、循环型缺氧、组织性缺氧。

(3)酸碱度(pH):酸碱度是指溶液内氢离子浓度的负对数。它由缓冲系统维持平衡,正常值范围为 7.35～7.45。pH＜7.35 为酸中毒,pH＞7.45 为碱中毒,但是 pH 只能代表是否有酸血症或碱血症，pH 值正常并不能排除酸碱平衡紊乱，还需要结合标准碳酸氢盐、实际碳酸氢盐、缓冲碱、碱剩余、氧分压等综合分析。

(4)二氧化碳分压(PCO_2)：血浆中物理溶解的二氧化碳所产生的压力。正常情况下动脉血为 35～45mmHg。主要用于判断是呼吸性酸中毒或是呼吸性碱中毒。增高提示呼吸性酸中毒，减低提示呼吸性碱中毒。

(5)标准碳酸氢盐(SB)：指全血在 37℃，血红蛋白在 100％氧饱和度的条件下，经二氧化碳分压为 40mmHg 的气体平衡后所得的血浆的碳酸氢根的浓度。因其不受呼吸的影响，故是判断代谢改变的良好指标。参考值为 22～26mmol/L。增高见于代谢性碱中毒，减低见于代谢性酸中毒。

(6)实际碳酸氢盐(AB)：指未经气体平衡处理的人体的血浆中的碳酸氢根的真实含量，故又称真实碳酸氢盐的含量。与标准碳酸氢盐相比，实际碳酸氢盐受机体的代谢和呼吸双方面的影响。正常值为 21.4～27.3mmol/L。其数值的增减反映体内碳酸氢盐储备量的多少，因而表示代谢性因素。实际碳酸氢盐和标准碳酸氢盐之差，反映了呼吸对酸碱平衡的影响。

(7)二氧化碳总量(TCO_2)：指血、血浆或血清的全部二氧化碳浓度，包括离子化部分和非离子化部分，为实际碳酸氢盐和碳酸的总和，是判断代谢性酸中毒和碱中毒的指标之一。正常范围为 24～32mmol/L。

(8)缓冲碱(BB)：表示血中一切具有缓冲作用的阴离子的总和。参考值为 45～52mmol/L。缓冲碱反映体内酸碱度失衡的总缓冲能力与二氧化碳总量的意义相近。全血缓冲碱是反映代谢性指标，受血红蛋白的影响。不受呼吸成分的影响，增高见于代谢性碱中毒，减低见于代谢性酸中毒。

(9)碱剩余(BE)：系指在标准条件下，用酸或碱滴定全血或血浆至 pH 7.4 时所需的酸或碱的总量。用酸滴定的量为碱剩余，以正值表示；用碱滴定量为碱不足，以负值表示，正常人 pH 为

7.4,BE 在±3mmol/L,是反映代谢性酸碱平衡的指标。增高见于代谢性碱中毒,减低见于代谢性酸中毒。

(四)物理检查

心电图、超声心动图、运动试验、心导管检查及放射性核素肺扫描,有助于确定心、血管系统病因。

(五)其他检查

包括血常规、生化及骨髓检查等。

四、诊断及鉴别诊断

(一)诊断

1. 呼吸困难的确定

疑有呼吸困难的患者,首先确定是否为呼吸困难。此时应观察患者呼吸频率、呼吸深度、呼吸节律、患者体位,腹式呼吸还是胸式呼吸、有无“三凹征”等临床体征。

(1)呼吸频率异常:包括呼吸频率加快和减慢。>20/min 为呼吸频率加快,见于呼吸系统疾病、心血管疾病、贫血、发热等;<10/min 为呼吸频率减慢,为呼吸中枢抑制的表现,常见于麻醉药物、镇静催眠药物中毒,也见于颅内压增高、尿毒症、肝性脑病等。

(2)呼吸深度异常:包括呼吸加深和呼吸变浅。呼吸加深常见于多种原因的代谢性酸中毒,如糖尿病酮症酸中毒、尿毒症性酸中毒。因酸中毒刺激呼吸中枢,出现深而慢的呼吸。呼吸变浅见于肺气肿、呼吸肌麻痹及服用镇静药物等。

(3)呼吸节律异常:常见的呼吸节律异常为潮式呼吸,表现为呼吸暂停或呼吸缓慢后逐渐增强的呼吸(潮气量和呼吸频率均加快),然后呼吸逐渐减慢或暂停,并循环往复,反映了呼吸中枢调节呼吸的能力明显降低,是病情严重的表现。常见于中枢神经系统疾病和脑部血液循环严重障碍。比奥(Biot)呼吸表现为呼吸加快和突然呼吸暂停交替出现,间期多变,属于不规则的节律异常,偶见于中枢神经系统感染、中暑、颅脑外伤。

(4)腹式呼吸或胸式呼吸:男性和儿童常为腹式呼吸,女性则以胸式呼吸为主。呼吸形式的突然改变对提示疾病有一定价值,如急性腹膜炎、大量腹腔积液限制腹部运动而产生胸式呼吸,胸膜炎或其他原因的胸痛可引起胸式呼吸变浅。

2. 呼吸困难的诊断流程

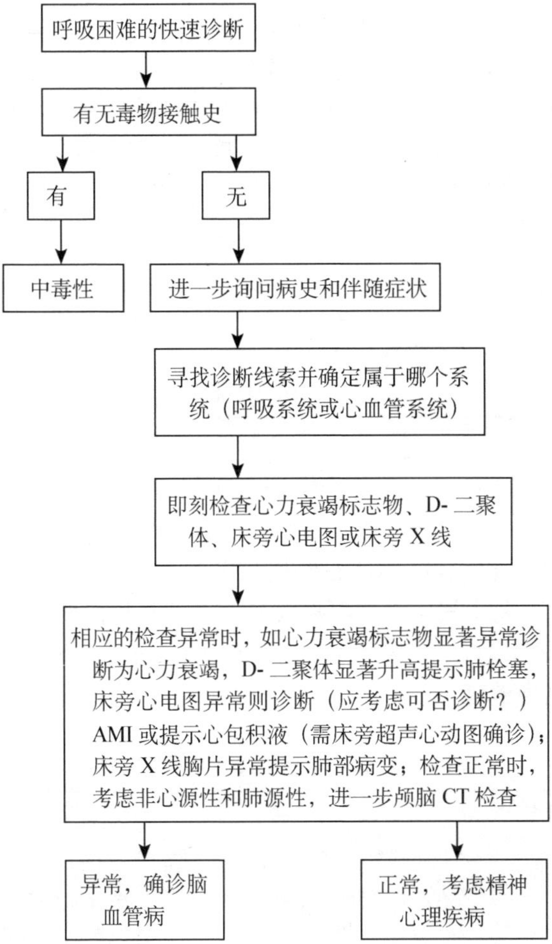

(二)鉴别诊断

1. 伴随症状的鉴别诊断

发作性呼吸困难伴有哮鸣音	见于支气管哮喘、心源性哮喘
骤然发生的严重呼吸困难	见于急性喉水肿、气管异物、大块肺栓塞、自发性气胸等
呼吸困难伴有一侧胸痛	见于大叶性肺炎、急性渗出性胸膜炎、肺梗死、自发性气胸、急性心肌梗死、支气管肺癌等
呼吸困难伴有发热	见于肺炎、肺脓肿、胸膜炎、急性心包炎、咽后壁脓肿等
呼吸困难伴咳嗽、咳脓痰	见于慢性支气管炎、阻塞性肺气肿并发感染、化脓性肺炎、肺脓肿、支气管扩张症并发感染等,后两者的脓痰量较多
呼吸困难伴大量浆液性泡沫样痰	见于急性左心衰竭和有机磷杀虫药中毒
呼吸困难伴昏迷	见于脑出血、脑膜炎、尿毒症、糖尿病酮症酸中毒、肺性脑病、急性中毒等

2. 心源性哮喘与支气管哮喘鉴别要点

心源性呼吸困难是由于心血管疾病引起,临床常见急性心力衰竭、急性心包积液、急性心肌梗死等疾病。心源性和肺源性呼吸困难尤其是支气管哮喘在临床表现方面有相似性和重叠性,鉴别困难(表 1-3),误诊率很高,而治疗差别又很大,因此,快速准确的诊断尤为重要。

表 1-3　心源性哮喘与支气管哮喘鉴别点

鉴别点	支气管哮喘	心源性哮喘
发病年龄	儿童或青少年	常见 40 岁后发病
病史	有哮喘家族史、哮喘病史或过敏史	有心血管疾病病史及心血管疾病危险因素

（续　表）

鉴别点	支气管哮喘	心源性哮喘
发病时间	多于深秋或冬春季节，一年任何时候均可发病	常常在夜间出现阵发性呼吸困难
肺部体征	双肺弥漫性哮鸣音	双肺底部较多而且均匀湿啰音
心脏体征	心脏常无异常发现	心脏增大（常常左心室增大为主），心动过速，奔马律，心脏杂音
胸部 X 线	肺野清晰或肺气肿征	心脏增大（常常左心室增大为主），肺瘀血
BNP 或 NT-proBNP	无异常	明显升高
强心、利尿、血管扩张药、吗啡	无效	明显有效
支气管解痉药物	支气管解痉药物有效	效果差

五、治疗

（一）急性呼吸困难的处理原则

（1）对于所有呼吸停止、心搏骤停患者必须进行常规的心肺复苏，并在积极心肺复苏的基础上积极处理病因。

（2）对于非心肺复苏患者但有危及生命的紧急情况如窒息，需要立即处理并予以解除。

（3）对于呼吸困难严重而病情不稳定患者，如低血压、休克、肺水肿等，应给予相应处理，同时快速进行实验室检测以尽快明确病因，以便进一步采取救治措施。

（4）对有呼吸困难但病情尚稳定者，如果诊断明确，应积极治疗原发病和纠正诱发因素；若诊断仍不明确，应进行必要的检查以尽快做出诊断。

(二)对于功能性呼吸困难治疗

(1)应教会患者正确的呼吸方式,进行腹式呼吸训练,将呼吸调解为缓慢腹式呼吸。

(2)应安定患者情绪,向患者说明所有症状的出现是由于不准确的呼吸方式所致呼吸性碱中毒引起的病理生理改变,治疗关键在于改变不准确的呼吸方式。

(3)当出现明显呼吸深而快、气短、胸部发紧或不适、腹胀、手指麻木或针刺感、呼吸困难等症状时,给予面罩重复吸入一氧化碳,可迅速消除症状。

(4)对于患有焦虑、抑郁症患者适当给予阿普唑仑、艾司唑仑、帕罗西汀、氟西汀等药物。

第三节 心 悸

患者自觉在心脏跳动频率、节律、起源部位、传导速度、激动顺序及心肌收缩力改变时感到的一种不舒适的心脏跳动感,临床上常把这种症状称为“心悸(palpitate)”,也称为“心慌”。其原因较多,可表现为心律失常、心率过快、过慢、过强等,常是患者就诊的主要原因。心悸虽然存在主观因素,但实际上绝大多数心悸仍以心律失常为基础,尽管多数心律失常表现为良性过程,但是一些潜在的恶性心律失常往往可危及患者的生命。因此,及时评估心律失常性质并给予相应的治疗十分重要。

一、病因

(一)心脏搏动增强

心脏的收缩力增强引起的心悸可分为病理性或生理性。

1. 生理性

健康人在剧烈运动或精神过度紧张时;饮酒、浓茶或咖啡后;应用某些药物,如肾上腺素、麻黄碱、咖啡因、阿托品、甲状腺片等。

2. 病理性

(1)心室肥大:高血压性心脏病、各种原因所致的主动脉瓣关闭不全、风湿性二尖瓣关闭不全等引起的左心室肥大,心脏收缩力增强。动脉导管未闭、室间隔缺损回流量增多增加心脏的工作量,导致心室肥大,也可引起心悸。此外,脚气性心脏病因维生素缺乏、周围小动脉扩张,阻力下降,回心血量增加,心脏工作量增加,也可引起心悸。

(2)其他引起心搏量增多的疾病:①甲状腺功能亢进症:由于基础代谢和交感神经兴奋性升高,导致心率增快。②贫血:以急性失血时心悸明显,贫血时血液携氧量减少,器官及组织缺氧明显,机体为保证氧的供求通过提高心率来增加心排出量,于是心率加快导致心悸。③发热:发热使基础代谢率升高,心率加快、心排出量增加,也可引起心悸。④低血糖症:引起的肾上腺素增多,心率加快,也可出现心悸。⑤嗜铬细胞瘤:引起的肾上腺素增多,心率加快,也可出现心悸。

(二)心律失常

心动过速、心动过缓或心律失常时均可出现心悸。

(1)心动过速:各种原因引起的窦性心动过速、阵发性室上性或室性心动过速等,均可发生心悸。

(2)心动过缓:高度房室传导阻滞、窦性心动过缓或病态窦房结综合征,由于心率缓慢,舒张期延长,心室充盈度增加,心搏强而有力,引起心悸。

(3)心律失常:房性或室性的期前收缩、心房颤动,由于心脏跳动不规则或有一段间歇,使患者感到心悸甚至有停跳的感觉。

(三)心脏神经官能症

由自主神经功能紊乱引起,心脏本身并无器质性病变。多见于青年女性。临床表现除心悸外,尚有心率加快、心前区或心尖部隐痛,以及疲乏、失眠、头晕、头痛、耳鸣、记忆力减退等神经衰弱的表现，且在焦虑、情绪激动时更易发生。β-肾上腺素能受体亢进综合征也与自主神经功能紊乱有关，易在紧张时发生，其表现除心悸、心动过速、头晕、胸闷等外，尚可有一些心电图的改变，出现窦性心动过速，ST 段下移及 T 波低平或倒置，易与心脏器质性病变相混淆。但本病进行普萘洛尔(心得安)试验可以鉴别，该病的患者在应用普萘洛尔后心电图可恢复正常，显示其改变为功能性。

二、发病机制

心悸的发生机制尚不完全明确。一般认为，心脏的活动过度是心悸发生的基础，常与心率和心搏出量有关系。在心动过速时，舒张期缩短、心室充盈不足，当心室收缩时心室肌与心瓣膜的紧张度突然增加，可引起心搏增强而感心悸；心律失常(如期前收缩)，在一个较长的代偿期之后的心室收缩，往往强而有力，会出现心悸。心悸出现与心律失常出现及存在时间长短有关，如心房颤动可因逐渐适应而无明显心悸。心悸的发生常与精神因素及注意力有关，焦虑、紧张及注意力集中易于出现。心悸可见于心脏病患者，但与心脏病不能完全等同，心悸不一定有心脏病，反之心脏病患者也可不出现心悸，如慢性心房颤动可因逐渐适应而无明显心悸。

三、临床上心悸常见疾病

(1)急性冠状动脉综合征。

(2)急性心力衰竭。

(3)慢性失代偿性心力衰竭。

(4)急性感染性疾病。

(5)酸碱平衡失调、电解质紊乱。

(6)洋地黄中毒。

(7)抗心律失常药物不适当应用。

(8)低氧血症。

(9)自主神经功能紊乱。

(10)外伤及手术。

四、辅助检查

1. 主要检查

(1)心电图:各种心律失常在心电图上有特异性的表现。

(2)胸部 X 线片:风湿性心脏病、高血压性心脏病、冠心病等在胸片上可有不同的表现,二尖瓣狭窄的典型胸片上表现为梨形心脏,高血压性心脏病可呈靴形心脏。

2. 其他检查

除常规做心电图、血常规、胸部 X 线片、生化检查外,针对下述情况应做相应检查。

(1)怀疑心肌缺血:心肌酶、肌钙蛋白 T/I、超声心动图、24 小时动态心电图,必要时做心脏 CT 或冠状动脉造影。

(2)怀疑感染:血气分析、C-反应蛋白,必要时做血培养。

(3)怀疑心功能不全:血浆 B 型利钠肽(BNP)、超声心动图、24 小时动态心电图、地高辛浓度测定、血气分析。

(4)怀疑甲状腺功能亢进症:T_3、T_4、TSH、FT_3、FT_4、超声心动图、24 小时动态心电图。

(5)电生理检查:对于常规检查不能判明性质的快速心律失常可考虑行电生理检查。

五、诊断及鉴别诊断

(一)诊断

应注意患者的基本生命体征,并应重点检查患者有无心脏疾病的体征。

(二)鉴别诊断

(1)心内因素:如期前收缩、阵发性心动过速、心房颤动等可利用病史、体检、心电图等加以鉴别。

(2)心外因素:大多由于高动力循环所致,如甲状腺功能亢进症、贫血、发热、低血糖症等,鉴别可以通过临床体征和实验室检查。

(3)心脏神经官能症:多见于青年女性,主诉多、阳性体征少伴有其他神经衰弱症状,可行普萘洛尔实验予以明确。

(4)更年期综合征:可根据发病年龄、血中雌激素水平的检测,在排除了其他器质性心脏病的诊断后方可诊断。

(5)伴随症状的鉴别诊断:心悸伴随症状的鉴别诊断见表1-4。

表1-4　心悸伴随症状的鉴别诊断

伴随症状	内容
伴心前区疼痛	见于冠状动脉硬化性心脏病、心肌炎、心包炎,亦可见于心脏神经官能症等
伴发热	见于急性传染病、风湿热、心肌炎、心包炎、感染性心内膜炎等
伴晕厥或抽搐	见于高度房室传导阻滞、心室颤动或阵发性室性心动过速、心室扑动,病态窦房结综合征,快速室上性心律失常等
伴贫血者	见于各种原因引起的急性失血,此时常有虚汗、脉搏微弱、血压下降或休克;慢性贫血则心悸多在劳累后较明显
伴呼吸困难	见于急性心肌梗死、心包炎、心肌炎、心力衰竭、重症贫血等
伴消瘦及出汗	见于甲状腺功能亢进症等

六、治疗

(一)常用静脉制剂

常用静脉制剂见表 1-5。

表 1-5　治疗心悸常用静脉制剂

常用制剂	内容
维拉帕米	5mg,溶于 20ml 液体中缓慢静脉注射,若无效,10 分钟后重复,24 小时总量不超过 15mg
地尔硫䓬	首剂以 15～25mg 稀释后缓慢静脉注射,以后以 5～15mg/h,静脉滴注
美托洛尔	2.5～5mg 稀释后缓慢静脉注射,若无效,10 分钟后可重复 1～2 次
普罗帕酮	1.5～2.0mg/kg,稀释后缓慢静脉注射(10 分钟),继之以 0.007mg/(kg·min)静脉点滴,24 小时总量 210～300mg
腺苷	3～6mg,稀释后静脉推注(2 秒内),如 2 分钟内阵发性室上性心动过速不终止,再以 6～12mg 稀释后 2 秒内推注。目前很少应用,因为转律后引起长 RR 间期
ATP(三磷腺苷)	10mg 稀释后 3 秒内静脉推注,2 分钟内无反应,则 10～15mg 稀释后 3 秒内推注,目前应用较少
毛花苷 C	适用于心衰合并室上性心动过速者,0.2mg 稀释后缓慢静脉推注,4～6 小时后可重复
胺碘酮	150mg(3～5mg/kg)稀释后缓慢静脉推注,10～15 分钟可重复,然后每分钟 1.0～1.5mg 静脉滴注 6 小时,随后减量至每分钟 0.5mg,共 24 小时,24 小时总量<1.2g

注:腺苷及 ATP 均为强烈迷走神经兴奋剂,起效快。严重不良反应为窦性停搏、房室传导阻滞,禁用于 60 岁以上老年患者、病态窦房结综合征、房室传导阻滞、冠心病、哮喘者

(二)常用口服制剂

治疗心悸的常用口服制剂,见表 1-6。

表 1-6 治疗心悸常用口服制剂

制剂	使用方法
美托洛尔	口服,12.5~50mg,2 次/日
阿替洛尔	口服,12.5~25mg,2 次/日
富马酸比索洛尔	口服,1.25~5mg,1 次/日
维拉帕米	口服,40mg,3 次/日
地尔硫䓬	口服,30mg,3 次/日
普罗帕酮	口服,150mg,3 次/日
普罗帕酮复律	口服,450~600mg 顿服,以后每次 150mg,3 次/日
莫雷西嗪	口服,150mg,3 次/日
胺碘酮	口服,0.2g,3 次/日,共 5~7 日;0.2g,2 次/日,共 5~7 日;0.1~0.2g,1 次/日,维持
地高辛	口服,0.125~0.25mg,1 次/日

第四节 晕 厥

晕厥(syncope)是由于多种原因导致的一种突然发生的、短暂的、自限性的意识丧失。晕厥是临床常见的综合征,具有致残甚至致死的危险,表现为突然发生的肌肉无力,姿势性肌张力丧失,不能直立及意识丧失。晕厥有一定的发病率,甚至在正常人也可能出现。由于发作多呈间断性,存在多种潜在病因,同时缺乏统一的诊疗标准,部分晕厥病例不易诊断且涉及多个系统。

一、病因

(一)神经反射性晕厥

此类晕厥主要由于在正常状态下控制循环系统的心血管反射对刺激因素出现间歇性的不恰当反应,引起血管扩张和(或)心动过缓,导致动脉血压降低及全脑灌注减少。依据诱发因素不同又可分为以下几类。

(1)血管迷走性晕厥:是最常见的类型,由情绪或直立位,胃肠道反应诱发。

(2)情境性晕厥:与一些特殊情境相关,如咳嗽、打喷嚏、吞咽、排尿及运动等诱发。

(3)颈动脉窦晕厥:多由刺激颈动脉窦诱发。

(4)不典型晕厥:多数没有明确的诱发因素或无典型症状。

(二)直立性低血压性晕厥

(1)原发性自主神经异常性晕厥,包括单纯自主神经衰竭,多系统萎缩,帕金森病合并自主神经衰竭等。

(2)继发性自主神经异常性晕厥,包括糖尿病、淀粉样变性、尿毒症、脊髓损伤等。

(3)药物致体位性低血压,包括乙醇、血管扩张药、利尿药、吩噻嗪类药物、抗抑郁药等。

(4)血容量不足,包括出血、腹泻、呕吐等。

(三)心源性晕厥

1. 心律失常性晕厥

是心源性晕厥最常见的病因。

(1)缓慢性心律失常:①病态窦房结综合征(窦房结功能受损,产生窦性停搏及窦房阻滞,以及慢-快综合征);②严重的获得性房室传导阻滞(莫氏Ⅱ型、高度及完全性房室传导阻滞);③起搏器功能异常。

(2)快速性心律失常:①室上性心动过速;②室性心动过速

（原发性、继发于器质性心脏病或离子通道病）。

（3）药物诱发：缓慢性及快速性心律失常。

2. 器质性疾病

（1）心源性：包括梗阻性心脏瓣膜病，急性心肌梗死/缺血，肥厚型心肌病，心房黏液瘤，心包疾病，心脏压塞，先天性冠状动脉异常等。

（2）其他：肺栓塞，急性主动脉夹层，肺动脉高压。

二、发病机制

脑血流突然中断5～8秒即可引起完全的意识丧失。体循环压力下降是脑血流灌注骤减导致晕厥的病理生理基础。脑质量虽仅有体质量的2%，但其血流量占心排血量的10%～15%，且与脑循环的灌注压成正比，与血管阻力成反比。正常情况下，脑循环的灌注压为80～100mmHg，当体循环收缩压＜60mmHg时，脑循环的灌注压下降，导致脑血流减少，从而引起一系列的临床症状或晕厥。体循环的血压取决于心排血量和外周血管阻力，任何一种变量的降低都可引起晕厥。一过性低心排血量主要是由神经反射性心动过缓、器质性心脏病所致每搏量下降、静脉回流显著减少引起。外周阻力降低的原因包括神经反射性血管扩张和（或）心动过缓、功能性或器质性自主神经系统障碍。

三、特征性临床表现

（一）神经介导性晕厥

无心脏病史，既往有晕厥发作史，具有比较明确的诱因，如不愉快的视觉、听觉、气体刺激或疼痛之后，或长时间站立或处于拥挤、闷热的环境中，或伴有恶心、呕吐，或在进餐过程中或进餐后，或发生于头部旋转、颈动脉窦压迫（如肿瘤、剃须、衣领过紧），或劳力后。

（二）直立性低血压所致晕厥

体位变换为直立位时发作，有明确的诱因，如与降血压药物的使用和剂量改变有密切关系，或长时间站立尤其是处于拥挤、闷热的环境中，或存在自主神经病变或震颤麻痹，或劳力后。

（三）心源性晕厥

存在明确的器质性心脏病，发生于劳力中或仰卧时，晕厥之前有心悸或有胸痛，可有心脏猝死家族史。

（四）盗血综合征

在上肢锻炼时出现，双上肢的血压水平和脉搏强度明显不同。

四、辅助检查

（一）颈动脉窦按摩

按摩颈动脉窦，如果出现窦性停搏＞3秒和（或）收缩压下降＞50mmHg，可诊断为颈动脉窦过敏。如同时伴有自发性晕厥则为颈动脉窦综合征。既往有短暂性脑缺血发作史、过去3个月内罹患卒中或有颈动脉杂音（颈动脉多普勒超声检查证实无明显狭窄者除外）均属颈动脉窦按摩的禁忌证。

（二）直立倾斜试验

由卧位改为立位时如收缩压下降≥20mmHg，或舒张压下降≥10mmHg，或收缩压＜90mmHg且伴晕厥者，即为直立倾斜试验阳性。如直立倾斜试验中出现低血压/心动过缓伴晕厥，则可诊断为反射性晕厥。若试验中仅出现低血压/心动过缓，无晕厥，则考虑反射性晕厥可能性大。直立倾斜试验前应除外器质性心脑血管病。

（三）心电监测（无创和有创心电监测）

包括：①动态心电图、住院期间的监测、事件记录仪。②体外或植入式心电记录仪及远程（家庭）监护系统。主要用于诊断心律失常性晕厥，若临床症状与心律失常同时出现，则心源性晕厥诊断成立。

(四)电生理检查

不建议对左室射血分数(LVEF)严重下降的晕厥患者进行电生理检查。主要用于晕厥伴间断性心动过缓、心动过速及双束支阻滞的患者。

(五)三磷腺苷(ATP)试验

在ECG的监护下,快速(<2秒)注射20mg ATP或腺苷,诱发出房室传导阻滞且室性停搏>6秒,或诱发的房室传导阻滞>10秒,则有临床意义。

(六)超声心动图及其他影像学检查

心脏超声可识别器质性心脏病(如主动脉瓣狭窄、肥厚型梗阻性心肌病、心房黏液瘤和心包填塞等),以及辅助诊断主动脉夹层及肺栓塞。若经胸超声心动图检查无法明确,可考虑行经食管超声、CT或MRI检查。

(七)运动试验

主要用于既往在运动中或运动后即刻发生晕厥的患者。运动中或运动后即刻诱发出晕厥、心电图有异常改变或严重低血压者具有诊断意义。如运动中出现二度Ⅰ型或三度AV阻滞,即使未发生晕厥也有诊断意义。

(八)心导管检查

该检查应在疑似心肌缺血或心肌梗死的患者中进行,用于排查缺血诱发的心律失常。

五、诊断及鉴别诊断

(一)诊断

首先遵从晕厥的严格定义,并在鉴别诊断时充分考虑到各种引起一过性意识丧失的情况,以确定晕厥的诊断。最能影响晕厥患者预后的并非晕厥本身,而是晕厥的病因,如心源性晕厥的预后就比神经反射性晕厥要差。另外,要考虑到晕厥时伴有维持姿势的肌张力的丧失，这种情况造成的后果轻者简单不适，重者躯体严重损伤，尤其是脑外伤。这些与患者的年龄、智能状况、大脑反应速度、肢体灵便程度，甚至居住环境、从事职业都可能有关。

(二)危险分层

(1)需要住院的患者(符合下列任何一条)：①明显的心脏疾病。②怀疑有潜在的严重心律失常。③体力活动诱发的晕厥。④伴严重损伤的晕厥。⑤猝死家族史。

(2)不必住院的患者(符合下列所有条件)：①单次或罕见的晕厥发作。②没有心脏病及严重心电图异常。③没有起搏器或ICD植入史。④没有严重的身体损伤。⑤依从性好，不存在公共健康危害。⑥典型的血管迷走性晕厥或境遇性晕厥。

(三)鉴别诊断

晕厥与眩晕、跌倒发作等症状鉴别不难。但癫痫与晕厥都有短暂的意识丧失，在临床上有时易混淆。多数患者借助脑电图上有无痫性放电或尖波、棘-慢波可鉴别。若脑电图无异常则诊断较困难，有时目击者的描述很重要。可参考下列临床特征：肢体抽搐发作，伴有出汗和恶心等症状，意识模糊状态。

六、治疗

(一)一般治疗

发现晕厥患者后应置头低位(卧位时使头下垂，坐位时将头置于两腿之间)，保证脑部血供，解松衣扣，头转向一侧避免舌阻塞气道。向面部喷少量凉水和额头上置湿凉毛巾刺激可以帮助清醒。注意保暖，不喂食物。清醒后不马上站起。待全身无力好转后逐渐起立行走。血管迷走性晕厥患者教育的目的是让患者了解血管迷走性晕厥的诱发因素，从而避免和预防其发生。如环境温度过高、脱水、长时间站立、饮酒、服用血管扩张药、利尿药及抗高血压药等。

(二)血管迷走性晕厥的治疗

(1)非药物治疗:①增加盐和水的摄入量:可增加血容量,以增强对直立体位的耐受性。有一项研究表明,口服补充液体,可使血管迷走性晕厥患者症状改善。②直立训练:靠墙站立30~40分钟,1~2次/日。这种训练对部分血管迷走性晕厥的患者是一种有效的治疗方法。停止训练后症状可复发。恢复训练后,又能有效预防晕厥的发作。此外,还应进行心理治疗。③心脏起搏:对以心脏抑制表现为主的血管迷走性晕厥,晕厥发作时均有明显心动过缓,若此时以较快的频率起搏心脏,对部分患者能有效预防晕厥的发作。

(2)药物治疗

治疗晕厥常用药物,见表1-7。

表1-7 治疗晕厥常用药

药物种类	药物名称	用法用量	作用机制
β受体阻滞药	美托洛尔片	12.5~25mg,口服,2次/日	作用机制在于降低心肌收缩力,减慢心率,以减轻对心脏机械感受器的刺激,阻断血管迷走性晕厥的触发机制。β受体阻滞药可使直立倾斜试验结果阴转,晕厥发作次数减少
盐皮质激素	氟氢可的松	0.1~0.2mg,口服,2次/日	氟氢可的松作用机制在于增加肾脏对钠的重吸收,使血容量增加。此外,它可影响压力感受器的敏感性,增加血管对去甲肾上腺素的收缩反应。不良反应有水肿、高血压和抑郁
抗心律失常药	双吡胺	0.1~0.15g,口服,3次/日	双吡胺为Ⅰa类抗心律失常药,具有负性肌力和抗胆碱能作用。此外,它还具有直接使外周血管收缩的作用。由于该药的致心律失常作用和其他不良反应,所以一般不作为一线药物使用

（续　表）

药物种类	药物名称	用法用量	作用机制
α受体激动药	米多君	1.25mg，口服，1～3次/日	使周围血管阻力增加，以对抗血管迷走性晕厥过程中的血管扩张
其他药物	茶碱、抗胆碱能药物、血管紧张素转化酶抑制药、可乐定等被临床试用，可通过不同的途径对抗或阻断血管迷走性晕厥发作过程中的不同病理生理学环节，其疗效尚需进一步研究证实		

（三）冠心病所致晕厥的治疗

冠心病患者晕厥常见的原因可能是室性心动过速或严重心动过缓，而决定预后的主要因素是心功能障碍的严重程度。对心肌梗死，特别是大面积心肌梗死后的患者，血供重建治疗并不能去除发生室性心律失常的基础。为预防晕厥和猝死的发生，应认真评估发生心脏性猝死的危险性。对左心室射血分数＞0.35 的患者，电生理检查若能诱发出持续的室性心动过速，应植入心律转复除颤器。如果电生理检查不能诱发，患者仍有晕厥发作，可采用事件记录器，明确晕厥是否与心律失常有关。对左心室射血分数≤0.35 的患者，即使无晕厥发作，植入心律转复除颤器也能降低死亡率。

（四）心肌病所致晕厥的治疗

扩张型心肌病发生晕厥的原因可能有心动过缓、各种类型的心动过速、直立性低血压、肺栓塞等。

肥厚型心肌病发生猝死，晕厥是一个主要的危险因素。与无晕厥发作的肥厚型心肌病患者比较，有晕厥发作者猝死的危险性增加 5 倍。其他的危险因素有猝死家族史、反复出现非持续性室性心动过速及显著的室间隔肥厚。

致心律失常型性右心室心肌病（ARVC）中年龄＜35 岁的患

者，心脏性猝死发生率可达 20%，患者通常有反复发生的室性早搏、室性心动过速和晕厥。植入心律转复除颤器可有效预防晕厥和猝死。

（五）心功能不全所致晕厥的治疗

慢性心力衰竭的常见用药如血管紧张素转化酶抑制药、β受体阻滞药、利尿药等，可通过扩张血管减少血容量及抑制窦房结功能而参与晕厥的发病过程。对严重心功能障碍的患者，不论电生理检查能否诱发出室性心动过速，植入心律转复除颤器均可减少和预防由室性心动过速导致的晕厥或近乎晕厥，降低死亡率。

（六）先天性长 Q-T 间期综合征和 Brugada 综合征晕厥

通常由扭转性室性心动过速或多形性室性心动过速引起。有晕厥发作史的患者，心脏性猝死的危险性很大。对高危患者，应植入心律转复除颤器。

第五节 水 肿

人体血管外组织间隙有过多的液体积聚，导致组织肿胀称为水肿。

一、分类

（一）根据细胞有无水肿

（1）细胞内水肿：细胞内过多水分的积聚，引起细胞肿胀并影响细胞代谢。水肿常同时有细胞内水肿和细胞外水肿，但细胞内水肿往往是脏器细胞功能障碍的严重阶段。

（2）细胞外水肿：细胞外组织间隙中液体过多潴留，实际上是狭义水肿的含义。

（二）根据其不同的病因和形成机制

（1）全身性水肿：细胞外与血管外之间积聚了过多的液体，主要是皮下组织间隙中过量的液体积聚，可伴有明显的体腔积液。

(2)局限性水肿:局限于躯体某一部分包括局部组织和体腔内过多的液体潴留。积聚于胸腔、腹腔和心包腔内的游离液体分别为胸腔积液、腹腔积液和心包积液。

(三)根据水肿有无临床表现

(1)显性水肿。

(2)隐性水肿。

二、病因

(一)局部性水肿

(1)局部炎症,血栓性静脉炎、蜂窝织炎、骨髓炎、骨膜炎、局部肌肉或软组织炎症、淋巴管炎。

(2)变态反应和自身免疫性疾病,血管神经性水肿,系统性红斑狼疮,皮肌炎。

(3)静脉回流受阻,上腔或下腔静脉综合征,肢体静脉血栓形成,下肢静脉曲张,象皮肿,血管瘤,静脉邻近淋巴结肿大或肿瘤压迫。

(4)急性肺水肿,急性左心衰竭,刺激性气体,有机磷中毒等。

(二)全身性水肿

(1)肾脏疾病:急性或慢性肾小球肾炎、肾病综合征、肾盂肾炎、肾衰竭、肾动脉硬化、肾小管病变、糖尿病肾病等。

(2)心力衰竭:各种原因引起的心力衰竭,包括心律失常(快速性或缓慢性)、营养代谢(贫血、维生素 B_1 缺乏),以及输液或输血过快等。

(3)肝功能失代偿:肝硬化、肝脓肿、肝癌、恶性营养不良等。

(4)营养不良:进食过少、营养成分失调、慢性消耗性疾病、慢性肠病等。

(5)内分泌失调:甲状腺功能减退症、甲状腺功能亢进症、肾上腺皮质功能亢进症、垂体前叶功能减退症、经期前水肿。

(6)其他:老年性水肿、特发性水肿、高温环境下水肿、肥胖性水肿。

三、病理生理机制

血流动力学因素是水肿形成的重要机制。血流动力学因素主要包括血浆胶体渗透压、静脉血液淤滞、淋巴管回流受阻、毛细血管内皮的通透性等。除血流动力学因素导致水肿外,内分泌因素也是引起水肿比较常见的因素。

(一)血浆渗透压异常

正常生理状态下,毛细血管的胶体渗透压(约 25mmHg)明显高于组织间液的胶体渗透压(约 5mmHg),而毛细血管的流体静水压在动脉端为 32mmHg,静脉端为 10mmHg。因此,在毛细血管动脉端的净静水压为 7mmHg,静脉端的净静水压为 −15mmHg,静水压的不同使动脉端毛细血管渗出,而静脉端毛细血管周围的组织间液回流,并保持着动态平衡。如果血浆蛋白尤其是白蛋白降低引起胶体渗透压明显下降,在其他因素不变的情况下,就可产生水肿,如肾病综合征。当晶体渗透压显著降低时,即使胶体渗透压在正常范围,由于毛细血管静水压显著异常,也可引起水肿,通常为全身性水肿,主要由严重低钠血症引起。

(二)静脉内血液淤滞

局部静脉回流受阻,如静脉血栓形成、肿瘤或机械因素压迫静脉等,引起局部静脉瘀血,毛细血管静水压升高,可引起局部水肿。慢性心力衰竭时,因全身静脉回流受阻可产生水肿,但早期水肿仅见于组织松弛的眼睑、踝部、阴囊等部位,严重时出现全身水肿。由于全身各浅表组织的张力不同,水肿的分布也随体位改变而改变,如立位时踝部以下水肿显著,卧位时眼睑和腰骶部水肿比较突出。

(三)淋巴系统回流障碍

经淋巴管回流的液体每天虽然仅有 1~2L,但淋巴管一旦阻塞或手术时损伤范围过大,也可引起水肿。

(四)毛细血管通透性增强

正常毛细血管壁除通过水和溶质外,即使分子量很小的蛋白质也很少通过。如果出现炎症、缺氧、化学药物、组胺、生物毒素、抗原抗体复合物等异常时,造成毛细血管壁损害,影响其完整性,使血浆中白蛋白和分散度小的球蛋白,以及分散度极小的纤维蛋白原透出血管壁,血液内有形成分(如白细胞、红细胞、血小板等)进入组织间隙,组织间液的胶体渗透压增高,即可引起组织间隙液体潴留,从而造成水肿。此时需要淋巴系统的回流以消除组织间隙潴留的液体。

(五)内分泌因素

肾素-血管紧张素-醛固酮系统(RAAS)激活,抗利尿激素分泌增多和利钠肽分泌不足,内皮素分泌和释放增多,糖皮质激素、甲状腺激素、雄激素、雌激素等异常,均可引起水肿。实际上,对于某一种疾病,可能有多种机制引起水肿,只是以某种机制为主而已,临床上应当认真分析主要原因和次要原因,以便更有效地治疗。

四、常见全身水肿性疾病及其临床特点

常见全身水肿性疾病和临床特点见表 1-8。

表 1-8　常见全身水肿性疾病及其临床特点

常见全身性水肿疾病	水肿机制	水肿演变	伴随情况	辅助检查
心力衰竭	心脏排血障碍,静脉回流受阻,静脉压升高,毛细血管内静水压增高,毛细血管内皮的通透性增强	从身体下垂部位开始,逐渐向上蔓延,严重者出现全身水肿,可伴有胸腔、腹腔积液	不能平卧,发绀,心脏扩大,肝大,肝颈静脉回流征阳性	超声心动图显示心脏结构功能异常

（续　表）

常见全身性水肿疾病	水肿机制	水肿演变	伴随情况	辅助检查
心包缩窄	心包限制心室扩张，静脉回心血量减少	起病缓慢，水肿逐渐出现并蔓延至全身	呼吸困难，脉搏细速，奇脉，颈静脉怒张	超声心动图检查显示舒张功能不全、心包积液，心脏CT检查可发现心包增厚和钙化
肾病综合征	以低蛋白血症为特征，同时伴有水、钠潴留	水肿出现快，并较快蔓延至全身，呈典型凹陷性水肿	能平卧，可有胸腔、腹腔积液	大量蛋白尿、管型尿，红细胞极少，血浆胆固醇水平升高
急性肾小球肾炎	肾小球滤过率下降是主要原因	眼睑及颜面水肿首先出现，可有全身性水肿，但少见	水肿出现前1～2周有上呼吸道感染史，血压升高	中等量蛋白尿，镜下血尿、管型尿
肝硬化	以门静脉系统高压为主要特征，以腹腔积液最为常见，伴有低蛋白血症时更显著	起病缓慢，腹腔积液及下肢水肿逐渐形成	肝病面容，皮肤色素沉着，肝脾大，腹壁静脉曲张，可有蜘蛛痣、肝掌，部分发生上消化道出血	肝功能异常，白蛋白/球蛋白比值倒置

（续　表）

常见全身性水肿疾病	水肿机制	水肿演变	伴随情况	辅助检查
营养不良性水肿	以低蛋白血症为主要机制，当血浆白蛋白＜30g/L 时，通常导致血浆渗透压过低，全身皮肤可出现凹陷性水肿	起病缓慢，水肿逐渐发生并加重，主要为颜面和下肢水肿	长期消化不良、营养不良史或伴有慢性消耗性疾病，如消瘦、贫血、低代谢综合征	血红蛋白、血浆蛋白和血浆胆固醇水平降低，尿量增多且比重较低
黏液性水肿	甲状腺功能减退症是主要原因，组织中的黏蛋白含量增多、组织渗透压增高是主要发生机制	起病缓慢，通常先出现于胫骨前，严重时全身呈非凹陷性水肿	情绪低落，面容呆板，皮肤粗糙，毛发枯燥，怕冷少动，贫血表现等	基础代谢率低，血红蛋白降低，T_3 或 T_4 降低，^{131}I 吸收率显著降低
皮质醇增多症	皮质醇增多引起水、钠潴留	水肿缓慢出现并逐渐加重	向心性肥胖，多血质，多痤疮，多毛症，体质量增高，血压升高，骨质疏松	血钾降低，血糖升高，24 小时尿 17-羟皮质类固醇升高
垂体前叶功能减退	垂体前叶激素分泌减少导致水、钠潴留	水肿逐渐出现，并可蔓延至全身	伴有甲状腺、肾上腺皮质、性腺功能减退症	贫血，血糖偏低，24 小时尿 17-酮和 17-羟皮质类固醇显著降低

（续 表）

常见全身性水肿疾病	水肿机制	水肿演变	伴随情况	辅助检查
妊娠性水肿	下腔静脉受压迫、内分泌因素、妊娠高血压综合征均可引起	妊娠后期出现，以下肢水肿为主，如出现全身水肿应考虑到妊娠高血压综合征的可能	妊娠高血压综合征可发生先兆子痫或子痫	妊娠高血压综合征患者出现大量蛋白尿、管型尿，先兆子痫时尿酸升高，但尿素氮不高

五、辅助检查

(1)常规对水肿患者进行血常规、尿常规、便常规，血生化全项(肝功能、肾功能、血脂、血浆白蛋白/球蛋白、心肌酶、钾、钠等项)。

(2)怀疑为心源性水肿应做心电图、超声心动图、X线胸片，检测血浆B型利钠肽。必要时做心肌核素、冠状动脉造影等项检查。在怀疑心源性水肿时有几项简单易行的物理检查方法有助于对心源性水肿疾病的判断。①评估颈静脉压：患者取坐位或半坐位，观察并测量颈静脉搏动点与经过胸骨角水平线的距离，通常应＜3cm，如果＞3cm，表示颈静脉压力高，常见于慢性心力衰竭、缩窄性心包炎、渗出性心包炎。②肝颈静脉反流征：按压患者肿大的肝脏，可见颈静脉充盈明显，称为肝颈静脉反流征阳性，常见于慢性心功能不全、缩窄性心包炎、渗出性心包炎。③奇脉：触摸患者桡动脉，在患者吸气时脉搏明显减弱或消失，而在呼气时脉搏明显增强，称为奇脉，常见于缩窄性心包炎、渗出性心包炎。

(3)怀疑为肾源性水肿应做尿常规、尿蛋白测定、尿红细胞形态、尿比重、尿管型、内生肌酐清除率、肾脏B超等项检查。

(4)怀疑为肝源性水肿应做乙型肝炎、丙型肝炎、戊型肝炎、血氨、凝血功能检查、腹部B超检查,必要时做消化道造影及腹部CT等项目检查。

(5)怀疑为内分泌性水肿应做腹部肾脏及肾上腺B超、甲状腺B超、ACTH、皮质醇、甲状腺功能、立卧位醛固酮、立位血浆醛固酮/血浆肾素活性、血尿儿茶酚胺、立卧位水试验等项测定,必要时做肾上腺CT及MRI、脑垂体CT及MRI。

六、诊断及鉴别诊断

(一)诊断

1. 确定水肿发生的部位

(1)水肿发生于单侧下肢还是双侧下肢。

(2)水肿发生于全身(包括下肢、上肢、躯干、会阴部及面部)。

(3)水肿仅发生于上肢及面部。

(4)水肿仅发生于下肢及腰骶部。

(5)水肿发生于眼睑及颜面部,以早晨起床时最明显。

2. 按水肿发生部位初步判断出相应疾病

(1)水肿发生于单侧下肢:常见于下肢深静脉血栓、静脉闭塞、淋巴管阻塞。一般静脉性血栓或闭塞所致水肿多为可凹陷性,不累及脚趾;而淋巴管阻塞所致水肿为非凹陷性,质地较硬,累及脚趾。

(2)水肿仅限于双侧下肢:常见于神经性水肿、药源性水肿(钙拮抗药、雌激素、类固醇等)及肥胖、高血压、妊娠、月经期、更年期、老年人、贫血、特发性水肿等。如果水肿仅仅局限于双下肢胫骨下缘,常见于甲状腺功能亢进。妊娠所致水肿一般左下肢水肿比右下肢水肿出现早,而且严重。

(3)水肿仅发生于上肢及面部:常见于上腔静脉阻塞综合征。

(4)水肿发生于眼睑及颜面部,以早晨起床时最明显:见于肾性疾病,常见于肾炎。

(5)如果水肿首先发生于下肢,后蔓延至全身:常见于心源性水肿、肝源性水肿、肾源性水肿、重度贫血、重度营养不良、黏液性水肿等疾病。

(6)水肿仅发生于下肢及腰骶部:常见于下腔静脉阻塞综合征、截瘫、长期卧床、营养不良等疾病。

3. 临床常见水肿的诊断思路

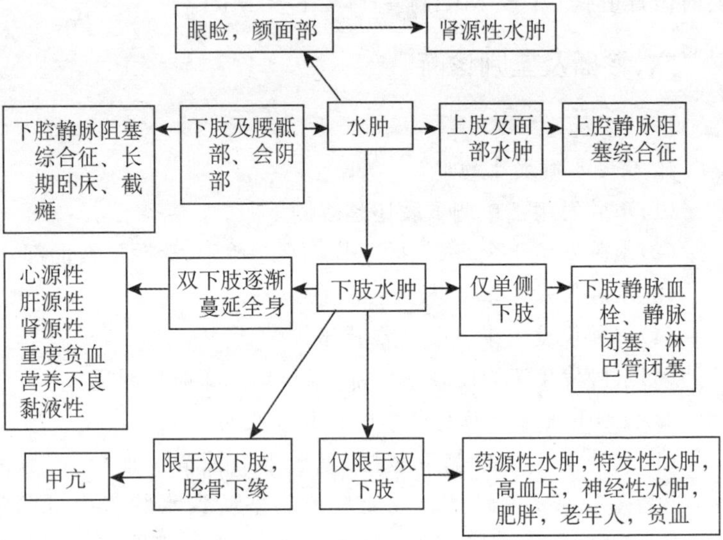

(二)鉴别诊断

(1)老年性水肿:老年人脏器功能随年龄减退,血管通透性有所变化,内分泌系统和机体代谢率也发生改变,是水肿发生的基础因素。老年人皮下酸性黏多糖增多,因其易结合水的特点,可引起黏液性水肿。诊断老年性水肿,应首先排除主要脏器功能不全所致的水肿。

(2)经期前水肿:育龄妇女在经期前10～14天,出现全身不适、紧张忧虑、头痛、疲乏等症状,并出现颜面甚至全身水肿。临床特点为月经开始时尿量增多,水肿及其他症状逐渐消失,呈周期性发作，月经周期前肌内注射黄体酮有效。

(3)特发性水肿：多见于育龄期妇女，水肿与月经周期无关，情绪变化常为诱因。水肿早（眼睑）晚（下肢）、体重具有早轻晚重（2～3kg）的变化特点，同时伴有口渴、多饮倾向，以及焦虑、倦怠、面部烧灼感、易出汗、血压偏低等症状。安静与休息时症状也可存在，但活动后水肿加重。发病原因不明，可能与周期性排钠障碍、血管通透性增高或立位时交感神经兴奋性降低而由此反射性引起RAAS激活有关。目前认为，特发性水肿是一种血管神经性疾病，必须在排除其他常见水肿的基础上方可诊断。

七、治疗原则

(1)首先应治疗危及患者生命的严重疾病，如心源性疾病导致急性失代偿性心力衰竭；黏液性水肿、大量心包积液导致呼吸困难等。

(2)不能单纯治疗水肿，应以治疗原发性疾病为主。

(3)尽力寻找导致水肿的原发疾病。

(4)合理应用利尿药，纠正水、电解质、酸碱平衡紊乱。

(5)不主张对生理性妊娠期水肿应用利尿药，因为利尿药是通过促进肾脏排钠排水以消除水肿，其结果往往会导致孕妇体内的血容量减少，使胎盘的血液供应不足，从而影响胎儿的正常生长发育。

第六节 发 绀

发绀（cyanosis）指血液中还原血红蛋白含量增多，使皮肤黏膜呈不同程度的青紫色的表现。广义的发绀还包括由于异常的血红蛋白衍生物（高铁血红蛋白、硫化血红蛋白）所致的皮肤黏膜青紫的现象。发绀在皮肤菲薄、色素较少和毛细血管丰富的部位，如口唇、鼻尖、舌、口腔黏膜、指（趾）末端甲床等部位较为明显。发绀虽为体征，但可以是患者的主诉。

一、病因

（一）心脏大血管疾病

（1）心脏右向左分流或静脉至动脉分流均可引起发绀。肺血流量正常或减少的发绀型先天性心脏大血管疾病有法洛四联症、法洛三联症、三尖瓣闭锁、肺动脉瓣闭锁、三尖瓣下移畸形、心脏畸形与无脾综合征等；肺血流量增多的发绀型先天性心脏病包括艾森曼格病（综合征）、大血管错位、永存动脉干、完全性肺静脉异位引流、右心室双出口、单心室、肺动静脉瘘等。

（2）房间隔缺损、室间隔缺损、动脉导管未闭等左向右分流的先天性心脏大血管疾病发展为右向左的分流时出现发绀。

（3）各种原因的重度心力衰竭、缩窄性心包炎、大量心包积液、腔静脉阻塞综合征等也可引起发绀。

（二）严重呼吸系统病变

（1）急性肺部病变包括重症支气管哮喘、大叶性肺炎、喉或气管急性梗阻、急性肺栓塞、刺激性气体中毒、急性肺水肿、急性呼吸窘迫综合征、肺不张、气胸等。

（2）慢性肺部病变包括慢性阻塞性肺病（慢性支气管炎、支气管哮喘、支气管扩张），肺实质纤维化（弥散性肺结核、尘肺、肺部广泛性结节病、弥散性肺肉芽肿、硬皮病等），肺血管病变（复发性多发性肺小动脉栓塞、多发性动脉炎、原发性肺动脉高压），特发性含铁血黄素沉着症等。

（3）严重的胸廓或脊柱畸形、大量胸腔积液、胸膜增厚与粘连等。

（三）局部动静脉疾病

雷诺病、肢端发绀病、冷球蛋白血症（多发性骨髓瘤）、网状青斑症、血栓闭塞性脉管炎、下肢动脉粥样硬化和栓塞、血栓性静脉炎、下肢静脉曲张等。

(四)异常血红蛋白发绀性疾病

(1)药物或化学物质中毒:如伯氨喹、亚硝酸盐类、磺胺类、氯酸钾、碱式硝酸铋、非那西丁等中毒,属于继发性高铁血红蛋白血症。

(2)肠源性发绀:进食过量含有亚硝酸盐的蔬菜所致,也可因饮用含有过量亚硝酸盐的水而发生,属于继发性高铁血红蛋白血症。

(3)先天性高铁血红蛋白血症:本病罕见,属于遗传性疾病,如先天性家族性高铁血红蛋白血症、特发性阵发性高铁血红蛋白血症。

(4)硫化血红蛋白血症:在接触含氮化合物(如亚硝酸盐),或芳香族氨基化合物(如磺胺类药物),同时进食硫化物,产生硫化氢,作用于血红蛋白而产生硫化血红蛋白。一氧化碳中毒时,血液中异常的碳氧血红蛋白量增多,SaO_2 下降,皮肤、黏膜呈樱桃红色,但无发绀。

(五)其他疾病

休克、弥散性血管内凝血、糖原累积症、肥胖性呼吸困难综合征、红细胞增多症(真性和继发性)等,也可引起发绀。

二、病理生理机制

(一)还原血红蛋白含量增多

健康人血液中含血红蛋白 150g/L。当血液通过肺毛细血管流经左心到达体循环时,动脉血的血红蛋白几乎完全被氧合,氧饱和度达 95%。动脉血还原血红蛋白一般为 7.5g/L。当血液流经周围毛细血管时,组织细胞从毛细血管血液摄取氧,使血液中的氧合血红蛋白减少,还原血红蛋白增多,静脉血含氧量降低,氧饱和度约为 70%,而还原血红蛋白常在 37.5g/L 左右,毛细血管血液的还原血红蛋白一般在 22.5g/L。当毛细血管中血液的还原血红蛋白≥50g/L 时,就会出现发绀,此时动脉血氧饱和度

(SaO_2)≤75%～85%。发绀的出现直接取决于毛细血管血液的还原血红蛋白绝对值。如果红细胞数量显著增多，如血红蛋白达180g/L时，即使还原血红蛋白仅占28%，也能出现发绀；反之，当血红蛋白<50g/L，即使SaO_2显著降低，即还原血红蛋白较高，也不出现发绀。

(1)心脏右向左分流或静脉至动脉分流：静脉血未经氧合直接进入体循环，导致动脉血还原血红蛋白增多。发绀的程度既取决于还原血红蛋白的含量，也取决于肺血流量的多少。一般肺血流量越多，发绀程度越轻，而肺血流量越少，发绀程度越重。

(2)肺功能障碍：各种原因引起的肺泡通气量降低、通气/血流(V/Q)比例失调、弥散功能障碍等均可增加还原血红蛋白的含量而引起发绀。

(3)周围性发绀：动脉血还原血红蛋白含量正常，PaO_2、SaO_2在正常范围内，但毛细血管因血流量减少和(或)血流淤滞，组织摄氧增多而使还原血红蛋白的含量增多，同时动、静脉血氧差增大。

(4)高原缺氧性发绀：短期生活在高原地区引发的高原性肺水肿。

(二)异常血红蛋白产生

高铁血红蛋白的铁由二价铁氧化成三价铁，或血红蛋白与可溶性硫化物结合形成硫化血红蛋白，此类异常的血红蛋白失去了携氧能力，并且其颜色远较还原血红蛋白深。一般认为，当血液中还原血红蛋白浓度>50g/L，或高铁血红蛋白达15g/L，或硫化血红蛋白达5g/L，则可出现发绀。

三、常见发绀性疾病的临床特点

(一)心源性发绀

(1)发生于新生儿或婴幼儿。

(2)发绀常为全身性，啼哭、躁动、活动后发绀加重。

(3)心脏体征明显，如心脏扩大、闻及心脏杂音。

(4)通常 SaO_2<85%，吸氧后发绀改善不明显。

(5)影像学检查显示明显的心脏及大血管异常。

(二)肺源性发绀

(1)具有慢性肺部疾病的病史或急性发作的病因。

(2)发绀为全身性，伴有严重的呼吸困难。

(3)常伴有典型的肺部体征。

(4)通常 SaO_2<85%，吸氧后发绀改善明显。

(5)影像学检查显示相应的心脏异常征象。

(三)肠源性发绀

(1)具有明确的毒物接触史，常见于亚硝酸盐中毒或化学药物引起。

(2)起病急骤，发绀逐渐加重，分光镜检查证实高铁血红蛋白。

(3)静脉注射维生素 C、亚甲蓝有效。

(四)周围性发绀

(1)寒冷或温暖环境中可诱发或消失，肢体下垂或上抬时发绀可加重或减轻。

(2)具有反复发作的病史，多累及肢端或躯体暴露部位。

(3)一般伴有局部异常，如冷感、麻木、刺痛或酸痛等。

(4)SaO_2 正常或仅有轻度降低。

(五)混合性发绀

病因常较明确，因发绀常见于疾病的严重阶段，其临床表现和体征比较典型。一旦考虑此类疾病引起发绀的可能，一般不会遗漏诊断。

四、辅助检查

(一)对发绀者进行 SaO_2 检测

SaO_2 在 86%～92%并不一定出现发绀，如 SaO_2≤85%可出

现发绀。中心性发绀包括心源性和肺源性，通常 $SaO_2 \leqslant 85\%$，76%～85%为轻度发绀，66%～75%为中度发绀，65%以下为重度发绀。周围性发绀 SaO_2 正常或仅有轻度降低。

(二)疑有肺部疾病时可进行血气分析

如 PaO_2 降低、$PaCO_2$ 升高及 pH 偏低，可确定为肺源性发绀。

(三)发绀严重者可进行吸氧试验

吸入纯氧后肺源性发绀常有明显减轻或消失，周围性发绀可减轻，而心源性中心性发绀及异常血红蛋白血症引起者可无改变。

(四)床旁检查

疑有急性中心性发绀时应当选择床旁检查为主，以尽快对急性发绀进行分类和进一步诊断。

五、诊断及鉴别诊断

(一)诊断

1. 诊断思路

(1)如自幼即有发绀者，多提示为发绀型先天性心脏病或先天性高铁血红蛋白血症。

(2)异常血红蛋白衍生物所致发绀，多有明显的药物或化工原料接触史。

(3)发病急剧，伴全身衰竭状态多提示休克，急性心、肺功能衰竭，后者可伴有相应的心、肺疾病史和临床表现。

(4)肢端反复出现发绀，以及寒冷、麻木、疼痛感，多提示为局部循环障碍所致，如血栓闭塞性脉管炎、雷诺病等。

2. 发绀伴随症状

(1)伴有呼吸困难：常见于重症心肺疾病、急性呼吸道阻塞、气胸等。先天性高铁血红蛋白血症和硫化血红蛋白血症虽有明显的发绀，但一般无明显的呼吸困难。

(2)伴杵状指(趾):病程较长,见于发绀型心脏病及某些慢性肺部疾病等。

(3)急性起病伴意识障碍和衰竭表现:见于某些药物或化学物质急性中毒、休克、急性肺部感染等。

(二)鉴别诊断

各种呼吸道疾病,如肺炎、肺气肿、弥漫性肺间质纤维化、急性呼吸窘迫综合征等均各有其特点,鉴别诊断并不困难。各种心脏大血管的病变,根据病史、体检、超声、心导管检查可资鉴别。另外,各种周围血管病和血液病可通过各种实验室检查加以鉴别。

第2章

心力衰竭

第一节　急性心力衰竭

急性心力衰竭(acute heart failure,AHF)是指心脏在短时间内发生心肌收缩力明显减低或心室负荷急剧加重而至心排血量急剧下降,导致组织器官灌注不足和急性瘀血的临床综合征。急性心力衰竭的起病差异很大,目前尚无统一的限定,症状突然发作/加重从数分钟、数小时到数天、数周不等,急性心力衰竭可分为急性左侧心衰竭和急性右侧心衰竭,临床上多数为急性左侧心力衰竭,收缩功能受损者常见,也有收缩功能正常者;急性右侧心力衰竭少见,主要为主肺动脉或肺动脉主要分支栓塞,以及右室梗死。右心瓣膜病少见。

一、病因

(1)缺血性心脏病:急性冠脉综合征、急性心肌梗死机械并发症、右心室梗死。

(2)瓣膜性心脏病:瓣膜狭窄、瓣膜关闭不全、心内膜炎。

(3)心肌疾病:围生期心肌病、急性心肌炎。

(4)高血压/心律失常:高血压、急性心律失常。

(5)循环衰竭:败血症、甲状腺毒症、贫血、分流、心包压塞、肺动脉栓塞。

(6)慢性心衰失代偿:缺乏依从性、容量过负荷、感染,尤其是肺炎、脑血管损害、外科手术、肾功能异常、哮喘、COPD、滥用药物。

二、发病机制

(一)血流动力学障碍

心排血量下降,血压绝对或相对下降及外周组织器官灌注不足,导致脏器功能障碍和末梢循环障碍,发生心源性休克。左心室舒张末压和肺毛细血管楔压(PCWP)升高,可发生低氧血症、代谢性酸中毒和急性肺水肿,为急性左侧心衰竭的主要病理生理变化。右心室充盈压升高,使体循环静脉压升高,体循环和主要脏器瘀血、水钠潴留和水肿等,也是急性右侧心衰竭的主要病理生理变化。

(二)神经内分泌激活

肾素-血管紧张素-醛固酮系统(RAAS)的过度兴奋是机体保护性代偿机制,然而长期的过度兴奋就会产生不良影响,使多种内源性神经内分泌与细胞因子激活,加剧心肌损伤、心功能减退和血流动力学障碍,并反过来刺激交感神经系统和 RAAS 的兴奋,形成恶性循环。

(三)心肾综合征

心衰和肾衰竭常并存,并互为因果,临床上称为心肾综合征。心肾综合征可分为 5 种类型(表 2-1)。

表 2-1　心肾综合征分型

分型	特点
1 型	迅速恶化的心功能导致急性肾功能损伤
2 型	慢性心衰引起进展性慢性肾病
3 型	原发、急速的肾功能恶化导致急性心功能不全
4 型	慢性肾病导致心功能下降和(或)心血管不良事件危险增加
5 型	急性或慢性全身性疾病导致同时出现心肾功能衰竭

注:3 型和 4 型心肾综合征均可引起心衰,其中 3 型可造成急性心衰。5 型心肾综合征也可诱发心衰,甚至急性心衰

（四）慢性心衰急性失代偿

稳定的慢性心衰可以在短时间内急剧恶化，心功能失代偿，表现为急性心衰。其促发因素较多见的为：药物治疗缺乏依从性、严重心肌缺血、重症感染。严重影响血流动力学的各种心律失常、肺栓塞及肾功能损伤等。

三、临床表现

（一）症状

急性肺水肿：表现为突发呼吸困难，端坐呼吸，频繁咳嗽，咯粉红色泡沫样痰，烦躁大汗，面色青灰，口唇发绀。

（二）体征

典型体征：双肺布满湿啰音和哮鸣音，心尖部闻及舒张期奔马律，心率快，脉搏可呈交替脉，早期可有血压升高，严重者可出现心源性休克，甚至心搏骤停。

四、辅助检查

（一）心电图检查

能够检测心率、心律、传导，显示某些病因依据，如心肌缺血改变、ST 段抬高或非 ST 段抬高性心肌梗死，以及陈旧性心肌梗死的病理性 Q 波等；还能提示心肌肥厚、心房或心室扩大、心律失常的类型及其严重程度，如各种房性或室性心律失常、Q-T 间期延长、房室传导阻滞、束支传导阻滞等。

（二）胸部 X 线检查

可显示肺瘀血的程度和肺水肿，如肺门血管影模糊、蝶形肺门及肺内弥散性阴影等，典型者表现为蝴蝶形大片阴影由肺门向周围扩展。急性肺水肿早期肺间质水肿阶段可无典型肺水肿的 X 线表现，仅显示肺静脉充盈、肺门血管模糊不清、肺纹理增粗和肺小叶间隔增厚，如果能够及时诊断和治疗，可以避免发展为肺泡性肺水肿。

(三)超声心动图检查

可了解心脏的结构和功能、心脏瓣膜状况、是否存在心包病变、AMI 机械并发症,以及室壁运动失调;可测定 LVEF,检测急性心衰时的心脏收缩/舒张功能相关的数据。超声多普勒成像可间接测量肺动脉压、左右心室充盈压等,一般采用经胸超声心动图检查。如患者疑为感染性心内膜炎,尤其是人工瓣膜心内膜炎,可采用经食管超声心动图检查,能够更清晰地显示瓣膜赘生物、瓣周漏与瓣周脓肿等。

(四)实验室检查

初始诊断评估包括全血计数、K^+、Na^+、Cl^-、肾功能、血糖、白蛋白、肝功能和 INR 等。低钠和肌酐水平高是急性心衰患者预后不良的征象。无急性冠脉综合征的急性心衰患者肌钙蛋白可轻度升高。

(五)动脉血气分析

所有严重呼吸窘迫的患者都应进行血气分析,了解氧分压、二氧化碳分压和酸碱平衡情况。由于组织灌注不足和二氧化碳潴留引起酸中毒的患者预后较差。无创性脉氧监测常可替代血气分析,但对二氧化碳分压和酸碱平衡状态不能提供有用信息。

(六)心力衰竭标记

B 型利钠肽(BNP)及其氨基末端 B 型利钠肽前体(NT-proBNP)是重要的心衰标记,对于心衰的诊断、治疗和预后评估具有重要价值。

(七)心肌损伤标记

旨在评估是否存在心肌损伤或坏死及其严重程度。因急性冠状动脉综合征所致的急性心衰多见,并且治疗策略与其他原因引起者显著不同,因此应当尽早检测肌钙蛋白、肌红蛋白和 CK-MB。目前建议,可通过床旁快速检测时间窗内高敏肌钙蛋白以尽快诊断。

五、诊断及鉴别诊断

(一)诊断

根据基础心脏病史、心衰的临床表现与心电图和胸部X线改变、血气分析异常(氧饱和度＜90%)、超声心动图检查结果可做出初步诊断,并给予初始急救。同时,应当进一步检查BNP/NT-proBNP,如BNP/NT-proBNP明显异常,则可诊断为急性心衰。急性心衰确立后,要进行心衰分级、严重程度评估,并尽快确定病因。如果BNP/NT-proBNP正常或升高不明显,可基本排除急性心衰的诊断。

1. 急性左侧心力衰竭的诊断

基础心脏病＋突发呼吸困难或原有呼吸困难加重＋肺瘀血与肺部湿啰音或肺水肿＋LVEF降低＋BNP/NT-proBNP明显异常,可做出急性左侧心力衰竭的诊断。但应与可引起明显呼吸困难的疾病,如支气管哮喘和哮喘持续状态、急性大块肺栓塞、严重肺炎、严重慢性阻塞性肺病伴感染等相鉴别;还应与其他原因所致的非心源性肺水肿(如急性呼吸窘迫综合征),以及非心源性休克等疾病相鉴别。

2. 急性右侧心力衰竭的诊断

(1)急性心肌梗死伴急性右侧心力衰竭:常见于右心室梗死,但单纯的右心室梗死少见。如果出现V_1、V_2导联ST段压低,应考虑右心室梗死,当然也有可能为后壁梗死,而非室间隔和心内膜下心肌缺血。下壁ST段抬高性心肌梗死伴血流动力学障碍应观察心电图V_{4R}导联,并做经胸超声心动图检查,后者发现右心室扩大伴活动减弱,可以确诊右心室梗死。右心室梗死伴急性右侧心力衰竭典型者,可出现低血压、颈静脉显著充盈和肺部呼吸音清晰的“三联征”。

(2)急性大块肺栓塞伴急性右侧心力衰竭:典型表现为突发呼吸困难、剧烈胸痛、有濒死感,还有咳嗽、咯血痰、明显发紫、皮肤湿冷、休克和晕厥，伴颈静脉怒张、肝大、肺梗死区呼吸音减弱、肺动脉瓣区杂音。如有导致本病的基础病因及诱因，出现不明原因的发作性呼吸困难、发绀、休克，无心肺疾病史而突发明显右心负荷过重和心力衰竭，都应考虑肺栓塞。

(3)右侧心脏瓣膜病伴急性右侧心力衰竭：主要有颈静脉充盈、下肢水肿、肝瘀血等。急性右侧心力衰竭应注意与肺梗死、肺不张、急性呼吸窘迫综合征、主动脉夹层、心包压塞、心包缩窄等疾病相鉴别。

3. 急性心衰的诊断流程

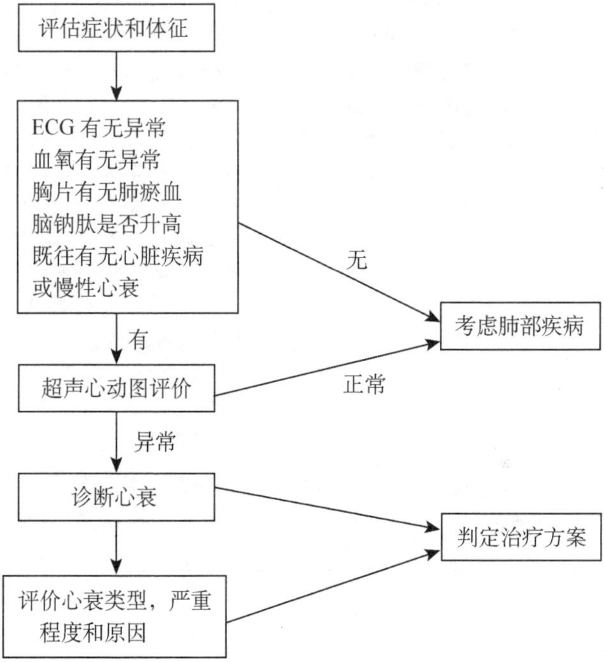

(二)鉴别诊断

急性左侧心衰竭与急性右侧心衰竭的鉴别，见表 2-2。

表 2-2　急性左侧心力衰竭与急性右侧心力衰竭的鉴别

鉴别项	急性左侧心力衰竭	急性右侧心力衰竭
病因	急性左侧心力衰竭常见于高心病，冠心病、AMI、心脏瓣膜病、扩张型心肌病、重症心肌炎、感染性心内膜炎等	急性右侧心力衰竭的病因比较特殊，多见于急性大块肺栓塞、右心室梗死、右心瓣膜病等
诱因	精神性、劳力性、心肌缺血或坏死性、心律失常、高血压、感染等均可引起，诱因复杂多样	急性右侧心力衰竭尤其是肺栓塞所致者常无明显诱因而突然发病
临床特点	常有肺部湿啰音或明显肺水肿，体循环静脉压常无明显升高。如果为机械并发症引起，常有明显的体征	常无肺部湿啰音或肺水肿，体循环静脉压却显著升高。如果为肺栓塞所致，常具有深静脉血栓形成的危险因素，如较长时间卧床、外科手术等，并具有相应的临床表现。右心室梗死常见于下壁心肌梗死，表现为血压下降、无肺部湿啰音，以及颈静脉充盈的特征性改变。右心心脏瓣膜病引起的急性右心衰竭多见于右心感染性心内膜炎时，具有相应的临床表现
胸部X线检查	出现肺瘀血、肺水肿的典型影像学改变，同时可排除肺部其他疾病	常无肺瘀血、肺水肿征象，可出现肺栓塞的影像异常，对诊断有重要的提示价值

六、治疗

(一)治疗目的

急性心力衰竭的治疗目的是快速改善症状和稳定血流动力学状况。

(1)立即送急诊科/ICU/CCU：措施有改善症状、恢复氧疗、改善器官灌注和血流动力学、限制心肌和肾脏损害、缩短 ICU 住院期限。

(2)暂缓紧急情况(在医院):措施有稳定病情和制订最佳治疗方案、启动改善预后的药物治疗、选择合适患者进行器械治疗、缩短住院日。

(3)长期和出院前处理:措施有制订随访计划、指导患者进行合理生活方式调整、提供充分的二级预防、预防再住院、改善生活质量和提高生存率。

(二)处理原则

(1)慢性心衰失代偿:推荐襻利尿药联用血管扩张药。肾功能异常者可将利尿药加量,伴低血压和器官低灌注体征时用正性肌力药物。

(2)肺水肿:吗啡用于肺水肿,尤其是有疼痛和焦虑伴随的呼吸困难。血压正常或高于正常时使用血管扩张药,容量过负荷或液体潴留的心衰患者用利尿药。伴低血压和器官低灌注体征时用正性肌力药。氧饱和度低的用机械通气和面罩吸氧改善。

(3)高血压性心衰:推荐用血管扩张药,若无禁忌证硝普钠为首选,但必须密切监测血压。如果患者有容量过负荷或肺水肿时要用利尿药治疗。

(4)心源性休克:收缩压<90mmHg 的患者建议用正性肌力药。如收缩压仍不能恢复同时伴有持续器官低灌注体征的,必须慎用去甲肾上腺素。同时考虑气管插管和主动脉内球囊反搏(IABP)。考虑外科治疗者可使用左心室辅助装置治疗(LVADS)。

(5)右侧心力衰竭:补充液体一般无效,避免机械通气。当有器官低灌注体征时要使用正性肌力药物。要考虑肺动脉栓塞和右心室梗死的问题。

(6)急性心力衰竭和急性冠状动脉综合征(ACS):所有伴有心衰症状和体征的 ACS 患者要做超声心动图评估收缩和舒张功

能、瓣膜情况，要除外其他心源性异常或心梗的机械并发症。

（三）氧疗

伴有低氧血症患者应尽早使用氧疗，使氧饱和度≥95%（COPD 患者>90%），严密监护严重气道阻塞患者以避免发生高碳酸血症。

（1）无创通气的适应证：无创通气可用于无气管内插管的患者。每位急性心源性肺水肿和高血压急性左侧心力衰竭患者应尽早使用呼气末正压通气（PEEP）以便改善呼吸窘迫症状和相应的临床参数。PEEP 无创通气通过降低左心室后负荷改善左心室功能。心源性休克和有心衰患者慎用。

（2）无创通气的禁忌证：无意识、严重智力障碍或焦虑患者，进行性危及生命的低氧血症需要立即气管插管的患者，严重阻塞性气道疾病的患者。

（3）无创通气的使用方法：①开始用 5～7.5cmH_2O 的 PEEP，逐渐滴定到临床有反应的水平 10cmH_2O；吸入氧浓度（FiO_2）要≥0.40。②持续时间通常为 30 L/h 直到患者气短和氧饱和度得到改善。

（4）无创通气可能的不良反应有右侧心衰竭严重恶化，高碳酸血症，焦虑，气胸，抽吸。

（四）镇静或止痛

对有气短、呼吸困难、焦虑和胸痛的急性心衰患者早期就应给予吗啡。静脉给予吗啡 2.5～5mg，可重复使用，要监测呼吸情况。常有呕吐可使用止吐药。伴低血压、心动过缓、进行性房室传导阻滞或二氧化碳潴留患者慎用。

（五）襻利尿药

（1）适应证：有肺瘀血和容量超负荷症状存在的急性心衰患者要静脉用利尿药。

（2）利尿药的使用方法

①推荐初始剂量：呋塞米 20～40mg 静脉推注，或（0.5～1mg

布美他尼；10～20mg 托拉塞米）。起始阶段应定时监测患者尿量，可插导尿管监测患者尿量以便评价治疗反应。

②患者有容量超负荷：呋塞米静点剂量可依据肾功能和口服剂量情况来增加。也可在给予初始剂量后连续静脉滴入。呋塞米总量在初始 6 小时要＜100mg，在初始 24 小时应＜240mg。

③与其他利尿药联用：襻利尿药与噻嗪类利尿药合用可预防利尿药抵抗。急性心衰患者如果出现容量过负荷，襻利尿药加用氢氯噻嗪 25mg（口服）及螺内酯 20～40mg（口服）。小剂量联用比单药大剂量更有效，且不良反应小。

④急性心力衰竭利尿药剂量和适应证：见表 2-3。

表 2-3　常用急性心力衰竭利尿药和剂量

液体潴留	利尿药	日剂量(mg)	注释
中度	呋塞米	20～40	依据临床症状口服或静脉使用
	布美他尼	0.1～1.0	依据临床反应滴定剂量
	托拉塞米	10～20	监测 K^+、Na^+、肌酐、血压
重度	呋塞米	40～100	静脉增加剂量
	呋塞米静脉滴注	(5～40)mg/h	优于大剂量注射
	布美他尼	1～4	口服或静脉使用
	托拉塞米	20～100	口服
对襻利尿药抵抗	加噻嗪类	50～100	联合优于大剂量襻利尿药
	或美托拉宗	2.5～100	如肌酐清除率＜30ml/min 效果更强
	或螺内酯	20～40	如无肾衰竭和血钾正常或低钾为最佳选择
对襻利尿药和噻嗪类利尿药抵抗	加多巴胺或多巴酚丁胺		如伴有肾衰竭和低钠时考虑超滤或血液透析

(六)血管扩张药

(1)适应证:收缩压>110mmHg 的急性心衰患者推荐静脉应用硝酸甘油和硝普钠。收缩压在 90～110mmHg 的患者要慎用。这些药物可降低收缩压、左心室和右心室充盈压及外周血管阻力,改善呼吸困难。

(2)使用方法:①初始硝酸甘油静脉推荐剂量 10～20μg/min,如果需要,每 3～5 分钟按 5～10μg/min 增加剂量。注意监测血压,避免收缩压过度降低。②硝普钠,起始剂量 0.3μg/(kg·min),逐步滴定到 5μg/(kg·min),要建立动脉通路。

(3)不良反应:头痛。急性冠脉综合征患者慎用硝普钠,因可致血压迅速降低及冠脉盗血。

(4)常用血管扩张药和剂量:见表 2-4。

表 2-4 常用血管扩张药和剂量

血管扩张药	适应证	剂量	主要不良反应	其他
硝酸甘油	肺瘀血/肿水肿 SBP>90mmHg	起始 10～20μg/min,可增加至 200μg/min	低血压头痛	连续用易产生耐药
三硝酸异山梨醇酯	肺瘀血/肺水肿 SBP>90mmHg	起始 1mg/h,可增加至 10mg/h	低血压头痛	连续用易产生耐药
硝普钠	高血压性心衰、肺瘀血/肺水肿 SBP>90mmHg	起始 0.3μg/(kg·min),增加至 5μg/(kg·min)	低血压氰化物中毒	光敏感
奈西立肽	肺瘀血/肺水肿 SBP>90mmHg	2μg/(kg·min)静脉注射,随后(0.015～0.03)μg/(kg·min)静脉滴注	低血压	

(七)正性肌力药

1. 适应证

正性肌力药仅用于收缩压低或伴有低灌注或肺瘀血体征的低心排血量心衰患者。低灌注体征包括四肢冰冷,皮肤潮湿,肝肾功能异常,或神志异常。如果需要,正性肌力药要尽早使用。一旦器官灌注得到恢复或肺瘀血减轻要立即停用。

2. 使用方法

(1)多巴酚丁胺:它是通过刺激 β_1 受体兴奋产生剂量依赖正性肌力作用。起始剂量为(2～3)μg/(kg·min)静脉滴注,无负荷剂量。依据临床症状、对利尿药反应和临床状态来调整静脉滴注速度。可调至 15μg/(kg·min),同时要监测血压。接受β受体拮抗药治疗的患者,多巴酚丁胺剂量要增加至 20μg/(kg·min),才能恢复其正性肌力作用。

(2)多巴胺:它也是通过刺激β肾上腺素能受体来增加心肌收缩力和心排血量。一般使用中等剂量即(3～5)μg/(kg·min)有正性肌力作用。小剂量多巴胺有扩张肾动脉利尿作用,多巴胺和多巴酚丁胺对心率＞100/min 的心衰患者要慎用。一般情况下,小剂量多巴胺与较高剂量多巴酚丁胺联合使用。

(3)米力农:它是 PDE 抑制药,可抑制 cAMP 降解起到正性肌力和周围血管扩张作用。同时增加心排血量和每搏排血量,而肺动脉压力、肺毛细血管压、总外周及肺血管阻力下降。使用方法可先按 25～75μg/kg 于 10～20 分钟静脉推注,然后按 0.375～0.75μg/(kg·min)速度静脉滴注。冠心病患者要慎用,因为可增加中期病死率。

(4)左西孟旦:它是钙增敏药,通过 ATP-敏感 K 通道介导作用和轻微 PDE 抑制作用来扩张血管。它可增加急性失代偿心衰患者心排血量、每搏排血量,降低肺毛细血管楔压、外周血管和肺血管阻力。使用方法:先按 3～12μg/kg 于 10 分钟内静脉注射后以(0.05～0.2)μg/(kg·min)连续静点 24 小时。病情稳定后滴注速度可增加。如果收缩压<100mmHg,不需要弹丸静脉注射,可直接先开始静脉滴注以避免发生低血压。

(5)去甲肾上腺素:如果正性肌力药仍然不能将收缩压恢复>90mmHg、患者处于心源性休克状态时就要使用。使用剂量为0.2~1.0μg/(kg·min)。

(6)洋地黄制剂:这类制剂可轻微增加急性心衰患者心排血量和降低充盈压,可用于心室率快的心房颤动患者。

第二节 慢性心力衰竭

慢性心力衰竭(chronic heart failure,CHF)又称为慢性心功能不全,简称慢性心衰,是指心脏由于收缩和舒张功能严重低下或负荷过重,使泵血明显减少,不能满足全身代谢需要而产生的临床综合征。包括动脉供血不足和静脉系统瘀血甚至水肿,伴有神经内分泌系统激活的表现。慢性心力衰竭是各种病因所致心脏疾病的终末阶段,也是最主要的死亡原因。

一、病因

(一)慢性左侧心力衰竭

(1)先天性或获得性心肌、心脏瓣膜、心包或大血管、冠状动脉结构异常导致的血流动力学异常是慢性心力衰竭的基础病因。

(2)冠心病、高血压、心脏瓣膜病和扩张型心肌病是成人慢性心衰的常见病因。较为常见的病因有心肌炎、肾炎、先天性心脏病。较少见和易被忽视的病因有心包疾病、甲状腺功能亢进症与减退、贫血、脚气病、动静脉瘘、心房黏液瘤、其他心脏肿瘤、结缔组织疾病、高原病、少见的内分泌病。

(二)慢性右侧心力衰竭

任何导致慢性心血管结构和(或)功能异常,损害右心室射血功能和(或)充盈能力的因素都可引起慢性右侧心力衰竭。右心室容量或压力负荷过重及右心室心肌的严重病变是其主要原因。

(1)右心室超负荷:①压力超负荷:肺动脉高压是引起右心室压力超负荷的常见原因,右心室流出道梗阻(如双腔右室、漏斗部肥厚、肺动脉瓣狭窄),肺动脉狭窄,体循环化右心室等比较少见。②容量超负荷:三尖瓣关闭不全、肺动脉瓣关闭不全等右心瓣膜病。房间隔缺损、肺静脉异位引流、瓦氏窦瘤破入右心房、冠状动脉-右心室或右心房瘘等先天性心脏病。其他疾病如类癌晚期,尤其是合并肝转移时,类癌细胞分泌并释放生物活性物质累及心脏时常引起右侧心脏瓣膜和心内膜病变,导致右心室容量超负荷和右心衰竭。③先天性心脏病:三尖瓣下移畸形、法洛四联征、右心室双出口合并二尖瓣闭锁、大动脉转位等。

(2)右心室心肌自身病变:①右心室心肌梗死:右室心肌梗死很少单独出现,常合并左心室下壁梗死,患病率为20%～50%,其中约10%的患者可出现明显的低血压。右心室心肌缺血、损伤、坏死均可引起右心室功能降低,导致右心衰竭。②右心室心肌疾病:限制型心肌病累及右心室时也可使右心室舒张功能下降,导致右侧心力衰竭。心肌炎累及右心室时也可以引起右侧心力衰竭。③严重感染:可引起心肌损伤,约50%的严重败血症和脓毒性休克患者同时伴随左心室收缩功能低下,部分患者出现右心室功能障碍。

二、发病机制

(1)原发性心肌收缩力受损:心肌梗死、炎症、变性、坏死、心肌病等。

(2)心室的后负荷(压力负荷)过重:肺或体循环高压、左或右心室流出道狭窄、主动脉瓣或肺动脉瓣狭窄等,使心肌收缩时阻力升高,后负荷过重,引起继发性心肌舒缩功能障碍而出现心衰。

(3)心室的前负荷(容量负荷)过重:瓣膜关闭不全、心内或大血管之间左向右分流等,使心室舒张期容量增加,前负荷加重,也可引起心衰。

(4)高动力性循环状态:主要发生于贫血、体循环动静脉瘘、甲状腺功能亢进症、脚气病性心脏病等。由于周围血管阻力降低,心排血量增多,以及心室容量负荷加重而发生心衰。

(5)心室前负荷不足:二尖瓣狭窄、缩窄性心包炎、心脏压塞和限制型心肌病等引起心室充盈受限,导致体、肺循环瘀血,由此发生心衰。

三、临床表现

(一)症状

(1)呼吸困难:左侧心力衰竭的主要表现之一,随着心衰程度的加重,依次表现为劳动性呼吸困难、端坐呼吸、夜间阵发性呼吸困难、静息呼吸困难和急性肺水肿。

(2)运动耐量降低:运动耐量降低表现为劳力时或日常活动时气促、乏力、活动受限。疲乏或无力的患者常常伴有肢体的沉重感。采集病史时应记录运动受限的程度,如爬楼梯、走平路、日常家务活动或生活自理的能力等。

(3)体循环瘀血:右心衰相关的症状,淤血性肝大伴随的不适,如腹胀、腹部钝痛、右上腹沉重感等,以及胃肠道瘀血的症状,如食欲下降、恶心、胃部气胀感、餐后不适及便秘等。

(4)其他:低心排血量相关的症状,如神志模糊、软弱、肢体冰冷。心衰早期可以出现夜尿增多。少尿则是心衰加重的一种征兆,它与心排血量严重降低导致尿液生成受到抑制相关。长期慢性的肾血流减少可出现肾功能不全的表现,即心肾综合征。心衰的患者可有贫血的症状,除了与慢性肾功能不全(导致促红细胞生成素生成减少、促红细胞生成素抵抗、尿毒症性肠炎及出血,离子吸收减少)有关外,有些药物如阿司匹林可引起的胃肠道出血。重度心衰的老年患者,可出现反应迟钝,记忆力减退,焦虑,头痛,失眠,噩梦等精神症状。

(二)体征

心衰患者的体征主要包括三个方面:容量负荷的状况,心脏的体征,相关病因、诱因及并发症的体征。

1. 容量负荷的状况

(1)体循环静脉高压:颈静脉充盈反映右心房压力增高。三尖瓣反流时,颈静脉搏动明显。正常吸气时,颈静脉压下降,但是心衰的患者是升高的,类似于缩窄性心包炎,称之为Kussmaul征。轻度的右心衰患者,静息时颈静脉压力可以正常,但是肝颈静脉反流征阳性,提示腹部充血和右心无法接受和射出增多的血容量。

(2)肺部啰音:肺底满布湿啰音是左心衰至少中度以上的特征性体征,通常出现在双侧肺底,如果单侧出现,则以右侧常见,可能与一侧的胸膜渗出有关。急性肺水肿时,双肺满布粗糙的水泡音和哮鸣音,可伴有粉红色泡沫痰。未闻及啰音并不能排除肺静脉压的显著升高。支气管黏膜充血,过多的支气管分泌物或支气管痉挛可引起干啰音和喘鸣。

(3)肝大:肝大常常出现在水肿之前。如果近期内肝脏迅速增大,由于包膜被牵拉可出现触痛,长期心衰的患者触痛可消失。严重的慢性心衰患者,或三尖瓣疾病及缩窄性心包炎引起严重淤血性肝大的心衰患者,也可以出现脾大。

(4)水肿:心衰患者水肿的特征为首先出现于身体低垂的部位,常为对称性和可压陷性。可走动的患者首先表现为下午踝部水肿,经过夜间休息,清晨水肿消失;长期卧床的患者表现为骶尾部的水肿。终末期心衰的患者,水肿严重且呈全身性,伴有体重增加,此时查心电图可见QRS波群振幅的降低。长期的水肿可以导致下肢皮肤色素沉着、红化和硬结等。合并营养不良或肝功能损害,低蛋白血症时,也可出现全身水肿。

(5)胸腔积液:胸腔积液的出现表明体静脉或肺静脉压力增高,以双侧多见,如为单侧则以右侧更多见。一旦出现胸腔积液,呼吸困难会进一步加重，这是因为肺活量进一步降低，同时激活了受体的缘故。随着心衰的改善，胸腔积液可以逐步吸收，偶尔，叶间包裹性渗出液可持续存在，需要胸腔穿刺治疗。

2. 心脏和血管体征

(1)心脏扩大：心脏扩大见于大多数慢性收缩性心衰的患者，但此体征无特异性，一部分患者没有此体征，如单纯舒张期心衰、慢性缩窄性心包炎或限制性心肌病、急性心衰的患者等。

(2)奔马律：儿童或年轻患者可以听到生理性第三心音，40 岁以上的患者极少听到这种心音。一旦出现通常是病理性的，称为舒张早期奔马律或第三心音奔马律，多数来自左心室，可见于任何年龄的心衰患者。第三心音奔马律是预测死亡或住院的独立危险因素。

(3)肺动脉瓣区第二心音亢进和收缩期杂音：随着心衰的发展，肺动脉压力增高，肺动脉瓣区第二心音逐渐增强($P_2>A_2$)并且广泛传导。收缩期杂音在心衰患者中很常见，多继发于心室或瓣环的扩张所引起的功能性二尖瓣或三尖瓣反流，治疗后杂音可以减轻。

3. 病因、诱因及并发症的体征

器质性心脏病病因的体征，如风湿性瓣膜性心脏病的心脏杂音等；心衰诱因和并发症相关的体征，如肺部感染、甲状腺肿大、血管杂音、皮疹、黄疸和栓塞征象等。

四、辅助检查

(一)影像学常规检查

(1)心电图：心衰常并发心脏电生理传导异常，导致房室、室间或室内运动不同步(不协调)，房室不协调表现为心电图中 PR 间期延长，使左心室充盈减少；左右心室间不同步表现为左束支传导阻滞，使右心室收缩早于左心室；室内传导阻滞在心电图上表现为 QRS 时限延长(>120 毫秒)。以上不同步现象均严重影响左心室收缩功能。

(2)X线胸片：X线胸片显示心脏大小的外部轮廓，肺瘀血、肺水肿、胸腔积液、肺动脉高压、大血管病变、肺部疾病等，侧位片能够反映右心室的大小，不应省略。

(3)超声心动图和多普勒超声心动图：两者在左室射血分数正常或代偿的心衰诊断方面具有较大的价值。通常将其分为松弛异常、假性正常化、可逆性限制型和不可逆限制型四级。主要通过二尖瓣流速 E/A，减速时间 DT，Valsalva 动作时 E/A 的变化，舒张早期二尖瓣流速/二尖瓣环间隔处心肌舒张的速度 E/e′，二尖瓣 A 波的时间减去肺静脉回流的 A 波时间等指标进行评估。

(二)影像学选择性应用检查

(1)放射性核素心室显影及核素心肌灌注显像：当超声心动图不能提供足够的功能信息时或者透声窗小，图像显示不清楚时，可选择放射性核素心室显影，能准确测定心室容积、射血分数及室壁运动。核素心肌灌注显像可诊断心肌缺血和 MI，并对鉴别扩张型心肌病或缺血性心肌病有一定帮助。

(2)心脏磁共振显像：是评估右心结构和功能最好的方法，需要操作者手动选取多重切面，解剖节段的截取需要人工编辑。本法有助于评价左右腔室容积、局部室壁运动、心肌厚度和肌重，尤其适用于检测先天性缺陷(如右心室发育不良、心肌致密化不全)及肿物或肿瘤、心包疾病等，同时评价心功能，区别存活心肌或瘢痕组织。

(3)冠状动脉造影：适用于有心绞痛或心肌梗死需血管重建，或临床怀疑冠心病的患者；也可鉴别缺血性或非缺血性心肌病，对65岁以下不明原因的心衰可行冠状动脉造影。

(4)心内膜活检：有助于明确心肌炎症性或浸润性病变的诊断；评估癌症患者继续服用抗癌药物的危险性；拟行心脏移植前证实心脏病性质，权衡心脏移植可行性；发现巨细胞性心肌炎，这种迅速致死的疾病，从而为选择机械循环支持或心脏移植提供依据。

（5）有创性血流动力学检查：主要用于严重威胁生命，并对治疗无反应的泵衰竭患者，或需对呼吸困难和低血压休克做鉴别诊断的患者。

（6）动态心电图：用于怀疑心衰诱因与心律失常有关时；陈旧性心肌梗死患者怀疑心动过速拟行电生理检查前；拟行 ICD 治疗前。评估 T 波电交替、心率变异性。

（7）心肺运动试验：当无法确定运动耐量降低是否与心力衰竭有关时，为明确诊断可行心肺运动试验。心肺运动试验能够客观反映患者的运动耐量，同时也能显示患者心脏的储备功能。制定患者的运动处方。

（三）实验室检查

实验室检查可证实导致或加重心力衰竭的病因和诱因，初诊心衰患者应当完成血常规、尿常规、血清电解质（钙、镁）、肾功能（BUN、Cr）及空腹血糖（糖化血红蛋白）、血脂、肝功能和甲状腺功能的测定。随诊时应常规监测血清电解质和肾功能。

五、诊断及鉴别诊断

（一）慢性心力衰竭的阶段

（1）心力衰竭易患阶段：即前心力衰竭阶段，此阶段存在发生心脏病和心力衰竭的高危因素，没有明显的心脏结构异常，没有心力衰竭的症状和体征，危险因素包括高血压、动脉粥样硬化、糖尿病、肥胖、代谢综合征、酗酒及服用对心脏有毒害作用的物质、风湿热史、心肌病家族史等。这些危险因素造成心脏初始损伤，也可称为心脏重构的启动阶段。

（2）无症状心力衰竭阶段：此阶段存在心脏重构，有器质性心脏病，无心力衰竭的症状和体征，实验室检查存在心功能不全的征象；无症状的瓣膜性心脏病；陈旧性心肌梗死等，也可称为心脏重构阶段。从这一阶段起，临床诊断进入心力衰竭范围。

(3)有症状心力衰竭阶段：此阶段有器质性心脏病，近期或既往出现过心力衰竭的症状和体征。可以分为左侧心力衰竭、右侧心力衰竭和全心衰竭。根据左心室射血分数(LVEF 小于或大于45%)又可以分为 LVEF 下降的心力衰竭(HFrEF 或收缩性心衰)和 LVEF 正常或代偿的心力衰竭(HFnEF 或舒张性心力衰竭)。

(4)顽固性或终末期心力衰竭阶段：此阶段器质性心脏病严重，即使合理用药，静息时仍有心力衰竭的症状，需特殊干预，如长期或反复因心力衰竭住院治疗；拟行心脏移植；需持续静脉用药缓解症状；需辅助循环支持等。

(二)诊断标准

(1)主要条件：①阵发型夜间呼吸困难和或睡眠中憋醒；②颈静脉曲张或搏动增强；③有湿啰音和(或)呼吸音减弱，尤其双肺底；④心脏扩大；⑤急性肺水肿；⑥第三心音奔马律；⑦交替脉；⑧颈静脉压升高>15cmH_2O；⑨X 线胸片示中、上肺野纹理增粗，或见 Kerley 线。

(2)次要条件：①踝部水肿和(或)尿量减少而体重增加；②无上呼吸道感染的夜间咳嗽；③劳力性呼吸困难；④淤血性肝大；⑤胸腔积液；⑥肺活量降低至最大的 1/3；⑦心动过速；⑧按心力衰竭治疗 5 日内体重减少>4.5kg。

(3)判断标准：具有两项主要条件或具有一项主要条件及两项次要条件即可诊断。

(三)鉴别诊断

1. 舒张性与收缩性心力衰竭的鉴别　见表 2-5。

表 2-5　舒张性心力衰竭与收缩性心力衰竭的鉴别

	特点	舒张性心力衰竭	收缩性心力衰竭
临床特点	症状(如呼吸困难)	有	有
	充血状态(如水肿)	有	有
	神经内分泌激活	有	有
左心室结构和功能	射血分数	正常	降低
	左心室质量	增加	增加
	相对室壁厚度	增加	增加
	舒张末容积	正常	增加
	舒张末压	增加	增加
	左心房	增大	增大
运动	运动能力	降低	降低
	心排血量变化	降低	降低
	舒张末压	增加	增加

2. 慢性心力衰竭与其他疾病的鉴别

(1)支气管哮喘：该病以年轻者居多，常有多年病史，查体心脏正常，双肺可以闻及哮鸣音，胸部 X 线示肺野清晰，心脏正常。

(2)心包积液、缩窄性心包炎所致肝大、下肢水肿：可以根据病史、心脏及周围血管体征及超声心动图可以鉴别。

(3)肝硬化腹腔积液伴下肢水肿与有心室衰竭鉴别：基础病有助鉴别，且仅有心源性肝硬化才有颈静脉怒张。

六、治疗

(一)治疗原则

根据慢性心衰发生发展的四个阶段，治疗原则或目标分别有所不同。

(1)心力衰竭易患阶段：控制或消除各种导致心力衰竭和心脏重构的危险因素，早期阻断心室重构的始动环节，预防心室重构的发生。

(2)无症状心力衰竭阶段:逆转或减缓心脏重构的进展,治疗心脏病的病因,防止进展到有症状心力衰竭,减少不良事件。

(3)有症状心力衰竭阶段:改善或消除心衰的症状和体征,逆转或减缓心脏重构,降低心衰的病死率或致残率。

(4)顽固性或终末期心力衰竭阶段:提高患者生存质量,降低心衰住院率。

(二)早期干预

(1)降压目标:一级目标血压<140/90mmHg;高危人群(糖尿病,或肾功能不全,或脑卒中/TIA史)血压<130/80mmHg;肾功能不全,尿蛋白>1g/d,血压<125/75mmHg。

(2)调脂治疗目标:积极的调脂治疗将减少冠心病和动脉粥样硬化的发生,慢性心衰患者的调脂治疗目标为:①极高危人群:LDL-C<2.07mmol/L;②高危人群:LDL-C<2.6mmol/L;③中危人群:LDL-C<3.41mmol/L;④低危人群:LDL-C<4.14mmol/L。

(3)慢性心衰患者糖尿病的治疗目标:餐前血糖<5.6mmol/L(次级目标5.0mmol/L、7.2mmol/L),餐后2小时血糖<7.8mmol/L(次级目标<10mmol/L),糖化血红蛋白HbA1c<7%,LDL<100mg/dl,TG<150mg/dl,HDL>40mg/dl。

(4)动脉粥样硬化的治疗:一旦肯定冠心病的诊断和存在外周动脉粥样硬化的依据,推荐抗动脉粥样硬化的治疗,建议采用ABCDE方案。①A:抗血小板聚集或抗凝,抗RAS系统,推荐阿司匹林和血管紧张素转换酶抑制药,不能耐受ACEI的患者选用ARB,心肌梗死后患者加用醛固酮受体拮抗药,特殊情况选用其他抗血小板聚集药物或抗凝;②B:控制血压,使用β受体拮抗药;③C:调脂治疗,戒烟及不暴露在吸烟环境;④D:健康饮食,治疗糖尿病;⑤E:运动和健康教育。

(5)早期发现和干预心脏重构:定期随访和评估高危人群,包括明确心肌病家族史或接受心脏毒性物质的人群。

(6)心力衰竭易患阶段药物：血管紧张素转换酶抑制药应用于动脉粥样硬化性疾病、糖尿病、高血压合并心血管危险因素的患者。在这些高危人群中，ACEI 能够减少新发的心力衰竭，有效干预心脏重构的始动过程，血管紧张素受体拮抗药也有类似的作用(Ⅱa 级推荐)。

(三)药物治疗

1. 无症状心力衰竭阶段的治疗

(1)逆转心脏重构的治疗：一旦明确存在左心室重构，推荐使用 ACE 抑制药和 β 受体拮抗药。大规模的临床研究证实，慢性左心室射血分数下降而无症状的患者长期应用 ACEI 可延续心衰症状的发生，降低心衰病死率和住院的联合终点。心肌梗死的患者联合应用 ACEI 和 β 受体拮抗药可以降低再梗死和死亡的危险，延缓心力衰竭的进展。

(2)针对病因治疗：冠心病、心肌梗死和心绞痛的患者应遵循相应的指南进行冠脉血供重建，挽救缺血和冬眠的心肌，逆转和阻断心室重构。瓣膜性心脏病，如严重的主动脉瓣或二尖瓣狭窄或关闭不全，即使没有心力衰竭的症状也应考虑行瓣膜修复(球囊扩张)或置换术。

(3)无症状心力衰竭阶段的药物推荐：除非存在禁忌证，推荐使用血管紧张素转换酶抑制药(ACEI)和 β 受体拮抗药，逆转心脏重构，延缓无症状心功能不全进展到有症状心衰。不能耐受 ACEI 者，可选用 ARB。

2. 左室功能下降，有症状心力衰竭的治疗

(1)一般治疗

1)去除诱发因素：监测体重，每日测体重，以早期发现液体潴留非常重要。调整生活方式，限钠：轻度心衰患者钠盐摄入应控制在 2～3g/d，中到重度心衰患者应＜2g/d；限水：严重低钠血症(血钠＜130mmol/L)，液体摄入量应＜2L/d；营养和饮食：宜低脂饮食，肥胖患者应减轻体重，严重心衰伴明显消瘦(心脏恶病质)者，应给予营养支持，包括给予人血白蛋白；戒烟戒酒。

2)休息和适度运动：失代偿期需卧床休息，多做被动运动以预防深部静脉血栓形成。临床情况改善后应鼓励在不引起症状的情况下进行体力活动，以防止肌肉的"去适应状态"，但要避免长时间的用力运动。较重患者可在床边围椅小坐。其他患者可每日步行多次，每次5～10分钟，并酌情逐步延长步行时间。

3)心理和精神治疗：压抑、焦虑和孤独在心衰恶化中有很大的作用，也是心衰患者死亡的主要预后因素。综合性情感干预包括心理疏导可改善心功能状态，必要时可考虑酌情应用抗抑郁或焦虑的药物。

4)治疗中避免使用的药物：下列药物可加重心衰症状，应尽最避免使用：①非甾体类抗炎药和COX-2抑制药，可引起钠潴留、外周血管收缩，减弱利尿药和ACEI的疗效，并增加其毒性；②皮质激素，生长激素或甲状腺激素等激素疗法；③Ⅰ类抗心律失常药物；④大多数CCB，包括地尔硫䓬、维拉帕米、短效二氢吡啶类制剂；⑤"心肌营养"药，包括辅酶Q_{10}、牛磺酸、抗氧化药等，因疗效尚不确定，且和治疗心衰的药物之间可能有相互作用，不推荐使用。

5)氧疗：氧气用于治疗急性心衰伴有的低氧血症，单纯慢性心衰并无应用指征，但对心衰伴夜间睡眠呼吸障碍者，夜间给氧可减少低氧血症的发生。

(2)常规药物治疗：左心功能下降，有症状心力衰竭阶段的常规药物治疗主要包括：利尿药、血管紧张素转换酶抑制药(ACEI)或血管紧张素Ⅱ受体拮抗药(ARB)和β受体阻滞药，必要时加用地高辛。

3. 左室功能正常，有症状心力衰竭(HFnEF)的治疗

(1)针对病因治疗：进行基础心脏病的规范化治疗，对高血压伴有HFnEF的患者强化降压治疗，达标血压宜低于单纯高血压

患者的标准，即收缩压<130mmHg、舒张压<80mmHg；冠心病的高危患者，推荐血供重建；治疗糖尿病；纠正贫血、甲状腺功能亢进、动静脉瘘等高动力学状态；有可能转复为窦性心律的心房颤动患者，恢复窦律并维持窦律等。

(2)缓解症状：有液体潴留征象的患者选用利尿药，可以选用噻嗪类利尿药或襻利尿药；噻嗪类利尿药无效时，改用襻利尿药。过度的利尿，有可能影响血压，使肾功能恶化，应该避免；快速心房纤颤的患者控制心室率，可选用β受体拮抗药或非二氢吡啶类钙拮抗药。

(3)逆转左心室肥厚，改善舒张功能：推荐使用ACEI、ARB、β受体拮抗药等。维拉帕米有益于肥厚型心肌病。对心肌肥厚或纤维化疾病的患者，如高血压、糖尿病等，可以应用醛固酮受体拮抗药。

(4)其他：地高辛不能增加心肌的松弛性，不推荐使用地高辛。

4. 难治性或终末期心力衰竭阶段的治疗

顽固性或终末阶段心衰的诊断需排除因治疗不当或可逆性心衰诱因未纠正等因素，确认所有常规心衰治疗均得到合理应用，而患者仍有静息或轻微活动时气促，极度无力，常有心源性恶病质，需反复住院甚至无法出院。此期的心衰患者病死率高，治疗目的是改善症状，提高生活质量，减少病死率和病残率。

(1)液体潴留：顽固性终末期心力衰竭的治疗，最重要的是如何使利尿药的应用最佳化，在水盐代谢、肾功能、电解质之间寻求平衡。每日限盐2g或更少，入液量<2000ml。每日测体重，若体重增加超过每日1kg，应考虑有隐性水肿。顽固性心衰患者低钠血症常常是血管加压素系统高度激活和(或)肾素-血管紧张素-醛固酮系统抑制不充分的结果。血管加压素受体拮抗药可减轻体重和水肿，使低钠血症患者的血钠正常化，有望减少低钠血症的发生。另外，可考虑增加对肾素-血管紧张素-醛固酮系统的抑制或使用重组B类利钠肽。出现低钠血症时，应鉴别缺钠性或稀

释性低钠血症，前者发生于大量利尿后，属容量减少性低钠血症，患者可有直立性低血压，尿少而比重高，治疗应予补充钠盐；后者又称难治性水肿，见于心衰进行性恶化者，此时钠、水有潴留，而水潴留多于钠潴留，故称高容量性低钠血症，患者尿少而比重低，治疗应严格限制入水量，并按利尿药抵抗处理。伴有低钠血症的顽固性水肿可选用新型利尿药托伐普坦。

（2）神经内分泌拮抗药：顽固性终末期心力衰竭的患者常常仅能耐受小剂量的神经内分泌抑制药，或者完全无法耐受。对血压＜80mmHg 或呈外周低灌注状态的患者不要使用 ACEI，对能够耐受小剂量神经内分泌抑制药的患者则应坚持使用。有液体潴留或正在使用正性肌力药的患者不宜用 β 受体阻滞药。终末期心衰的患者常常血压偏低、肾功能不全，合用 ACEI 易诱发低血压和肾衰竭，加用 β 受体阻滞药后心衰可进一步加重，此时应权衡利弊，个体化处理。

（3）血管扩张药和正性肌力药物：在临床症状恶化期可选用血管扩张药（硝普钠、硝酸甘油和奈西立肽）和持续静脉滴注正性肌力药物缓解症状，作为姑息治疗手段。不主张常规间歇静脉滴注正性肌力药，可试用钙增敏药左西孟旦。

（4）心衰的非药物治疗：优化的内科药物治疗无效，应考虑非药物治疗，包括心脏移植、左室辅助装置、超滤等。

（5）临终关怀：主张尽力缓解患者的痛苦，以减轻症状为目的，包括使用麻醉药、频繁使用利尿药、持续静脉静滴正性肌力药等。避免不必要的检查和干预，与患者和家属协商终末期的支持治疗。在生命弥留之际是否进行心肺复苏，应征询家属意见，当进行积极的操作（气管插管、应用 ICD）也无法改变最终的结局时，不推荐这些操作。

（四）慢性心衰的非药物治疗

1. 心脏再同步化治疗

心脏失同步的慢性心力衰竭患者常规药物治疗效果不佳，可应用心脏再同步化治疗(CRT),不仅提高CHF患者生活质量、增加日常生活能力,缓解临床症状,而且使CHF患者住院率、病死率明显下降。心脏再同步化治疗的适应证如下。

(1)Ⅰ类:①缺血或非缺血性心肌病;②充分抗心力衰竭药物治疗后,心功能仍在Ⅲ级及不必卧床的Ⅳ级;③窦性心律;④左心室射血分数(LVEF)≤35%;⑤左心室舒张末期内径(LVEDD)≥55mm;⑥QRS时限≥120毫秒伴有心脏运动不同步。

(2)Ⅱa类:①充分药物治疗后心功能好转至Ⅱ级,并符合Ⅰ类适应证其他条件;②慢性心房颤动患者,符合Ⅰ类适应证其他条件可行CRT治疗,部分患者结合房室结射频消融以保证有效夺获双心室。

(3)Ⅱb类:①符合常规心脏起搏适应证并心室起搏依赖患者,合并器质性心脏病或心功能Ⅲ级以上;②常规心脏起搏并心室起搏依赖患者,起搏治疗后出现心脏扩大,心功能Ⅲ级及以上;③QRS时限<120毫秒并符合Ⅰ类适应证的。

2. 左心室辅助装置(LAVD)

LAVD是将人工制造的机械装置植入体内,从左心房或左心室引出血液,通过植入的机械装置升压后将血液泵入主动脉系统,起到部分或全部替代心脏泵血功能,以维持全身组织、器官血液供应;此外LAVD免除左心室负荷,可改善心力衰竭患者症状;同时通过正常化心室压力容积,使肥大的心室逐渐缩小,发挥逆转左心室重塑、降低病死率的作用。

LAVD适用于心脏手术后心功能不全恢复前辅助治疗,心脏移植术前临时支持,终末期心力衰竭长久支持。

3. 基因治疗

当前采用的药物治疗虽能控制心力衰竭症状,减轻左心室扩张,改善功能,延缓死亡,但不能使其治愈。心力衰竭的实质是心肌细胞基因异常表达,造成心肌细胞膜上受体、细胞内信号传导系统、钙离子(Ca^{2+})调节及细胞生长和凋亡调控机制等发生一系列改变，从而出现以心肌舒缩功能不全为特征的临床综合征，最终导致心肌储备能力耗竭。基因治疗通过对引起心力衰竭的相关基因进行调整和修补，从而达到获得、替代或放大目标蛋白组、改善心功能目的。

4. 心脏移植

心脏移植可作为终末期心衰的一种治疗方式，主要适用于无其他可选择治疗方法的重度心衰患者。

(1)心脏移植适应证：①药物及其他治疗均无法治愈的终末期心力衰竭的患者；②顽固性心力衰竭引起血流动力学障碍；③难治性心源性休克；④长期依赖正性肌力药来维持器官灌注；⑤运动峰耗氧量＜10ml/kg 伴无氧代谢；⑥严重心肌缺血，即使冠状动脉搭桥或经皮冠状动脉血供重建也无法缓解症状；⑦顽固性恶性室性心律失常，各种干预措施无效。

(2)心脏移植的禁忌证：①严重的外周及脑血管疾病；②其他器官(肾、肝、肺)不可逆损害(除非考虑多器官移植)；③有恶性肿瘤史及恶性肿瘤复发；④无法或不能耐受术后的药物综合治疗；⑤不可逆的肺动脉高压(肺血管阻力＞6Wood 单位)；⑥全身感染(HIV、播散性肺结核等)；⑦胰岛素依赖的糖尿病伴有终末器官损伤；⑧吸毒；⑨精神状态不稳定；⑩高龄。

第三节　难治性心力衰竭

难治性心力衰竭(refractory heart failure)又称顽固性心力衰竭，是指 NYHA 心功能Ⅲ～Ⅳ级的充血性心力衰竭患者，在严格卧床休息的基础上，经适当而完善的强心治疗、利尿治疗、血管扩张药治疗和血管紧张素转换酶抑制药(ACEI)治疗及消除并发症和诱因后，临床症状仍未得到改善，甚至恶化，被称为难治性心力衰竭，是心衰患者死亡的主要原因。

一、病因

(一)心脏疾病

1. 心肌梗死

心肌梗死导致心肌收缩单位的减少,心脏构型的改变。收缩功能的障碍,在心肌梗死后的重构过程中,心肌的肥厚。心肌的缺血又使得舒张功能明显障碍,从而导致难治性心力衰竭。

2. 心脏炎症疾病

(1)风湿性心脏炎、病毒性心肌炎等引起心肌弥漫性病变时,由于大面积的心肌炎症、损伤,易导致难治性心力衰竭的发生。

(2)感染性心内膜炎等感染性疾病,若不能及时控制感染,常常导致难治性心力衰竭的发生。

(3)缩窄性心包炎因周围机械限制的存在,药物治疗常常疗效欠佳,而手术剥离后常发生急性心脏扩张,若处理不当,均易导致难治性心力衰竭。

3. 心肌病

(1)肥厚型心肌病:因心室肥厚和(或)心肌缺血或梗死,收缩有余而舒张不足,使得舒张功能严重障碍,若高血压未能有效控制,常常导致难治性心力衰竭。

(2)扩张型心肌病:因其心腔极度扩张,同时又受到心包的制约,使得收缩和舒张功能均发生障碍。

(3)限制型心肌病:由于心内膜增厚,左室对称性肥厚,部分患者出现心包积液,均使得心脏收缩与舒张功能显著下降,出现难治性心力衰竭。

4. 风湿性心瓣膜病变与先天性心脏病

某些心瓣膜病,如重度二尖瓣狭窄、三尖瓣腱索断裂等,其相关杂音常因心率变化、心律失常或心力衰竭而变得不明显,造成诊断困难。三尖瓣腱索断裂可发生明显的三尖瓣反流,由于其发生在低阻力的小循环系统,临床表现不明显,病变进展隐袭,往往造成漏诊。某些先天性心脏病，如房间隔缺损、三尖瓣下移畸形等，其症状、体征较轻，常规体检时易被忽视，而出现严重心力衰竭时，原有的特征性杂音常变得不明显，甚至消失，易于漏诊。若处理不当，易导致难治性心力衰竭。

5. 其他

(1)心肌浸润性病变(肿瘤、淀粉样变性、血色病等)。

(2)心内的血栓。

(3)赘生物等。

(二)水、电解质代谢紊乱

(1)低钠综合征：低盐饮食，所有利尿药均可导致低钠综合征。随着细胞外液中钠离子及阴离子丢失，细胞外液渗透压降低，水液遂向细胞内转移，有效循环血量减少，可致低血压、休克，升压药对此类休克常常无效，使得心力衰竭加重，出现难治性心力衰竭。

(2)低钾血症：除保钾利尿药(如氨苯蝶啶、螺旋内酯等)外，大多数利尿药均可引起钾离子的排泄，若长期、过量应用，钾离子的补充不足或吸收障碍等均可发生严重的低钾血症。患者血钾浓度若<3mmol/L，往往伴有血浆氯离子浓度的降低。低钾血症临床症状较少，但常诱发心律失常或洋地黄中毒，使得心力衰竭难以治疗。

(3)低氯性碱中毒：随着血钾和血氯的排泄过多，患者常常发生低氯性碱中毒，若血浆氯离子浓度降至90mmol/L以下，尿检pH值常趋于酸性，利尿药此时往往失效。若伴随血浆钙离子的丢失，血钙浓度降低，患者还可出现搐搦或昏迷，使得心力衰竭难以治疗。

(4)水过多综合征：慢性心力衰竭患者因过度的低钠饮食、饮水过多或抗利尿激素(ADH)分泌过多，可引起水液的潴留，称之为“水过多综合征”(水中毒或稀释性低钠血症)。尤其当水过多综合征缓慢发生时，患者常无特殊临床表现，或有厌食、恶心、少尿、水肿等症状，易于忽视。若不能很好地处理低钠、呼吸性碱中毒，患者常因血钠过低（＜110mmol/L）而出现抽搐、昏迷而使心力衰竭难以治疗。

（三）治疗不当

（1）低氧血症：氧疗的不正确或不足均会产生低氧血症，血氧分压的降低会刺激机体交感神经系统，导致儿茶酚胺类物质的大量分泌，儿茶酚胺类物质既可诱发心律失常，又会降低洋地黄的疗效，使心力衰竭难以治愈。

（2）利尿药使用不当：对心力衰竭前负荷过重、心包积液、肺心病及右室心肌梗死者，利尿药的使用应严格掌握适应证，如果利尿过度，会导致血容量不足或静脉压下降。由于心脏充盈不足，心排血量下降，使心力衰竭难以治愈。

（3）洋地黄使用不当：过量的洋地黄和（或）中毒量的洋地黄均可导致心肌收缩力的降低，并能引起各种类型的心律失常，使得心排血量减少，心力衰竭顽固难治。

（4）心肌抑制药：治疗过程中使用了某些抗心律失常药（如钙离子通道拮抗药等）或其他能引起心肌收缩力下降的药物，使得心力衰竭难以治疗。

（四）间发性疾病

（1）感染：任何感染，尤其是伴有发热时，由于机体新陈代谢的增强，交感神经的兴奋，以及毒素的刺激，既可增加心率，增加耗氧量，又可直接累及心肌，若感染不能及时控制，则心力衰竭难以治愈。

（2）严重心律失常：严重缓慢性心律失常、顽固的心动过速、病态窦房结综合征等心律失常因为心排血量明显下降，若不能进行正确、有效的干预，则心力衰竭难以治愈。

（3）肺栓塞：小而反复的肺动脉栓塞或多发性栓塞，常常仅表现为右侧心力衰竭进行性加重，导致难治性心力衰竭。

（4）甲状腺功能亢进：由于 T_3 和 T_4 的升高，基础代谢率随之增加，可并发高排量心力衰竭。而心脏病合并甲状腺功能亢进者，则易出现快速性房性心律失常，心室率难以用常规方法控制，心力衰竭成为难治。

(5)贫血：严重贫血可诱发高排量心力衰竭。器质性心脏病发生心力衰竭时，若合并贫血则对心力衰竭常规治疗往往无效。

(6)脚气病：多见于机体维生素 B_1 需要量增加，体内维生素 B_1 相对缺乏或消耗过多者，如长期发热、长期腹泻、妊娠、长期服用碱性药物者，经常出现高输出量右侧心力衰竭，心脏扩大而心律整齐，明显下肢水肿，周围神经炎，常规心力衰竭治疗效果欠佳。

二、临床表现

(一)症状

患者休息或轻微活动即感气急、端坐呼吸、极度疲乏、发绀、倦怠、四肢发冷，运动耐量降低伴呼吸困难，骨骼肌萎缩，心源性恶病质，顽固性水肿，肝进行性增大伴右上腹疼痛。

(二)体征

心尖冲动向左下扩大，可闻及第三心音奔马律，肺动脉瓣第二心音亢进，继发于二尖瓣关闭不全的收缩早期或全收缩期杂音；右心室第三心音奔马律；三尖瓣反流时，沿着胸骨左下缘可闻及收缩早期及全收缩期杂音。

三、辅助检查

(一)血压

患者血压常显著升高。

(二)胸部 X 线片

心影增大(左心室或左房扩大)，可出现肺瘀血、间质性肺水肿、肺泡性肺水肿等肺静脉压增高的表现。

(三)心电图

可有心肌劳损、左心室肥厚、陈旧性心肌梗死及各种心律失常。

(四)有创血流动力学监测

漂浮导管检查示 CI 减低,PCWP 增高。

(五)超声心动图检查(UCG)

左心室收缩功能减低,左室功能(LVEF)<40%。

(六)血氧饱和度监测

可有血氧饱和度减低。

四、诊断

难治性心力衰竭往往兼有左侧心力衰竭和右侧心力衰竭,有心率增快、顽固性水肿、倦怠、四肢厥冷、发绀、脉压小、少尿、低血钾或稀释性低钠血症等。血流动力学检查示左心室充盈压明显升高,心脏指数常低于 2.0L/(min·m^2),周围血管阻力升高。

五、治疗

难治性心力衰竭不同于治疗措施不力或方法不当所致的严重心力衰竭,有进行性结构性心脏病,是严重器质性心脏病终末期的表现,虽经内科治疗,通过休息、限钠、限水,给予利尿药和强心剂后,心衰仍难以控制,仍需应用扩张血管药、ACE 抑制药、非洋地黄类正性肌力药物及改善心肌顺应性、不能安全出院、反复住院、等待心脏移植、应用心脏机械辅助装置来控制心力衰竭者,预后极差。

治疗原则首先是明确造成难治性心力衰竭的原因,并对病情进行全面评估;治疗加重心力衰竭的因素和并发症;明确有无可以手术纠正的心脏疾病;重新复核以往的治疗方案;采取增强心肌收缩力和减轻心脏前、后负荷的措施。

(一)常规药物治疗

由于难治性心衰患者常合并肾功能不全，ACEI或血管紧张素Ⅱ受体拮抗药(ARB)的临床使用受到限制；β受体阻滞药因其负性变时和变力作用，在难治性心衰中的使用受到限制；地高辛对于难治性心衰治疗效果比较差。而利尿药是目前唯一不受限制并且是改善容量负荷过重的良好药物，恰当使用利尿药是治疗难治性心衰的关键。

在使用利尿药过程中，既要避免用量不足，又要避免利尿过度。因难治性心衰患者的活动严重受限，检测体重有时不易实施。对于严重水、钠潴留的患者每日监测其出入量(尤其是尿量)是最为可行的方法，对指导利尿药的使用具有较大的帮助。原则上在严格控制入量的基础上(1000～1500ml)，每日出量与入量平衡或每日体重降低0.5～1.0kg较为适宜，两种方法联合使用评估利尿药的效果和水、钠潴留状况更为准确。

利尿药抵抗是难治性心衰的常见原因。改善利尿药抵抗的措施有：①加大利尿药剂量，如增加呋塞米剂量，每日3～4次服用；②采用作用机制不同的利尿药联用，如襻利尿药联用氢氯噻嗪，或再加用醛固酮受体拮抗药，可明显改善利尿药的抵抗和增强利尿效果；③静脉滴注呋塞米100～200mg，以0.5～1mg/min持续静脉滴注，每次剂量＜300mg；④利尿药联合使用正性肌力药物如儿茶酚胺类、钙增敏剂；⑤利尿药联合应用提高渗透压的药物如甘露醇或白蛋白等。

(二)静脉制剂的应用

(1)正性肌力药物：分为洋地黄类，儿茶酚胺类(多巴胺、多巴酚丁胺)，磷酸二酯酶抑制药(氨力农、米力农)和钙增敏剂(左西孟旦)，适用于低灌注伴或不伴有肺瘀血的患者。①不主张难治性心衰患者常规间断地静脉使用除洋地黄类之外的正性肌力药物，因其使用对于无低灌注的患者无益甚至有害。低血压和诱发心律失常是限制正性肌力药物应用的首要问题。洋地黄类药物静脉使用时最好停用地高辛，并且在高龄、心肌缺血、肾功能不全患者酌情减量。②多巴酚丁胺很少引起低血压，但用量过大可引起心率加快和心律失常。③米力农引起低血压的概率较多巴酚丁胺明显增多，在伴有低血压的患者中不宜使用米力农；米力农与β受体阻滞药联用治疗心力衰竭有协同作用，能够预防米力农引起的Q-T间期延长，可进一步降低病死率。④左西孟旦与其他正性肌力药物不同的是，不增加心肌耗氧量，低血压、心律失常发生率低，可用于难治性心衰。给予利尿药、ACEI和β受体阻滞药最佳标准治疗的基础上，患者心衰症状持续存在，可以考虑联用硝酸酯类和肼屈嗪。虽然正性肌力药物不能改善预后，但对严重心衰患者短期使用能够明显改善血流动力学，缓解临床症状，延缓病程的进展，提高生存率。

(2)血管扩张药：仅适用于低灌注伴有外周阻力升高伴或不伴肺瘀血的患者。血管扩张药按照扩张动脉、静脉的不同效应分为以扩张动脉为主(如乌拉地尔)、以扩张静脉为主(如硝酸酯类)和混合型血管扩张药(如硝普钠)，分别根据临床特点(低心排血量、心室充盈压升高、水钠潴留，以及肺瘀血的程度)合理选用。若使用不当反而会加重病情。使用血管扩张药常需要有创血流动力学监测。使用硝普钠时要注意控制剂量和使用时间，以防氰化物中毒，尤其是心衰伴有肝肾功能不全者。

(3)重组人脑利钠肽：既具有扩张血管又具有显著的利尿作用，能够有效降低心室充盈压和改善水钠潴留，迅速改善症状，适用于低灌注伴有外周阻力升高以及明显水钠潴留的患者。重组人脑利钠肽治疗重度心衰的疗效优于正性肌力药物和其他血管扩张药，且不良反应较少。因半衰期(18分钟)较硝酸甘油长，使用中应避免低血压的发生。

(三)顽固性水肿的处理

治疗顽固性水肿的关键是识别低钠血症的类型，即稀释性低钠血症还是缺钠性低钠血症(真性低钠血症)。稀释性低钠血症是心衰的严重表现，与患者预后密切相关，纠正极为困难。因低钠血症的类型不同，治疗原则也截然不同，需要临床上加以鉴别。

（1）稀释性低钠血症性水肿：临床特点为水、钠潴留显著，利尿药效果差，心衰症状明显加剧，而血钠水平降低而尿钠水平升高是其显著特点。治疗重点是提高血浆渗透压和积极利尿。若合并低蛋白血症可静脉输入人血白蛋白基础上应用利尿药，提高胶体渗透压，目前指南建议应用新型利尿药托伐普坦（苏麦卡）。

（2）缺钠性低钠血症性水肿：胃肠道和肝瘀血导致患者食欲差，长期使用利尿药和限制钠盐摄入容易引起缺钠性低钠血症的发生。临床特点为精神神经症状如嗜睡等显著，多发生于应用利尿药且水肿逐渐消退后，利尿尤其是渗透性利尿引起低钠血症更为明显，而血钠水平降低与尿钠水平也降低是其特点。由于同样可出现显著的水钠潴留，容易误诊为稀释性低钠血症。治疗的关键是静脉补充高渗盐水，根据血浆钠的水平决定补钠浓度和补钠量，一般补钠浓度为1.4%～4.6%。当血钠水平＜125mmol/L时，盐水浓度为4.6%；血钠水平为126～135mmol/L时，盐水浓度为3.5%；轻度低钠多主张口服补盐液纠正。补盐量（g）＝（142mmol/L－实测血浆钠）×0.2×体重（kg）/17，首日补充总补盐量的1/3～1/4，根据次日血钠检测结果决定随后的补盐量。需特别提醒的是，严重低钠血症时补充等渗盐水不但难以提高血钠水平，而且会加重水、钠潴留，导致心衰恶化，甚至死亡。注意血钠上升速度不宜过快，以免造成脑细胞脱髓鞘改变。

（3）心肾综合征：心肾综合征是严重心衰患者临床症状不能缓解的较为常见的原因。具有基础肾损害的患者尽管使用利尿药后症状缓解，但肾功能仍呈进行性减退。主要见于严重右心衰竭和显著水、钠潴留的患者。其发生的原因主要是低心排血量引起肾脏低灌注，部分原因为低血容量。血肌酐水平越高，心衰越重，患者再住院率和病死率增高，与患者预后显著相关。低心排血量引起的肾功能不全的临床特点为低血压、少尿，对利尿药和血管扩张药反应差，心衰好转后肾功能不全可明显缓解。治疗的关键是静脉应用正性肌力药物，提高心排血量，改善肾脏低灌注，提高利尿药的效果。常联合使用毛花苷C和(或)多巴胺+利尿药。利尿药联合氨茶碱有利于增加尿量和减轻水肿，可能与氨茶碱增加肾血流量有关。遇有心衰伴有肾功能不全的患者，也应认真区别肾前性、肾性和肾后性，以决定不同的治疗方案。对于低血容量引起的肾功能不全，患者既往无基础慢性肾病史，过度限制钠水的摄入或过度利尿，心衰好转后肾功能不全反而加重，主要以尿素氮水平升高比较显著，与肌酐升高不成比例。此类患者合理补充血容量是治疗的关键。需要注意的是，肾功能不全患者应当根据血肌酐水平及时调整或停用ACEI或ARB，以免肾功能的恶化。

(四)贫血的处理

(1)对于轻度贫血患者(血红蛋白≥100g/L)可暂时不予处理。

(2)重度贫血患者可考虑采取治疗措施：①铁剂补充：难治性心衰口服铁剂吸收差，不良反应多，而静脉补充铁剂是较为安全有效的方法，能够改善患者的心功能，提高6分钟步行距离。在补充铁剂的同时，注意补充叶酸和维生素B_{12}。②EPO及其合成刺激剂：EPO及铁剂补充联合应用是临床常用手段，能够明显提高血红蛋白浓度，改善心功能，降低心血管病患者的住院率，但明显增高血黏度，血栓形成的风险升高。③输血治疗：当血红蛋白浓度<60～80g/L时可考虑输血治疗，但应注意输血并发症、输血后心衰加重，以及血栓形成的风险升高。

(五)抗栓治疗

(1)抗凝治疗：合并栓塞或阵发、持续性心房颤动病史的患者需要抗凝治疗，患有淀粉样变性、左心室致密化不全、家族性扩张型心肌病或一级亲属有血栓栓塞病史的患者应考虑抗凝治疗。

(2)抗血小板治疗：阿司匹林能够降低心衰患者的病死率，尤其对缺血引起的心衰患者保护作用更为明显。

(六)循环辅助装置治疗

主要有反搏装置(IABP)、心肺辅助装置(CPS)、心室辅助装置(VAD)。

(1)反搏装置(IABP):患者存在明显心肌缺血证据,药物治疗或其他治疗效果不佳,或血压无法维持时采用 IABP 治疗。操作简易迅速,成功率高,费用低,需要的监护人员少,不足之处是使用时间不宜过长。IABP 的禁忌证为存在严重的外周血管疾病、主动脉瘤、主动脉瓣关闭不全、存在活动性出血或其他抗凝禁忌者(如严重血小板减少症)。

(2)心肺辅助装置(CPS):提供充分的包括血流动力学及静脉血氧合在内的心肺支持,类似于外科手术中的体外循环,短期使用可改善预后,对技术人员要求高。体外人工膜肺氧合器也属于心肺支持装置,主要用于成人急性呼吸衰竭和急性心衰,短期使用能够达到左心室辅助装置的效果,主要用于心脏移植和心肺联合移植的过渡阶段。

(3)心室辅助装置(VAD):根据泵装置和心腔的连接部位分为左心室辅助装置(LVAD)、右心室辅助装置(RVAD)和双心室辅助装置(BiVAD),根据泵装置的置入部位分为体外型(非置入型)和体内型(置入型)。

(七)非药物治疗

(1)心脏再同步化治疗:适宜于房室、左右心室及室内传导不同步患者,可显著改善心衰症状,降低心衰病死率。严重心衰常存在传导的不同步现象,是病情持续恶化和药物治疗效果不佳的重要原因,实施心脏再同步化治疗是一种合理的选择。

(2)血供重建治疗:对于缺血性心肌病患者,血供重建术是改善心肌供血和心衰加重的最有效的方法。经充分评估后确定患者确实存在心肌缺血,经药物治疗不能缓解者,采用积极的血供重建治疗,可显著改善患者的心衰症状,改善生活质量,提高生存率。对于心肌梗死患者，应当评估坏死心肌和存活心肌，以决定是否进行血供重建的治疗策略。

(3)血液超滤：适用于对利尿药治疗反应差的难治性心衰患者，血液超滤可促进排钠、减轻容量负荷，改善症状，与静脉应用利尿药比较可缩短住院时间。

(4)干细胞移植：对心肌梗死后心功能低下患者向冠状动脉内注入骨髓干细胞，结果显示不能够提高 LVEF。缺血性心肌病自体成肌细胞移植初步显示可改善左心室功能，防止心衰发展。

(5)心脏移植

1)绝对适应证：心衰生存积分(HFSS)为高危，同时具有以下情况：①难治性心源性休克；②只有通过静脉使用正性肌力药物才能维持外周器官的灌注；③最大运动氧耗量＜10ml/(kg·min)，合并无氧代谢存在；④严重的缺血症状持续存在，患者日常活动受限，且不能耐受 CABG 和 PCI；⑤无法控制的反复发作的室性心律失常，药物、ICD 和外科手术效果差。

2)相对适应证：HFSS 评分中危，同时具有以下情况：①最大运动氧耗量在 11～14ml/(kg·min)，并且日常活动受限；②反复发作的不稳定性心肌缺血，且不能耐受 PCI；③药物无法控制的体液失衡反复发作，药物种类和剂量不断增加。

第3章

高血压急危重症

第一节　高血压急症和亚急症

急诊高血压主要涵盖以下几个概念：高血压急症（hypertensive emergencies）、高血压亚急症（hypertensive urgencies）和高血压危象（hypertensive crisis）。

高血压急症是指原发性或继发性高血压患者，在某些诱因作用下，血压突然和显著升高（＞180/120mmHg），同时伴有进行性心、脑、肾等重要靶器官功能不全的表现。高血压急症包括高血压脑病、颅内出血、脑梗死、急性心力衰竭、肺水肿、急性冠状动脉综合征、主动脉夹层动脉瘤、子痫等。并发急性肺水肿、主动脉夹层动脉瘤、心肌梗死者，即使血压仅为中度升高，也应视为高血压急症。高血压急症常引起靶器官的功能严重障碍，甚至衰竭。因此，治疗高血压急症的当务之急，是采取迅速有效的措施，在数分钟至1小时内将血压降至安全范围（急性卒中除外），使衰竭的脏器功能得到改善或恢复。

高血压亚急症是指血压显著升高但不伴靶器官损害，通常不需住院，但应立即进行口服抗高血压药联合治疗，应仔细评估、监测高血压导致的心肾损害并确定导致血压升高的可能原因。

高血压急症和高血压亚急症统称为高血压危象。需要提出的是，目前国内外尚存在一些其他高血压急症的相关术语，如高血压脑病、恶性高血压等，其实质均属于高血压急症范畴。高血压脑病是指由于过高的血压突破了脑血流自动调解范围，脑组织血流灌注过多引起脑水肿所致的临床综合征。恶性高血压是指动脉血压严重升高(舒张压>140mmHg,但不是必须),伴血管损害,包括视网膜出血、渗出和(或)视盘水肿。如无视盘水肿的表现,则称为急进型高血压。

一、病因

在高血压急症中,原发性高血压患者占40%~70%,继发性高血压占25%~55%。高血压急症的继发性原因包括以下几种。

(1)肾实质病变,约占继发性高血压的80%,常见于急慢性肾小球肾炎、慢性肾盂肾炎、间质性肾炎。

(2)累及肾脏的系统性疾病,如系统性红斑狼疮、硬皮病、血管炎等。

(3)肾血管病,如结节性多动脉炎、肾动脉粥样硬化等。

(4)内分泌疾病,如嗜铬细胞瘤、库欣综合征、原发性醛固酮增多症。

(5)药物和毒物,如可卡因、苯异丙胺、环孢素、苯环立定等。

(6)主动脉狭窄。

(7)子痫和先兆子痫。

二、发病机制

各种高血压急症的发病机制不尽相同,某些机制尚未完全阐明,但均与下列共同机制有关。

各种诱因如应激因素(严重精神创伤、情绪过于激动等),神经反射异常,内分泌激素水平异常等作用下使交感神经张力亢进和缩血管活性物质(如肾素、血管紧张素Ⅱ等)释放增加,诱发短期内血压急剧升高。同时全身小动脉痉挛导致压力性多尿和循环血容量减少,反射性引起缩血管活性物质激活,导致进一步的血管收缩和炎症因子(如白细胞介素-6)的产生,形成病理性恶性循环。升高的血压导致内皮受损,小动脉纤维素样坏死,引发缺血、血管活性物质进一步释放，继而形成恶性循环，加重损伤。再加上肾素-血管紧张素系统、压力性利钠作用等因素的综合作用，导致了高血压急症时的终末器官灌注减少和功能损伤，最终诱发心、脑、肾等重要脏器缺血和高血压急症。

三、临床表现

高血压急症的临床表现因临床类型不同而异，但共同的临床特征是短时间内血压急剧升高，收缩压可高达 210～240mmHg，舒张压可达 120～130mmHg；同时出现明显的头痛、眩晕、烦躁、恶心呕吐、心悸、气急和视物模糊等靶器官急性损害的临床表现。要指出的是，部分非靶器官损害症状易被误判为靶器官损害，临床应注意区别。

（一）靶器官损害临床表现

(1)脑血管意外：失语、面瘫舌瘫、偏身感觉和(或)运动障碍、偏盲、意识障碍、癫痫样发作、眩晕、共济失调等。脑梗死多为静态起病，进展相对缓慢；脑出血多为动态起病，常进行性加重，可有瞳孔不等大、头痛、呕吐等颅内压症状；蛛网膜下隙出血脑膜刺激征阳性，且头痛剧烈。

(2)充血性心力衰竭：发绀、呼吸困难、肺部啰音、缺血性胸痛、心率加快、心脏扩大等。

(3)急性冠状动脉综合征：急性起病的胸痛、胸闷，心电图有典型的缺血表现，心肌损害标志物阳性。

(4)急性主动脉夹层：无心电图改变的撕裂样胸痛，伴有周围脉搏的消失，影像学检查可确诊。

(5)高血压脑病：急性发作剧烈头痛、恶心及呕吐；有些患者出现神经精神症状，包括意识模糊、烦躁、嗜睡、抽搐、视力异常，甚至昏迷；常见进展性视网膜病变。

(6)先兆子痫和子痫：子痫是指妊娠高血压综合征患者发生抽搐及昏迷；先兆子痫则是在妊娠高血压综合征基础上伴

有头痛、头晕、视物模糊、上腹不适、恶心等症状，预示子痫即将发生。

(7)进行性肾功能不全：出现少尿、无尿、蛋白尿、管型、血肌酐和尿素氮升高。

(8)眼底改变：出现视觉障碍，眼底检查出现视盘水肿。

(二)非靶器官损害临床表现

(1)自主神经功能紊乱症状：面色苍白、烦躁不安、多汗、心悸、手足震颤和尿频，心率增快，可＞110/min。

(2)其他：部分症状如鼻衄及单纯头晕、头痛等，可能仅是血压升高而并不伴有一过性或永久性脏器的急性受损。

(三)其他表现

(1)在临床上，若患者收缩压≥220mmHg和(或)舒张压≥140mmHg，则无论有无症状亦应视为高血压急症。

(2)对于妊娠期妇女或某些急性肾小球肾炎患者，特别是儿童，高血压急症的血压升高可能并不显著。

(3)某些患者既往血压显著升高，已造成相应靶器官损害，未进行系统降压治疗，或者降压治疗不充分，而在就诊时血压未达到收缩压≥210～240mmHg和(或)舒张压≥120～130mmHg，但检查明确提示已经并发急性肺水肿、主动脉夹层、心肌梗死或脑血管意外者，即使血压仅为中度升高，也应视为高血压急症。

四、临床评估

当怀疑高血压急症时，应进行详尽的病史采集、体格检查和辅助检查，评估靶器官功能是否受累及受累的程度，以尽快明确是否为高血压急症。

(一)病史采集

迅速了解高血压药物治疗、血压控制程度的情况及有无心脑血管危险因素；了解有无肾脏疾病家族史(多囊肾)，阵发性头痛、心悸、面色苍白(嗜铬细胞瘤),阵发性肌无力和痉挛(醛固酮增多症)等继发性高血压表现;明确有无非处方药物(如拟交感神经药物)或违禁药物(如可卡因等)用药史;通过主要临床表现评估有无潜在的靶器官损伤,包括胸痛(心肌缺血或心肌梗死,主动脉夹层),胸背部撕裂样疼痛(主动脉夹层),呼吸困难(肺水肿或充血性心衰),以及神经系统症状,如癫痫发作或意识改变(高血压性脑病)。此外,寻找血压异常升高的原因是临床评估的重要环节。血压异常升高的常见原因有:既往降压治疗停止(较大剂量中枢降压药),急性尿潴留,急慢性疼痛,嗜铬细胞瘤,肾功能不全,服用拟交感毒性药品(可卡因、麦角酸二乙酰氨、安非他命),惊恐发作,服用限制降压治疗效果的药物(非甾体类消炎药、胃黏膜保护药)。

(二)体格检查

除测量血压以确定血压准确性外,应仔细检查心血管系统、眼底和神经系统,关键在于了解靶器官损害程度,评估有无继发性高血压。特别是对于症状不典型,但血压明显增高的急诊就诊患者,行系统、翔实的物理检查,可尽早明确高血压急症的诊断。

(1)应该测量患者平卧及站立两种姿势下的血压,以评估有无容量不足。

(2)要测量双侧上臂血压,双上臂血压明显不同应警惕主动脉夹层可能。

(3)眼底镜检查对于鉴别高血压急症及高血压亚急症具有重要意义,如有新发的出血、渗出、视神经盘水肿情况存在则提示高血压急症。

(4)心血管方面的检查应侧重于有无心力衰竭的存在,如颈静脉怒张、双肺底湿啰音、病理性第三心音或奔马律等。

(5)神经系统检查应注意评估意识状态、有无脑膜刺激征、视野改变及局部病理性体征等。

(三)辅助检查

1. 常规检查

(1)血常规及血生化检查:包括血钾、血钠、空腹血糖、血清总胆固醇、三酰甘油、高密度脂蛋白胆固醇、低密度脂蛋白胆固醇、尿酸、肌酐。

(2)尿液分析:包括尿蛋白、尿糖、尿沉渣镜检、微量白蛋白尿或尿白蛋白/肌酐。必要时可进一步进行24小时尿蛋白定量测定。

(3)心电图:高血压患者易形成左心室肥厚,还易发生心肌缺血及心房纤颤。心电图检查简单易行,常用于临床筛查及诊断高血压左心室肥厚、识别心肌缺血及诊断心律失常。

2. 推荐检查

(1)超声心动图:可检测有无左心室肥厚、心脏扩大及心功能异常。应注意几个重要的指标:E/A比值、左心房大小、左心室舒张末内径及射血分数和左心室重量指数。

(2)颈动脉超声:高血压是引起颈动脉病变的最重要因素之一,颈动脉病变可通过颈动脉超声检查做出诊断。检查指标主要包括:测量颈动脉内膜中层厚度、探查有无动脉粥样硬化性斑块,当有斑块形成时测量动脉狭窄比值等。颈动脉内膜中层厚度≥0.9mm为动脉壁增厚。

(3)高敏C-反应蛋白:高敏C-反应蛋白对心血管事件有预测价值,伴随高敏C-反应蛋白浓度的增高,心血管事件的风险增大。

3. 特殊检查

对疑诊继发性高血压的患者及伴有高血压心、脑、肾并发症的患者,依据病情选择以下特殊检查。

(1)血浆肾素活性测定、血浆醛固酮测定。

(2)血、尿儿茶酚胺及其代谢产物的测定。

(3)皮质激素测定。

(4)相关动脉造影。

(5)肾及肾上腺超声、CT 及 MRI。

(6)睡眠呼吸监测。

4. 动脉功能检测

临床上通过检测高血压的动脉功能可识别早期血管病变。早期筛查有助于早期干预,以延缓或阻抑动脉硬化病变的进展。

(四)高血压急症危险程度评估

高血压急症危险程度需评估以下三项指标。

(1)基础血压值:脏器的(受损)耐受性取决于自动调节的能力,自动调节的能力比基础血压升高程度意义更大。

(2)急性血压升高的速度和持续时间:血压缓慢升高和(或)持续时间短的严重性较小,反之则较为严重。

(3)影响短期预后的脏器受损的表现:肺水肿、胸痛、视觉敏感度下降、抽搐及神经系统功能障碍等。

高血压急症生存情况主要取决于年龄和确诊高血压急症时的并发症情况。多数患者就诊时诊断尚不明确,遇到血压显著升高的患者,首先要做的不是盲目给予降压处理,而是通过病史采集,在最短时间内,合理、有步骤地进行体格检查及必要的实验室检查,对患者进行评估,确认是否有急性靶器官损害、损害部位及损害程度。部分患者有典型的症状及体征,如典型的缺血性胸痛表现,撕裂样疼痛,双侧血压不对称(主动脉夹层),意识障碍,双侧瞳孔不等大(脑卒中)等,仅需要少数检查,甚至无须检查即可列为高危患者;部分患者症状不典型,则建议按照以下程序评估风险(图 3-1)。

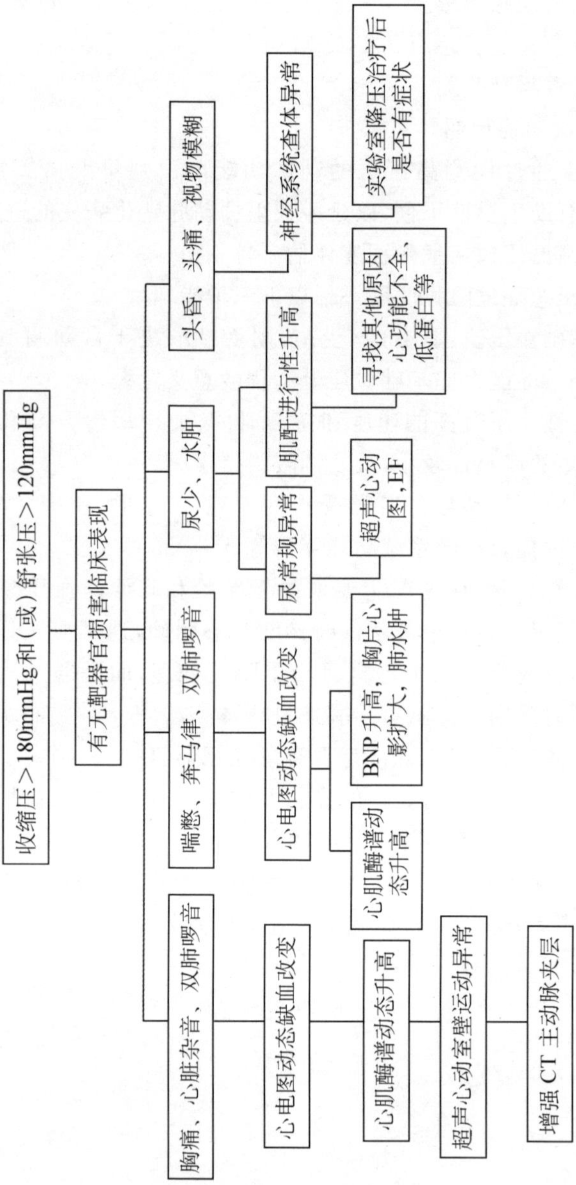

图 3-1　高血压急症评估程序

五、高血压急症的治疗

(一)治疗原则

以防止或减轻心、脑、肾等重要脏器的损害为目的,早期对患者进行评估、做出危险分层,针对患者的具体情况制订个体化的血压控制目标和用药方案,迅速恰当地将患者血压控制在目标范围内。其中,采取紧急措施保护靶器官是高血压急症的首要任务。

(1)迅速降低血压:选择适宜有效的降压药物,通常需静脉输液泵或静脉滴注给药,同时应经常测量血压或无创性血压监测。静脉滴注给药的优点是根据血压的变化特点灵活地调整给药的剂量。如果情况允许,及早开始口服降压药治疗。

(2)控制性降压:为避免快速降压而导致的重要器官的血流灌注明显减少,应采取逐步控制性降压,降压过程中如发现有重要器官的缺血表现,应适当调整降压幅度。

(3)合理选择降压药:高血压急症处理对降压药的选择,要求快速平稳的发挥降压效果;作用持续时间短,停药后作用消失较快;不良反应小,最好在降压过程中不明显影响心率、心输出量和脑血流量。

(二)降压目标

(1)降压治疗第一目标:高血压急症降压治疗的第一目标是在30～60分钟将血压降低到一个安全水平。由于患者基础血压水平各异,合并的靶器官损害不一,这一安全水平必须根据患者的具体情况决定。除特殊情况外(缺血性脑卒中、主动脉夹层),建议第1～2小时使平均动脉血压迅速下降但不超过25%,一般掌握在近期血压升高值的2/3左右,在紧急降压治疗时,需要充分认识到血压的自身调节的关键性。如果通过治疗血压急骤降低,缩小血管床的自身调节空间,可导致组织灌注不足和(或)梗死。

(2)降压治疗第二目标:在达到第一目标后,应放慢降压速度,加用口服降压药,逐步减慢静脉给药速度,逐渐将血压降低到第一目标。建议在后续的2～6小时将血压降至160/(100～110)mmHg,根据患者的具体病情适当调整。

(3)降压治疗第三目标:若第二目标的血压水平可耐受且临床情况稳定,在以后24～48小时逐步降低血压达到正常水平。

(4)合并不同靶器官损害者降压目标

①脑出血:收缩压＞200mmHg或平均动脉压＞150mmHg,应考虑持续静脉用药积极降压;如收缩压＞190mmHg或平均动脉压＞130mmHg,且有颅内压升高的证据,可间断或持续静脉给药降压,维持脑灌注压60～80mmHg;如果收缩压＞180mmHg或平均动脉压＞130mmHg,无颅内压升高证据,可间断或持续静脉给药适度降压(平均动脉压＝110mmHg或目标血压为160/90mmHg)。

②蛛网膜下腔出血:推荐短效、能持续静脉滴注的药物。

③缺血性脑卒中:收缩压＞220mmHg或舒张压＞120mmHg;或伴严重心力衰竭、主动脉夹层或高血压脑病等;或收缩压≥185mmHg或舒张压＞110mmHg,准备血管内溶栓者,才考虑降压。

④急性肺水肿:在减轻心脏前后负荷同时给予血管扩张药,对容量负荷重者可合并使用利尿药。

⑤恶性高血压:在数日内将血压降至160/100mmHg,以尿量、肾功能为指标,将血压降低到脏器血液灌流量能够得到维持的最低水平。

⑥主动脉夹层:迅速将收缩压降至100mmHg左右[90～110/(60～70)mmHg],心率60～80/min。

⑦子痫:收缩压应控制在140～160mmHg,舒张压90～105mmHg。

(三)注意事项

(1)迅速而适当的降低血压,去除引起急症的诱因。

(2)静脉外给药起效慢且不易于调整,通常需静脉给药。

(3)避免口服或舌下含服硝苯地平。

(4)加强一般治疗,如吸氧、卧床休息、心理护理、环境安静、监测生命体征及维持水和电解质平衡、防治并发症等。

(5)应注意有些降压药不适宜用于急诊高血压,甚至有害。治疗开始时不宜使用强力的利尿降压药,除非有心力衰竭或明显的体液容量负荷过度,因为多数高血压时交感神经系统和 RAAS 过度激活,外周血管阻力明显升高,患者体内循环血容量减少,强力利尿是危险的。

(四)静脉降压药物的治疗

1. 药物选用原则

(1)对于多数高血压急症,通常需持续静脉使用降压药物。

(2)遵循个体化、小剂量开始、依据目标调整降压的原则。

(3)有计划、分步骤地快速平稳降低血压,以保护靶器官是选择静脉制剂的根本原则。

2. 合理选择降压药物

根据高血压急症不同类型选出疗效最佳、不良反应最小的降压药,将血压降至安全水平。具体的药物选择包括:依据临床情况,选择下列药物的单独或联合使用。

(1)急性主动脉夹层:可单用拉贝洛尔,或者尼卡地平、乌拉地尔、硝普钠联用艾司洛尔、美托洛尔。

(2)高血压脑病:选用乌拉地尔、拉贝洛尔、尼卡地平、非诺多泮等。

(3)急性出血性脑卒中:选择拉贝洛尔、尼卡地平、乌拉地尔、利尿药等。

(4)急性缺血性脑卒中:选用尼卡地平、拉贝洛尔、艾司洛尔、乌拉地尔等。

(5)急性心力衰竭:选用硝普钠、拉贝洛尔、硝酸甘油、奈西立肽、乌拉地尔、利尿药。

(6)急性冠状动脉综合征:选用硝酸甘油、艾司洛尔、拉贝洛尔、尼卡地平。

(7)子痫和先兆子痫:选用拉贝洛尔,或尼卡地平和乌拉地尔,但应注意避免长期使用β受体阻滞药,有引起胎儿生长迟缓的可能。

(8)围术期高血压急症:选用艾司洛尔、拉贝洛尔、乌拉地尔、尼卡地平等。

(9)肾功能衰竭:选用尼卡地平、非诺多巴、拉贝洛尔等。

(10)急进型或恶性高血压:选用硝普钠、拉贝洛尔、乌拉地尔。

(11)嗜铬细胞瘤:选用尼卡地平、非诺多泮、乌拉地尔、酚妥拉明等。

3. 血管扩张药的应用

(1)硝普钠

1)药理作用:硝普钠为直接血管扩张药,能同时直接扩张动脉和静脉,尤其是扩张冠状动脉,降低心脏前、后负荷,减少左室容量,减轻室壁压力,增加每搏输出量,减少心肌耗氧量。该药半衰期短,便于调整,可用于各种高血压急症。

2)用法用量:本药静脉滴注后立即起效,静脉滴注停止后作用可维持1～10分钟。开始剂量为0.5μg/(kg·min),根据疗效逐渐以0.5μg/(kg·min)递增,通常维持剂量3μg/(kg·min),极量10μg/(kg·min)。如已达极量,经10分钟降压效果仍不理想,应考虑停药。若有效避免症状缓解后立即停药。

3)不良反应:在通常剂量下不良反应轻微,有恶心、呕吐、肌肉颤动,毒性反应主要由氰化物中毒引起,滴注部位如药物外渗可引起局部皮肤和组织反应。由于硝普钠的严重毒性,所以只有当其他药物不适用时,或肝肾功能正常的患者在特殊情况下才使用。药物的治疗应尽可能缩短，静脉给药速度不应超过 2μg/(kg·min)。接受高剂量硝普钠 4～10μg/(kg·min)治疗的患者应静脉注射硫代硫酸盐。

4)注意事项

①静脉滴注不可与其他药物配伍，滴注需避光，配置后 24 小时内使用。

②用于心力衰竭、心源性休克时开始宜缓慢，以后酌情增加。

③禁忌证为代偿性高血压(如伴动静脉分流或主动脉缩窄的高血压)。

④孕妇慎用。该药减少脑血流灌注并增加颅内压，高血压脑病及脑卒中患者应慎用，硝普钠可引起严重的冠脉盗血，有研究表明，在心肌梗死早期静脉应用硝普钠增加死亡率。甲状腺功能不全者(代谢产物硫氰酸盐抑制碘摄取)、肺功能不全(可加重低氧血症)慎用。肾功能不全患者应用本药超过 48～72 小时，须每日监测氰化物浓度，不超过 3μmol/ml。

⑤心力衰竭患者停药应逐渐减量，并加用口服血管扩张药，以免出现"反跳"。

⑥硝普钠使用不当，会出现过度降压，因此在没有动态监测条件下，不建议选用硝普钠，可以选用半衰期居中的尼卡地平或乌拉地尔等代替。

(2)硝酸甘油

1)药理作用：硝酸甘油或硝酸异山梨酯主要扩张周围静脉，同时具有扩张周围小动脉及冠状动脉的作用。

2)用法用量：静脉滴注即刻起效，停药后数分钟作用消失。其作用强度呈剂量相关性，开始时以 5～10μg/min 速率静脉滴注，然后以每 3～5 分钟增加 5～10μg/min 的速率达到满意疗效，极量通常为 100μg/min，合并肺水肿者极量可至 200μg/min。主要用于合并急性肺水肿及急性冠脉综合征的高血压急症，并不常规用于其他高血压急症。有颅内高压、青光眼、肥厚性梗阻性心肌病、脑出血或头颅外伤等患者禁用。

3)不良反应:常见不良反应包括头痛、眩晕、皮肤潮红等。

4)注意事项

①硝酸甘油可加重通气-灌注血流比例失调的程度,加重低氧血症,因此合并有肺部疾病时应慎用。

②如患者用硝酸甘油剂量＞200μg/min,则发生低血压的危险性明显增加,应考虑换用其他血管扩张药。

③降压时个体差异明显,需要密切监测血压,一旦有效则逐渐减量和延长给药时间,警惕低血压的发生。

④连续给药易致耐药,故需留有给药空白期。

4. 钙离子通道拮抗药

(1)尼卡地平

1)药理作用:尼卡地平为强效、水溶性二氢吡啶类钙离子通道拮抗药,降压有效性与硝普钠近似,主要扩张中小动脉,降低心脏后负荷,对静脉的作用很小。具有高度血管选择性,对椎动脉、冠状动脉和末梢小动脉的选择性远高于心肌,无明显负性肌力作用,在降压的同时能改善心、脑等器官血流量,对缺血心肌具有保护作用。适用于高血压急症及手术时异常高血压的短期急救处理,尤其急性高血压伴基底动脉供血不足者、冠脉供血不足或二尖瓣关闭不全及末梢阻力和肺动脉压中度升高的低心输出量患者。本药具有中度利尿作用,不影响肺部的气体交换。

2)用法用量:尼卡地平半衰期居中,静脉注射 5～10 分钟起效,持续 1～4 小时,血压控制过程平稳,不易引起血压的过度降低,停药后不易出现反跳,无明显耐药性,但不改变血压的昼夜节律变化。颅内出血尚未完全止血,脑卒中颅内压增高者开始时从 0.5μg/(kg·min)静脉滴注,逐步增加剂量将血压降至目标水平,一般剂量为 0.5～6μg/(kg·min),作用持续时间可至停药后的 30～60 分钟。一旦血压控制后,可改为口服给药,口服治疗应在静脉给药停止前至少 1 小时开始,以便保持序贯治疗的连续性。

3)不良反应:可有头痛、乏力、颜面潮红、心悸、转氨酶升高等。

4)注意事项:禁用于重度主动脉狭窄。

(2)尼莫地平

1)药理作用:尼莫地平为二氢吡啶类钙离子通道拮抗药,解除脑动脉血管痉挛作用更强,可通过血脑屏障,但降压作用较弱。

2)临床应用:多用于合并脑血管疾病(如有明显脑血管痉挛的蛛网膜下隙出血)患者。

3)注意事项:严重肝功能损害及脑水肿或颅内压明显升高者禁用。

(3)地尔硫䓬

1)药理作用:地尔硫䓬为非二氢吡啶类钙离子通道拮抗药,能舒张血管平滑肌,降低周围血管阻力从而使血压下降,同时具有改善冠状动脉血流和降低窦房结、房室结自律性及传导性,控制快速性室上性心律失常作用。

2)用法用量:主要用于高血压危象或急性冠脉综合征,通常以每分钟 5～15μg/(kg·min)速率静脉滴注,根据血压变化调整速率。

3)不良反应:其不良反应有心动过缓、水肿、头痛、皮疹等。

4)注意事项:病态窦房结综合征、二度以上房室传导阻滞、严重充血性心力衰竭患者禁用。由于对心脏有抑制作用,不宜长期静脉用药。

5. 周围α受体阻滞药

(1)乌拉地尔

1)药理作用:乌拉地尔有外周α受体阻滞作用及血压中枢调节双重作用,通过阻断突触后α受体,扩张血管;同时还激活中枢5-羟色胺-1A受体,降低延髓心血管中枢的交感反馈调节,扩张血管,抑制反射性心动过速。本药降压平稳而迅速,有减轻心脏负荷、降低心肌耗氧量、增加心脏搏出量、降低肺动脉高压和增加肾血流量等优点，且不增加颅内压。因此，适用于大多数高血压急症（多数高血压急症发作时均存在不同程度交感神经亢进），对嗜铬细胞瘤引起的高血压危象有特效。

2)用法用量：治疗高血压急症时可12.5mg稀释后静脉注射，通常5分钟内起效，10～15分钟后效果不明显可重复应用，必要时还可加大剂量至25mg静脉注射，也可静脉泵连续输注，乌拉地尔100mg稀释至50ml（静脉滴注最大药物浓度为4mg/ml），推荐初始速度为2mg/min，依据降压需要调整速度。

3)不良反应：乌拉地尔不良反应较少，静脉输注过快可出现头晕、恶心、心悸等症状。

4)禁忌证：为主动脉峡部狭窄或动静脉分流（血流动力学无效的透析分流除外）。

5)注意事项

①暂不提倡与ACEI类药物合用。

②静脉给药时患者应取卧位，疗程一般不超过7天。

(2)酚妥拉明

1)药理作用：酚妥拉明为α肾上腺素受体阻滞药，其对α_1受体的阻滞作用为α_2受体的3～5倍，通过降低外周阻力降低心脏后负荷及肺动脉压，增加心排出量。适用于嗜铬细胞瘤引起的高血压危象及高血压合并心力衰竭。

2)用法用量：通常从小剂量开始，每次5～10mg，静脉注射，20～30分钟后可按需要重复给药，或予0.5～1mg/min静脉滴注。

3)不良反应：由于对抗儿茶酚胺而致周围血管扩张，个别患者可出现头痛、心动过速、颜面潮红，甚至严重的体位性低血压。

4)禁忌证：严重动脉粥样硬化、肝肾功能不全、胃十二指肠溃疡及急性冠脉综合征患者禁用。

6. 周围α和β受体阻滞药

(1)拉贝洛尔

1）药理作用：拉贝洛尔可选择性拮抗 α_1 及非选择性拮抗 β 受体，通过抑制心肌及血管平滑肌的收缩反应发挥降压作用，其静脉剂型 α∶β 的阻滞作用为1∶7。有较弱的内在活性及膜稳定作用，其 S 受体阻滞作用约为普萘洛尔的 40%。其起效较迅速（5～10 分钟），降压作用温和，持续时间较长（8～12 小时）。拉贝洛尔降低外周血管阻力，但不降低外周血流，从而保证心脑灌注。用于治疗多种类型高血压，特别适用于妊娠高血压、妊娠合并原发性高血压老年人嗜铬细胞瘤危象及高血压脑病等。

2）用法用量：开始时缓慢静脉注射 25～50mg，以后可以每隔 15 分钟重复注射，总剂量不超过 300mg，也可以 1～4mg/min 速率静脉滴注。

3）不良反应：需注意该药偶可致尿潴留、麻痹性肠梗阻和直立性低血压等不良反应。

4）注意事项：对于重度或急性心力衰竭、支气管哮喘、二～三度房室传导阻滞、窦性心动过缓的患者应慎用或禁用。

（2）艾司洛尔

1）药理作用：艾司洛尔为极短效的选择性 β_1 受体阻滞药，大剂量时选择性逐渐消失。能阻断 β_1 受体降低心输出量，抑制肾素释放，并阻断中枢 β 受体降低外周交感神经活性，从而发挥降压作用。本药静脉注射后即刻产生 β 受体阻滞作用，5 分钟后大最大效应，单次注射持续时间为 10～30 分钟。适用于除合并心力衰竭肺水肿以外的大多数临床类型的高血压急症，尤其是围术期（包括手术麻醉过程中）的血压控制。该药主要通过红细胞胞质中的酯酶代谢，不影响肝肾功能，因此被认为其是治疗危重患者的理想药物。

2）用法用量：本药即刻控制量为 1mg/kg，在 30 秒内静脉注射，继之以 0.15mg/（kg · min）静脉滴注，最大维持量为 0.3mg/（kg · min）。

3）禁忌证：支气管哮喘、严重慢性阻塞性肺疾病、窦性心动过缓、二～三度房室传导阻滞、难治性心功能不全、心源性休克及对本品过敏者禁用。

7. 利尿药

(1)药理作用:利尿药降压主要是促进水和电解质排泄和扩张血管。因容量不足在高血压急症中较常见,利尿药联合其他短效降压药极易导致低血压,因此不常规应用利尿药处理高血压急症,其静脉给药建议用于存在继发充血或容量超负荷的急性心力衰竭或肾衰竭患者,利尿药缓解急性心力衰竭症状的效果肯定,但在其他情况下,不必常规应用利尿药处理高血压急症。

(2)用法用量:在急性心力衰竭中使用襻利尿药,初始剂量建议注射呋塞米 20～40mg,随后也可考虑连续静脉注射使用,但呋塞米总剂量应保持在第一个 6 小时内＜100mg,24 小时内＜240mg。超量应用降压作用不加强,不良反应反而加重。高剂量的利尿药可能导致低血压、低钾血症电解质紊乱。

8. 中枢性降压药

常用药物可乐定为中枢 α_2 受体激动药,适用于除脑血管意外、急性冠状动脉综合征的患者。不良反应轻微,可见口干、嗜睡、头晕、镇静、虚弱、神经质和情绪激动、恶心、呕吐、性欲减退等,很少发生直立性低血压。可乐定缓慢静脉注射后可在 10 分钟产生降压作用,最大作用在注射完后 30～60 分钟,持续 3～7 小时,降压作用前可出现短暂血压升高现象。常用剂量为 0.15mg 加入葡萄糖溶液缓慢静脉注射或肌内注射,24 小时不宜超过 0.75mg。为避免不良反应,建议使用静脉泵维持。脑血管病、冠状动脉供血不足、窦房结或房室结功能低下及外周血管疾病患者慎用。此外,可乐定有明显镇静作用,对评价意识状态会带来不便。

9. 其他药物

(1)非诺多泮:多巴胺受体激动药,通过激活多巴胺 1 受体,诱导小动脉扩张,并扩张肾动脉,增加肾血流并具有直接促尿钠排泄及利尿作用。适用于大多数高血压急症。初始剂量常为 0.1μg/(kg·min)，在达到降标前每 15～20 分钟增加 0.05～0.1μg/(kg·min)，有效剂量为 0.1～1.6μg/(kg·min)。肝硬化、门脉高压动过速、不稳定性心绞痛及青光眼患者慎用。

(2)三甲噻方：神经节阻滞药，可直接扩张血管和阻滞神经节，已经不用于通常的降压治疗，但因其降压降低主动脉剪切力，故在主动脉夹层的高血压急症处理中却是最佳的可选择药物。以 1g/L 浓度 5mg/min 静脉滴注，根据血压调整剂量。由于三甲噻方同时阻断交感和副交感神经，不良反应较多，主要有直立性低血压便和排尿困难。

(3)镇静药：根据病情选用适当的镇静药，如有脑功能障碍可静脉给予地西泮，出现心绞痛、急性心力衰竭心肌梗死者可给予吗啡或者哌替啶 50～100mg。

(五)高血压急症的后续降压管理

对于高血压急症经静脉降压治疗后血压达到目标值，且靶器官功能平稳后，应考虑逐渐过渡到口服用药。口服用药应依据具体药物起效时间与静脉用药在一定时间内重叠使用，而不应等待静脉用药撤除后才开始应用。静脉用药停止后，可适当保持静脉通道，以防止血压反弹而需再次静脉使用降压药物。降压药物剂型改变过渡期间应严密监测各项生命体征及靶器官功能变化。

六、高血压亚急症的治疗

(一)治疗原则

高血压亚急症患者血压升高对短期预后无明显影响，而血压的突然下降会伴随严重的神经系统并发症，并影响预后，且初始的快速降压并不改善长期的血压控制，故初始治疗应在休息并观察的前提下，逐渐给予口服降压药的治疗，以期在数天内将血压逐渐控制。

(二)降压目标

48 小时降至患者能够耐受的血压状态，一般第一目标＜160/100mmHg，第二目标＜140/90mmHg。

(三)治疗方法及注意事项

(1)休息可以使血压下降，因此在初始(起始数小时)内应以动态监测为主。监测中如果血压数值仍然维持较高，且出现靶器官损害征象，需要对高血压进行处理。

(2)高血压亚急症患者需要镇静，口服中效或缓释降压药物，多种降压药物联合治疗。一般采用机制不同的药物联合，如 CCB(硝苯地平缓释片 10mg、2 次/日，或非洛地平缓释片 5mg、1～2 次/日)联合一种 ACEI 或 ARB，必要时还应当联合利尿药(氢氯噻嗪 12.5mg 或 25mg，或者吲哒帕胺 1.5mg 或 2.5mg)，如心率较快可增加 β 受体阻滞药。

(3)到急诊室就诊的高血压亚急症患者，血压控制后建议患者定期到高血压门诊随诊。由于许多患者在急诊就诊后仍维持原来未达标的治疗方案，造成高血压亚急症的反复发生，最终导致严重后果。

(4)具有高危因素的高血压亚急症可以住院治疗。

(5)注意避免对某些无并发症但血压较高的患者进行过度治疗，以免增加不良反应和相应的靶器官损害。

第二节　难治性高血压

难治性高血压(resistant hypertension)又称为顽固性高血压。是指在改善生活方式的基础上，使用足够剂量且合理的 3 种降压药物(包括利尿药)后，血压仍在目标水平以上，或至少需要 4 种药物才能使血压达标(一般人群＜140/90mmHg，糖尿病、冠心病和慢性肾病患者＜130/80mmHg)。难治性高血压由于血压难控，对靶器官的损伤更为严重，预后更差。收缩压持续升高是难治性高血压的主要表现形式。

一、病因

(一)假性难治性高血压的常见原因

1. 医患相关因素

(1)血压测量技术问题:包括使用有测量误差的电子血压计、测压方法不当,如袖带大小不合适,上臂较粗而未使用较大袖带;袖带置于有弹性阻力的衣服(毛线衣)外面;放气速度过快;听诊器体件上向下用力较大。

(2)“白大衣”效应:表现为诊室血压高而诊室外血压正常(动态血压或家庭自测血压正常),发生率在普通人群和难治性高血压人群类似,可高达 20%~30%,老年人似乎更常见。

(3)假性高血压:是指间接测压法测得的血压读数明显高于经动脉真正测得的血压读数。发生机制是由于周围动脉硬化,袖带气囊不易阻断僵硬的动脉血流。尽管血压较高,但并无靶器官损害,多见于有明显动脉硬化的老年人和大动脉炎的患者。

(4)患者依从性差:如服药怕麻烦,担心药物的不良反应;忧虑用“好药”后将来无药可用;经济上不能承受,听信不正确的舆论等。部分为发生药物不良反应而停药。

(5)生活方式改善不良:包括食盐过多、饮酒、吸烟、缺乏运动、低纤维素饮食等。摄盐过多可抵消降压药物的作用,对盐敏感性高血压更为明显。睡眠质量差造成血压升高,并且难于控制,临床上比较常见。

(6)肥胖与糖尿病:由于胰岛素抵抗、血管内皮功能紊乱、肾脏损害、药物敏感性低等原因,更易发生难治性高血压。

(7)高龄:单纯收缩性高血压比较常见,并随年龄增长而增多,更难降压。

(8)精神心理因素:伴有慢性疼痛、失眠、焦虑、忧郁等。

2. 药物因素

药物引起的高血压常见，但易被忽略，临床上有许多药物可升高血压或拮抗降压药物的作用。此外，在停用某些抗高血压药物时，可引起高血压反弹导致难治性高血压。这是血压难以控制的一个较隐蔽的原因，最常见的药物有以下几种。

(1)长期口服避孕药的女性容易血压升高，口服避孕药后约5%的妇女可发生高血压，血压往往超过140/90mmHg，肥胖、年龄大、吸烟、糖尿病、高脂血症、妊娠高血压综合征、肾脏疾病史或具有高血压及心脏病家族史者，更易发生。口服避孕药引起的高血压以轻中度多见，约50%可发生持续性高血压，少数可发展成顽固性高血压，亦可引起肾脏损害。避孕药引起高血压的原因目前认为是药物中含有雌孕两种激素的缘故。一方面雌激素促进肝胆增加肾素底物分泌，血浆肾素活性升高，引起血管紧张素含量升高，促使血管收缩而血压增高；另一方面是雌二醇具有盐皮质激素的作用，可直接作用于肾小管而引起水、钠潴留使血压升高。口服避孕药引起的高血压与服用者的年龄较大、药物中所含激素的量(激素量较少者，较为安全)、口服避孕药史或高血压家族史及治疗时间长短有关；持续使用避孕药5年后，高血压发生率明显增加，故口服避孕药者，应每3～6个月测量血压一次。若需降压治疗，常选用螺内酯或噻嗪类利尿药。

(2)高血压患者合并关节炎者，服用非甾体类消炎药均可影响钠利尿并引起扩容，抑制肾脏内扩血管的前列腺素，因而对抗利尿药(如呋塞米)，血管紧张素转换酶抑制药(ACEI，尤其卡托普利)及β受体阻滞药的降压作用，并且对抗作用随着服用剂量增加而加强。

(3)非类固醇性抗炎药引起水钠潴留，增强对升压激素的血管收缩反应，能消除钙拮抗药外各种降压药的作用。

(4)拟交感胺类药物具有激动α肾上腺素能活性作用，如某些滴鼻液，抑制食欲的减肥药，长期使用可升高血压或干扰降压作用。

(5)三环类抗抑郁制剂阻滞交感神经末梢摄取，如利血平、可乐定等降压药。

(6)用于器官移植抗自身免疫的药物如环孢素刺激内皮素释放，增加肾血管阻力，减少水钠排泄。

(7)治疗晚期肾脏疾病贫血的重组人红细胞生成素能直接作用于血管，升高周围血管阻力。可选钙拮抗药为基础的多种药物组合。

(8)糖皮质激素可使水钠潴留，降低利尿药及其他药的降压作用，出现顽固性高血压，其发生率为 4%～25%，应尽量减少激素用量。采用利尿药治疗有效，但应注意可能引起低血钾。

(9)用于治疗消化性溃疡的甘草酸和甘珀酸有醛固酮特点，可引起高血压、水肿和低血钾，停用后上述现象可消失。

3. 其他因素

急性呼吸道感染常使血压显著升高或使高血压难以控制，可持续 1 周。环境和季节因素也显著影响血压水平，如寒冷环境血压上升幅度较大，且相对难以控制，平时所用药物不足以控制其血压，或者难以使血压达到目标水平。

(二)难治性高血压的继发原因

继发性高血压是难治性高血压的常见原因。继发性高血压主要包括高血压遗传性疾病、阻塞性睡眠-呼吸暂停综合征、肾实质疾病、肾血管性高血压、原发性醛固酮增多症、嗜铬细胞瘤、慢性类固醇治疗和库欣综合征、甲状腺和甲状旁腺疾病、主动脉缩窄、颅内肿瘤等。

二、临床评估

(一)评估病史

详细了解高血压的时间、严重程度、进展情况及影响因素；以往治疗用药及其疗效和不良反应，现在用药情况；询问继发性高血压的可能线索，以及睡眠情况、打鼾和睡眠呼吸暂停情况；了解有无动脉粥样硬化或冠心病；注意有无近期呼吸道感染史。

（二）评估患者的依从性

患者对于药物治疗的依从性直接关系治疗效果，一般可根据患者服药史获得。但是，对于依从性差的患者必须讲究询问技巧，如询问时不要直截了当或带有责备口气，应该从用药的不良反应、药物的价格及其承受能力、用药的方便程度着手。

（三）体格检查

要获得准确的血压信息，必须规范血压测量。测量血压时应在合适的温度和环境下安静休息超过5分钟，在正确舒适的体位和姿势下测量。袖带应覆盖上臂长度2/3，同时气囊覆盖上臂周长的2/3以上。每一侧至少测量2次，2次之间至少间隔1分钟；当2次血压读数差＜5mmHg时方可认为测量读数准确，取其较低的数值为血压测量值。两臂血压不等时，应采用较高一侧的血压读数。注意测量四肢血压（下肢血压只取收缩压），有助于排除主动脉缩窄及其他大动脉疾病。仔细检查颈区、锁骨下动脉区、肾区和股动脉区有无血管杂音，有助于诊断大血管疾病、肾动脉狭窄。肾区未闻及血管杂音不能排除肾动脉狭窄；胸骨左缘上部的杂音应当考虑到主动脉缩窄的可能。患者有皮肤紫纹、面颊部发红并且呈中心性肥胖，可能是库欣综合征。

（四）诊所外血压监测

动态血压有利于排除“白大衣”效应，并能观察血压变化的规律（包括夜间高血压）及对药物治疗的反应等。鼓励家庭血压监测，对识别“白大衣”效应、评价血压和判定预后也具有重要价值。

三、辅助检查

（一）实验室检查

①尿常规，结合病史可以帮助认定或排除肾实质性疾病，如肾炎和肾功能受损；②血液生化，包括血肌酐和血浆钾、钠、镁浓度及血糖、血脂水平；③检查清晨卧位和立位血浆血管紧张素、醛

固酮、血浆肾素水平，并计算血浆醛固酮/血浆肾素活性比值，以便诊断或排除原发性醛固酮增多症；④必要时检测血浆和尿液儿茶酚胺代谢产物水平，以排除嗜铬细胞瘤；⑤当高度怀疑库欣综合征时检查血浆皮质醇水平，并做地塞米松抑制试验。⑥肾脏超声检查，能提供肾脏大小和结构信息，有助于某些病因的诊断；⑦24 小时尿液(乙酸防腐)检查，用于分析尿钠钾排泄、尿醛固酮排泄和计算内生肌酐清除率(必要时)。

(二)影像学检查

多排 CT 血管影像学检查能提供清晰可靠、接近选择性血管造影质量的图像。对于可疑肾动脉狭窄患者，如青少年高血压、女性疑为纤维肌性发育不良、老年人及粥样硬化性肾动脉狭窄的患者应进行 CT 肾动脉造影。对于非可疑肾动脉狭窄患者，不应该常规进行肾动脉造影检查。其他部位的 CT 动脉造影也有助于明确血管狭窄或结构异常的诊断。超声和 MRI 检查，对于肾动脉狭窄诊断敏感性差，不能作为排除诊断的依据。

四、诊断

对于难治性高血压患者的诊断，首先是要符合其诊断标准，其次是找出引起难治性高血压的病因，这也是诊断难治性高血压的重要环节。

(1)筛查程序：是否为假性难治性高血压→患者服用降压药物是否规律→降压药物选择和使用是否合理→有无联用拮抗降压的药物→治疗性生活方式改变有无不良或失败→是否合并使血压增高的器质性疾病(肥胖症、糖尿病等)→有无慢性疼痛和精神心理疾病→启动继发性高血压的筛查。可简化为：识别假性高血压→分析药物原因→注意生活方式不良→重视合并的疾病(肥胖症、糖尿病等)→排除继发性高血压。

(2)确定诊断：经过明确的筛查程序后，如诊室血压＞140/90mmHg 或糖尿病和慢性肾脏病患者血压＞130/80mmHg，且患者已经使用了包括利尿药在内的3种足量降压药物血压难以达标,或需要4种或以上的降压药物才能使血压达标,方可诊断为难治性高血压。

(3)专家诊治:已知和可疑的难治性高血压,需要就诊于相关专家门诊;对于治疗6个月血压仍未控制或仍不见好转者,也需要就诊高血压专家门诊,以进一步诊断和治疗。

五、治疗

(一)治疗原则

(1)提高患者依从性:服用多种药物,药物剂量计算复杂及自付比例高的患者依从性高。原则应当是尽量地简单,可以联合应用每天从需服用1次的长效药物。多次就诊和采用家庭自测血压的患者依从性好,因此鼓励患者每天在家中测量并记录血压变化有益,家属还可以监督患者对生活方式改变的坚持情况。

(2)强化治疗性生活方式

①减轻体重:体重减轻10kg,血压可下降6～10/4～6mmHg。应建议所有肥胖或超重的难治性高血压患者减轻体重。

②严格限盐:限制食盐对老年患者效果更好。

③控制饮酒。

④高纤维低脂饮食:建议多食用蔬菜和水果、低脂、钾镁钙含量高和低饱和脂肪的食物。

(3)制定合理治疗方案:降压失败后,在严密观察下停用现有药物,重启新的联合用药方案。原则是专科诊治有利于寻找难治性高血压原因,有利于制订合理的治疗方案。

(二)药物选用原则

抗高血压药物剂量不足和组合不当是所谓高血压难治的最常见原因。对于血压控制不良的患者,首先停用干扰血压的药物,对其所用的≥3种抗高血压药物,根据其血压的基本病理生理、药理学原则和临床经验进行调整或加强。基本原则为能够阻断导致血压增高的所有病因，联合药物的作用机制及协同作用，抵消不良反应。

(三)药物治疗

降压药物首先选用ACEI或ARB＋钙离子拮抗药＋噻嗪类利尿药、扩张血管药＋减慢心率药＋利尿药的降压方案。如果效果不理想，增加原有药物的剂量尤其是利尿药剂量。血压仍不达标时，可再加用另一种降压药物，如螺内酯、β受体阻滞药、α受体阻滞药或交感神经抑制药(可乐定)。

(1)利尿药：难治性高血压患者血浆及尿醛固酮的水平均较高，而且即使无慢性肾病，心房利钠肽及脑利钠肽的水平也较高。利尿药是控制难治性高血压有效而稳定的药物，特别是对于盐敏感性高血压。当血压难以控制时，可适当增大剂量。通常选用噻嗪类利尿药，当有明显肾功能不全时使用襻利尿药，如呋塞米或托拉塞米。因呋塞米是短效制剂，需要每日给药2～3次，否则间歇性尿钠排泄反而会激活RAS引起水、钠潴留。如果利尿药加量后效果仍不佳，可联合醛固酮受体拮抗药。

(2)ACEI或ARB：抑制RAS系统，兼有明显的心脏和肾脏保护作用，在难治性高血压中是重要的联合治疗药物之一，尤其适用于糖尿病、肥胖症、胰岛素抵抗或睡眠-呼吸暂停者。

(3)钙离子通道拮抗药：常为难治性高血压患者联合用药的选择。钙离子通道拮抗药的种类和品种不同，药理作用特点有较大差异，应该根据临床情况具体选择，建议选择缓释或长效制剂。硝苯地平作用强，但半衰期短，应该使用控释型或缓释片剂。尼卡地平作用强，目前尚无缓释型，仅在病情需要时使用。氨氯地平是长半衰期药物，作用温和，可安全使用。对于某些血压难控的患者，可采用二氢吡啶类与非二氢吡啶类联用，如硝苯地平联合地尔硫䓬。

(4)β受体阻滞药：阻滞外周交感神经活性，降低中枢交感神经活性,减少肾素释放,并具有镇静和抗焦虑作用。在难治性高血压患者中,β受体阻滞药常作为血压难控时的联合用药,尤其对舒张压较高、脉压较小、心率较快和有焦虑或失眠的患者效果更好。兼有α受体阻滞作用的β受体阻滞药(如卡维地洛),在降压方面也有较好的效果。

(5)α受体阻滞药或交感神经抑制药:在难治性高血压常用联合药物不能控制时也可选用。外周α受体阻滞药的耐受性良好,如果选用的β受体阻滞药不兼有α受体阻滞作用,可加用外周α受体阻滞药。中枢性α受体阻滞药虽可选用,但不良反应较多,耐受性差。

第4章

心律失常

第一节　室上性心动过速

室上性心动过速(supraventricular tachycardia,SVT),简称室上速,是指起源于心房或房室交界区的心动过速,大多数是由于折返激动所致,少数由自律性增加和触发活动引起。室上性心动过速包括房性心动过速(auricular tachycardia,AT)、心房扑动(auricular flutter,AF)、房室结折返性心动过速(atrio ventricular nodal reentrant tachycardia,AVNRT)、房室折返性心动过速(atrio ventricular reentrant tachycardia,AVRT)。室上性心动过速发作的频繁程度和持续时间在不同的患者差异很大,同时患者的临床表现与是否合并器质性心肺疾病及合并疾病的性质和严重程度密切相关。

一、病因

(一)房性心动过速

房性心动过速多见于器质性心脏病患者伴心房肥大、慢性阻塞性肺疾病、心肌病、心肌梗死、低血钾及洋地黄中毒等患者。少数房性心动过速是病窦综合征慢-快综合征的表现之一。特发性房性心动过速少见,常发生于儿童和青少年。

(二)心房扑动

阵发性心房扑动可发生于无器质性心脏病者。持续性心房扑动大多发生在各种器质性心脏病,其中最主要病因是风湿性心脏病(二尖瓣狭窄)与冠心病。心外病因包括甲亢、洋地黄等药物过量及酒精中毒等。

(三)房室折返性心动过速

房室折返性心动过速常发生于无器质性心脏病患者,少数可由心脏疾病或药物诱发。由房室结区(正路)和房室传导副束(旁路)组成的环路中发生连续的折返激动所致。

(四)房室结折返性心动过速

房室结折返性心动过速常发生于无器质性心脏病患者,少数可由心脏疾病或药物诱发。由房室交界区存在传导速度快慢不同的双径路形成连续的折返激动所致。

二、发病机制

(一)冲动起源异常

冲动频率的加速可发生于具有正常自律性的细胞,也可发生于原来无自律性的细胞。临床上常见于原位的自律性增高,如不恰当的窦性心动过速;异位自律性增高,如某些类型的房性心动过速。

(二)触发活动异常

多为复极过程紊乱所致的后除极电位,当后除极电位达到一定阈值,就产生一个动作电位,如多源性房性心动过速是由后除极电位异常引起等。

(三)折返机制

绝大多数的室上性心动过速的发生机制为折返。可由解剖上的折返环、功能上的折返环或两者同时存在引起折返激动。形成折返激动一般具备两个条件:①至少存在两条以上功能上或解剖上的传导途径,并在近端或远端形成闭合环;②有足够长的传导时间,使得单向传导阻滞的径路不应期得以恢复其应激性。常见的折返性心动过速有 AVNRT、AVRT、持续性交界区折返性心动过速(permanent junctional reciprocating tachycardia,

PJRT)及心房扑动等。

三、临床表现

(一)房性心动过速

房性心动过速根据发生机制与心电图表现的不同,可分为房内折返性心动过速(intra atrial reentrant tachycardia,IART)、房性自律性心动过速(automatic atrial tachycardia,AAT)和房性紊乱性心动过速(chaotic atrial tachycardia,CAT)三种。

(1)房内折返性心动过速:常反复发作,发作时胸闷、心悸、气促,一般无严重症状和血流动力学障碍。

(2)房性自律性心动过速:可短暂发作或持续数月,症状多不严重,有的患者甚可持续数年为慢性持续性房速,少数可发展至心动过速性心肌病,洋地黄中毒者可致心力衰竭加重、低血压或休克。

(3)房性紊乱性心动过速:发作时常诱发或加重心功能不全,易发展为心房颤动,部分患者常提示预后不良。

(二)心房扑动

心房扑动患者轻者可无明显不适,或仅有心悸、心慌、乏力;严重者头晕、晕厥、心绞痛或心功能不全,少数患者可因心房内血栓形成脱落而引起脑栓塞。心室律可规则,房室 2∶1下传时,通常为 140～160/min;伴不规则房室传导阻滞时,心室率可较慢,且不规则;有时心室率可因房室传导比例的转变而突然自动成倍增减,按摩颈动脉窦或压迫眼球可使心室率减慢或突然减半,解除压迫后又即回复到原有心率水平,部分可听到心房收缩音。

心房扑动往往有不稳定的趋向,可恢复窦性心律或进展为心房颤动,但亦可持续数月或数年。心房扑动时心房收缩功能仍得以保存,栓塞发生率较心房颤动为低。令患者运动,应用增加交感神经张力或降低副交感神经张力的方法,均通过改善房室传导,使心房扑动的心室率明显加速。心房扑动的心室率不快者,患者无症状。心房扑动伴有极快的心室率,可诱发心绞痛与充血性心力衰竭。

(三)房室结折返性心动过速

房室结折返性心动过速多发生于没有器质性心脏病的患者,女性多于男性,频率常为140～250/min。患者可表现心悸、烦躁、紧张、乏力、心绞痛、心功能不全、晕厥,甚至休克等。

(四)房室折返性心动过速

房室折返性心动过速(AVRT)的发生率仅次于房室结折返性心动过速(AVNRT),约占全部室上性心动过速的30%。患者可有心悸、心前区不适或心绞痛、眩晕,严重时可有血压降低、休克及心功能不全。

(1)前传型房室折返性心动过速:AVRT发病较早,发作时可有心悸、心前区不适或心绞痛、眩晕,严重时可有血压降低、休克及心功能不全。AVRT发作时心率可稍快于AVNRT,但以同一范围者居多。心律绝对规则,心音强弱均等。心动过速时由于心房扩张及抗利尿钠排泄因子分泌增多,在心动过速终止后可出现多尿。一般心率超过160/min即感心悸、胸闷,超过200/min时可有血压下降、头晕,甚至晕厥。

(2)逆传型房室折返性心动过速:临床症状及临床经过均比前传型房室折返性心动过速要重,也较危险。发作时心率为140～250/min,常在200/min左右。心率在150/min以上时即可产生明显的症状及血流动力学障碍,常并发有心绞痛、心源性休克或晕厥。严重者可导致室性心律失常,甚至猝死。

四、辅助检查

(一)心电图和心电生理检查

1. 房性心动过速

(1)房内折返性心动过速:①房性P′波,频率130～150/min,偶可高达180/min,较为规则;②P′波与窦性P波形态不同,与房内折返途径有关；③P′-R 间期≥120 毫秒，发生房室阻滞时不能终止房速发作；④QRS 形态和时限多与窦性相同；⑤心电生理检查时，心动过速能被房性期前刺激诱发和终止。心动过速开始前必先经历房内传导延缓。心房激动顺序与窦性心律时不同。

（2）房性自律性心动过速：①房性 P′波，频率 100～200/min，发作初期频率渐趋稳定（温醒现象）；②P′波与窦性 P 波形态不同，取决于异位兴奋灶的部位；③P′-R 间期≥120 毫秒，发生房室阻滞时不能终止房速发作；④QRS 形态和时限多与窦性相同；⑤心电生理检查时，房性期前刺激不能诱发或终止房性自律性心动过速。

（3）房性紊乱性心动过速：①房性 P′波，频率 100～130/min；②有 3 种或 3 种以上形态不同的 P′波，且 P′波之间有等电位线；③P′-P′、P′-R、R-R 间距不规则，部分 P′波不能下传心室；④心电生理检查时，房性期前刺激不能诱发或终止房性紊乱性心动过速。

2. 心房扑动

（1）P 波消失，代以形态、振幅、间距规则的锯齿状房扑波（F 波），F 波在Ⅱ、Ⅲ、aVF 或 V_1 导联最明显，频率在 250～350/min，等电位线消失。增加迷走神经张力的措施可产生短暂的房室传导阻滞而使 F 波清晰显示。

（2）QRS 波群形态正常，伴室内差异性传导、束支传导阻滞或预激综合征时，QRS 波群增宽、畸形。

（3）心室率的快慢取决于房室传导比例。传导比例以偶数多见，奇数少见。其中以 2∶1传导最常见。当房扑率为 300/min 时，产生 150/min 的心室率最具特征性。

（4）心室律规则与否，取决于房室传导比例是否恒定。不规则的心室率是由于传导比率不恒定所致。

3. 房室结折返性心动过速

（1）QRS 频率 100～250/min，节律规则。

(2)QRS 波群形态与时限通常正常，但如心室率过快发生室内差异传导或窦性激动时即有束支传导阻滞时，QRS 波群可宽大畸形。

(3)可见逆行 P′波，常重叠于 QRS 波群内或位丁其终末部。

(4)心电生理检查时，心动过速能被期前刺激诱发和终止，R-P′间期 60～70 毫秒，房室交界区存在双径路现象。后者表现为房室传导曲线中断，相同或相近速率(＜10 毫秒)期前刺激时，出现长短两种 S-R 间期，互差＞50 毫秒。

4. 房室折返性心动过速

(1)QRS 频率 150～250/min，节律规则。

(2)QRS 波群形态与时限均正常时，为房室正路顺传型房室折返性心动过速。QRS 波群宽大畸形和有 δ 波时，为房室正路逆传型房室折返性心动过速。

(3)可见逆行 P′波，R-P′间期一般 110～115 毫秒。

(4)心电生理检查时，心动过速能被期前刺激诱发和终止，R-P′间期常 110～115 毫秒。

(二)动态心电图检查

对于频发的短阵心动过速，常规 12 导联心电图往往难以捕捉心动过速发作的情形，动态心电图有助于了解心律失常的情况并了解临床症状与心律失常的相关性。

五、诊断及鉴别诊断

(一)无心电图记录时的诊断

1. 病史与体检

室上性快速性心律失常的症状取决于心室率、基础心脏疾病、发作持续时间与患者的自我感觉状况。阵发性心律失常的患者在就诊时经常无症状，阵发性心悸是重要的诊断线索。室上性心动过速见于各个年龄段，反复出现且突发突止。而窦性心动过速则是非阵发性，逐渐加速和逐渐停止。有规律的突发突止的心悸通常是由 AVRT 和 AVNRT 引起，如果刺激迷走神经可以终止常提示该折返有房室结参与。由于心房收缩适逢房室瓣关闭，导致心房压升高，心房肽分泌增多，引起多尿，则支持持续性室上性心动过速。少数患者发生晕厥。其原因为：①快速室上性心动过速的起始或突然终止时，出现较长的心脏停搏间歇；②因房颤通过旁道下传，引起过快的心室率；③伴有心脏结构异常如主动脉瓣狭窄、肥厚型心肌病或脑血管疾病。需要注意的是，持续数周到数月的室上性心动过速伴有快速心室率，可以引起心动过速介导的心肌病。

2. 诊断

记录常规 12 导联心电图，可提供异常节律、预激、Q-T 间期延长、窦性心动过速、ST 段异常或基础心脏病的证据。

(1)对于频发短暂的心动过速患者，应进行 24 小时动态心电图检查。对于发作次数少(＜2 次/月)的患者，采用心电事件记录仪或可携带循环记录仪。对于发作少但有血流动力学不稳定的患者，可选择埋藏式心电事件记录仪。运动试验很少用于诊断，除非心律失常明显与运动有关。

(2)有阵发性规律性心悸病史的患者，静息心电图检查出现预激，提示 AVRT。预激患者出现无规律的阵发性心悸，强烈提示心房颤动，因该类患者易发生猝死，需要进行电生理检查并进一步评估。

(3)难以确诊的心律失常，可选择食管心房起搏进行诊断和诱发快速心律失常。

(4)对于已经确诊的持续性室上性心动过速，除常规体格检查和 12 导联心电图检查外，还应做超声心动图检查等，以除外可能存在的心脏器质性疾病。

(二)窄 QRS 波心动过速的诊断

描记完整的窦性心律和心动过速时的心电图，对诊断与鉴别诊断具有重要价值，尤其是鉴别窄 QRS 波和宽 QRS 波心动过速。窄 QRS 波心动过速是体表心电图 QRS 波时限<120 毫秒的心动过速,而 QRS 波时限≥120 毫秒的心动过速称为宽 QRS 波心动过速。对于血流动力学不稳定的患者,无论窄 QRS 波心动过速还是宽 QRS 波心动过速,均需要紧急电复律,并通过除颤记录仪尽可能记录下心动过速时的心电图。对于心动过速发作时描记的心电图,应注意分析心电图 P 波与 R 波的关系,同时密切观察对腺苷和颈动脉窦按摩的反应,对于区别窄 QRS 波心动过速的类型有较大价值。

(1)窄 QRS 波心动过速的鉴别程序:R-R 间期是否规则,如 R-R 间期不规则,提示心房颤动、房性心动过速或心房扑动隐匿传导或阻滞;如 R-R 间期规则,心电图上有 P 波,则观察心房率与心室率。如心房率>心室率,为房性心动过速或心房扑动;心房率<心室率,应当比较 R-P 与 P-R 间期的大小。如 R-P<P-R 且 R-P<70 毫秒,则为 AVNRT;R-P<P-R 且 R-P>70 毫秒,应为 AVRT、AVNRT 或房性心动过速;而 R-P>P-R,当属房性心动过速、PJRT 或非典型性 AVNRT。

(2)窄 QRS 波心动过速对腺苷反应的诊断程序:血流动力学稳定的规则的窄 QRS 波心动过速→静脉注射腺苷 3mg(静脉注射<2 秒,必要时 2 秒后 6mg 重复)→观察心率与心律变化→判定心律失常类型:①心率无改变,为注射量或速度不够,或室性心动过速(分支或高位间隔起搏点);②心率逐渐减慢以后又逐渐回升,为窦性心动过速、房性心动过速(自律性),或非阵发性交界区折返性心动过速;③心动过速突然终止,为 AVNRT、AVRT、房室结折返或房性心动过速(自律性);④持续性房性心动过速伴短暂 AVB,为心房扑动或房性心动过速。

六、急性期治疗

根据病史和心电图资料,一旦诊断明确,应针对其机制及伴随的血流动力学状态采取相应的急、慢性治疗措施。宽 QRS 波心动过速不能以血流动力学状况估计心动过速类型，难以明确诊断时应按室性心动过速处理。无论是室性心动过速还是室上性心动过速，若血流动力学不稳定，最有效的处理方法是直流电复律。

(一)血流动力学稳定的窄 QRS 波心动过速急性期的处理

(1)迷走神经刺激：规则的窄 QRS 波心动过速一般为室上性心动过速，迷走神经刺激可终止心动过速或影响房室传导。对于稳定规则的室上性心动过速，应当首选迷走神经刺激法，深吸气后屏气同时用力做呼气动作(Valsalva 法)，或用压舌板等刺激咽喉部产生恶心感，可终止 AVNRT 或 AVRT。压迫眼球或按摩颈动脉窦现已少用。迷走神经刺激法仅在早期使用效果较好。

(2)抗心律失常药物：维拉帕米和普罗帕酮终止室上性心动过速的疗效好，作为首选药物，但使用时应注意避免低血压、心动过缓。室上性心动过速终止后立即停止注射。腺苷对窦房结和房室结传导有很强的抑制作用，起效快且半衰期短，应快速推注，心动过速终止后可出现窦性停搏、AVB 等缓慢性心律失常，通常持续数十秒，一般不需特殊处理。腺苷禁用于有哮喘病史和冠心病的患者。需要强调的是：若同时使用茶碱类药物者，腺苷应增量；腺苷作用会被双嘧达莫加强，使用时相应减少剂量；合用卡马西平时，易产生 AVB；腺苷有诱发短暂心房颤动的可能(1%～15%)，对预激患者有诱发心室颤动的危险。国内有应用三磷腺苷(ATP)终止室上性心动过速的报道，不良反应及注意事项与腺苷相同。地尔硫䓬、β 受体阻滞药静脉注射也有效。当上述治疗无效或伴有器质性心脏病，尤其是心衰时，或存在上述药物的禁忌时，可使用胺碘酮、洋地黄类药物。

(3)监测和记录心电图：任何治疗过程包括迷走神经刺激均要全程监测心电图，观察心动过速是否终止，或评价心律变化以进一步诊断。心动过速终止而 QRS 波后无 P 波，支持 AVRT、

AVNRT 的诊断。心动过速终止而在 P 波后无 QRS 波，支持房性心动过速的诊断。持续性心动过速合并 AVB，支持房性心动过速和心房扑动的诊断，可以排除 AVRT，AVNRT 的可能性也极小。

（二）血流动力学稳定的宽 QRS 波心动过速急性期的处理

（1）对于无器质性心脏病、LVEF 正常者，可选用普罗帕酮、索他洛尔和普鲁卡因胺；对于有器质性心脏病、LVEF 降低者，可选用利多卡因和胺碘酮。

（2）已诊断为室上性心动过速者，则按窄 QRS 波心动过速处理。

（3）经旁道前传的宽 QRS 波心动过速可按室上性心动过速处理，宜选用普罗帕酮、胺碘酮，但禁用影响房室结传导的药物。

（4）洋地黄过量引起的室性心动过速，主要针对洋地黄过量处理。

（三）室上性心动过速的电复律治疗

1. 适应证与禁忌证

（1）适应证：药物治疗无效者；心室率过快致严重血流动力学障碍者（紧急复律）。

（2）禁忌证：洋地黄中毒或低钾血症引起者；高度或完全性 AVB；病窦综合征。

2. 操作前准备

（1）知情同意：告知患者电复律的目的和必要性，告知操作的基本过程和方法，告知可能的并发症，签署电复律同意书（紧急电复律除外）。

（2）复律与监护设备：除颤器、心电图仪、心电监护仪。

（3）麻醉药物：地西泮或氯胺酮。

（4）复苏器械：简易呼吸器、面罩、气管导管、呼吸机。

（5）复苏药物：肾上腺素、异丙肾上腺素、阿托品、胺碘酮、硫酸镁、尼可刹米、洛贝林等。

3. 操作要点

(1)复律时准备：术前当日禁食，术前 1～2 小时服少量镇静剂，术前 30 分钟开始高流量吸氧，患者平卧于硬板床上，建立静脉通道，描记 12 导联心电图以供对照。

(2)联通电源：连接电源及除颤器示波导联，打开除颤器上电源开关，观察是否正常通电与示波。

(3)设置同步状态：选择 R 波较高的导联进行示波观察，测试同步性能，置电复律器的“工作选择”为 R 波同步类型，再次检查与患者 R 波同步的准确性。

(4)镇静与麻醉：缓慢静脉注射（＜5mg/min）地西泮 0.3～0.5mg/kg（一般 20～40mg），或氯胺酮 0.5～1mg/kg，麻醉至睫毛反射消失为停止注射的主要指标，并结合意识蒙眬与痛觉状态。

(5)选择能量键：设置能量键至所需的能量水平，即室上性心动过速 50～100J（单相或双相除颤）。

(6)安置电极板：涂上导电糊或包以数层浸过盐水的纱布，两电极板分别置于胸骨右缘第 2 肋间及左腋前线第 5 肋间，两电极板至少相隔 10cm。

(7)充电：按“充电”按钮，将电极板充电至预定的复律能量。

(8)复律：按紧电极板，请周围人员“让开”，按“放电”按钮，观察到患者的胸部肌肉抽动情况。

(9)判定复律成功与否：立即观察心电图检查，观察 10 秒左右，以判定复律是否成功。如果转为窦性心律，应当做心电图与前面对比；如果不成功，决定是否需要再次除颤并选择能量。

(10)密切观察：转复窦性心律后，密切观察患者的呼吸、血压、心率、心律变化，直至观察到患者清醒后 30 分钟，卧床休息至少 1 天。

(11)设备整理备用：除颤完毕后，关闭除颤器电源，擦拭电极板,电除颤仪放置原位。

4. 注意事项

(1)患者身体不与金属物相接触,与身体相连的设备应与地面绝缘。

(2)连接心电导联的胸壁电极不影响电极板的放置。

(3)胸壁有汗液或异物时用干纱布擦净。

(4)电极板所涂导电糊要均匀,或包裹电极板的生理盐水纱布应预先拧干。

(5)放电时身体站稳,适度离开木板床。

(6)电复律成功后,继续应用抗心律失常药物预防复发。

(7)电复律后,告知电复律的注意事项。

(8)熟知如何监测、发现与及时处理并发症。

第二节 室性心动过速

室性心动过速(ventricular tachycardia,VT)简称室速,是指起源于希氏束分叉处以下的3～5个以上宽大畸形QRS波群组成的心动过速。发作短暂者血流动力学改变较轻;发作持续30秒以上者则可发生显著的血流动力学改变,可发展成心室颤动,致心脏性猝死。同时有心脏病存在者病死率可达50%以上,所以必须及时诊断,予以适当处理。

一、病因

(一)器质性心脏病引起的室速

1. 原发性心肌病

(1)扩张型心肌病:室性心动过速的发生率为12%～18%,其中约半数可因此而发生心脏性猝死。

(2)肥厚型心肌病:肥厚型心肌病是容易发生持续性室速和心脏性猝死的器质性心脏病之一,一般认为室速的发生率约 25%。

(3)限制性心肌病：限制性心肌病合并室速十分常见。

(4)致心律失常性右室心肌病：致心律失常性右室心肌病(ARVC)的主要表现就是室速，部分有心肌病变而未表现出室速的患者也是室速的潜在高危人群。ARVC 的患者大约有 2/3 合并严重的室性心律失常，是猝死的高危人群。

2. 冠心病

各种类型的冠心病，如急性心肌梗死、陈旧性心肌梗死、心绞痛或无症状心肌缺血等均可发生室速。急性心肌缺血可造成缺血区心肌激动延迟而诱发折返活动。陈旧性心肌梗死则常为梗死边缘瘢痕区心肌构成的折返。心肌梗死患者发生室速的病理基础主要为显著的室壁运动异常、左心室室壁瘤形成、显著的左心室功能减退。

3. 心肌炎

心肌炎常见的病因为病毒感染，病毒直接侵犯心肌或通过免疫反应而导致心肌细胞水肿、溶解、坏死、间质炎症细胞浸润、心肌扩张及纤维化等，成为室速的病理基础。

4. 二尖瓣脱垂

一些二尖瓣脱垂患者易发生室速，甚至导致心脏性猝死。

5. 高血压心脏病

高血压心脏病发生室性心律失常多为室性期前收缩，室速发生率较低。

6. 心脏瓣膜病

部分患者在发生风湿性心肌炎、心功能不全、电解质紊乱等情况下可发生室速。

7. 先天性心脏病

先天性心脏病患者特别是法洛四联症患者，许多并发室速。有些患者在外科矫正术后仍可发生室速，可能与心室部分切除或手术瘢痕引起传导减慢有关。

8. 其他

其他各种原因引起的心脏病如心包炎、心脏肿瘤等均可发生室速。

(二)无器质性心脏病性室速

(1)电解质紊乱和酸碱平衡失调:低钾血症、高钾血症、低镁血症及酸中毒等常常成为室速的原因,即使在无明显器质性心脏病的患者也常常诱发室速,在有器质性心脏病的患者更易发生室速。

(2)药物和毒物作用:许多室速是由于药物或毒物引起的,如洋地黄类药物,抗心律失常药物尤其是Ⅰ类和Ⅲ类抗心律失常药物(如奎尼丁),拟交感胺药物,罂粟碱,二环抗抑郁药,锑剂,青霉素过敏等,均可发生室速。

(3)特发性室性心动过速:是指发生在无器质性心脏病患者的室速,在室速的总数中约占10%,以青壮年居多。病因未明。近几年来,随着临床研究的深入,一些研究人员发现,许多特发性室速患者的心肌具有不同程度的病变,因此认为其病因可能为亚临床心肌病。

(4)其他:长QT综合征、Brugada征等,室速是其常见症状,是心脏性猝死的高危人群。

二、分类

(一)根据心电图分类

(1)期前收缩型室性心动过速:室速由一个室性期前收缩激发,室速的第一个QRS波与前面的窦性心搏有固定的配对间期。短阵发作的最后一次心室搏动和下次发作的第一个QRS波之间的间距,不等于室速时R-R间距的倍数,故与并行性室速不同。

(2)单形室性心动过速:单形室速可以短阵发作(非持续性),也可呈持续性,发作时心电图同一导联上QRS波形态只有一种。

(3)双向性室性心动过速:双向性室性心动过速又称为双向

性室性心律，是指室速发作时，心电图的同一导联上 QRS 主波方向交替发生正负相反的改变。双向性室速在临床上比较少见，常见于严重的器质性心脏病，如扩张型心肌病、冠心病等或洋地黄中毒患者。患者的基础心律常为心房颤动。

(4)并行性室性心动过速：并行性室性心动过速是在室性并行心律的基础上形成的，多见于器质性心脏病患者。并行性室速进一步分为两种亚型：①加速的室性自主心律，频率 75～120/min，多见于急性心肌梗死；②阵发性并行性室速，频率 140～220/min，属于期前收缩性室速。

(5)多形室性心动过速：多形室性心动过速指的是心动过速发作时，在心电图的同一导联上出现 3 种或 3 种以上形态的 QRS 波。根据心动过速发作前基础心律的 Q-T 间期长短可进一步将多形室速分为两种类型：①尖端扭转性室速，心动过速发作前 Q-T 间期延长，心动过速发作时 QRS 波沿着一基线上下扭转；②多形室速，心动过速发作前 Q-T 间期正常。

(6)紊乱型室性心动过速：紊乱型室性心动过速也称为多源性室速，室性紊乱心律，是由于心室内存在着多个异位起搏点且自律性极不稳定而构成的室速。其特征是心电图同一导联上有多种形态的 QRS 波，且 P-R 间期极不匀齐。紊乱型室速是一种极为严重的室性心律失常，易发生电-机械分离或室颤，常见于各种严重的器质性心脏病、洋地黄中毒或其他疾病终末期的患者。

(二)根据心动过速的发作时间分类

(1)持续性室性心动过速：室速持续 30 秒以上，多见于器质性心脏病患者。

(2)非持续性室性心动过速：其标准是单源性连续心室异位搏动超过 3 次，频率≥100/min，在 30 秒内自行终止。

(3)反复性室性心动过速：常由室性期前收缩激发，是以室性反复搏动开始而形成的连续折返，常呈短阵发作方式，与窦性心律交替出现。

(三)根据室性心动过速发作的血流动力学和预后分类

(1)良性室性心动过速:发作时无明显血流动力学障碍,多为特发性或短阵性室速。

(2)潜在恶性室性心动过速:发作时患者有心慌、胸闷等症状,难以终止,有发生心脏性猝死的潜在可能性,常有器质性心脏病基础。

(3)恶性室性心动过速:发作时患者有明显症状,如心慌、胸闷、晕厥等,具有发生心脏性猝死的高度可能性,常有严晕的器质性心脏病基础。

(四)根据心动过速的起源部位分类

(1)左室心动过速:心动过速多呈右束支阻滞,V_1 导联正相波为主。

(2)右室心动过速:心动过速多呈左束支阻滞,V_1 导联负相波为主。

(3)束支折返性心动过速:既可呈左束支阻滞,也可呈右束支阻滞,心率大多 200/min 以上,QRS 波增宽,大多在 140 毫秒以上。

三、临床表现

(一)症状

发作时的临床表现并不一致,有的症状不明显,有的可出现心悸、胸闷、胸痛、黑蒙、晕厥,也有少数患者可致猝死。

室速发作时的临床症状主要由室速引起的血流动力学改变所致,其变化程度取决于以下几个因素:①心室舒张和收缩时的综合能力;②心房和心室收缩和舒张的协调性和房室瓣关闭的时效性;③心动过速的频率和持续的时间;④室速的病因和原有的心功能状态;⑤心血管神经体液调节功能及其自身对心功能的调节功能;⑥室速的起源部位;⑦室速的类型。

(二)体征

室速发作时心率波动在 150～200/min，有的较慢，约 70/min，少数患者的频率较快，可达 300/min。节律多较规则，也有的不绝对规则，第一心音强弱不等，可有奔马律和第一、二心音分裂，有的甚至只能听到单一的心音，颈静脉有强弱不等的搏动。室速发作时具有的特征性体征是颈静脉搏动出现大炮波。

四、辅助检查

(一)心电图

心电图不仅对室速有定性价值，而且可以根据 QRS 波的形态特征大致判断其起源部位，如 QRS 波呈右束支阻滞者，心动过速起源于左心室；QRS 波呈左束支阻滞者，心动过速起源于右心室；Ⅱ、Ⅲ、aVF 导联以 R′波为主者，心动过速多起源于流出道或基底部；Ⅱ、Ⅲ、aVF 导联以 S 波为主者，心动过速多起源于膈面或心尖部。

(二)动态心电图

动态心电图可以记录短阵室速发作，尤其对反复晕厥的患者更有重要意义。

(三)心电生理检查

室速的电生理检查的临床应用可以明确诊断，阐述室速的机制，终止心动过速，并可以确定心动过速起源点，指导导管消融治疗。心内电生理检查对判断室速严重程度及预测猝死的危险程度具有重要意义。

五、诊断及鉴别诊断

(一)诊断

典型室速根据发作时的心电图或动态心电图，结合其基础心脏情况，诊断不难确定。诊断标准如下：

(1)心室率常在 150～250/min，QRS 波群宽大畸形，时限增宽。

(2)T 波方向与 QRS 波主波相反，P 波与 QRS 波群之间无固定关系。

(3)Q-T 间期多正常，可伴有 Q-T 间期延长，多见于多形室速。

(4)心房率较心室率缓慢，有时可见到室性融合波或心室夺获。

(二)鉴别诊断

1. 与室上性心动过速(简称室上速)伴 QRS 波群增宽(原来存在的束支传导阻滞)相鉴别

(1)室上速伴左束支或右束支阻滞时，宽大的 QRS 波形应呈现典型的束支阻滞图形。如室上速伴左束阻滞时，电轴应左偏，V_1、V_2 导联为 RS 型，R 波间期应＜30 毫秒，V_5、V_6 导联不应出现 Q 波等。以往的心电图或恢复窦性心律的心电图对室上速伴原有束支阻滞的诊断有重要意义。

(2)室上速伴持续差异性传导与室速鉴别较困难，差异性传导的发生可以是室内束支的功能性改变，也可能为病理性变化。右束支阻滞型以功能性居多，右束支分支阻滞或左束支阻滞型则常见于心脏器质性病变者。出现房室分离、心室夺获或者室性融合波可以确定室速的诊断。

2. 与逆向型房室折返性心动过速鉴别

逆向型房室折返性心动过速，即经房室旁路前传的房室折返性心动过速。心房激动经房室旁路下传心室，心室激动再从房室结逆传心房，心室系由旁路下传的激动兴奋，故 QRS 波宽大、畸形。其频率在 220/min 以上，而室速的频率多在 100～220/min，超过 220/min 者比较少见。

3. 与预激综合征(预激)合并房颤的鉴别

(1)预激综合征发生房颤时，出现宽大畸形的 QRS 波心动过速，但也有窄 QRS 波群出现或心室融合波，使心电图前、后部 QRS 波形态发生变化。

(2)房颤合并预激综合征时，由于基础心律为房颤 P 波消失，R-R 间距绝对不等，恢复窦性心律后，心电图可见预激波。

(3)房颤合并 W-P-W 综合征，房颤常由室房折返引起，消融旁路治疗后，多数患者不再发生房颤。

六、治疗

室速大多发生在心脏病患者中，可造成严重后果，增加病死率。需要采取积极治疗措施立即终止室速的发作。

(一)治疗原则

(1)室速一旦发生，应立即终止发作。

(2)消除诱因，注意低血钾、洋地黄类药物的使用。

(3)积极治疗原发病，如纠正心衰、心肌梗死后室壁瘤的治疗等。

(4)预防室速的复发，在室性心动过速终止后，应使用药物或非药物措施预防室速的复发。

(5)防治心脏病猝死。

(二)室速的药物治疗

终止持续性室速首选的方法是立即静脉注射抗心律失常药物。

(1)对于单形性室速或 Q-T 间期正常的多形性室速，一般采用药物治疗(如利多卡因、胺碘酮、普罗帕酮)，选用静脉注射途径。

(2)多形性室速的处理方法类似于单形性，但要仔细寻找可能存在可逆性原因，如药物不良反应和电解质紊乱，特别是尖端扭转型室速，多发生在 Q-T 间期延长时，治疗除针对病因外可采用异丙肾上腺素、阿托品静注、快速人工心脏起搏；忌用Ⅲ类抗心律失常药物，如胺碘酮等。

(3)静脉给予大剂量硫酸镁,对低血镁及血镁正常的难治性室速和室颤、尖端扭转型室速、洋地黄类药物中毒患者均有效。对没有洋地黄类药物中毒的患者使用镁制剂可能产生低血钾,所以同时需要补钾。

(三)室性心动过速的非药物治疗

1. 直流电复律

室速患者有血流动力学障碍时应立即给予直流电复律。

2. 射频消融术

目前主要用于治疗特发性室速、束支折返性室速等,手术并发症少,并可以根治室速。对于并发心脏结构性病变,如扩张型心肌病,心动过速的起源点常是较弥漫性的病变,射频消融比较困难。对于心肌梗死后的室速,射频消融治疗有一定效果。

3. 植入埋藏式心脏复律除颤器(ICD)

能立即有效地终止室速的发作,而且是迄今降低心脏性猝死的最有效手段。

4. 外科手术

对于一些顽固性室速可行外科手术治疗,如室壁瘤切除术,部分切除扩大的左心室等。

第三节　心房颤动

心房颤动(atrial fibrillation,AF)简称房颤,是最常见的心律失常之一,是由心房主导折返环引起许多小折返环导致的房律紊乱。它几乎见于所有的器质性心脏病,在非器质性心脏病也可发生。60岁以上人群中发生率为1%,且随年龄而增加。随着人口老龄化及心血管病发病率升高,房颤的流行状况呈增长趋势。

一、病因

(一)房颤的急性病因

房颤可能与某些一过性的因素或急性疾病有关，如饮酒、电击、外科手术、急性心肌梗死、心肌炎、肺栓塞、电解质紊乱等。

(二)心脏器质性病变

能够引起房颤的常见心血管疾病包括高血压，特别是伴左心室肥大，冠心病，心脏瓣膜病，心力衰竭，心肌病如肥厚型心肌病、扩张型心肌病、限制型心肌病(心肌淀粉样变、血红蛋白沉着症和心内膜心肌纤维化)，心肌肿瘤，缩窄性心包炎，肺心病和右心房特发性扩张，先天性心脏病，其他如无二尖瓣反流的二尖瓣脱垂、二尖瓣或主动脉瓣瓣环钙化等。

(三)其他内科情况

(1)呼吸系统疾病：慢性阻塞性肺病、肺动脉高压引起右心室压增高，进而使右心房压增高，可能引起房颤。睡眠-呼吸暂停综合征可致患者缺氧及肺血流动力学改变等，也可引发房颤。

(2)内分泌失调：肥胖是发生房颤的一个重要危险因素。肥胖患者往往伴有左心房增大，当减肥逆转左心房扩大后，房颤的发生风险也随之降低。甲状腺功能亢进症时，由于较多的黏多糖和透明质酸的沉积，淋巴细胞及浆细胞的浸润，导致心肌细胞炎症反应、变性、坏死及纤维化，可能是引起房颤的部分原因。由于起源于肾上腺髓质、交感神经节、旁交感神经节或其他部位的嗜铬细胞瘤，可阵发或持续地分泌大量去甲肾上腺素、肾上腺素及微量的多巴胺，从而引发心律失常(包括房颤)。

(3)神经系统疾病：神经源性疾病，如蛛网膜下腔出血和较严重的非出血性脑卒中也可引起房颤。其具体机制尚不清楚，可能系通过交感神经或副交感神经的激活影响心房肌所致。

(4)孤立性房颤：有30%～45%的阵发性房颤和20%～25%的持续性房颤发生在没有明确基础疾病的患者，以年轻人多见。

老年人虽然心脏结构与功能尚正常,但老年性心肌纤维化、心肌僵硬度增高,可能与房颤的发生有关。严重的病毒、细菌等感染可造成心房肌细胞组织的炎症反应、坏死及纤维化,或许是房颤发生的潜在病理基础。

(5)家族性房颤:家族中发生的孤立性房颤,其实际发生率高于以前认识。房颤父母的后代发生房颤的可能性较大,说明房颤具有家族易感性。染色体上某些特异性位点与某些家族性房颤有一定关系,说明房颤的发生与基因突变有关。

(6)自主神经:根据发生机制的不同将其分为迷走神经介导的房颤在男性中多见,多发生于夜间或餐后,常无器质性心脏病。交感神经介导的房颤多见于白昼,常由运动、情绪激动和静脉滴注异丙肾上腺素等诱发。

二、发病机制

(一)经典学说

房颤的发生机制目前尚未完全阐明,有众多的假设和学说,较为经典的学说包括多发子波折返、自旋波折返和局灶激动学说。

(1)多发子波折返:该学说认为,房颤时心房内存在多个折返形成的子波,这些子波是不固定的,而且相互间不停地碰撞、消失、融合,新的子波不断形成。维持子波折返需要一定数量的心肌组织,并受到心肌细胞有效不应期和心肌传导速度的影响。

(2)自旋波折返:自旋波的产生与波裂现象有关。心脏通常被点兴奋源产生的环形波或线性兴奋源产生的平面波所控制。兴奋波的去极化波阵面之后紧随着复极化带。平面波和环形波的波阵面上所有点向前扩散的速度相对恒定,波阵面不可能与复极化带的波尾相遇。然而,如果心肌兴奋性恢复不一致,波阵面与复极化波尾可能在某一特定点遭遇而发生波裂。波裂形成时,波阵面曲率达到最大程度,以致兴奋波被迫开始围绕某一区域旋转,形成自旋波核心或转子。自旋波折返的显著特点是其核心为未被兴奋的可兴奋心肌。自旋波的主旨是貌似随机无序的电活动,实质上是某一确定机制所决定的有序活动。

(3)局灶驱动:局灶快速激动的机制可能是自律性增强,也可能是触发活动或折返。激动以驱动灶为中心向四周放射状传导,但周围组织不能产生与驱动灶1:1的传导,而是颤动样传导。

(二)心房基质与房颤

房颤的发生和维持有两个要素,即具有产生与维持房颤的基质和触发房颤的因素。心房基质在房颤尤其是慢性房颤的维持方面有着重要的作用。房颤基质的形成,除了与原有心房组织病变及结构重构和电重构有关外,也与心房独特的组织结构有关。心房组织的结构性原因(如纤维化)和功能性原因(不应期离散和复极不均一性)导致心房内多条折返径路存在,当心肌病变时,各向异性传导更为突出,易于形成微折返而引起房颤。心房增大、心房纤维化引起的心房肌的非均一性和各向异性增加及心房电重构等因素,造成心房不应期缩短、不应期频率适应性降低、心房兴奋波的波长缩短等,都使房颤发生和持续的可能性增大。

(三)入心静脉与房颤

心房及肺静脉内的异位兴奋灶发放的快速冲动可以导致房颤的发生,而消融这些兴奋灶可使房颤得到根治,证实了异位兴奋灶是房颤发生的原因。与房颤有关的入心静脉主要包括肺静脉、上腔静脉、冠状静脉、Marshall静脉(韧带)等。心肌组织延伸至肺静脉开口内1～3cm,在开口部位的厚度为1.0～1.5cm,离开口越远,厚度越小。左心房与肺静脉间的电连接是不连续的,存在数量不等的电突破点,可通过局灶触发机制和局灶驱动机制发动和维持房颤,而且房颤本身所引起的肺静脉及心房电重构在房颤的维持中也起着重要作用。

(四)自主神经与心房颤动

心房肌的电生理特性不同程度地受自主神经的调节,根据发生机制的不同将其分为迷走神经和交感神经介导的两类房颤。

迷走神经介导的房颤与迷走神经张力增高导致激动的传导速度减慢、心房不应期缩短，使兴奋波的波长变短及增大心房不应期的离散度电生理特性的变化有关。交感神经介导的房颤可能是由于交感神经活性增高，使局部自律性增高和容易产生触发激动，并缩短动作电位时程易在房内形成微折返而引起房颤。在器质性心脏病患者中，心脏生理性的迷走神经优势逐渐丧失，交感神经介导的房颤变得更为常见。

（五）体液因子与房颤

房颤的发生和持续与炎症的激活反应相关。炎症标记C反应蛋白（CRP）和IL-6在房颤中升高，并且与房颤的长期维持、心脏复律的成败及血栓形成有关。CRP也能特异性地与磷脂酰胆碱相结合，抑制肌浆网 Na^{+}-Ca^{2+} 交换，影响膜的功能，导致心律失常。房颤患者的肾素-血管紧张素系统（RAS）活性增高，导致心肌间质纤维化、肌原纤维溶解和细胞凋亡等变化，在心房结构重构中也起到了重要作用。血管紧张素Ⅱ（AngⅡ）可促使炎症反应发生，相反炎症反应也可作为刺激物增加AngⅡ的产生。心房脑钠肽（BNP）及热休克蛋白等也与房颤的发生和维持密切相关。

（六）遗传机制与房颤

房颤具有遗传学基础。父母若患有房颤会显著增加子代的发病风险，双亲至少1人患有房颤时子代房颤发生的危险增加了85%。

三、临床表现

（一）症状

（1）心悸、胸闷、运动耐量下降是最常见的临床症状。器质性心脏病发生房颤的症状较重，当心室率＞150/min时，还可诱发冠心病患者的心绞痛、二尖瓣狭窄患者发生急性肺水肿、心功能受损患者发生急性心衰。

（2）房颤引起心房功能的丧失，每搏心排量下降≥25%，心脏结构和功能正常者此影响不明显。已有心功能受损,如心室肥厚和扩张、心脏瓣膜病变和陈旧性心肌梗死等患者的影响甚为明显,常常是诱发和加重心衰及死亡的主要原因。

(3)房颤引起的心脏停搏可导致脑供血不足而发生黑蒙、晕厥。持续性房颤常伴有心室停搏,多在夜间发生,与迷走神经张力改变或使用抑制房室传导的药物有关,如果清醒状态下出现≥3 秒的心室停搏,可能是房室传导阻滞所致,多伴有明显的症状。

(4)房颤并发左心房附壁血栓易引起动脉栓塞,其中脑栓塞最常见,是致残和致死的重要原因。房颤持续>48 小时即可发生左心房附壁血栓。持续性房颤恢复窦性心律后左心房的功能需>4 周才能恢复,在此期间仍有形成左心房附壁血栓和引起栓塞的可能。

(二)体征

房颤发作时听诊第一心音强度变化不定,心律极不规整,具有一定的特征性,但房颤的听诊特点也可见于频发多源房性期前收缩。当心室率过快时,心室搏动减弱以致未能开启主动脉瓣,或因动脉血压波太小,未能传导至外周动脉而表现为脉搏短绌。

使用抗心律失常药物治疗过程中,心室律突然由不规则变为规则应考虑以下临床情况:①恢复窦性心律,尤其是急性房颤患者;②演变为房性心动过速或心房扑动 2∶1或 4∶1下传;③发生完全性房室传导阻滞(AVB),或非阵发性交界性心动过速。此时如果服用了洋地黄药物,应考虑有洋地黄中毒的可能。

(三)并发症

(1)房颤与脑卒中:脑栓塞是房颤引起的主要栓塞事件,同时也是房颤患者致残率最高的并发症。伴随房颤的脑卒中,大多由于左心房的血栓脱落引起脑动脉栓塞所致。脑栓塞的危险与基础心脏病的存在与性质有关,风湿性瓣膜病和人工瓣膜置换术后的患者有较高的危险。

(2)房颤与心力衰竭:由于两者有共同的危险因素和复杂的

内在关系常同时存在,相互促进,互为因果。房颤发生率与心力衰竭的严重程度呈正相关。房颤可引起或加重原有的心衰,反之亦然。心力衰竭患者中房颤发生率升高,并使心功能恶化。

(3)房颤与心肌缺血:房颤可使冠心病患者的缺血加重。

(4)房颤与心肌病:大多发生在心功能障碍和心室率持续性增快的患者。最显著的特点是具有可逆性,即一旦心动过速得以控制,原来扩大的心脏和心功能可部分或完全恢复正常。

四、辅助检查

(一)心电图检查

(1)P 波消失,代之以形态、振幅、间距绝对不规则的房颤波(f 波),频率为 350～600/min,以 V_1 导联最为明显。

(2)QRS 波群通常形态正常,但振幅并不一致;伴室内差异性传导、束支传导阻滞或预激综合征时,QRS 波群增宽、畸形。

(3)心室律绝对不规则。未接受药物治疗、房室传导正常者,心室率通常为 100～160/min。宽 QRS 波群伴极快速的心室率(＞200/min)提示存在房室旁道。儿茶酚胺类药物、运动、发热、甲亢等均可缩短房室结不应期,使心室率加速;相反,洋地黄延长房室不应期,减慢心室率。

(4)动态心电图有助于发现短阵房颤,常并存室性期前收缩、短阵房性心动过速、阵发性心房扑动。持续性房颤常常白天心室率较快,夜间心室率较慢或有心室停搏,多与迷走神经张力改变或与使用抑制房室传导的药物有关。

(二)超声心动图检查

(1)经胸超声心动图检查可发现并存的心脏结构和功能异常,可确定左心房的大小、是否有附壁血栓等,对房颤的远期预后评估、脑卒中的危险度判断、指导复律治疗和疗效评估具有重要价值。

(2)经食管超声心动图检查更准确测定左心房的大小、血流状态,提高左心房内血栓的检出率。

(三)运动试验

怀疑心肌缺血的患者,在应用Ⅰc类抗心律失常药物前应接受运动试验检查。运动试验还可评估持续或永久性房颤患者在活动时的心室率控制情况。

(四)多排 CT 心房成像

可进一步明确左心房的大小、容积、与肺静脉的解剖关系以及发现左心房血栓等,更好地指导房颤消融治疗。

(五)甲状腺功能检查

(1)无器质性心脏病的年轻患者,尤其是房颤、快心室率、药物不易控制者,应疑及甲状腺功能异常。

(2)老年甲状腺功能亢进症的患者,其代谢异常的表现可能不明显,部分患者房颤是重要的临床表现。

五、诊断及鉴别诊断

(一)诊断

根据临床表现、体格检查和心电图检查特点可以明确诊断。部分阵发性房颤,因发作次数少或持续时间短暂,临床难以确诊时,可考虑多次动态心电图检查或使用心电事件记录仪,以获取症状相关的心电变化协助诊断。已确诊的房颤患者,应进一步明确房颤的病因和诱因、房颤的类型、房颤血栓栓塞的风险或高危因素、心功能的状态及并存的器质性心脏病。

在房颤的临床评估中要重视以下事项:①评价房颤的类型和持续时间,更合理地制订治疗策略和治疗方法;②评价房颤脑卒中的高危因素,确定和实施有效的抗栓治疗方法;③评价房颤对生存率的影响,明确恢复窦性心律是最理想的治疗效果。

(二)鉴别诊断

1. 阵发性房颤应与其他不规则的心律失常鉴别

如频发期前收缩、室上性心动过速或房扑伴有不规则房室传导阻滞等。心电图检查可以做出诊断。阵发性房颤伴完全性束支传导阻滞或预激综合征时，心电图表现酷似室性心动过速。仔细辨认房颤波，以及 R-R 间距的明显不规则性，有利于确诊房颤。

2. 阵发性房颤伴频率依赖性心室内传导改变与室性异位搏动的鉴别

个别 QRS 波群畸形有时难以做出鉴别。

(1)下列各点有利于室性异位搏动的诊断：①畸形的 QRS 波群与前一次心搏有固定配对间距，其后且有较长间歇。② V_1 单相或双相型 QRS(非 RSR′型)波群，V_5 Qs 或 RS 型 QRS 波群。

(2)下列各点有利于频率依赖性心室内传导改变的诊断：①心室率偏快，畸形的 QRS 波群与前一次(此处合并了单元格)心搏无固定间距，大多为一个较长的 R-R 间距后第一个提早的 QRS 波群，其后无长间歇。② V_1 呈 RSR′型 QRS 波群，V_6 中有小 Q 波。③同一导联上可见不同程度的 QRS 波群增宽。

六、治疗

(一)房颤治疗策略及其选择

1. 节律控制策略

节律控制策略是目前房颤首要的治疗策略。

(1)优点：①减轻或消除房颤所致的临床症状；②消除心房和心室不规则的舒缩导致的血流动力学变化；③降低栓塞和心力衰竭等主要并发症；④减轻和消除心房重构；⑤不需要长期抗凝和监测。

(2)缺点：①需要长期应用抗心律失常药物并需要长期随访；②动态心电图检查仍可检测到阵发性房颤。有一定的复发率。

2. 心室率控制策略

临床研究表明，节律控制与心室率控制在预后方面具有同样的效果。因此，对于复律有禁忌、复律后易复发，以及药物出现严重不良反应等患者，可采取控制心室率的治疗策略。

(1)优点:①安全有效,患者易于接受;②无须使用维持窦性心律的抗心律失常药物,避免了不良反应。

(2)缺点:①房颤可能由阵发性、持续性最终变为持久性房颤;②心房重构持续存在并加重;③需要长期抗凝治疗和频繁临床检测;④少数心室率难以控制,即使心率控制后,也会因心律不规则而常出现临床症状。

3. 房颤治疗策略的选择

一系列临床试验的结果显示,节律控制和心室率控制两种治疗策略对房颤患者的病死率和脑卒中的影响并无差别,主要原因可能为抗心律失常药物的不良反应抵消了节律控制中维持窦性心律给患者带来的益处。但对于相对年轻、房颤症状较重而不伴有器质性心脏病的患者,如孤立性房颤患者,节律控制仍是首选的治疗策略。对房颤症状较轻、合并有器质性心脏病的老年患者,心室率控制是一种合理的可供选择的治疗策略。对房颤病史不超过 1 年的患者,选择节律控制多于心室率控制。与选择心室率控制比较,选择节律控制者年龄较轻,静息时心率较慢,症状明显且频繁发作,大多为近期诊断的房颤或阵发性房颤,而选择心室率控制者多为持续性房颤并伴有心力衰竭或心脏瓣膜病。对房颤持续时间较短,但超过 48 小时者,经短时间抗凝后可转复心律。对房颤持续时间较长,已超过数周的患者,近期治疗的目的可选择控制心室率+抗凝治疗,待充分抗凝后可转复心律。如果心室率控制不能充分消除症状,转复和维持窦性心律应成为长期治疗的目标。

(二)转复房颤为窦性心律

房颤持续时间的长短是能否自行转复窦性心律的最重要因素,持续时间愈长,转复的机会愈小。药物或电击都可实现心律转复。但伴有潜在病因的患者,如甲状腺功能亢进、感染、电解质紊乱等,在病因未纠正前,一律不予复律。目前治疗多推荐在初发 48 小时内的房颤应用药物转复,时间更长的则采用电复律。

对于房颤伴较快心室率、症状重、血流动力学不稳定的患者，包括伴有经房室旁路前传的房颤患者，则应尽早或紧急电复律。房颤复律期间应进行抗凝治疗。

1. 药物转复房颤

对不需要紧急复律的患者可药物复律，但转复的成功率低于电复律。药物复律和电复律均存在血栓栓塞的危险，目前尚无临床研究对比其安全性。如若复律，均要根据房颤持续时间而采取抗凝治疗，作为复律前的准备，并注意抗心律失常药物对口服抗凝药的影响。

抗心律失常药物偶可导致严重室性心律失常，甚至危及生命，对合并心脏明显扩大、心衰及电解质紊乱的患者应特别警惕。急性期房颤复律的药物主要有氟卡尼、普罗帕酮、胺碘酮、伊布特利与维纳卡兰等。《2012 年 ESC 更新房颤治疗指南》推荐，对于房颤优选药物复律患者，在无或仅有轻微结构性心脏病的情况下，院外使用随身携带的普罗帕酮、氟卡尼高剂量口服，院内静脉注射氟卡尼、普罗帕酮、伊布特利或维纳卡兰（推荐类型Ⅰ，证据水平 A），无效时静脉注射胺碘酮；对于中度器质性心脏病患者，首选伊布利特、维纳卡兰静脉注射，无效时静脉注射胺碘酮；严重器质性心脏病患者静脉注射胺碘酮。

2. 体外直流电复律

对于持续性房颤伴有心肌缺血、症状性低血压、心绞痛或心衰加重患者，常作为一线治疗。房颤伴预激综合征患者心室率过快且血流动力学不稳定时，建议立即进行同步直流电复律。

电复律前要了解窦房结功能状况或房室传导情况，如果疑有房室传导阻滞（AVB）或窦房结功能低下，电复律前应有预防性心室起搏的准备。房颤患者经适当的准备和抗凝治疗，电复律的并发症较少。

对已有左心室功能受损者要格外谨慎，可能诱发肺水肿。对于反复发作的持续性房颤，约 25％的患者电复律不能成功，或复律成功后窦性心律仅能维持数个心动周期或数分钟后又转为房颤，另有 25%的患者电复律成功后 2 周内复发。若电复律失败，可在应用抗心律失常药物后再次体外电复律，必要时考虑心内电复律。有研究表明，胺碘酮可提高电复律的成功率，电复律后房颤复发的比例也降低。给予地尔硫䓬、氟卡尼、普鲁卡因胺、普罗帕酮和维拉帕米，对于提高电复律的成功率和电复律成功后预防房颤复发的作用不明确。有研究提示，在电复律前 28 天给予胺碘酮和索他洛尔，两者对房颤自发复律和电复律的成功率相同。对房颤电复律失败或早期复发的病例，推荐在择期电复律前给予胺碘酮或索他洛尔。对房颤持续时间≥48 小时或持续时间不明的患者，在电复律前后均应常规使用华法林抗凝治疗。

3. 心内直流电复律

采用 2 个大表面积电极导管分别置于右心房（负极）和冠状静脉窦或左肺静脉（正极），采用低能量心内电击复律（＜20J）。心内直流电复律转复房颤的效果明显优于体外直流电复律，同时可用于电生理检查或导管消融过程中的房颤、体外循环心脏手术时的房颤、胸壁阻力大（如肥胖），以及合并严重肺部疾病的患者。

4. 置入型心房除颤器

尽管置入型心房除颤器对阵发性房颤、新近发生的房颤或慢性房颤患者都有较好的疗效，能减少房颤负荷和住院次数，但由于该技术为创伤性的治疗方法、费用昂贵，且不能预防复发，故不推荐常规使用。目前置入型心房除颤器仅适用于需同时置入心室转复除颤器的患者，如果仅为治疗房颤拟置入心房除颤器的患者应考虑导管消融。

（三）节律控制

无论阵发性还是持续性房颤，复律成功后大多数会复发。房颤复发的危险因素包括高龄、心力衰竭、高血压、糖尿病、左心房扩大及左心室功能障碍等。控制并干预危险因素，有助于预防房颤的复发。节律控制的主要目的在于消除房颤的相关症状，对于无明显症状患者通常不需要抗心律失常药物。但是不少患者仍需要长期服用抗心律失常药物以预防房颤复发，因此更应重视长期使用抗心律失常药物的安全性。约80%的房颤患者合并基础心脏疾病，而不少抗心律失常药物可导致心力衰竭恶化或有致心律失常作用，同时长期应用可能发生较多的心脏外不良反应，患者难以耐受。如果抗心律失常药物治疗不能改善症状或引起不良反应，则不宜应用。对于房颤复发的频率降低，每次复发时房颤持续的时间缩短，或症状减轻，由不能耐受变为可以耐受，都应视为已基本达到治疗目的。

(四)控制房颤心室率

对于房颤急性发作时，最初的治疗目标是保持血流动力学稳定。伴有快心室率的房颤，如无心绞痛、低血压等情况，控制心室率即可。

用于控制房颤心室率的药物包括β受体阻滞药、非二氢吡啶类钙拮抗药(维拉帕米和地尔硫草)以及洋地黄类药物。它们作用于房室结，延长房室结不应期，增加隐匿传导。近年来，趋向于选择β受体阻滞药和钙通道拮抗药作为控制心室率的首选药物。地高辛对运动或应激时的快心室率无效，仅在房颤合并心衰时作为一线治疗，不伴心衰时不宜作为首选药。房颤急性发作时，如无旁道下传，静脉应用β受体阻滞药或钙通道拮抗药可以减慢心室对房颤的反应，但在低血压和心力衰竭时应注意。房颤的心室率控制标准为静息状态时60～80/min，日常中度体力活动90～115/min，24小时心电监护平均心率<100/min，心率不能高于依据年龄预测的最高值的110%。多数患者使用一种β受体阻滞药或钙通道拮抗药可奏效，部分患者需联合应用地高辛。对合并预激综合征的房颤患者，上述减慢房室结传导的药物(钙通道拮抗药、洋地黄和β受体阻滞药等)应属禁忌，因为抑制房室结前传会促使房颤冲动经房室旁路前传，从而导致极快的心室率，诱发室速或室颤，甚至猝死。

如果患者抗心律失常药物和负性变时药物不能有效控制房颤的快速心室率，出现快室率相关的症状，那么消融房室结并植入永久性起搏器是改善房颤患者症状非常有效的办法。如果在适当药物治疗下心室率仍过快并产生心动过速介导的心室收缩功能下降，则房室结消融是最有效的办法。

（五）房颤的抗栓治疗

无论是阵发性房颤还是慢性房颤患者均需抗栓治疗，除非是孤立性房颤或存在抗栓治疗的禁忌证。

1. 华法林应用指征

(1)脑卒中中等危险因素：年龄≥75岁，心功能不全和(或)充血性心力衰竭(左心室射血分数≤35%或短轴缩短率<25%)、高血压或糖尿病。

(2)脑卒中高危险因素：既往有脑卒中史、短暂脑缺血发作、体循环栓塞史、二尖瓣狭窄和瓣膜术后。

具有卒中高危因素或具有≥2项以上中等危险因素的房颤患者推荐华法林治疗。

2. 抗栓的强度

华法林的抗凝强度需维持国际标准化比值(INR)于2.0～3.0，如果INR在2.0～3.0，仍有血栓栓塞事件发生，则考虑左心耳封堵术。对于年龄≥75岁或具有其他中危因素的患者，如果考虑出血的风险INR维持于1.6～2.5亦可。

3. 房颤复律前后的抗凝治疗

(1)房颤持续时间未知或房颤持续时间≥48小时，如需要电复律，复律前口服维生素K抗凝药(INR 2.0～3.0)至少3周，因复律后心房顿抑则至少抗凝4周；若复律失败或血栓形成高风险患者，应长期抗凝治疗。

(2)明确复律前房颤持续<48小时，复律前使用普通肝素或低分子肝素。普通肝素的使用方法为70U/kg静脉注射，之后以15U/(kg·h)静脉滴注，或使用固定剂量5000U静脉注射，继以

1000U/h 静脉滴注。无血栓形成风险的患者,复律后不需要使用抗凝治疗;血栓风险高的患者,复律后长期使用维生素 K 抗凝药(INR 2.0～3.0)。INR 达标前,普通肝素或低分子肝素与维生素 K 拮抗药应当重叠使用。

(3)明确复律前房颤持续时间≥48 小时或持续时间不明的患者,若无急性复律指征,应在抗凝治疗 3 周后考虑择期复律。也可行食管超声检查,明确无左心房血栓后,在使用肝素或低分子肝素抗凝的前提下提前复律。如果伴有心绞痛、心肌梗死、低血压、心力衰竭恶化、肺水肿与休克等,需要立即电复律。复律前应当使用普通肝素或低分子肝素,复律后普通肝素或低分子肝素与口服维生素 K 抗凝药重叠使用,直至 INR 达到 2.0 后停用肝素类。此后究竟是长期抗凝还是抗凝 4 周,取决于血栓风险的高低。

(4)复律前尤其是房颤持续时间≥48 小时时,评价心房内有无血栓形成,可经食管超声心动图检查。对于存在左心房血栓者,应当更加有效地抗凝治疗,以预防血栓栓塞事件的发生。

4. 抗凝的特殊情况

(1)伴冠心病的房颤患者进行介入治疗前为减少穿刺出血的风险可停用华法林,并于术后恢复应用,推荐华法林与氯吡格雷合用,在华法林起效前可短期联合应用阿司匹林。9～12 个月后若无冠脉事件可单独应用华法林。

(2)在有出血风险的手术操作前需停用华法林的,停用时间<1 周的患者不需应用肝素替代。但是,机械瓣置换术后、血栓栓塞高危或停用华法林>1 周的患者需应用普通肝素或低分子肝素替代治疗。

(3)急性卒中的房颤患者病死率和病残率均较高。在开始抗凝治疗前应行头颅 CT 或 MRI 除外脑出血的可能。如无出血征象,可在 3～4 周后开始抗血栓治疗。如有出血征象则不予抗凝治疗。如脑梗死面积较大,抗凝治疗开始的时间应进一步延迟。

在短暂性脑缺血的患者，头颅CT或MRI除外新发脑梗死和脑出血后，应尽早给予华法林抗凝治疗。

(六)房颤导管消融

房颤导管消融治疗的主要临床受益是改善心悸、乏力、心脏指数等与心律失常相关的临床症状，提高患者的生活质量。结合近年来房颤消融治疗的临床试验，国内对导管消融治疗房颤提出以下建议：①对于症状明显的阵发性房颤，导管消融可以作为一线治疗；②对于病史较短、药物治疗无效、无明显器质性心脏病的有症状持续性房颤，导管消融在有选择的患者中可以作为一线治疗；③对于存在心力衰竭和(或)LVEF降低的症状性房颤患者，导管消融在选择性的患者中可以作为一线治疗；④对于病史较长、不伴有明显器质性心脏病的有症状持久性房颤，导管消融可以作为维持窦性心律或预防复发的可选方案。

对于经导管消融房颤，目前主要强调了房颤患者的症状性和有无器质性心脏病，对于无明显症状的房颤患者，尚缺乏相关的临床研究资料。对于个体患者而言，是否行导管消融，还要考虑房颤的类型、左心房的大小、房颤病史、合并心血管病的严重程度、替代治疗(心室率控制)效果及不良反应、导管消融者及所在中心的经验、患者的风险/获益比、房颤成功转复和维持窦性心律的影响因素、患者的意愿等。影响导管消融成功的患者因素有年龄、左心房的大小、房颤的持续时间、二尖瓣反流及程度等。对于有二尖瓣反流和器质性心脏病而未完全纠正者，导管消融治疗后房颤复发率高。在高龄患者，心肌穿孔和心包压塞的并发症增多，可致成功率降低。导管消融的禁忌证少，仅左心房和左心耳血栓是绝对禁忌证。

(七)房颤的其他治疗方法

(1)房颤的起搏治疗：有房颤病史且因心动过缓需置入起搏器的患者，应选择生理性起搏器(双腔或心房)而非心室单腔起搏器。对于房室传导正常，但需要置入双腔起搏器的患者，应尽量延长房室延迟以减少心室起搏的成分，将起搏器设置为非心房跟踪模式（如 DDIR），或置入有减少心室起搏程序的起搏器。不建议将房颤作为永久性起搏的指征。对无心动过缓、不需置入起搏器的患者不应考虑用起搏的方法预防房颤。

（2）房颤的外科治疗：房颤外科治疗的主要适应证包括行其他心脏手术的症状性房颤，行其他心脏手术时经过选择的消融风险较低的无症状房颤。专门为治疗房颤而进行的外科手术仅限于症状性房颤而患者愿意接受外科手术、导管消融失败或不具有导管消融的指征。

（3）房颤的微创外科治疗：目前，全球范围内报道的微创消融技术包括 Wolf-Maze 消融手术、机器人辅助的冲洗式射频消融手术、微波消融手术、高密度聚焦超声消融手术、激光消融手术等。目前外科微创治疗房颤的适应证：①阵发性和孤立性房颤；②导管消融后房颤复发；③对抗心律失常药物治疗无效，或不能耐受药物治疗，愿意接受外科手术治疗者；④存在血栓栓塞；⑤既往有血栓栓塞史，如脑卒中或短暂性脑缺血（TIA）发作；⑥LVEF＞30％；⑦存在对华法林、阿司匹林等抗凝、抗血小板药物治疗的禁忌证。

（4）左心耳封堵术和闭合术：对于房颤血栓栓塞高危而长期口服华法林抗凝禁忌的患者，可采用左心耳封堵术预防栓塞的发生。左心耳封堵术后需要终身服用阿司匹林治疗，而阿司匹林增加了出血风险，临床选用时应当权衡利弊。

（八）特殊情况下房颤的治疗

（1）急性心肌梗死时房颤的处理：急性心肌梗死时若存在血流动力学障碍、难治性缺血、药物无法控制心室率者采用直流电复律；如果患者无心力衰竭、气管痉挛、房室传导阻滞可应用β受体阻滞药或非二氢吡啶类钙通道阻滞药控制心室率，如果合并心力衰竭首选应用胺碘酮控制心室率，必要时可有选择地应用洋地黄控制心室率。禁止应用Ⅰc类抗心律失常药物。

(2)肥厚型心肌病合并房颤的处理:肥厚型心肌病合并房颤的抗凝应遵照脑卒中高危患者的标准采用华法林抗凝,将 INR 保持在 2.0～3.0。房颤发作将加重肥厚型心肌病患者的血流动力学异常,因此有必要服用抗心律失常药物预防发作。可选用丙吡胺联合 β 受体阻滞药或非二氢吡啶类钙通道阻滞药,或者选择胺碘酮。

(3)肺病合并房颤的处理:房颤是慢性阻塞性肺病患者经常发生的心律失常,此时应注意纠正低氧、酸中毒、电解质紊乱,可应用非二氢吡啶类钙通道阻滞药控制心室率,如果房颤所致血流动力学不稳定可采用电复律。茶碱和 β 受体激动药是常用的气道解痉药物,但这两种药物可使房颤的心室率难以控制,从治疗房颤的角度不宜应用。而 β 受体阻滞药、索他洛尔、普罗帕酮、腺苷等抗心律失常药物可增加气道阻力,不适合用于合并肺病的房颤患者。

(4)甲亢伴房颤的处理:甲亢若未纠正,采用控制心室率的策略,首选 β 受体阻滞药控制心室率,如果没有 β 受体阻滞药,则选择非二氢吡啶类钙通道阻滞药,甲亢合并房颤应用华法林抗凝(INR2.0～3.0),甲亢纠正后,根据危险分层应用抗凝药。

(5)妊娠合并房颤的处理:除孤立性房颤以外,妊娠期应全程抗凝;控制心室率可选用 β 受体阻滞药、地高辛、非二氢吡啶类钙通道阻滞药。因房颤所致血流动力学不稳定可采用电复律,血流动力学稳定可应用奎尼丁、普鲁卡因胺转律。妊娠期间应用以上药物均要考虑药物对孕妇和胎儿的影响。

第四节　病态窦房结综合征

病态窦房结综合征(sick sinus syndrome,SSS)又称窦房结功能不全,是指由于窦房结及其周围组织病变,导致起搏及冲动传出障碍,从而引起一系列心律失常,并可发生血流动力学障碍和心力衰竭，严重者可发生晕厥和猝死。本病由于其可交替出现心动过缓及快速心律失常，故又称心动过缓-心动过速综合征，简称慢-快综合征。

一、病因

（一）窦房结的器质性损害

窦房结的器质性损害包括：①累及窦房结本身的病变，如淀粉样变性、感染与炎症、纤维化与脂肪浸润、硬化与退行性病变等。②窦房结周围神经与神经节或心房肌的病变。③窦房结动脉的阻塞，多见于下壁心肌梗死。当器质性损害同时累及窦房结和房室结时，形成双结病变。

（二）窦房结的功能性障碍

窦房结的功能性障碍包括：迷走神经张力增高、某些抗心律失常药物能导致可逆性窦房结的功能抑制。急性下壁心肌梗死可引起暂时性窦房结功能不全，急性期过后多消失。

二、分类及发病机制

病态窦房结综合征的发病既有内在因素，也有外在因素，病理生理改变的程度影响到病情的严重程度和病程的长短。窦房结退行性纤维化是最常见的内在因素。有相当数量的患者冠心病与病态窦房结综合征同时存在，但冠心病不是病态窦房结综合征的主要原因。急性心肌梗死引起的病态窦房结综合征通常是短暂的。急性心肌梗死后慢性缺血致纤维化而出现病态窦房结综合征较少见。病态窦房结综合征的发病机制主要为窦房结冲动形成异常和传出障碍，以及由此而诱发的代偿性房性心律失常，可伴有房室结和希-蒲系统功能障碍。其病程与病因能否及时去除及窦房结损伤的程度有关。

（一）器质性病态窦房结综合征

（1）器质性急性病态窦房结综合征：①缺血性坏死，如急性心肌梗死、弥散性血管内凝血、血栓性血小板减少性紫癜、先天性高同型半胱氨酸血症、嗜铬细胞瘤等；②暂时性缺血，如冠状动脉痉挛与粥样硬化、窦房结动脉纤维肌性发育不良；③创伤后；④手术后；⑤急性炎症，如伤寒、白喉、神经节炎、胶原性血管病、血管炎、急性风湿性心肌炎；⑥心包炎；⑦各种原因的直接浸润或压迫，如肿瘤、脓肿、出血等。

(2)器质性慢性病态窦房结综合征：①退行性变，如老年退行性纤维化疾病；②先天性疾病，如窦房结发育不全、家族性病态窦房结综合征、左上腔静脉永存、主动脉窦缩窄、二尖瓣钙化、长 Q-T 间期综合征；③浸润性病变，如淀粉样变、脂肪替代、黏液性水肿、肿瘤浸润；④缺血性疾病；⑤钙化病变；⑥炎症疾病，如细菌性、寄生虫(Chagas 病)、免疫性、风湿性、胶原性血管病、Friedreich 进行性肌营养不良症；⑦内分泌性疾病，如黏液性水肿、嗜铬细胞瘤、甲状腺功能亢进症、体重迅速严重下降；⑧手术损伤，如房间隔缺损、法洛四联症、大血管异位等手术后损伤。

(二)功能性病态窦房结综合征

(1)功能性急性病态窦房结综合征：①迷走神经张力过高，包括血管迷走神经性晕厥、颈动脉窦过敏、情境性晕厥、舌咽神经痛、下壁心肌缺血、过度运动等；②睡眠、麻醉和低温；③高钙血症和高钾血症；④各种原因的颅内压明显增高；⑤迷走神经刺激，如颈动脉窦按摩、Vasalva 动作；⑥各种心律失常实施电复律或自动复律后；⑦梗阻性黄疸；⑧眼部手术；⑨药物过量，如 β 受体阻滞药、地尔硫䓬或维拉帕米、洋地黄类及 Ⅰ 类、Ⅲ 类抗心律失常药物等。

(2)功能性慢性病态窦房结综合征：①迷走神经张力过高，如颈动脉窦过敏、运动员训练、颅内压升高；②窦房结兴奋性低下；③滥用尼古丁；④梗阻性黄疸；⑤药物，如抗心律失常药、可乐定、甲基多巴、锂剂等。

三、临床表现

病态窦房结综合征各年龄段均可发生，但以老年人居多，出现临床症状的平均年龄约为 65 岁，可能与随着年龄增长窦房结的纤维退行性变增强有关。但是，家族性病态窦房结综合征患者可在婴儿或儿童期就发病。病态窦房结综合征病程发展大多缓慢，可持续 5～10 年或更长。早期起搏细胞与传导阻滞受损较少而且较轻，从无症状到间歇出现症状，临床表现常不典型，早期诊断比较困难。随着病程的进展，窦房结细胞不断减少，纤维组织不断增多，出现严重而持久的窦性心动过缓、窦性停搏、频发的窦房传导阻滞，可伴有重要脏器供血不足的临床表现。

(一)中枢神经系统症状

表现为头晕、健忘、反应迟钝、瞬间记忆障碍等，进一步发展可出现黑蒙、眩晕、晕厥，甚至阿-斯综合征。常由严重的窦性心动过缓或窦性停搏所致，与快速心律对窦房结的超速抑制有关。

(二)心血管系统症状

主要表现为心悸。无论心动过缓、心动过速还是心律失常，均可感到心悸；慢-快综合征的快速性心律失常持续时间长者，易致快速心律失常性心肌病，可发生心力衰竭；具有基础冠心病者，可诱发心绞痛；快速性和缓慢性心律失常交替时，常发生明显的临床症状，如心动过速转为心动过缓时，常出现停搏，停搏时间过长，可发生晕厥、阿-斯综合征；心动过缓转为心动过速时，常表现为心悸、心绞痛和心力衰竭加重。

(三)消化系统症状

胃肠道供血不足表现为食欲缺乏、恶心、呕吐、腹胀、胃肠道不适等。

(四)泌尿系统症状

由于缓慢性或快速性心律失常导致心排血量不足，引起肾血流量下降，可表现为尿量减少、夜尿增多，甚至水钠潴留。

四、辅助检查

(一)心电图检查

(1)常规心电图：可出现①连续而显著的窦性心动过缓(＜50/min)；②窦性停搏或窦房阻滞；③同时出现窦房阻滞和房室传导阻滞；④同时出现上述心动过缓与心动过速，后者常为房颤、房扑或房速；⑤同时出现窦性心动过缓、窦房阻滞、房室传导阻滞和室内传导阻滞。

(2)动态心电图：动态心电图比常规心电图能获得更多的窦房结功能的信息，提高病态窦房结综合征的检出率。除出现上述心电图异常外，还可出现①24 小时总窦性心率减少；②24 小时窦性平均心率减慢 60～62/min；③反复出现＞200～250 毫秒的长间歇等。

(二)阿托品试验

(1)基本原理：解除迷走神经对窦房结的影响，评价迷走神经张力对窦房结的影响程度。

(2)禁忌证：前列腺肥大、青光眼患者及处于高温季节。

(3)试验方法：阿托品 2mg，1 分钟内静脉注射，观察 1、2、3、5、10、15、20、30 分钟的心率变化。正常情况下，注射阿托品后 2～3 分钟时心率最快，心率增加 30～40/min，或者比基础心率增加 40％～60％，然后逐渐下降，30～60 分钟后降至原来的心率水平。

(4)阳性标准：心率＜90/min；心率增快小于基础心率的 20％～50％；出现房室交界区心律，尤其是持续存在者；窦性心律不增快反而减慢，甚至出现窦房阻滞、窦性停搏；诱发出房颤可能是病态窦房结综合征的严重表现；心率＞90/min 且发生晕厥，提示迷走神经功能亢进，支持结外病态窦房结综合征的诊断。

(5)临床评估：简单易行，敏感性为 89％，特异性为 80％，临床价值较大；有诱发室性心动过速、心室颤动、心绞痛的报道，临床上应当严格掌握适应证；阿托品试验阴性，不能完全排除病态窦房结综合征，可有假阴性。而阿托品试验阳性也不完全是病态窦房结综合征，也有假阳性，特别是运动员，但假阴性率明显高于假阳性率。

(三)异丙肾上腺素试验

(1)基本原理：刺激β受体，兴奋窦房结，提高窦房结的自律性。

(2)禁忌证：冠心病、甲状腺功能亢进症、高血压、严重室性心律失常者。

(3)试验方法：以13μg/min速度静脉滴注30秒，记录1、3、5、10、15、20、30秒的心电图。

(4)阳性标准：心率＜90/min，心率增加＜25%。

(5)临床评估：病窦综合征者，心率也可＞100/min，尤其是慢快综合征者。因可诱发心绞痛和异位心律失常，临床上使用有一定限制。

(四)窦房结恢复时间的检查

(1)基本功能：①确诊窦房结功能障碍；②结合临床症状，判定病变的严重程度；③对置入永久性起搏器和选择起搏器的类型提供依据；④评估迷走神经张力对窦房结功能的影响。

(2)刺激方法：①经食管和静脉插管到心房，连接刺激仪和心电图仪，以分级递增法发放 S_1S_1 脉冲；②调搏频率以略高于基础心率10/min开始，直至文氏点和2∶1阻滞点，一般最适宜起搏频率为130～150/min；③每次刺激时间持续1分钟；④起搏终止后，至少记录10次心搏；⑤有晕厥史、窦房结恢复时间(SNRT)过长时，应当及时起搏。

(3)测量方法：超速起搏终止的最后1个脉冲至窦性P波起点的间期为SNRT。各种刺激频率所得的SNRT不同，应测定SNRT max作为评价指标。

(4)阳性标准：①正常值＜1400毫秒，＞2000毫秒具有诊断价值，严重者可达6～9秒。②SNRT＞房室交界区逸搏间期，快速起搏终止后，如为房室交界区逸搏，且未逆行激动心房，其后有窦性P波，则可确定为SNRT＞房室交界区逸搏间期。③心房调搏后，第2～5个心动周期中如长间歇＞SNRT，为继发性延长，属于自律性和传导性受损的另一种表现，可能与乙酰胆碱延迟释放有关。明显的继发性延长可发生在SNRT无延长者，可能起因于窦房传导阻滞。约69％的继发性延长有窦房传导阻滞，而90％的窦房传导阻滞有继发性延长。阿托品如能消除继发性延长，支持其起因于窦房传导阻滞。④房室交界区逸搏心律，表现为刺激后窦性心律抑制。⑤总恢复时间正常在5秒内，即停止刺激后4～6个心动周期恢复至刺激前窦性周期长度，窦房传导阻滞者常＞5秒。⑥SNRT的阳性率35％～93％，假阳性率30％，假阴性率5％。

(5)临床评估：①SNRT反映对超速刺激的反应性。②SNRT延长的影响因素，自身心率慢，SNRT长；起搏频率快，对正常人影响甚微，但对于病态窦房结综合征者，在一定范围内随起搏频率的增加而延长，并随起搏时间的延长而延长；迷走神经张力过高，SNRT延长。③SNRT不延长的情况，起搏频率未足够抑制窦房结的自律性；起搏时间不够；心房-窦房结传入阻滞；最后1个脉冲发生窦性折返；情绪紧张，交感神经活性亢进；窦房结无自律性降低，仅仅是窦房传导阻滞。④SNRT延长可能为器质性病态窦房结综合征，也可能为功能性病态窦房结综合征。⑤注射阿托品后，如SNRT缩短，属于迷走神经张力的影响；如SNRT延长，系心房-窦房结传导改善，传入阻滞消失，窦房结抑制更为明显。⑥对于窦房结进行电生理检查，结合动态心电图分析，对有症状的窦房结功能障碍的检出较任何单一指标更为有用。

五、诊断及鉴别诊断

(一)诊断

病态窦房结综合征的诊断应写明以下情况：①病因诊断，如不能肯定可写“原因不明”；②功能诊断，如阿-斯综合征、急性左心衰竭等；③详细叙述观察到的心律失常，如窦性心动过缓、窦房传导阻滞、交界性逸搏心律、阵发性心房颤动等。

1. 诊断标准

具有下列条件之一，并能排除药物（洋地黄、β受体阻滞药、奎尼丁、利血平、胍乙啶、普尼拉明、维拉帕米、吗啡、锑剂等）引起的自主神经功能紊乱，对迷走神经局部刺激（机械性刺激如颈动脉窦过敏、局部炎症、肿瘤等）或其他原因引起的迷走神经功能亢进、排尿晕厥、中枢神经系统引起颅内压升高、间脑病、黄疸、血钾过高、甲状腺功能低下等因素的影响，可诊断为病态窦房结综合征。

①窦房传导阻滞。

②窦性停搏（≥2秒）。

③长时间明显的窦性心动过缓（≤50/min），常同时伴上述1～2项。单独窦缓者需经阿托品试验证实心率不能正常地增快（≤90/min），且电生理检查显示窦房结功能低下。

④慢快综合征具有上述①、③项基本条件，并伴有阵发性异位心动过速。

⑤双结病变具有上述①～③项基本条件，同时并发房室交界区起搏功能障碍（交界性逸搏周期≥2秒）和（或）房室传导阻滞。

⑥全传导系统障碍，在双结病变的基础上同时并发室内传导阻滞。

2. 可疑病态窦房结综合征

（1）慢性心房颤动，心室率不快（非药物引起），病因不明，或电复律时窦房结恢复时间＞2秒，且不能维持窦性心律。

（2）窦性心动过缓，多数时间心率≤50/分，和（或）窦性停搏时间＜2秒。

（3）在运动、高热、剧痛、NYHA心功能Ⅲ级等情况下，心率增快程度明显少于正常人。上述标准不适用于运动员及儿童。

病态窦房结综合征一般系指慢性病例(包括心肌梗死后遗症),但发生于急性心肌梗死或急性心肌炎的短暂症状者称为急性病态窦房结综合征。

(二)鉴别诊断

(1)病态窦房结综合征与药物、迷走神经张力增高的窦性心动过缓、窦性停搏、窦房传导阻滞等鉴别,后三种异常经停用药物或降低迷走神经张力,窦性心律失常可以很快消失。

(2)病态窦房结综合征中的心动过缓-心动过速综合征,应与变异性快-慢综合征相鉴别,Washington 首先提出,一种由房性期前收缩未下传导致的心动过缓与短阵心房颤动或心房扑动的组合,在心电图上表现为快-慢综合征。

六、治疗

(一)药物治疗

药物治疗缺乏长期疗效,仅作为置入起搏器前的临时替代治疗。

(1)阿托品:抗胆碱能作用,解除迷走神经对窦房结的抑制,提高心率,对窦房结起搏细胞本身的自律性并无作用,提高心率的作用有限。如果增加剂量,不良反应会明显增加。用法为 0.5～1.0mg,静脉注射,必要时可重复,总量<3mg。

(2)异丙肾上腺素:非选择性 β 受体激动药,主要作用于心肌 β_1 受体,加快心率,但对于某些病态窦房结综合征疗效较差,与病态窦房结综合征病变的严重程度有关。用法为 2～8U/min,静脉滴注。

(3)沙丁胺醇:心肌中存在 β_1、β_2 受体,β_1 受体约占 3/4,主要是增强心肌收缩力,增快心率。在心力衰竭状态下,β_1 受体密度降低,β_2 受体密度相对增多,从而发挥重要的代偿作用。沙丁胺醇是 β_2 受体激动药,对 β_2 受体的作用是 β_1 受体的 250 倍。用法为 2.4mg,每日 4 次,口服。

(4)氨茶碱:病态窦房结综合征可能与腺苷受体敏感性增高或腺苷分解缓慢有关,尤其是心肌缺血、缺氧时,心肌释放腺苷明显增多,可导致窦性心动过缓、窦房传导阻滞和窦性静止。茶碱是腺苷受体拮抗药,能够增快心率,减轻窦房传导阻滞,并且SNRT缩短,可试用于病态窦房结综合征的治疗。

(5)特殊情况的处理:病态窦房结综合征发作阿-斯综合征时,应用阿托品、异丙肾上腺素常无效,并且异丙肾上腺素有诱发异位快速心律失常的可能。紧急情况下可给予临时起搏治疗。

(二)起搏器治疗

1. 基本原则

起搏器是病态窦房结综合征首选的治疗措施。血流动力学不稳定时紧急临时起搏,然后视临床情况置入永久性起搏器。血流动力学稳定的患者可直接选择永久性起搏治疗。无论有无症状,药物治疗病态窦房结综合征疗效差,应首先考虑置入起搏器治疗。

2. 适应证

(1)持续性心动过缓,心率<40/min 伴有症状,或心率<30～35/min 不伴有症状。

(2)窦性停搏,有症状患者长间歇>2 秒,无症状患者长间歇>3 秒。

(3)慢-快综合征,不论有无症状,均应置入起搏器治疗。起搏治疗的目的不是治疗快速性心律失常本身,而是便于抗心律失常药物的应用。

(4)房颤,心室率缓慢伴有症状,或心室率<35/min。

(5)房颤伴频繁长间歇,长间歇>2.5 秒伴有症状,或长间歇>3 秒不伴有症状。

(6)有晕厥或近乎晕厥者应当置入起搏器,无症状者可密切观察。

3. 起搏类型

(1)双腔起搏(DDD)是理想的选择,既弥补了窦房结功能障碍，又保证了房室顺序传导，不必担心房室传导阻滞（AVB）的产生，但可引起起搏器介导的心动过速，也可引起房颤发生率增加。

（2）心房按需起搏（AAI）适用于无持久和频发的房性快速性心律失常、房室传导功能正常的患者，是较为理想的起搏方式。但存在心房电极脱位、感知和起搏故障，以及个别发生交叉感知、AAI 起搏器综合征等风险，尤其是病态窦房结综合征并发心房颤动和 AVB 后失效。

（3）心室按需起搏（VVI）方法简便，效果可靠，电极脱位率低。适用于既往有房颤和 AVB 的患者。但 VVI 不能保持房室顺序传导，心排血量降低 20%左右；同时 VVI 对病态窦房结综合征患者比 AVB 患者更容易发生室房逆传，从而导致起搏器综合征。

（三）干细胞移植治疗

干细胞保持未定向分化状态和具有增殖能力，在合适条件或给予合适信号，可以分化为多种功能的细胞或组织器官。根据来源不同分为胚胎干细胞和成体干细胞。干细胞生物起搏就是诱导干细胞使其分化为具有起搏功能和传导功能的细胞，然后移植到心脏内重建心脏的起搏和传导功能。

在实现干细胞移植作为一种新型的生物起搏器应用于临床的过程中尚有很多问题有待解决，主要包括自体干细胞/祖细胞的处理标准化问题；胚胎干细胞移植带来的伦理问题；干细胞移植引起心律失常和致肿瘤等不良反应问题；如何提高干细胞的诱导分化率问题；怎样评价移植细胞的寿命和存活数量问题；移植细胞发挥起搏作用是否具有长期稳定性问题；如何检测和调控移植细胞在宿主心脏中的进一步复制和分化问题；移植后是否发生免疫反应和细胞凋亡问题；是否存在旁分泌效应问题等。

第五节　房室传导阻滞

房室传导阻滞(atrioventricular block,AVB)是指激动从心房传至心室的过程中,任何部位发生传导延迟或阻滞,以致激动部分或完全不能到达心室。主要阻滞部位有希氏束以上的房室结和希氏束;希氏束以下的分支,常为双侧束支或3支阻滞的结果。

一、分型

根据阻滞的持续时间分为暂时性房室传导阻滞和永久性房室传导阻滞。

根据阻滞的程度不同分为:一度房室传导阻滞、二度房室传导阻滞、三度房室传导阻滞。

(一)一度房室传导阻滞

一度房室传导阻滞是全部心房激动均能传到心室,但传导时间延迟,阻滞部位多在房室结以上。又分为①一度Ⅰ型,PR间期逐渐延长后又逐渐减小,并循环往复;②一度Ⅱ型,为P-R间期固定不变;③一度Ⅲ型,P-R间期延长无规律性。

(二)二度房室传导阻滞

二度房室传导阻滞是指部分心房激动不能下传。又分为①二度Ⅰ型(文氏现象,MobitzⅠ型,即莫氏Ⅰ型);②二度Ⅱ型(MobitzⅡ型,即莫氏Ⅱ型)。二度Ⅱ型房室传导阻滞中,房室传导比例呈3∶1或3∶1以上比例传导,称为高度房室传导阻滞。若绝大多数P波后无QRS波,心室基本由房室交界区或心室自主节律控制,称为近乎完全性房室传导阻滞。

(三)三度房室传导阻滞

三度房室传导阻滞是指心房激动均不能下传到心室,为完全性房室传导阻滞。

二、病因

(一)病理性原因

房室传导阻滞大多数见于病理情况，常见原因有冠心病、心肌炎、心肌病、急性风湿热、药物中毒、手术损伤、电解质紊乱、结缔组织病和原发性传导束退行性变等。

(二)生理性原因

偶尔一度和二度Ⅰ型房室传导阻滞可见于健康人，与迷走神经张力增高有关。

三、发病机制

(一)一度房室传导阻滞

一度房室传导阻滞可发生于心房内、房室结、房室束、束支及末梢纤维中。主要是房室传导系统相对不应期病理性延长，以及房室交界区动作电位 3 相复极不全、房室结双径路、房室结 4 相阻滞、双束支同步传导延缓等。病理改变多不明显，为暂时性缺血、缺氧、水肿、炎症、电解质紊乱及使用药物等；也见于部分正常健康人，如运动员。

(二)二度房室传导阻滞

(1)二度Ⅰ型房室传导阻滞：阻滞发生于房室结、希氏束、束支及浦肯野纤维分别为 82%、9%和 9%。多见于迷走神经功能亢进、风湿性心肌炎、高血压、洋地黄中毒及急性心肌梗死，病理改变相对较轻，常为可逆性因素引起。

(2)二度Ⅱ型房室传导阻滞：房室传导呈比例中断，房室结及其以下传导阻滞分别为 38%和 62%，可与二度Ⅰ型房室传导阻滞交替出现。病理改变比较严重，多为不可逆性。常见于严重的器质性心脏病、高钾血症等。

(三)三度房室传导阻滞

病理组织改变常广泛而严重，多为不可逆性。易发于传导系统的炎症、纤维变性和广泛的前壁心肌梗死导致希氏束损伤，或引起左右束支分叉处或双束支坏死等。

四、临床表现

（一）一度房室传导阻滞

一度房室传导阻滞临床上常无自觉症状，听诊时 S_1 略减弱。如果 P-R 间期明显延长，可有乏力、头晕、胸闷和活动后气急等表现。多数预后良好，少数发展为三度房室传导阻滞。突发的一度房室传导阻滞常提示房室结双径路传导，可诱发结内折返、房颤或心房扑动。

（二）二度房室传导阻滞

（1）二度Ⅰ型房室传导阻滞：患者的自觉症状与心室率的快慢有关，阻滞程度不同而症状也明显不同。当阻滞所致心室漏搏仅偶尔出现时，可无自觉症状，或仅感心悸；如心室漏搏频繁而致心室率较慢时，则可出现乏力、头晕，但很少发生晕厥。体检可发现心音和脉搏脱漏。

（2）二度Ⅱ型房室传导阻滞：与心率快慢和 QRS 波脱漏比例有关，常有心悸症状，严重者乏力、头晕，甚至晕厥。体检可发现心音和脉搏脱漏。

（三）三度房室传导阻滞

在三度房室传导阻滞中，先天性房室传导阻滞心室率较快，休息时可无症状，仅在活动时感到心悸、气促；而由其他原因引起者心室率较慢，患者自觉心率缓慢、心搏强而有力；心室率过慢时常有心悸、气喘、胸闷、头晕等，严重者可有晕厥或心力衰竭；心率缓慢而规则，多在 30～50/min，运动后并不相应增快，心尖 S_1 强弱不等，房室同时收缩时闻及响亮清晰的“大炮音”，颈静脉搏动强弱不等；脉压大，血压波动性大。

五、辅助检查

心电图检查可确定诊断，并可区分不完全性（一度和二度）或完全性（三度）房室传导阻滞。必要时，有条件者也可行希氏束电图检查。

（一）一度房室传导阻滞

1. 心电图特征

（1）P-R 间期延长，成年人＞0.20 秒，多为 0.21～0.40 秒，儿童＞0.16～0.18 秒。

（2）P-R 间期明显延长时，P 波常隐伏在前 1 个心搏的 T 波内，导致 T 波增高、切迹或畸形。

（3）有时 P-R 间期延长超过 P-P 间距，形成 1 个 P 波越过另 1 个 P 波传导，多见于快速性房性异位心律。

（4）显著窦性心律不齐伴一度 AVB 时，P-R 间期可随其前的 R-P 间期的长或短相应缩短和延长。

（5）P-R 间期延长如伴有 P 波增宽或切迹，常提示存在房内传导阻滞，而严重房内传导阻滞所致 P-R 间期明显延长的患者，P 波振幅明显降低，甚至不能识别。

（6）QRS 波宽窄并不能提示传导延迟部位，因房内或房室结内传导延迟 30%～40%可伴有宽大的 QRS 波，但如宽大 QRS 波呈左束支传导阻滞（LBBB）形态，则高度提示希氏束及束支的传导延迟（75%～90%）。

2. 希氏束电图特征

心房内传导阻滞，P-A 间期＞60 毫秒，而 A-H、H 和 H-V 间期均正常。房室结内阻滞，A-H 间期延长＞140 毫秒，P-A 和 H-V 间期均正常。希氏束内阻滞，HH′间期延长＞20 毫秒。束支传导阻滞，H-V 间期延长＞60 毫秒。

（二）二度Ⅰ型房室传导阻滞

1. 典型的文氏现象

(1)P-R 间期周期性逐渐延长,P-R 间期增量逐次减小,直至 P 波受阻与 QRS 波脱漏;漏搏前的 P-R 间期最长,漏搏后 P-R 间期最短。

(2)R-R 间期周期性逐渐缩短,直至出现长间歇(QRS 波脱漏)。

(3)心室脱漏造成的间歇为文氏现象中最长的 R-R 间期,但其小于最短 R-R 间期的 2 倍,未下传的心房激动最后 1 个 R-R 间期是所有短 R-R 间期中最短者。

(4)文氏周期的房室传导比例可为(3∶2)~(9∶8),一般<5∶4,偶尔为 2∶1。具有典型文氏现象的二度Ⅰ型 AVB 约为 50%。

2. 非典型的文氏现象

(1)P-R 间期的增量逐次增大,直至 QRS 波脱漏。

(2)R-R 间期逐次延长,文氏周期中第 1 个 R-R 间期小于最后 1 个 R-R 间期。

(3)P-P 间期最短时 P-R 间期增量最大。

3. 变异型文氏现象

(1)P-R 间期增量不一,有≥2 个相等的 P-R 间期和 R-R 间期。

(2)每次文氏周期的最后 1 个 R-R 间期不是最短者。

(3)QRS 波脱漏引起的长 R-R 间期>2 个短 R-R 间期之和。

4. 希氏束电图特征

约 80%阻滞部位在希氏束近端,A-H 间期逐渐延长,直至完全阻滞,H-V 间期正常。若希氏束本身或远端阻滞,则 HH′间期或 H-V 间期逐渐延长而至完全阻滞。

(三)二度Ⅱ型房室传导阻滞

1. 心电图特征

(1)P-R 间期正常或延长,但固定不变。

(2)QRS 波呈周期性脱漏,房室传导比例常呈 2∶1、3∶1、3∶2、4∶3、5∶4等。

(3)下传 QRS 波多呈束支传导阻滞型。

2. 希氏束电图特征

取决于希氏束的阻滞部位。多为希氏束远端阻滞,A-H 间期正常,下传的 H-V 间期延长,未下传心搏的 H 波后无 V 波。少数希氏束近端阻滞,A-H 间期延长,下传 H-V 间期延长,未下传心搏的 A 波后无 H 波和 V 波。

(四)三度房室传导阻滞

1. 心电图特征

(1)P 波不能下传,P 波与 QRS 波无固定关系,形成房室脱节。

(2)心房率大于心室率,心室率多在 30～50/min。

(3)根据 QRS 波形态能判定异位起搏点的位置,如心室起搏点发生在房室束分叉以下,为心室自主节律,QRS 波宽大畸形,心室率多在 20～40/min;心室起搏点发生在房室束分叉以上,心室率在 40～60/min。

(4)双侧束支或三束支传导阻滞引起三度房室传导阻滞,QRS 波时而呈右束支传导阻滞(RBBB),又时而呈左束支传导阻滞(LBBB);有时出现心室停顿或一系列 P 波后无 QRS 波;可发生心室颤动。

2. 希氏束电图特征

(1)希氏束近端完全阻滞:A 波后无 H 波,V 波前有 H 波,H-V 间期固定,A 波与 V 波无固定关系,即 AH 阻滞。

(2)希氏束内阻滞:A 波后有 H 波,A-H 间期固定且正常,A 波与 V 波无关,HH′冲断,V 波前均有 H′波,V 波正常。

(3)希氏束远端阻滞:A 波后有 H 波,AH 间期固定,但 H 波不能下传,其后无 V 波,即 HV 阻滞。

六、诊断及鉴别诊断

(一)诊断

根据症状、体征及心电图特点可明确房室传导阻滞诊断。

(二)鉴别诊断

1. 一度房室传导阻滞的鉴别诊断

(1)隐匿性交界性期前收缩致假性一度房室传导阻滞,其 P-R 间期延长仅见于个别心搏,可见交界性期前收缩。

(2)插入性交界性或室性期前收缩伴室房隐匿性传导,可致干扰性 P-R 间期延长,常发生于期前收缩后的第一个窦性心律,而心房率较快时也见于期前收缩后的数个心搏中。

(3)干扰性一度房室传导阻滞,心房率>180/min,心房周期明显短于房室结的生理性不应期,或者 Q-T 间期正常时,T 波降支的 P′波下传时间延长,均为生理性干扰现象。心房率<180/min 时 P-R 间期延长及 T 波或 U 波后的房性期前收缩、窦室夺获伴 P-R 间期延长,均表明房室结相对不应期病理性延长,应视为一度房室传导阻滞。

2. 二度Ⅰ型房室传导阻滞的鉴别诊断

(1)隐匿性交界性期前收缩致假性二度Ⅰ型房室传导阻滞,连续插入性隐匿性交界性期前收缩可导致干扰性 P-R 间期延长,并可引起 QRS 脱漏。但可根据显性交界性期前收缩推测隐匿的可能性。

(2)干扰性文氏现象,心房率>200/min 的室上性心动过速,房室结的有效不应期明显高于心房周期,QRS 波脱漏前的 P-R 间期逐渐延长,形成生理性房室传导的文氏现象。

3. 二度Ⅱ型房室传导阻滞的鉴别诊断

未下传的房性期前收缩二联律需与二度Ⅱ型房室传导阻滞鉴别,未下传的房性期前收缩其 P′波提前出现,形态与窦性 P 波明显不同。窦性心动过缓常伴显著的节律不齐,有时与二度Ⅱ型房室传导阻滞心电图类似，采用阿托品试验、食管导联心电图、希氏束电图有助于鉴别。

4. 二度Ⅰ型房室传导阻滞和二度Ⅱ型房室传导阻滞的鉴别诊断

（1）病因：二度Ⅰ型房室传导阻滞常见于急性心肌炎、洋地黄中毒、急性下壁心肌梗死、迷走神经功能亢进等；二度Ⅱ型房室传导阻滞常见于急性前壁心肌梗死、Lev 病及 Lenegre 病、心肌病等。

（2）电生理机制：二度Ⅰ型房室传导阻滞主要为相对不应期延长；二度Ⅱ型房室传导阻滞主要是绝对不应期延长，无或很少有相对不应期改变。

（3）阻滞部位：二度Ⅰ型房室传导阻滞多位于房室结；二度Ⅱ型房室传导阻滞多位于希氏束及其以下。

（4）病变特点：二度Ⅰ型房室传导阻滞多为功能性，部分为组织水肿或炎症，多可恢复；二度Ⅱ型房室传导阻滞多为广泛不可逆病变，常见不明原因的纤维变性，常为双束支解剖上的传导阻滞。

（5）病程：二度Ⅰ型房室传导阻滞常为急性病程；二度Ⅱ型房室传导阻滞多为慢性病程。

（6）症状：二度Ⅰ型房室传导阻滞常无明显的脑缺血和外周缺血症状，很少发生晕厥；二度Ⅱ型房室传导阻滞心悸更为明显，脑缺血和外周缺血症状多见，晕厥相对较多。

（7）房室传导：二度Ⅰ型房室传导阻滞常为文氏现象，PR/RP 呈反比，少见 2∶1或 3∶1的传导；二度Ⅱ型房室传导阻滞无文氏现象，P-R 间期固定不变，常表现为严重传导阻滞。

（8）QRS 波：二度Ⅰ型房室传导阻滞多正常；二度Ⅱ型房室传导阻滞的 QRS 波可增宽，≥0.12 秒。

（9）阿托品试验：二度Ⅰ型房室传导阻滞阻滞部位减轻或转为正常；二度Ⅱ型房室传导阻滞无变化或加重。

（10）刺激迷走神经：二度Ⅰ型房室传导阻滞程度加重；二度Ⅱ型房室传导阻滞程度减轻或不变。

（11）病情转归：二度Ⅰ型房室传导阻滞很少或暂时转化为高度或完全性房室传导阻滞，神经系统症状少见，一般不需永久性起搏；二度Ⅱ型房室传导阻滞常发展为持续性高度或完全性房室传导阻滞，神经系统症状多见，常需置入永久性起搏器。

5. 三度房室传导阻滞的鉴别诊断

干扰性完全房室脱节的特点为室上性心动过速（包括心房颤动或心房扑动）与阵发性交界性心动过速、室性心动过速并存，或窦性心律与加速的交界性逸搏心律并存，均可形成干扰性房室脱节。干扰与阻滞并存时，发生于舒张中期的 P 波不能夺获心室，心室率 60～100/min，可为干扰与阻滞并存引起的完全性房室脱节。

七、治疗

（一）病因治疗

（1）对于可逆性病因，应当积极纠正。如存在急性感染，应当选用有效的抗生素治疗；如由迷走神经张力过高引起，则使用阿托品等治疗；如疑为抗心律失常药物所致，则立即停用相应的药物；如伴有电解质紊乱，应当尽快纠正。严重的房室传导阻滞应当密切监护。

（2）对于急性心肌炎、急性心肌梗死、心脏直视手术损伤引起的严重Ⅱ度房室传导阻滞，可静脉使用糖皮质激素（如氢化可的松或地塞米松）治疗，取得明显疗效后口服泼尼松，待房室传导阻滞显著减轻或消失后逐渐减量并停药。

（二）抗缓慢性心律失常药物治疗

一度和二度Ⅰ型房室传导阻滞一般无须应用抗心律失常药物。二度Ⅱ型与三度房室传导阻滞如心室率不慢、无症状者可不急诊处理；如心室率过慢，伴有血流动力学障碍，甚至有阿-斯综合征发作者，应给予异丙肾上腺素（1～4μg/min）静脉滴注，维持心室律，并及早给予临时性或永久性心脏起搏治疗。阿托品（0.5～2.0mg）静脉注射仅适用于阻滞位于房室结者，对阻滞部位较低者无效。而且药物作用维持时间短。

（三）人工起搏治疗

二度Ⅱ型和高度以上房室传导阻滞伴心室率过慢、血流动力学障碍、甚至阿-斯综合征者，应及时进行临时性或永久性心脏起搏治疗。选择临时起搏还是永久性起搏，根据阻滞是否可逆而定。

第六节 预激综合征

预激综合征（preexcitation syndrome，Wolff Parkinson-White syndrome，WPW）于 1930 年由 Wolff、Parkinson 和 White 3 位医师首次报道。是指心房的冲动使整个心室或心室的某一部分提前激动，或心室的冲动使整个心房或心房的某一部分提前激动。预激综合征发病率随年龄增长而逐渐降低，大部分发生在 50 岁前，儿童更多见和早发。男女发病率之比为（1.5～2.5）∶1。约 65％的青少年和 40％的 30 岁以上的患者仅有心电图检查的预激表现而无临床症状，称为无症状性预激综合征。仅少数可发生严重心律失常，甚至猝死，称为症状性预激综合征。最常见的为顺向型房室折返性心动过速，其次为逆向型，少数合并心房颤（扑）动，并且易诱发心室颤动而猝死。

一、病因及发病机制

预激综合征除了见于无明确病因的患者外，也见于有明确疾病特别是心脏疾病的患者。但预激综合征的真正病因尚未完全明确，多年研究显示预激综合征的发生是多因素共同作用的结果，胚胎性房室连接的残留是基础，可因疾病、代谢、运动等而发生预激综合征。

(一)先天性心脏病

先天性心脏病患者预激综合征的发生率显著高于普通人群的平均发生率。预激综合征患儿有32%～46%与先天性心脏病有关,其中最常见的是Ebstein畸形。房室环发育缺陷可导致先天性心脏病与预激综合征并存。其他合并预激综合征的先天性心脏疾病有冠状静脉窦瘤、冠状静脉瘤、室间隔缺损、房间隔缺损、法洛四联征、大动脉错位、纠正性房室移位、房室沟(管)缺陷、单心室、三尖瓣闭锁、复杂的主动脉缩窄、镜面右位心、伴有二尖瓣关闭不全、房间隔缺陷的Marfan综合征。

(二)获得性心脏疾病

5%～10%的肥厚型心肌病患者存在预激综合征,局部肥大的心肌扰乱了房室环处正常心肌,电生理的不连续性可能是其基本的发病机制。其他与预激综合征发生有关的获得性心脏疾病有风湿性心脏病(0.76%)、冠心病(0.5%)、高血压性心脏病(5.15%)、扩张型心肌病(1.04%)、病态窦房结综合征(0.25%)、甲亢性心脏病等,发生机制可能与心脏负荷、心脏形态、心肌纤维化、自主神经功能失调有关。

(三)外科手术

外科手术导致的房室连接是产生预激综合征的形态学基础,如给予术前无预激综合征的三尖瓣闭锁患者行Fontan手术,术后患者出现预激综合征,电生理检查显示房室旁路位于手术后的心房和心室吻合部位,外科手术分离或冷冻消融可消除。心脏同种移植后发生的预激综合征几乎均为供体心脏本身存在引起预激综合征的房室旁路,因其房室旁路多位于左侧,且前传不应期较长,因此术前不易发现。

(四)肿瘤性疾病

(1)横纹肌瘤最常见的心脏表现是预激综合征,其瘤细胞具有类似于浦肯野细胞的传导能力,通过三尖瓣叶从右心房延伸至右心室，构成了预激综合征发生的细胞学基础。

(2)大嗜酸性细胞瘤实际是多灶性浦肯野细胞肿瘤的变异型，也易伴发预激综合征。

(3)嗜铬细胞瘤因分泌儿茶酚胺影响心肌细胞结构和代谢的完整性，使其心电生理不稳定，引起房室旁路传导加快而引发预激综合征，尤其是存在非对称性心肌肥厚时。

(五)妊娠

妊娠作为诱发预激综合征的诱因是肯定的。可能的机制如下。

(1)妊娠时血容量增加，容量负荷过重，心率加快而诱发折返通道上的单向阻滞。

(2)紧张、焦虑、恐惧等通过脑垂体肾上腺轴激活交感神经系统，具有潜在性产生心律失常的效应。

(3)妊娠期内分泌的改变，如雌激素水平增高，可通过增强肾上腺素受体的数目及亲和力，使肾上腺素能神经的敏感性增高，进而改变折返环上的不应期与传导速度而引发预激综合征。

(六)遗传病

(1)线粒体病常合并预激综合征，如 Leber 遗传性视神经病，尤其是 3460 线粒体 DNA 突变者，预激综合征发生率高达 11%，线粒体病 MELAS 综合征患者预激综合征的发生率高达 14%。

(2)节性硬化症是一种常染色体显性遗传病，也可产生预激综合征，但临床上少见。

(3)家族性肥厚型心肌病并存预激综合征常见。

(七)代谢因素

代谢障碍是引起预激综合征心动过速的常见原因。有研究发现，心肌代谢中游离脂肪酸与预激综合征的心动过速呈相关性。水、电解质、酸碱平衡紊乱也可能是引发预激综合征的因素，可使不完全性或隐匿性预激综合征转化为典型预激综合征，发生机制与心肌电生理特性的变化有关。

(八)其他因素

类风湿关节炎引起心脏损害、新生儿心脏发育不完善、运动(运动后预激综合征消失)与身体姿势改变房室结不应期等,都可能是预激综合征的影响因素。

二、临床表现

预激本身并无症状,但可导致房室折返性心动过速、房扑与房颤等快速性室上性心律失常发作。并发房室折返性心动过速时,可呈发作性心悸。并发房颤与房扑时,若冲动经旁道下传,由于旁道前传不应期短,且不似房室结有减慢传导的特性,故可产生极快的心室率,可快达 220～360/min,甚至变为室颤,发生休克、晕厥与猝死。运动、焦虑、酒精等刺激交感神经可能进一步缩短旁道不应期,加快心室率。

三、心电图表现

(一)不同传导旁路的心电图特征

1. *房室旁路(Kent 束)*

经房室环直接连接心房和心室的传导旁路,大多数位于左、右两侧房室沟或间隔旁,引起典型预激综合征的心电图表现。

(1)窦性心律时 P-R 间期缩短,时限<0.12 秒。

(2)QRS 波群增宽,时限≥0.12 秒。

(3)QRS 波群起始部分粗钝,为预激波(delta 波)。

(4)ST-T 波呈继发性改变,与 QRS 波群主波方向相反。

按胸导联 QRS 波群的形态将典型预激综合征分成 A 型、B 型、C 型。①A 型预激表现为所有胸前导联 delta 波和 QRS 波群主波均呈正向,提示左心室后壁预激;②B 型预激为右胸导联 delta 波和 QRS 波群主波呈负向,左胸导联呈正向,提示右心室后底部预激;③C 型预激的表现与 B 型预激相反,即右胸导联 delta 波和 QRS 波群主波呈正向,左胸导联呈负向,提示左心室前侧壁预激。

2. 房结旁道(James 束)

房结旁道(James 束)为心房与房室结下部或房室束的通道，可能为后结间束部分纤维所形成。这种心电图又称为变异型预激综合征、LGL 综合征或短 P-R 间期综合征。临床上少见。心电图特征为：①P-R 间期<0.12 秒。②QRS 波群正常，无预激波。③无继发性 ST-T 改变。

3. 结室或束室连接(Mahaim 纤维)

起自房室交界区而终止于心室肌。分为两种类型：起自房室结而终止于心室肌者称为结室纤维型；起自希氏束或其分支终止于心室肌者称为束室纤维型。心电图特征为：①P-R 间期正常。②QRS 波群增宽，时限>0.12 秒，有预激波。③伴有 ST-T 波继发性改变。

(二)特殊类型的预激综合征

(1)间歇性预激综合征：①心电图上的 delta 波时有时无。旁路的一度前向阻滞可造成 delta 波变小；二度Ⅰ型前向传导阻滞可造成 delta 波周期性从小变大；二度Ⅱ型前向传导阻滞则可见典型的间歇性 delta 波(2∶1或 3∶1)；三度前向传导阻滞时 QRS 波完全正常。②少数情况下，在同一导联上出现各种不同宽度的 QRS 波群。

(2)隐匿性预激综合征：是指旁路存在永久性前向传导阻滞，仅能逆向传导，心电图上无 delta 波。但在反复发作心动过速或室性期前收缩时出现偏心性激动及延迟的 V-A 间期，由此提示旁路的存在。隐匿性旁路逆向传导的有效不应期随心动周期的缩短而缩短，极易逆传出现心动过速，并且不需期前收缩诱发。

(3)潜在性预激综合征：旁路有前传能力，但体表心电图平时无明显 delta 波的表现，仅在实施心房程序刺激或应用兴奋迷走神经的方法或非二氢吡啶类钙离子通道拮抗药阻滞正常房室传导时，才能显示明显 delta 波的心电图表现。

四、危险分层

无症状预激综合征发生心源性猝死的危险很低，而有症状预激综合征发生心源性猝死的危险性显著增高。对未接受导管消融的有症状预激综合征患者随访5年发现，严重血流动力学障碍的发生率为1.1%，均为心房颤动快心室率和心室颤动，表明心源性猝死的风险在有症状预激综合征中也较低，但有着明确的不良预后。因此，对预激综合征患者进行危险分层以识别高危患者十分重要。目前建议：对于预激综合征患者要合理进行心电学检查，结合人口学特征和病史，早期进行危险分层，对预激综合征的高危患者给予有效治疗，以避免心源性猝死的发生；对于高危职业者应该在就业前进行心电学常规检查，儿童在学前进行体表心电图检查，以早期发现预激综合征；对于有明确的心悸症状伴低血压、晕厥的患者，长程动态心电图和置入式动态心电图及电生理检查具有重要价值。

(一)高危的人口学特征与病史

儿童和年轻人(年龄<30岁)、男性、心房颤动病史、晕厥史、伴有先天性或其他心脏病、家族性预激综合征，以及高危职业者(如运动员、飞行员、潜水员、高空作业及带电作业等人员)。

(二)心电图检查

(1)识别单条旁路还是多条旁路，如心电图上表现为不同形态的预激波，或出现不能解释的心电图旁路定位，多提示多条旁路，多条旁路是易发心室颤动的危险因素。

(2)检出心房颤动尤其是阵发性心房颤动，对于预激综合征伴发心房颤动的患者容易诱发心室颤动而导致心源性猝死。

(3)发现间歇性预激综合征，提示旁路的传导性较差，属于低危的标志，但如果有症状，也应当考虑电生理检查以进一步评估。

(4)测定心房颤动发作时的最短RR间期(SPRRI)，SPRRI<250毫秒与发生心室颤动高度相关，是心源性猝死的危险因素。

长程动态心电图检查和置入式动态心电图仅用于常规检查不能发现的高危患者。

(三)运动试验

可兴奋交感神经而增强房室结传导,室上性激动经房室结下传,旁路传导可减弱,甚至消失。仅有运动试验中突然并且完全消失的预激波方可提示旁路有较长的前向有效不应期,预示发生心房颤动时心室率不会过快,心室颤动的危险性较低。

(四)药物试验

应用钠通道阻滞药测定旁路的传导性能,如果药物可阻断旁路传导,提示旁路的前向有效不应期较长。因此试验特异性较差,目前已不常规应用。

(五)心脏电生理检查

主要用于诱发房室折返性心动过速(AVRT)、心房颤动,测定旁路的数量、有效不应期、SPRRI 和心房起搏下 1:1的旁路传导频率。适用于无创检查仍不能明确旁路的数量、性能,以及症状性预激综合征患者。SPRRI 在 220～250 毫秒多见于有心搏骤停的预激综合征患者,SPRRI≤220～250 毫秒与心室颤动密切相关,检测 SPRRI 有助于识别高危患者。旁路有效不应期的预测价值较 SPRRI 低。

五、诊断及鉴别诊断

预激综合征诊断根据心电图变化、心脏超声及心脏电生理检查可做出诊断。预激综合征的心电图改变可酷似心室肥大、束支阻滞、心肌缺血和心肌梗死。注意到 P-R 间期缩短、预激波(delta 波)的出现和 QRS 波群增宽三联征,不难识别预激综合征的存在。

(一)类似心室肥大

预激综合征由于心室除极过程变化,可引起 R 波电压明显增高和继发性 ST-T 改变,可酷似右心室肥大和左心室肥大。

(1)右心室肥大:A 型预激综合征可酷似右心室肥大,但无右心房肥大、电轴右偏等改变。

(2)左心室肥大:B 型预激综合征可酷似左心室肥大,除预激综合征的三联征外,与左心室肥大无明显不同。

(二)类似束支传导阻滞

预激综合征可类似左束支传导阻滞或右束支传导阻滞,除预激综合征的三联征外 P-J 间期≤0.26 秒,而束支传导阻滞 P-J 间期>0.27 秒。此外,右束支传导阻滞在 V_1 导联出现 rSR′三相波,左束支传导阻滞在 V_5、V_6 导联 R 波顶端出现切迹,预激综合征除 QRS 波群起始部分出现顿挫外,很少出现三相波,也不在 R 波顶部出现切迹。

(三)类似心肌缺血

预激综合征可引起继发性 ST-T 改变,易误诊为心肌缺血,特别在心电监护时,预激综合征间歇出现,酷似一过性心肌缺血。注意到预激综合征三联征的特点,不难进行鉴别。此外,预激综合征引起的 ST-T 改变为继发性,即在 QRS 主波向上的导联出现 ST 段压低和 T 波倒置,而心肌缺血的 ST-T 改变为原发性,与 QRS 主波方向无关。T 波改变的形态对鉴别诊断也很有价值,“冠状 T”只见于心肌缺血,罕见于无并发症的预激综合征。

(四)类似心肌梗死或掩盖心肌梗死

由于预激波向量波动于-70°~+120°,可在许多导联产生负性波折,类似病理性 Q 波,酷似不同部位的心肌梗死。例如,当预激波向量位于-70°时,除极波朝向Ⅱ、Ⅲ、aVF 导联的负极,故在这些导联产生类似病理性 Q 波的负性波折,酷似下壁心肌梗死;当预激波向量位于+120°时,可在Ⅰ、aVL 导联产生负向波折类似病理性 Q 波,又酷似高侧壁心肌梗死。此外,预激综合征可类似正后壁心肌梗死、前间壁心肌梗死等。以下两点有助于预激综合征与心肌梗死的鉴别:①仔细观察各个导联,预激综合征在某些导联可看到正向预激波;②预激综合征的 ST-T 改变为继发性,且不会出现弓背向上ST段抬高与“冠状T”。

当预激波向量与心肌梗死向量方向相反时，可抵消梗死向量，从而掩盖心肌梗死的心电图改变。预激综合征患者疑有心肌梗死时，应采用药物阻断旁路传导，消除预激图形，以求做出明确诊断。

(五)Mahaim型预激综合征类似频率性左束支传导阻滞

Mahaim型预激综合征的主要心电图表现为频率性左束支传导阻滞，当窦性心律增速时出现左束支传导阻滞，而窦性心律减慢时室内传导恢复正常。不同于一般的左束支传导阻滞，患者年龄轻，无器质性心脏病证据。心电图出现左束支传导阻滞时电轴明显左偏，Ⅱ、Ⅲ、aVF导联呈QS型，Ⅰ、aVL导联呈R型，V_1导联R波短小，其后S波急速下降。

(六)不典型预激综合征被漏诊或误诊

典型的预激综合征由于“三联征”的存在，不难诊断，但有些预激综合征心电图表现不够典型可能被漏诊，也可能被误诊为其他疾病。对delta波不明显疑为预激综合征的患者应注意以下几点。

(1)加强旁路前传和增加心室预激成分：采用药物(如腺昔等)兴奋迷走神经抑制房室结传导，可加强旁路前传，使心室预激图形变得明显。

(2)注意一些细微的诊断线索：当QRS起始delta波不明显时而V_6导联间隔性Q波消失，提示预激征的存在。使用此项诊断标准时应注意两点：①Ⅰ、aVL、V_6导联均无间隔性Q波，V_6导联记录不到Q波，应继续向侧胸部描记，直至腋后线；②左侧旁路有时在V_6导联产生rSR′型。不要将S波误认为Q波。

六、治疗

(一)预激综合征发作时的处理

预激综合征发作时的药物治疗应根据情况选择延长房室结

或旁路传导时间与不应期的药物，打断折返环，从而终止心动过速或减慢房扑、房颤的心室率。

(1)当预激综合征并发顺向型房室折返性心动过速时，其治疗与一般室上性心动过速相同。首先尝试迷走神经刺激，无效时选用维拉帕米、普萘洛尔等。这些药物选择性作用于房室结，延长房室结传导时间或不应期，对旁道传导性无直接影响。腺苷应慎用，因为可能诱发快心室率的房颤。

(2)当预激综合征并发逆向型房室折返性心动过速时，选用Ⅰa、Ⅰc类或Ⅲ类(如普罗帕酮、索他洛尔、胺碘酮等)，这些药物可延长旁道不应期。Ⅰc类或Ⅲ类药物同时延长房室结不应期，对顺向型和逆向型房室折返性心动过速均有作用。使用阻断房室结的药物可终止发作，但一般不用，因可能在发生心房颤动时导致心室率加快而诱发心室颤动。

(3)预激综合征患者发作经旁道前传的房扑与房颤，可伴极快的心室率而导致严重血流动力学障碍，应立即行电复律。药物宜选择延长旁路不应期的药物，如Ⅰa(普鲁卡因胺)、Ⅰc(普罗帕酮)或Ⅲ类(胺碘酮、伊布利特)等。洋地黄、钙通道拮抗药和β受体阻断药等通常用于减慢房室结传导的药物，并不能阻断旁道传导，甚至可加速旁道传导，从而加速预激综合征合并房颤的心室率，甚至诱发室颤，因而不主张应用。

(二)预激综合征发作时长期治疗

射频消融术消融房室旁道，打断折返环路，已成为首选的根治方法。所有旁路患者只要患者同意均可做导管消融治疗。

(1)预激综合征无症状者，可以不行电生理检查或治疗，也可以行导管消融治疗(Ⅱa类适应证，证据水平B级)。

(2)预激综合征合并房颤并快速心室率者，或者发生AVRT者，建议行导管消融治疗(Ⅰ类适应证，证据水平B级)。

(3)患者坚决拒绝导管消融且发作频繁，症状重时才考虑长期药物治疗，可选Ⅰc类或Ⅲ类抗心律失常药物(Ⅱb类适应证)，

不宜选 β 受体阻滞药、CCB 和洋地黄（Ⅲ类适应证）。对于偶发的 AVRT（无显性预激）如不愿意导管消融，可以不长期服药治疗，仅在发作时给予相应处理（Ⅰ类适应证，证据水平 B 级）。

第七节　Brugada 综合征

1992 年西班牙 Brugada P 和 Brugada J 两兄弟在特发性心室颤动（IVF）中发现一群有特殊心电图表现的患者，为区别心电图正常的持发性室颤，提出了一个新的临床病症，即 Brugada 综合征（Brugada syndrome，BS）。其临床特征为：①心脏结构正常；②特征性右胸导联（V_1、V_2、V_3）ST 段呈下斜型或马鞍形抬高，伴有或不伴有右束支阻滞；③致命性室性快速性心律失常（室速或室颤）发作引起反复晕厥和猝死。多数发生于青年男性，常有晕厥或猝死家族史。

一、病因及发病机制

近年来，临床发现一些疾病，如电解质紊乱（高血钾、高血钙），低温，高温，右心室受到机械性压迫（如纵隔肿瘤、心包积液），右心室缺血，损伤和药物作用（钠通道阻滞药、三环类抗抑郁药等）均可能引起 Brugada 综合征心电图改变，临床多无晕厥发作，去除病因后，心电图改变可恢复正常。

目前初步认为，Brugada 综合征为常染色体显性遗传的原发性心电紊乱性疾病，具备基因多态性，目前唯一已被证实的致病基因是编码钠通 a 亚单位的 SCN5A 基因。此外，一个新的染色体区域 3p22-25 与 Brugada 综合征相关。当 SCN5A 基因发生突变时，可能出现以下结果：①通道的表达或细胞内转运过程障碍，导致细胞膜表面功能性钠通道数量减少。②钠通道动力学特征改变：失活加速、复活减慢，或通道处于中间失活状态的比例增加；或者突变位于“孔”结构上，导致通透性破坏，通道无功能。

③混合型：既有蛋白表达的下降，又有动力学改变，最终导致钠电流丧失或减少。

Brugada 波的临床谱包含以下 4 种类型。①肯定诊断或高度可疑 Brugada 综合征：患者心电图出现 1 型 Brugada 波，发生过心脏性猝死，或发作过晕厥，有青年猝死家族史，或为东南亚青年人；②具有特殊病因的 Brugada 波，如前已述及的各种病因；③出现 Brugada 波，既无上述的各种病因，也不出现任何症状，也无青年猝死家族史等；④Brugada 波的正常变异。

二、临床表现

(一)肯定诊断或高度可疑的 Brugada 综合征

本病发病年龄不定，从婴幼儿到 80 余岁的老年人均可发病。出现症状时间不定，有的患者有典型心电图表现而多年不出现症状，有的患者频繁发作室性心律失常、晕厥、短时间内发生猝死。本病的主要症状为发作晕厥，发作晕厥后可能出现肢体抽动，类似癫痫。少数患者可有胸闷、胸痛为主要症状，值得警惕。本病男性患者多见，可呈家族性发病。绝大多数患者于夜间睡眠时发病，故又称睡眠死亡综合征。死亡前多有痛苦呻吟、呼吸困难，然后大叫一声死亡。

Brugada 综合征患者心电图改变特别是 ST 抬高呈多变性，有时可完全恢复正常。心率增快、交感神经兴奋等可使抬高 ST 段降低，心率减慢，迷走神经兴奋，低血钾等可使 ST 段抬高特别明显。

(二)具有特殊病因的 Brugada 波

1. 右心室病变

(1)少数致心律失常性右心室心肌病患者可出现右胸导联 ST 段抬高。

(2)急性心肌缺血、损伤、右心室心肌梗死、肺栓塞、冠状动脉介入术后可能出现一过性 Brugada 波。

(3)右心室受到机械性压迫而发生损伤。

2. 电解质紊乱

(1)高钾血症:高钾血症可使钠通道灭活,故可产生 Brugada 波。患者多为女性,心电图除 $V_1 \sim V_3$、aVR 导联 ST 段呈下斜型抬高外,常伴有 QRS 时限增宽(144±31 毫秒),P 波振幅明显减低或消失,QRS 电轴异常。识别此种情况十分重要,因为此类患者病死率很高,应立即进行对高血钾的紧急处理。纠正高血钾或静脉注射钙剂后,Brugada 波可能消失。

(2)高钙血症:严重高钙血症可出现右胸导联 ST 段抬高。

3. 低温与高温

(1)低温:低温的心电图改变酷似高钙血症,出现 Brugada 波。

(2)高温:国内外均有报道正常人因高热出现 Brugada 波,体温下降后 Brugada 波逐渐消失。

4. 药物作用

药物作用是引起 Brugada 波的重要病因之一。文献报道Ⅰ类抗心律失常药物、可卡因、三环类抗抑郁药、抗精神病药等均可能引起 Brugada 波。

(1)Ⅰ类抗心律失常药物:$Ⅰ_a$ 类抗心律失常药物除奎尼丁外均可能引起 Brugada 波,因奎尼丁在阻滞钠通道同时抑制 Ito 外流。$Ⅰ_C$ 类药物几乎均可引起 Brugada 波。药物引起 Brugada 波的临床意义主要结合病史考虑。如患者有晕厥发作史和(或)猝死家族史,则提示其可能为 Brugada 综合征;如无晕厥发作,也无猝死家族史,则不一定有严重病理意义。

(2)可卡因中毒:可卡因既可阻滞钠通道,又可通过其拟交感神经作用直接作用于心肌。有报道可卡因中毒者出现 Brugada 波。至于可卡因中毒者发生猝死是否与 Brugada 波有关,尚不明确。

(3)三环类抗抑郁药:三环类抗抑郁药可阻滞钠通道,还可能诱发恶性室性心律失常,偶可引起 Brugada 波。

（三）既无症状、也无特殊病因可寻心电图出现 Brugada 波者

有不少人心电图出现典型的 Brugada 波，从无晕厥发作，也无猝死家族史，临床也无特殊病因可以解释 Brugada 波的产生。此类患者可能长期不出现症状，但是也可能于短期内出现心律失常事件。

（四）可能属于正常变异的 Brugada 波

Ediken 型 ST 段抬高及 2 型、3 型 Brugada 波可能属于正常变异。但应注意的是典型 Brugada 综合征患者心电图有时也可能出现Ⅱ型、Ⅲ型 Brugada 波。Ⅰ型、Ⅱ型和Ⅲ型之间可相互演变。临床遇到出现Ⅱ型、Ⅲ型 Brugada 波者还应详细询问病史及家族史，上升 1～2 个肋间描记 $V_{1\sim3}$ 导联，注意波形有无转变，必要时做药物激发试验。

三、辅助检查

（一）心电图检查

心电图为诊断 Brugada 综合征最重要的手段，心电图出现典型改变结合临床发作晕厥即可确诊。

1. 典型的 Brugada 综合征心电图改变

（1）V_1、V_2、V_3 导联 ST 段抬高，典型者呈下斜形，也可能呈马鞍形，其他导联无 ST 段改变，无对应性 ST 段压低。V_1、V_2、V_3 导联 ST 段抬高时隐时现，不同类型的 ST 段抬高也可互相转变，在发作晕厥前后，ST 段抬高特别明显。

（2）V_1、V_2、V_3 导联可出现典型的右束支阻滞图形（完全性或不完全性），呈 rSR′型，也可能仅出现 r′波或 J 波抬高，aVR 导联无终末增宽的 R 波，Ⅰ、V_5、V_6 导联不出现宽 S 波。

（3）V_1、V_2、V_3 导联 T 波通常倒置。

2. Brugada 综合征的心电图分型

Brugada 综合征的心电图可分为Ⅰ型、Ⅱ型、Ⅲ型（表 4-1）。

表 4-1　Brugada 综合征的心电图分型

	Ⅰ型	Ⅱ型	Ⅲ型
J 点抬高	＞2mm	＞2mm	＞2mm
T 波	倒置	双向或正向	正向
ST 段抬高形态	下斜形(穹形)	马鞍形	马鞍形
ST 段终末部分	逐渐下降	抬高＞1mm	抬高＜1mm

Ⅰ型心电图诊断价值较大，如伴有晕厥发作即可确诊。Ⅱ型、Ⅲ型心电图改变不能作为确诊依据，对出现此类心电图改变应详细询问病史，有无晕厥或近似晕厥发作，有无夜间濒死呼吸发作，有无青年猝死家族史，家族中有无Ⅰ型 Brugada 综合征心电图改变者。提高 1～2 肋间描记 V_1、V_2、V_3 导联，如Ⅱ型、Ⅲ型心电图改变转为Ⅰ型，则高度提示 Brugada 综合征的可能。

3. Brugada 综合征的变异型

Brugada 报道的 Brugada 综合征 ST 段抬高局限于 V_1、V_2、V_3 导联。近年来，有一些病例报道 Brugada 波出现于下壁导联。Potet 等证实 Brugada 波不论出现于右胸导联或下壁导联，基因分析均显示 SCN5A 基因突变。

(二)药物激发试验

部分患者必须行钠通道阻滞药激发试验才能提示诊断。常用药物有阿义马林(1mg/kg，5min)、氟卡尼(2mg/kg，最大量 150mg，10min 或 400mg，口服)、普鲁卡因胺(10mg/kg，10min)、吡西卡尼(1mg/kg，10min)、丙吡胺和普罗帕酮。

药物试验适应证如下：①无器质性心脏病猝死生还者；②无器质性心脏病原因不明晕厥者；③无器质性心脏病多形性室速者；④有 Brugada 综合征、心脏猝死和反复发作不明原因晕厥家族史者；⑤无器质性心脏病、无症状疑似 Brugada 综合征心电图改变者(至少一个右胸导联有马鞍形改变或下斜型 J 点或 ST 段抬高＜2mm)。药物试验必须持续监测 12 导联心电图和血压，准备好除颤器心肺复苏和生命保障系统，保证心电图电极位置正确和静脉通路通畅。药物试验阳性或出现下列情况必须终止试验：①室性心律失常（包括室性期前收缩）；②与基础值比较明显 QRS 波增宽（≥30％）。

药物试验阳性标准：①基础心电图阴性，药物试验如果 V_1、V_2、V_3 导联 J 波的振幅绝对值＞2mm 者，不管有或无右束支阻滞；②基础心电图呈Ⅱ型和Ⅲ型改变，药物试验后转变成Ⅰ型心电图改变者。③由Ⅲ型转变成Ⅱ型则意义较明确。

当存在心房和（或）心室传导疾病时（宽 QRS 波、宽 P 波，或 PR 间期延长），使用钠通道阻滞药应格外小心。建议用药后要监测至心电图正常（氟卡尼、普鲁卡因胺和阿义马林的半衰期分别为 20 小时、3～4 小时和数分钟）。在药物试验可能发生严重的心律失常（包括室颤）时，应立即终止试验，室速、室颤立即电复律。异丙肾上腺素（1～3μg/min）治疗可使抬高的 ST 段恢复正常，并能预防室颤电风暴发生。乳酸钠也可能是有效的解毒药。

（三）动态心电图

24 小时心电图监测有助于发现 Brugada 综合征患者心电图动态变化。记录 24 小时心率变化，可发现心率变化与 ST 段抬高程度相关。另外，可能发现室性心律失常的出现。

（四）其他检查

（1）排除器质性心脏病，Brugada 综合征患者超声心动图检查、核素心肌显像等检查均无器质性心脏病的证据。但右心室心肌病、右心室缺血、损伤等引起 Brugada 波者超声心动图检查等多有异常发现。

（2）测定体温，排除高温、低温引起 Brugada 波的可能，测定血钾、血钙，排除高血钾、高血钙引起的 Brugada 波。

（3）如怀疑有心室受到机械性压迫引起损伤产生的 Brugada 波，可拍摄胸部 X 线片及进行肺 CT 检查。

（4）如怀疑某些药物引起的 Brugada 波，除详细询问病史外，可进行血药物测定。

（5）有症状的 Brugada 综合征患者信号平均心电图心室晚电位多为阳性。无症状患者如心室晚电位阳性预示发作心律失常事件可能性较大。

（6）基因分析虽是诊断 Brugada 综合征的准确手段，但只能在少数研究中心进行，常需数周甚至数月才能完成，而且只有 20%～30%患者可测定出 SCN5A 基因突变。因此，基因分析不能作为 Brugada 综合征的常规临床检查手段。

（7）测定微伏级 T 波电交替对预测心脏性猝死虽有很大价值，但对预测 Brugada 综合征猝死危险性的价值尚不肯定。

四、诊断及鉴别诊断

（一）诊断

详细询问病史和家族史是诊断的关键。不能解释的晕厥、晕厥前症状、快速心悸病史和家族性心脏性猝死史是诊断的重要线索。诊断时最重要的是要排除冠心病、左室功能障碍和致心律失常右室心肌病。在 23%的 Brugada 综合征患者可以发作室上性心动过速，年轻患者出现的房颤或与晕厥相关的室上性心动过速时需检查除外 Brugada 综合征。

（1）出现典型的下斜型（Ⅰ型）心电图改变，且有下列临床表现之一，并排除其他引起 ECG 异常的因素，可诊断 Brugada 综合征：①记录到室颤；②自行终止的多形性室速；③家族心脏性猝死史（<45 岁）；④家族成员有典型 ECG 改变；⑤电生理诱发室颤；⑥晕厥或夜间濒死状的呼吸。

（2）Ⅱ型和Ⅲ型异常心电图者，经药物激发试验阳性，如有上述临床表现可诊断 Brugada 综合征。

（3）如无上述临床症状仅有特征性心电图改变不能诊断为 Brugada 综合征，只能称为特发性 Brugada 征样心电图改变。

（4）如果没有完全满足的心电图标准（如Ⅰ型改变 J 点只抬

高 1mm)，但有上述临床表现中的一项或多项，诊断应慎重。

下列方法有助于临床上提高诊断敏感性：①扩大 ECG 记录范围，在标准胸导联($V_{1\sim3}$)上 1、2 肋间(第 2、3 肋间)记录 ECG，可提高诊断敏感性。②利用可获得的激发试验药物。

(二)鉴别诊断

由于 Brugada 综合征发生的心律失常本身缺乏特异性，因此记录到 ECG 上典型的 Brugada 波在临床诊断中就十分重要。在临床实际工作中，如果记录到了比较典型的 ECG 改变，包括 Brugada 波和发作的室性心律失常，参照诊断标准可以怀疑乃至诊断 Brugada 综合征。但是，如果没有记录到比较典型的 Brugada 波，则诊断比较困难。此时，除了与致心律失常性右心室心肌病(ARVC)进行鉴别以外(表 4-2)，还应该排除其他心律失常性猝死和非心律失常性猝死的可能，包括心脏和心脏以外的问题，如肥厚型梗阻性心肌病、马方综合征、急性肺栓塞和急性冠脉综合征等。此外，还应该关注电解质紊乱、急性颅内出血、急性胰腺炎等非直接心脏原因导致的心律失常等。

表 4-2 ARVC 与 Brugada 综合征鉴别诊断

临床特点	ARVC	Brugada 综合征
好发年龄(岁)	25～35	35～40
性别(男∶女)	3∶1	8∶1
分布地区	世界范围	世界范围
遗传	常染色体显性(隐性)	常染色体显性
染色体	1,2,3,10,14(17)	3
基因	hRYR2	SCN5A
症状	心悸，晕厥，猝死	晕厥，猝死
伴随因素	运动	静息

(续　表)

临床特点	ARVC	Brugada 综合征
影像	右心室或左心室形态和功能异常	正常
病理	纤维脂肪变性	正常
复极(ECG)	胸前导联 T 波倒置	$V_{1\sim3}$ 导联 ST 段上抬
除极(ECG)	ε 波	右束支传导阻滞/电轴左偏
房室传导	正常	50%PR/HV 间期不正常
房性心律失常	后发生的(继发性)	早期发生的(原发性 10%～25%)
心电图改变	固定不变(绝大多数)	动态变化
室性心律失常	单形性室速/室颤	多形性室速/室颤
心律失常机制	瘢痕依赖性	2 相折返
Ⅰ类抗心律失常药物	↓	↑
Ⅱ类抗心律失常药物	↓	↑
Ⅲ类抗心律失常药物	↓	—/↑
Ⅳ类抗心律失常药物	—/↓	?
β 受体激动药	↑	↓
预后	猝死,心力衰竭	猝死

注:箭头表示 ST 段抬高的变化:↑—增加;↓—下降;—/如果变化也很小

五、治疗

唯一被证实为肯定有效预防 Brugada 综合征引起猝死的方法是置入 ICD。

(一)非药物治疗

(1)置入性心脏复律除颤器(ICD):由于 Brugada 综合征致死

的原因是恶性室性心律失常，ICD的治疗效果是明确的，可有效预防Brugada综合征的心脏性猝死。

(2)射频导管消融治疗：针对诱发室颤、室早进行消融，其长期效果有待大规模试验和长期随访来验证。

ICD是目前唯一证实能够预防Brugada综合征猝死的有效方法，药物和射频导管消融等治疗只能作为辅助治疗方法，以减少ICD放电次数，提高患者的生活质量，不宜单独使用。

(二)药物治疗

1. 室性心律失常发作急性期治疗

室速或室颤电复律后，可用异丙肾上腺素预防室颤电风暴。异丙肾上腺素可通过激动β受体，增加钙内流，减轻复极期的内、外向离子流的失衡，可使抬高的ST段恢复正常，并防止室性心律失常发作。

2. 预防室性心律失常发作治疗

(1)奎尼丁：同时具有阻滞钠电流和I_{T0}的作用。可预防Brugada综合征患者室速和室颤的诱发，减少ICD放电治疗次数。奎尼丁的作用在高血浆水平时降到最小，因为在这些情况下奎尼丁阻滞I_{Na}，对抗了阻滞I_{Kr}后增加尖端扭转性室性心动过速(TdP)的可能。推荐高剂量奎尼丁(1000～1500mg/日)以充分阻滞I_{T0}，而不诱发TdP。

(2)Tedisamil：是一种心脏选择性更强的I_{T0}特异的阻滞药，可能比奎尼丁更有效，因为它没有奎尼丁的内向电流阻滞作用。但可有效阻断I_{T0}。然而，奎尼丁和Tedisamil都阻滞I_{Kr}，于是可能会诱发获得性长QT综合征。因此，尤其当心动过缓或低血钾时，可能会诱发TdP。

(3)AVE0118：是相对选择性I_{T0}和I_{Kr}阻滞药。这种药物的优点是不阻滞I_{Kr}，因此不延长QT间期或引起TdP。这种药物的缺点是肝脏首过效应，因此口服给药无效。

(4)西洛他唑：有报道西洛他唑可预防Brugada综合征患者

室颤发作，并且呈剂量相关。

(5)传统中草药：丹参提取物 dmLSB 减慢 I_{Na} 的失活，使动作电位 1 相内电流增加，可减轻 Brugada 综合征的致心律失常基质。

第八节　长 QT 综合征

长 QT 综合征(Long QT syndrome，LQTS)又称 QT 间期延长综合征，是第一个被发现的离子通道病，指有心电图上 QT 间期延长，T 波异常，易产生室性心律失常，尤其是尖端扭转性室性心动过速(TdP)、心脏性晕厥和猝死的一组综合征。

一、分类及病因

长 QT 综合征可分为先天遗传性长 QT 综合征和后天获得性长 QT 综合征两大类。

(一)先天遗传性长 QT 综合征

先天遗传性长 QT 综合征也是狭义的 LQTS，是一种遗传性疾病，按是否伴耳聋而区分为 Romano-Ward 综合征(RWS)和 Jervell-Lange-Nielson(JLN)综合征。RWS 患者只有 ECG 上 QT 间期延长，临床表现可能还包括晕厥、猝死、癫痫等。偶尔还发生非心脏性异常。RWS 最常见，多数 RWS 呈常染色体显性遗传，后代患病的概率为 50%。JLN 综合征相对少见，为常染色体隐性遗传，其临床表现除与 RWS 患者一样的症状外，还有神经性耳聋。JLN 综合征患者 QT 间期比 RWS 患者要长，发生晕厥和猝死等恶性事件的概率也高。RWS 至今已有 11 个基因亚型，而 JLN 有 2 个(表 4-3)。

表 4-3　长 QT 综合征的分子遗传学

遗传方式	亚型	染色体位置	基因
常染色体显性	LQT1	11p15.5	KCNQ1
	LQT2	7p35-36	KCNH2
	LQT3	3p21-24	SCN5A
	LQT4	4q25-27	ANK2
	LQT5	21q22.1-22.2	KCNE1
	LQT6	21q22.1-22.2	KCNE2
	LQT7	17q23	KCNJ2
	LQT8	12p13.3	CACNA1c
	LQT9	3p25	CAV3
	LQT10	11q23.3	SCN4B
	LQT11	7q21	AKAP9
常染色体隐性	JLN1	11p15.5	KCNQ1
	JLN2	21q22.1-22.2	KCNE1

(二)后天获得性长 QT 综合征

后天获得性长 QT 综合征最常见的原因如下。

(1)缺血性心脏病。

(2)高血压和左心室肥厚。

(3)代谢紊乱性疾病。

(4)缓慢心律失常。

(5)抗心律失常药物,如奎尼丁、普鲁卡因胺、普罗帕酮、胺碘酮、索他洛尔。

(6)抗微生物药,如红霉素等。

(7)抗过敏药致 QT 间期延长。

(8)治疗精神病的药物致 QT 间期延长。

(9)其他药物,如血管扩张药、利尿药致 QT 间期延长。

(10)二尖瓣脱垂、心肌病、心内膜疾病、带状疱疹病毒感染等致 QT 间期延长。

(三)先天性和后天性长 QT 综合征的区别

(1)先天性和后天性长 QT 综合征的病因分别为先天遗传性和后天性某些疾病所致。

(2)后天性的扭转性室性心动过速较多见于长短 R-R 间期诱发,通常由停搏或期前收缩诱发,故又称停搏依赖性长 QT 综合征;而先天性长 QT 综合征常见于交感神经兴奋、恐吓、激动、游泳和运动或肾上腺素能药物等诱发,故又称为儿茶酚胺依赖性长 QT 综合征。

以上区别和特征是相对的而不是绝对的,两者常有很大的重叠。

二、电生理学机制

心肌细胞正常除极包括阳离子(Na^+/Ca^{2+})快速内流。而复极的发生则是外流的阳离子(K^+)超过了逐渐衰减的 Na^+/Ca^{2+} 内向电流。在 LQTS,由于心肌细胞膜上的离子通道功能异常导致胞内正电荷的过剩。由此引起钾外流或钠内流的异常。随后发生的阳离子胞内过剩延迟了心室复极(QT 间期延长)并引起早期后除极(EAD)。复极的延长会进一步延迟 Ca^{2+} 通道的失活过程,这种晚发 Ca^{2+} 内流可形成 EAD。而这些 EAD 出现在 ECG 上就表现为病理性高大 U 波,当达到阈值幅度时就触发了室性心律失常。心室的某些区域,尤其是内膜下深层细胞,最有可能显示复极延长和 EAD。由此引发的复极异质性可能会启动折返性心律失常——TdP。

三、临床表现

(一)症状

典型临床症状是尖端扭转型室性心动过速引起的反复短暂性晕厥和心源性猝死,常无前驱症状,尽管有些长 QT 综合征患者晕厥和猝死的发生是在睡觉和休息时,但大多数患者是出现在运动(如跑步、游泳等),情绪激动(如恐惧、害怕、生气和惊吓等)时,晕厥一般持续1～2分钟。

尖端扭转型室性心动过速的诱发原因可能有两个:一是伴QT间期显著延长的心动过缓,二是窦性心动过速加上交感神经亢进,且后者常可自行终止。尖端扭转型室性心动过速转变成心室颤动是猝死的主要原因,但转变的机制仍不清楚。

(二)危险因素

QT间期延长是心脏猝死的独立危险因素,独立于患者的年龄、心肌梗死病史、心率及药物应用史。Q-Tc>440毫秒的患者心脏猝死的危险为Q-Tc<440毫秒患者的2～3倍,未接受治疗的长QT患者每年死亡率为1%～2%。

(三)高危分层预测因素

可以预测到先天性长QT综合征患者发生急性心源性死亡的先兆:①反复发作性晕厥;②常规正确内科治疗无效;③心脏停搏幸存者;④先天性耳聋;⑤女性;⑥Q-Tc间期>600毫秒;⑦与同龄者比,心率相对过缓;⑧家族成员有症状;⑨在其家族中的很年轻成员发生过急性心源性死亡。

四、心电图表现

LQTS患者心电图上有两个特点:①QT间期延长,也是首先观察就诊者的主要依据之一。当Q-Tc>0.47秒(女性>0.48秒),排除引起Q-T延长的其他原因,无论是否伴有家族史或其他症状,均可诊断为LQTS。Q-Tc>0.45秒则高度可疑。②T波改变,LQTS患者的心电图上T波形态多变,即使同一个患者的心电图,在不同的时期差别可以很大,尤其在胸闷、心悸、黑蒙等症状时,往往会有T波形态的显著变化。临床上也出现过Q-T间期延长的患者无症状时心电图可以完全正常,晕厥时出现Q-T明显延长,并且由于诊断上无实际证据而出现多次误诊的个例。在Brugada综合征患者中ST段也表现相同的动态变化,这一点在临床工作中需要注意。

(一)典型的 LQT1 心电图图形

(1)婴儿型 ST-T 波形:ST 段短促,与 T 波上升支融合,后者呈直斜线状。双峰 T 波常见,在肢体和左胸导联上,第二峰常构成 T 波的顶端。大体上,T 波基部较宽,顶部尖锐,T 波的下降支陡立,呈非对称状。这种波形最常见于出生后 2 个月至 2 岁的婴儿患者,偶尔见于幼儿患者,所以常见有心率较快、右心主导等婴幼儿心电图特征。

(2)宽大 T 波:T 波呈单峰状,基部宽大,上升及下降支光滑。Q-T 间期可为正常或明显延长(Q-Tc 490±20 毫秒)。

(3)正常 T 波:T 波形态表现正常,Q-T 间期可为正常或明显延长(Q-Tc 460±20 毫秒)。

(4)晚发正常 T 波:ST 段延长,T 波形态正常。Q-T 间期多为明显延长(Q-Tc 490±40 毫秒)。

(二)典型的 LQT2 心电图图形

多导联双峰 T 波是 LQT2 的主要心电图特征。T 波幅度常偏低。Q-T 间期可为正常或明显延长(Q-Tc 470±30 毫秒)。双峰 T 波可分四种亚型。

(1)明显型双峰 T 波:T 波两峰分明,第二峰常位于 T 波下降支的早期。

(2)表浅型双峰 T 波:T 波双峰(或切迹)表浅有两种形态:第二峰可位于 T 波顶部或 T 波的下降支上。由于双峰表浅,有时 T 波顶部可呈平台状。识别表浅型双峰 T 波,需要仔细观察,否则易被忽略。

(3)低钾型双峰 T 波:T 波低矮,两峰间距离较大,第二峰常与 U 波融合,类似于低钾时的心电图改变。

(三)典型的 LQT3 心电图图形

(1)晚发尖锐/双相 T 波:LQT3 心电图的主要特征表现为 ST 段平直或斜形延长,T 波尖锐,起始和终止分明。双相 T 波常见。Q-T 间期多为显著延长(Q-Tc 530±40 毫秒)。

(2)非对称高尖 T 波:T 波高尖,下降支陡立,呈非对称型。Q-T 间期正常或明显延长(QTc 490±20 毫秒)。

(四)其他亚型心电图图形

(1)LQT4 目前还没有找到合适的编码通道,主要特点是 U 波的异常,而非 T 波异常。

(2)LQT5 与 LQT1 均为 I_{Ks} 通道的不同亚单位的变异,心电图也类似。

(3)LQT6 与 LQT2 均为 I_{Kr} 通道的不同亚单位变异,因病例较少心电图可能与 LQT2 类似。

(4)LQT7 过去认为是一独立的长 QT 综合征,现在认为它与 Andersen's syndrome 均属于 Kir2.1 的基因变异(KCNJ2),是主要内向整流钾通道 I_{K1} 的组成部分,参与细胞膜静息电位及动作电位复极最后阶段的形成。它的主要临床特点是先天性畸形(面部为两眼距增宽、两耳低位、下颌较尖和手部畸形),周期性瘫痪,特发性心源性猝死。心电图特征为 T 波和 U 波,QT 间期延长或者正常。最近的文章也提出,相对于 LQT7 同一个 Kir2.1 功能增强的变异导致的短 QT 综合征 3(SQT3)就表现出仅仅 T 波下降支陡峭现象。

五、诊断及鉴别诊断

任何 40 岁以下的人出现发作性晕厥和意外性猝死均应怀疑 LQTS,尤其是儿童和年轻人,运动、情绪激动诱发的晕厥和猝死更提示 LQTS 的可能。LQTS 的晕厥常被误诊为神经源性晕厥,最易被误诊为癫痫。心电图诊断标准为:女性 Q-Tc≥0.48 秒或男性 Q-Tc≥0.47 秒即可作为独立的诊断标准;若女性 Q-Tc<0.43 秒或男性 Q-Tc<0.41 秒即可排除 LQTS;若 Q-Tc 介于 0.41~0.46,应进一步结合病史、临床表现和 ECG 改变诊断。基因诊断 LQTS 目前仍不能普及,主要被用作研究工具,50%~

60%的临床 LQTS 可用现有的方法和知识检测出基因类型，因为目前还没有将所有的 LQTS 基因类型鉴别完，因此基因诊断阴性并不能排除 LQTS，而且即使已知基因的突变检测也费时耗力，故基因普查检测仍不能应用于临床。根据 1993 年国际 LQTS 协作组颁布的计分式临床诊断标准，见表 4-4。

表 4-4　遗传性 LQTS 的诊断标准

诊断依据	计分
Q-Tc＞480 毫秒	3
Q-Tc：460～470 毫秒	2
Q-Tc：450～459 毫秒	1
TdP*	2
T 波交替	1
T 波切迹（3 导联以上）	1
静息心率低于正常第 2 个百分位数（儿童）	0.5
晕厥（紧张引起）	2
晕厥（非紧张引起）	1
先天性耳聋	0.5
家族成员中有肯定的 LQTS	1
直系亲属中有＜30 岁的心脏性猝死	0.5

注：* 除外继发性 TdP；得分＞3.5 分为肯定的 LQTS，2～3 分为可能的 LQTS，≤1 分则诊断 LQTS 可能性小。Q-Tc 为 QT/RR 间期的开平方根，以秒为单位。晕厥与 TdP 共存时仅取其一计分，家族史中两项不同时计分

六、治疗

（一）TdP 的紧急处理

TdP 分两类：①间歇依赖型 TdP；②儿茶酚胺依赖型（心动过速依赖型）TdP。临床上，间歇依赖型 TdP 更普遍。这些长间歇或是通过窦性心律失常，或是通过窦性停搏引起 TdP，不过更经

常见到的是期前收缩后间歇。儿茶酚胺依赖型 TdP 发生在先天性 LQTS 更严重的表型中，T 波交替常出现在室性心律失常之前。

(1)转化成室颤的 TdP：需要直流电击来终止。不过，大多数情况下 TdP 并不是持续的。鉴于直流电击造成的紧张可能会使心律失常发作，电击应在患者失去知觉或给予镇静药之后。

(2)预防 TdP 的再次发作

1)去掉诱因：撤掉所有可能诱发 TdP 的药物。

2)镁盐治疗：不论血清镁水平如何，对先天性或后天获得性 TdP 患者都是立刻治疗的首要选择。用 2g 硫酸镁溶于 20ml 的溶液中静脉注射。对无症状的室性期前收缩二联律患者(即将发生 TdP)注射速度要慢(2g/2min)；而对 TdP 正在发作过程中的患者注射速度要快(2g/30～60s)。隔 5～15 分钟可再次给药 2g。也可 3～10mg/min 持续静脉滴注，但大剂量时可能发生中毒反应。

3)钾盐治疗：补镁的同时必须补充足够的钾，要使血清钾水平＞4.5mmol/L。也需注意血钾水平，以免出现血钾过高。

4)心脏起搏：临时起搏可以挽救 TdP 患者的性命。对先天性和后天获得性 TdP 均有效。当静脉注射镁不能控制 TdP 时，心脏起搏显得更为重要。开始时的起搏频率有必要设在 100～140 次/min。一旦心律失常得到控制，起搏频率应逐渐下降到可预防室性期前收缩的最低频率。

5)异丙肾上腺素治疗：不同的异丙肾上腺素剂量可能加重也可能抑制早期后除极(EAD)。因此，只有符合以下所有标准时才使用异丙肾上腺素：TdP 确切的是由获得性 LQTS 引起的、有相应的心动过缓、TdP 是间歇依赖性的、心脏起搏不能马上实施。

6)β 肾上腺素阻滞药的应用：当镁无效时，或超速起搏也不能控制“心律失常风暴”，如果发作时是窦性心动过速或在起搏器保护之下，静脉给予 β 受体阻断药对“心律失常风暴”的急性控制可有作用。

（二）先天性LQTS的长期治疗

先天性LQTS的标准治疗是抗肾上腺素能治疗（β受体阻断药，LCSD），对少数病例，需要辅以起搏器或埋藏式心脏复律除颤器（ICD）除颤治疗。其他（如补钾、美西律等）仅是“探索性”治疗措施，必须在正规的抗肾上腺素能治疗的前提下应用。

（1）β受体阻断药：除非出现有特异的禁忌证，β受体阻断药是对有症状的LQTS患者的首选治疗。在β受体阻断药的使用中似乎所有的β-受体阻断药都有效，但以普萘洛尔2～4mg/(kg·d)和纳多洛尔0.5～1mg/(kg·d)为最常用。运动试验时的峰值心率下降30%可能为β受体阻断药到达最大合适剂量的指标之一。β受体阻断药的合适剂量应保持在能控制症状为度。应通过临床表现、HOLTER跟踪、运动试验等定期评价治疗效果。注意即使服用最大耐受剂量的β受体阻断药，患者的长期病死率仍有6%，所以对这些β受体阻断药治疗无效的患者应考虑采取其他的治疗方式。

（2）左心交感神经切除术（LCSD）：在单枪气管插管麻醉下，直接经锁骨下入路分离到左侧星状神经节，在下1/3处离断，然后向下分离直到胸$_3$交感链，切除，进行病理学分析。切除范围包括左星状神经结下半部及胸$_{1\sim4}$或胸$_{1\sim5}$交感神经结。

（3）心脏起搏和置入型心律转复除颤器（ICD）：起搏器通过预防窦性停搏或心动过缓增加了对LQTS的唯一治疗措施。最好是起搏器联合应用β受体阻断药。如果患者在接受充分剂量的β受体阻断药和LCSD治疗后仍有晕厥发作，或在β受体阻断药治疗期间有心搏骤停（需要复苏）发生，或记录到首次心脏事件是心搏骤停，应置入ICD。

（4）其他治疗：LQTS的分子生物学发现提示对钠和钾通道基因突变可能进行特异治疗。特别对LQT3患者钠通道阻滞药（如美西律）可能有一定疗效；对LQT2和部分LQT1患者，应用钾通道开放剂或增加细胞外钾浓度值得考虑。

(三)获得性 LQTS 的治疗

主要在于去除延长 QT 间期的因素，如特殊药物的使用及可引起 QT 延长的其他原发病的治疗。

第九节　心室电风暴

心室电风暴(ventricular electrical storm，VES)又称交感风暴、室性心律失常风暴、电风暴，是指 24 小时内发生≥2～3 次的室性心动过速和(或)心室颤动，引起严重血流动力学障碍而需要立即电复律或电除颤等治疗的急性危重性症候群。心室电风暴是心电活动极度不稳定所致的最危重恶性心律失常，也是心源性猝死的重要机制，多见于 ICD 植入术后和急性或陈旧性心肌梗死患者。迅速识别、紧急救援，可降低病死率，改善预后。

一、病因

(一)器质性心脏病

器质性心脏病是电风暴的最常见病因。

(1)心脏解剖结构异常性心脏病：包括①急性冠状动脉综合征；②心肌病；③各种心脏病引起的左心室肥大伴心功能不全；④瓣膜性心脏病；⑤急性心肌炎；⑥先天性心脏病、急性心包炎、急性感染性心内膜炎等。其中以急性冠状动脉综合征的电风暴发生率最高。

(2)心脏解剖结构正常性心脏病：主要指原(特)发性离子通道病等遗传性心律失常，包括①原发性长 QT 综合征；②原发性短 QT 综合征；③Brugada 综合征；④儿茶酚胺敏感性多形性室性心动过速；⑤特发性室性心动过速；⑥家族性阵发性心室颤动；⑦家族性猝死综合征等。该类心脏病的电风暴发生率高，可发生于任何时间，但由于总体人数较少，故电风暴总发生人数少于心脏解剖结构异常性心脏病。

(3)植入心脏复律除颤器(ICD)患者的电风暴：ICD 是一种能及时终止致命性心律失常的多功能、多参数的电子装置，主要用于可能发生室性心律失常而引起心脏性猝死的器质性心脏病患者。根据 Israel 等报道，已植入 ICD 患者在 3 年内电风暴发生率约 25%，其中早期研究发生率较高，可能与经开胸置入 ICD 心外膜电极等相关，在 1 次电风暴中可发生致命性室性心律失常 5～55 次。Sesselberg 等报道，甚至有个别病例在 30 小时内由电风暴致 ICD 电复律和除颤 637 次，5 天内电复律和除颤＞3000 次。其诱因包括焦虑、心功能恶化、药物因素、高速时差反应等。

(二)非器质性心脏病

非器质性心脏病包括急性出血性脑血管病、急性呼吸衰竭或急性呼吸窘迫综合征、急性重症胰腺炎，心脏型过敏性紫癜、嗜铬细胞瘤危象、急性肾衰竭等。上述疾病通过严重自主神经功能紊乱、低氧血症、血流动力学障碍或电解质失调等可诱发电风暴。精神或心理障碍性疾病患者在极度愤怒、恐惧、悲痛、绝望等状态时，由于儿茶酚胺过度分泌增加，冠状动脉痉挛或阻塞、自主神经功能严重失衡等可诱发电风暴。电解质紊乱和酸碱平衡失调可使心肌细胞处于电病理状态(如自律性增高、心室颤动阈值降低等)，加剧原有的心肌病变和(或)增加某些药物(如洋地黄、β 受体兴奋药、抗心律失常药物等)对心肌的毒性作用。其中以重度血钾、镁过低或过高和重度酸中毒时极易诱发心室扑动，心室颤动和电风暴。

(三)医源性电风暴

医源性电风暴常在药物中毒、围手术期和某些创伤性临床诊治操作和试验时等发生，特别是当患者有心肌缺血、损伤、炎症、原发性或获得性离子通道功能异常或肝、肾功能不全时发生率更高。近年，Marketou 和 Krupa 等相继有服用胺碘酮、冠状动脉搭桥术后、心脏再同步化治疗、双心室起搏、肝移植手术(因进行性肝豆状核变性-Willson)、植入右侧迷走神经刺激器等引发电风暴的报道,应予以及时鉴别和处理。

(四)促发因素

详细询问病史,大多发生心室电风暴的患者有促发因素。

(1)心肌缺血和心力衰竭:心肌缺血是最常见的促发因素。冠心病、急性心肌缺血发作通常是心室电风暴的首要促发因素。心力衰竭时,心功能失代偿、交感神经过度激活、心肌应激性增加、心电不稳定性增加,容易促发心律失常。

(2)电解质紊乱:低钾血症、低镁血症等是较为常见的促发因素,可见于扩张型心肌病、遗传性心律失常等情况,极易促发室速/室颤。

(3)药物影响:抗心律失常药物具有致心律失常和负性肌力作用,可导致新的心律失常。如胺碘酮可使复极异常者的心室复极离散度进一步增加;利多卡因有负性肌力作用,能诱发心动过缓,可能会导致心律失常恶化;治疗心力衰竭的药物,如利尿药,可能造成低血钾、儿茶酚胺过度激活等,会使心室电风暴一触即发。儿茶酚胺对心室电风暴的发作有重要的促进作用,处于应激状态的患者应避免使用儿茶酚胺类血管活性药物。

(4)自主神经的影响:自主神经功能失平衡在电风暴的发生中起决定性作用,其不但可促发室速/室颤,且可使其呈顽固性,不易转复。

二、发病机制

(一)器质性心脏病是发生电风暴的病理基础

在各种心内外和先后天性致病因素的作用下,首先会引起心肌细胞分子水平、细胞水平、形态、功能、代谢和(或)遗传性或获得性心肌细胞膜离子通道功能和离子流异常,导致相似的心肌细胞电生理异常,成为发生电风暴的病理基础。缺血性心肌细胞主要的电生理异常表现:①缺血早期膜电位降低和动作电位时限缩短，引起异位自律性增高和不应期缩短，易于发生快速性心律失常；②动作电位振幅和 V_{max} 降低及不应期离散，引起传导性降低，易发生折返性心动心律失常和传导阻滞；③膜电位震荡，引起早期后除极和延迟后除极，易发生触发性心律失常；④心室颤动阈下降，易发生致命性室性心律失常等。

(二)交感神经过度激活

在急性冠脉综合征发作时、运动过程中、情绪波动时，心力衰竭发作时、围术期等交感神经过度激活的情况下，大量儿茶酚胺释放，改变了细胞膜离子通道的构型，使大量钠、钙离子内流，钾离子外流，引起各种心律失常，特别是恶性室性心律失常。由于恶性室性心律失常反复发作及频繁的电击治疗，进一步加重了脑缺血，导致中枢性交感兴奋，使电风暴反复持久，不易平息。

(三)希浦系统传导异常

有学者通过临床观察和动物实验研究认为，希浦系统传导异常参与了心室电风暴的形成，起源于希浦系统的异位激动不仅能触发室速/室颤，而且由于其逆向传导阻滞，阻止了窦性激动下传，促使室速/室颤反复发作，不易终止。房室传导阻滞伴束支阻滞，H 波分裂、HV 间期＞70 毫秒等均为发生心室电风暴的电生理基质，应尽早识别希浦系统传导异常参与的心室电风暴。

(四)其他因素引起的心肌电活动异常

在非器质性心脏病中，血钾、镁过低(或过高)和重度酸中毒时，可使心肌细胞发生紊乱而诱发心室扑动、心室颤动而致 VES。创伤、不适当运动、恐惧或焦虑等心理异常也可引起 VES。某些药物如洋地黄、β 受体激动药、抗心律失常药物等对心肌均有毒性，可致恶性心律失常而诱发 VES。

在器质性心脏病变和交感神经过度兴奋的基础上，老年人承受和代偿能力的降低、急性心肌缺血、急性心力衰竭、不适当抗心律失常或儿茶酚胺类药物的应用、肾衰竭所致电解质紊乱、创伤、不适当运动、ICD 放电等引起的患者恐惧或焦虑等心理异常等心理异常等在部分电风暴病例中起到了触发的作用。但在其余病例中，虽然对病史、体检和辅助检查作了全面分析，亦有未能发现明显的电风暴触发因素的报道。

三、临床表现

患者常突然起病，病情凶险、急剧恶化，突出表现为以下症状。

（一）发作性晕厥

发作性晕厥是心室电风暴的特征性表现，多数患者因晕厥入院，可由床边心电监测或动态心电图记录到发作过程中的室速/室颤。

（二）交感兴奋性增高的表现

交感兴奋性增高的表现如血压增高、呼吸加快、心率加速等。

（三）相关基础疾病对应的表现

（1）缺血性胸痛多由心脏缺血性事件所致，通过典型的临床表现和发作的心电图改变可提供依据。

（2）心功能不全，劳力性呼吸困难和体液潴留等表现，超声心动图可提供心脏结构改变、室壁活动状况和左室射血分数等重要信息。

（3）电解质紊乱、颅脑损伤等相应症状。

（4）无器质性心脏病基础者多有焦虑等。无器质性心脏病者各项检查无异常发现，器质性心脏病者有相应的基础疾病的体征，如心脏增大，心脏杂音、心律失常等。另外，应详细询问患者应用抗心律失常药物的情况，并评估其致心律失常作用；对于遗传性心律失常患者，还需了解其家族史。

（四）早期预警性症状

快速室性心律失常同时具有以下临床表现者，应及早识别，及时预防，提高抢救成功率，减少患者病死率：①有发作性晕厥史；②有急性心肌缺血表现；③有交感激活征象；④有外源性儿茶酚胺影响;⑤有希氏-浦肯野系统传导异常,⑥有 QT 异常;⑦有血钾失衡;⑧正在服用抗心律失常药物者亦需权衡其致心律失常作用;⑨有精神创伤影响。

四、心电图特征

心室电风暴心电图主要表现为室速/室颤,但在室速/室颤发作前常有交感神经激活,伴有相应的一些预警性心电图表现,应注意识别。

(一)预警性心电图表现

(1)窦性心率加快,往往出现在心室电风暴来临之前,提示交感激活。

(2)室性期前收缩是心室电风暴的信号,预示着心室电风暴的来临。常见自发或运动试验诱发联律间期不等、多源或多形性室性期前收缩,促使室速/室颤频发。室性早搏具有以下特点。

①可为单形、多形、多源性室性期前收缩。

②可呈单发、连发、频发。

③多数为短联律间期(R-on-T 室早),或缺血时联律间期较前缩短。

④一般先出现室性期前收缩,随后有 ST-T 改变:继室性期前收缩后窦性心律的 ST 段逐渐抬高,抬高的程度增加,累及的导联数也增加,或出现 ST 段压低。

⑤室性期前收缩可伴有 ST 段呈“巨 R 型”抬高或 ST 呈“墓碑型”抬高。

⑥室性期前收缩常起源于缺血区心肌,根据室性期前收缩在 12 导联上的形态,可初步定位;如期前收缩呈右束支阻滞+左前分支阻滞图形者,提示来自左后乳头肌周围,反映左后乳头肌周围缺血;如期前收缩呈右束支阻滞+左后分支阻滞形,提示其起源于左前乳头周围,反映左后乳头肌周围缺血。室性期前收缩的联律间期逐渐缩短,当发生 R-on-T 室性期前收缩后,触发室颤,

即心室电风暴来临前室性早搏的联律间期逐渐缩短。

(3)缺血性J波或异常J波,J波呈慢频率依赖性。

(4)缺血性ST-T改变,ST段显著抬高或下移。

(5)T波电交替。

(6)Niagara瀑布样T波,伴ST段改变。

(7)U波异常增高或深倒。

(8)原发病的显露更加显著,如原发性心电疾病可出现Q-Tc间期更长(或更短),Brugada波、Epsilon波或Osborn波更显著等。

(二)室速/室颤的特点

(1)室速/室颤反复发作,呈连续性,需及时药物干预或多次电复律。

(2)反复发作的时间间隔有逐渐缩短趋势。

(3)室速起始的形态与室性早搏相似;室速多数为多形性、尖端扭转型,极易恶化为室颤。

(4)室速频率极快,一般在250～350bpm,心室节律不规则。

(5)电转复效果不佳,或转复后不能维持窦性心律,室速/室颤仍反复发作。而静脉应用β受体阻滞药可有效终止室速/室颤发生。

五、诊断及鉴别诊断

根据心室电风暴的临床表现一般诊断不难,尤其是心室电风暴发作时的心电图特征常为心室电风暴的诊断提供了确切的依据。但鉴于心室电风暴时的室性心动过速多表现为宽QRS波心动过速,而某些室上性心动过速伴束支传导阻滞、心室内差异传导、经旁道下传、心肌弥漫性病变、药物中毒或电解质紊乱等时亦可表现为宽QRS心动过速,甚至可引起心搏骤停和严重的血流动力学异常,故必须认真加以鉴别。目前临床常用的有Brugada分步鉴别法,其中四步法鉴别室性心动过速与室上性心动过速的敏感性可达 99%，特异性为 96.5%，但在逆传型房室折返性心动过速或室上性心动过速伴束支传导阻滞时，有较高的误诊率；三步法对鉴别室性心动过速与逆传型房室折返性心动过速的敏感性为 75%，特异性为 100%。2007 年和 2008 年，Vereckei 等又提出了新的四步法和 aVR 导联法鉴别宽 QRS 心动过速，其鉴别室性心动过速与室上性心动过速的准确率分别可达 90.3%和 91.5%，均优于 Brugada 分步鉴别法。上述方法均将有无房室分离作为鉴别的重要依据，但应注意少数室性心动过速伴室房逆行传导时也可表现为房室不分离，而房室结折返性心动过速在以不同比例或不同速率逆传心房和下传心室时，却可表现为房室分离的假象，故心电生理检查仍是确定心动过速性质的金标准。

六、治疗

心室电风暴的治疗包括发作时治疗、稳定期治疗和针对基础心脏病和诱因治疗。发作时治疗包括药物治疗、植入 ICD 治疗、ICD 联合药物治疗等。心室电风暴一旦针对首先需在心肺复苏等治疗的基础上，电复律或电除颤终止室速或室颤，维持有效的血流动力学，及时给予大剂量 β 受体阻滞药阻断交感活性可有效控制心室电风暴，为下一步治疗赢得时机。

(一)病因治疗

首先停用所有可能致心律失常的药物，然后是去除诱因。

(1)针对基础心脏病的治疗。

(2)对于冠心病患者，应尽早进行血供重建，恢复血流，如经皮冠脉介入治疗或冠状动脉旁路移植术可以预防和减少电风暴的发生。

(3)心衰患者积极改善心功能。

(4)纠正电解质紊乱，补钾补镁等。

(二)药物治疗

(1)β受体阻滞药:β受体阻滞药(如美托洛尔、艾司洛尔、普萘洛尔、兰地洛尔等)是治疗和控制心室电风暴的首选药物。心室电风暴中交感神经兴奋性升高可进一步刺激室性心律失常的反复发生,β受体阻滞药在治疗电风暴中有重要作用,特别是同时阻滞β_1和β_2受体的药物,本类药物能增加室颤的阈值、减少猝死的发生。

(2)胺碘酮:大量临床研究表明,胺碘酮能有效抑制复发性室速/室颤。《2006年室性心律失常的诊疗和SCD预防指南》指出,胺碘酮可与β受体阻滞药联合用于治疗心室电风暴。对于急性心肌缺血引起再发性或不间断性、多形性室速,也推荐应用胺碘酮治疗。

(3)索他洛尔:研究已经表明,索他洛尔能显著减少室速和室颤的复发。但是索他洛尔在减少死亡率和室速室颤的复发方面并不优于美托洛尔。

(4)阿齐利特:阿齐利特能同时阻断钾、钙离子通道,延长有效不应期,能显著减少ICD植入患者的反复放电和有症状心律失常的ATP治疗次数。

(5)多非利特:在胺碘酮不能耐受和无效时多非利特对于室速和室颤反复发作的效果和安全性,但是可能增加尖端扭转型室速的发生。

(6)异丙肾上腺素:异丙肾上腺素对于部分心室电风暴有效,异丙肾上腺素能使Brugada综合征患者抬高的ST段降低并抑制其反复发生室颤。Brugada综合征发生心室电风暴时可选择异丙肾上腺素治疗。

(7)维拉帕米:是钙离子通道阻滞药,主要的电生理机制是抑制慢钙电流,可抑制心室或浦氏纤维的触发性心律失常。有报道对于由极短联律间期引发的室速/室颤,电转复无效、常规治疗室速的药物也无效时,应用维拉帕米有特效。

（三）电除颤和电复律

心室电风暴发作时，特别是血流动力学不稳定时，尽快进行电除颤和电复律治疗是首要措施，但进行电复律和电除颤可导致心肌损伤，可能加重心律失常的发作，因此在治疗心室电风暴的过程中，不能仅仅使用电复律或者电除颤，必须与药物治疗相结合。

（四）植入 ICD、调整 ICD 参数及 ICD 联合药物治疗

植入 ICD 常用于由恶性心律失常所致猝死风险高的患者，是目前治疗电风暴发作的非药物治疗方法之一，而且心室电风暴急性期是 ICD 植入的禁忌证。随着 ICD 技术的开展，很多患者已经能从恶性心律失常发作中幸存，仅仅只体验了多次心室电风暴的发作和 ICD 放电。ICD 对于心室电风暴病因不能完全去除的患者尤为重要，已成为一级预防的常用方法。研究表明，高危心脏病患者植入 ICD 能提高生存率，降低病死率。减少死亡风险。已植入 ICD 发生心室电风暴者，还应酌情调整 ICD 的相关参数和联合应用抗心律失常药物，才能使 ICD 发挥更好的效能，保证患者远期生活质量。

（五）射频消融术

心室电风暴发作时的心律失常大多数是单形性室速，瘢痕介导的折返是这类电风暴的发生的主要机制。这类电风暴是射频消融的适应证。研究表明，植入 ICD 患者射频消融显著减少了 ICD 治疗的次数。射频消融能明显减少心室电风暴的发作、提高患者生存率。对于药物治疗效果不佳的心室电风暴特别推荐射频消融治疗，也可作为 ICD 的辅助治疗。射频消融能有效地抑制 ES，是一种挽救生命的有效方法。长远来说，它能防止室速/室颤等反复发作，在 LVEF＞25％的患者中心室电风暴首次发作后进行射频消融可以有效地减少心室电风暴的再发生率，并且降低死亡率。

(六)心交感神经切除术

对于药物治疗后仍然反复发作晕厥和心搏骤停的长QT综合征患者及部分儿茶酚胺敏感性多形性室性心动过速患者采用心交感神经切除术有较好疗效。多个研究报道,交感神经节切除有效地阻断部分患者心室电风暴的发作。

第5章

冠心病急危重症

第一节　稳定型心绞痛

稳定型心绞痛(stable angina pectoris,SAP)又称为稳定性劳力型心绞痛,是由于劳力引起心肌耗氧量增加,而病变的冠状动脉不能及时调整和增加血流量,从而引起可逆性心肌缺血,但不引起心肌坏死。这是由于心肌供氧与耗氧之间暂时失去平衡而发生心肌缺血的临床症状,是在一定条件下冠状动脉所供应的血液和氧不能满足心肌需要的结果。

一、病因

本病多见于男性,多数患者年龄在40岁以上,常合并高血压、吸烟、糖尿病、脂质代谢异常等心血管疾病危险因子。大多数为冠状动脉粥样硬化导致血管狭窄引起,还可由主动脉瓣病变、梅毒性主动脉炎、肥厚型心肌病、先天性冠状动脉畸形、风湿性冠状动脉炎、心肌桥等引起。

二、发病机制

在正常情况下,冠状循环有强大的储备力量。在剧烈运动时,其血流量可增加到静息时的6～7倍,在缺氧状况下,正常的冠状动脉可以扩张,也能使血流量增加4～5倍。动脉粥样硬化而致冠状动脉狭窄或部分分支闭塞时,冠状动脉对应激状态下血流的调节能力明显减弱。在稳定型心绞痛患者,虽然冠状动脉狭窄，心肌的血液供应减少，但在静息状态下，仍然可以满足心脏的需要，故安静时患者无症状；当心脏负荷突然增加，如劳力、激动、寒冷刺激、饱食等，使心肌张力增加，心肌收缩力增加或心率增快，均可引起心肌耗氧量增加，引起心绞痛的发作。

在其他情况下，如严重贫血、肥厚型心肌病、主动脉瓣狭窄/关闭不全等，由于血液携带氧的能力下降，或心肌肥厚致心肌氧耗增加，或心排血量过少/舒张压过低，均可以造成心肌氧供和氧耗之间的失平衡，心肌血液供给不足，遂引起心绞痛发作。

三、临床表现

稳定型心绞痛的发作具有较为特征性的临床表现，对临床的冠心病诊断具有重要价值，可以通过仔细的病史询问获得这些有价值的信息。

(一)症状

(1)诱因：劳力最为常见，如走路快、上楼、爬坡、顶风骑车等。亦可为情绪激动或精神打击所诱发。

(2)性质：心绞痛发作时，患者常无明显的疼痛，而表现为压迫、发闷或紧缩感，也可有烧灼感，但不尖锐，非针刺样或刀割样痛，偶伴濒死、恐惧感。发作时，患者往往不自觉地停止活动，至症状缓解。

(3)部位：主要位于心前区、胸骨体上段或胸骨后，界线不清楚，约有手掌大小。常放射至左肩、左上肢内侧，达环指和小指、颈、咽或下颌部，也可以放射至上腹部，甚至下腹部。

(4)持续时间：多为3～5分钟。短者亦可为30秒，长者可达20分钟。心绞痛的症状是逐渐加重的，需数分钟达高峰。心绞痛很少在数秒钟其程度即达高峰。

(5)发作频率：稳定型心绞痛可数日或数星期发作一次，也可一日内发作多次。一般来说，发作频率固定，如短时间内发作频率较以前明显增加，应该考虑不稳定型心绞痛(恶化劳力型)。

(6)缓解方式:休息(静止)或含化硝酸甘油。后者常为有用的诊断工具,尽管食管疾病或其他引起胸痛的病症有时亦可通过含化硝酸甘油而缓解。硝酸甘油对劳力型或自发型心绞痛均有良好的疗效。

(二)体征

稳定型心绞痛患者在心绞痛发作时常见心率增快、血压升高。通常无其他特殊发现,但仔细的体格检查可以明确患者存在的心血管病危险因素。体格检查对鉴别诊断有很大的意义,如在胸骨左缘闻及粗糙的收缩期杂音应考虑主动脉瓣狭窄或肥厚梗阻型心肌病的可能。在胸痛发作期间,体格检查可能发现乳头肌缺血和功能失调引起的二尖瓣关闭不全的收缩期杂音;心肌缺血发作时可能出现左心室功能障碍,听诊时有时可闻及第四或第三心音奔马律、第二心音逆分裂或出现交替脉。

四、辅助检查

(一)心电图检查

心电图是发现心肌缺血,诊断心绞痛最常用,最便宜的检查方法。

1. 静息心电图检查

静息心电图正常不能除外冠心病心绞痛,但如果有 ST-T 段改变符合心肌缺血时,特别是疼痛发作时检查,则支持心绞痛的诊断。心电图检查显示陈旧性心肌梗死时,则心绞痛的可能性增大。静息心电图检查以 R 波为主的导联出现 ST 段压低或 T 波倒置,对诊断有较大价值,但必须排除其他疾病引起的 ST-T 改变。

2. 心电图负荷试验

心电图负荷试验是对疑有冠心病的患者,通过给心脏增加负荷(运动或药物)而激发心肌缺血来诊断冠心病。最常用的是运动负荷试验,即次极量心电图活动平板(或踏车)试验。但必须在配备严密的监测、抢救设备，以及抢救药品的情况下实施，以防试验中的不测事件发生。

(1)适应证：①临床上怀疑冠心病，为进一步明确诊断；②对稳定型心绞痛患者进行危险分层；③冠状动脉搭桥及心脏介入治疗前后的评价；④陈旧性心肌梗死患者对非梗死部位心肌缺血的监测。

(2)禁忌证：①急性心肌梗死；②高危的不稳定型心绞痛；③急性心肌、心包炎；④严重高血压[收缩压≥200mmHg和(或)舒张压≥110mmHg]，心功能不全；⑤严重主动脉瓣狭窄；⑥肥厚型梗阻性心肌病；⑦静息状态下严重心律失常；⑧主动脉夹层。

(3)阳性标准：运动试验的阳性标准为运动中出现典型心绞痛，运动中或运动后出现ST段水平或下斜型下降≥1mm(J点后60～80毫秒)，或运动中出现血压下降者(≥1.33kPa，即10mmHg)。

(4)负荷试验终止的指标：①出现明显症状，并伴有意义的ST段变化；②ST段明显压低(压低>2mm为终止运动相对指征，≥4mm为终止运动绝对指征)；③ST段抬高≥1mm；④出现有意义的心律失常：收缩压持续降低>10mmHg或血压明显升高(收缩压>250mmHg或舒张压>115mmHg)；⑤已达目标心率者。

(5)Duke活动平板评分：Duke活动平板评分是可以用来进行危险分层的指标。

Duke评分＝运动时间(min)－5×ST段下降(mm)－(4×心绞痛指数)

心绞痛指数：0：运动中无心绞痛；1：运动中有心绞痛；2：因心绞痛需终止运动试验。

Duke评分：≥5分低危，1年病死率0.25%；－10～＋4分中危，1年病死率1.25%；≤－11分高危，1年病死率5.25%。Duke评分系统适用于75岁以下的冠心病患者。

3. 心电图连续监测(动态心电图)

连续记录24小时的心电图,可从中发现心电图ST-T改变和各种心律失常,通过将ST-T改变出现的时间与患者症状的对照分析,从而确定患者症状与心电图改变的意义。心电图中显示缺血性ST-T改变而当时并无心绞痛发作者称为无痛性心肌缺血。诊断无痛性心肌缺血时,ST段呈水平或下斜型压低≥0.1mV,并持续1分钟以上。进行12导联的动态心电图监测对心肌缺血的诊断价值较大。

(二)实验室检查

遇到稳定型心绞痛,应检查以下项目:①冠心病的危险因素,如空腹血糖、血脂,包括TC、HDL-C、LDL-C及TG,必要时检查OGTT试验;②检查血红蛋白,了解有无贫血,因可诱发心绞痛;③检查甲状腺功能;④检查尿常规、肝肾功能、血电解质、肝炎相关抗原、人类免疫缺陷病毒(HIV)及梅毒血浆试验,需在冠状动脉造影前进行;⑤胸痛明显者,需查血肌钙蛋白T或I(cTnT或cTnI)、肌酸激酶(CK)及其同工酶(CK-MB),以与急性冠状动脉综合征相鉴别。

(三)超声心动图检查

稳定型心绞痛患者在心绞痛发作时,进行超声心动图检查可以发现节段性室壁运动异常,并可以出现一过性心室收缩与舒张功能障碍的表现。超声心动图负荷试验是诊断冠心病的手段之一,可以帮助识别心肌缺血的范围和程度,敏感性和特异性均高于心电图负荷试验。超声心动图负荷试验按负荷的性质可分为药物负荷试验(常用多巴酚丁胺)、运动负荷试验、心房调搏负荷试验及冷加压负荷试验。根据负荷后室壁的运动情况,可将室壁运动异常分为运动减弱、运动消失、矛盾运动及室壁瘤。

(四)负荷影像学检查

包括负荷超声和核素心肌灌溉显像,主要用于缺血心肌范围的判定,区别坏死心肌,对于诊断、危险性判定及血供重建治疗的决策，有重要的临床价值。主要用于①原有心电图检查异常影响心肌缺血诊断的冠心病患者；②心电图检查包括24小时心电图正常，且运动平板试验受限而高度怀疑冠心病的患者；③冠心病患者危险性的评估；④鉴别缺血心肌和坏死心肌，以帮助决定治疗策略。

（五）CT冠状动脉造影

CT冠状动脉造影（CTA）为显示冠状动脉病变及形态的无创检查方法，具有较高的阴性预测价值，若CTA未见狭窄病变，一般无须进行有创检查。但CT冠状动脉造影对狭窄部位病变程度的判断仍有一定局限性，特别当存在明显的钙化病变时，会显著影响狭窄程度的判断，而冠状动脉钙化在冠心病患者中相当普遍，因此CTA对冠状动脉狭窄程度的显示仅能作为参考。

（六）左心导管检查

左心导管检查主要包括冠状动脉造影术和左心室造影术，是有创性检查方法。冠状动脉造影术目前仍然是诊断冠心病的金标准。左心导管检查通常采用穿刺股动脉（Judkins技术）、肱动脉（Sones技术）或桡动脉的方法。选择性冠状动脉造影将导管插入左、右冠状动脉口，注射造影剂使冠状动脉主支及其分支显影，可以较准确地反映冠状动脉狭窄的程度和部位。左心室造影术是将导管送入左心室，用高压注射器将造影剂以12～15ml/秒的速度注入左心室，以评价左心室整体收缩功能及局部室壁运动状况。

五、危险分层

根据临床评估、对负荷试验的反应、左心室收缩功能状态及冠状动脉造影显示的病变情况综合判断，定义出发生冠心病事件的高危患者，对采取个体化治疗，改善长期预后具有重要意义。

（一）临床评估

患者病史、症状、体格检查、心电图检查及实验室检查可为预后提供重要信息。冠状动脉病变严重、有外周血管疾病、心力衰竭者预后不良。心电图显示陈旧性心肌梗死、完全性左束支传导阻滞、左心室肥厚、二至三度房室传导阻滞、心房颤动、分支阻滞者，发生心血管事件的危险性也增高。

(二)负荷试验

Duke活动平板评分可以用来进行危险分层。此外，运动早期出现阳性(ST段压低>1mm)、试验过程中ST段压低>2mm、出现严重室律失常时，预示患者高危。超声心动图负荷试验有很好的阴性预测价值，年死亡或心肌梗死发生率在0.5%以上。而静息时室壁运动异常、运动引发更严重的室壁运动异常者高危。

核素检查显示运动时心肌灌注正常则预后良好；运动灌注明显异常提示有严重的冠状动脉病变，预示患者高危，应动员患者行冠状动脉造影及血供重建治疗。

(三)左心室收缩功能

左心室收缩功能稳定型心绞痛患者危险分层的重要评价指标，也是患者长期预后的预测因子。左心室射血分数(LVEF)≤35%的患者，每年病死率>3%。男性稳定型心绞痛伴心功能不全者5年存活率仅58%。

(四)冠状动脉造影

冠状动脉造影显示的病变部位和范围决定患者预后。

六、诊断及鉴别诊断

(一)诊断

(1)根据典型的发作特点，结合年龄和存在的其他冠心病危险因素，除外其他疾病所致的胸痛，即可诊断。

(2)发作时典型的心电图改变为以R波为主的导联中ST段压低，T波平坦或倒置，发作过后数分钟内逐渐恢复。

(3)心电图无改变的患者可考虑做心电图负荷试验。

(4)发作不典型者，要依靠观察硝酸甘油的疗效和发作时心电图的变化诊断，如仍不能确诊，可考虑做心电图负荷试验或24

小时的动态心电图连续监测。

(5)诊断困难者可考虑行超声心动图负荷试验、放射性核素检查和冠状动脉 CTA。考虑介入治疗或外科手术者必须行选择性冠状动脉造影。

(6)在有 CTA 设备的医院,单纯进行冠心病的诊断已经很少使用选择性冠状动脉造影检查。

(二)鉴别诊断

根据稳定型心绞痛的临床症状,临床上应与以下疾病相鉴别,见表 5-1。

表 5-1　稳定型心绞痛

需鉴别的疾病	鉴别要点
心脏神经症	患者胸痛常为几秒钟的刺痛或持久几小时的隐痛,胸痛部位多在左胸乳房下心尖部附近,部位常不固定。症状多在劳力之后出现,而不在劳力的当时发生。患者症状多在安静时出现,体力活动或注意力转移后症状反而缓解,常可以耐受较重的体力活动而不出现症状。含服硝酸甘油无效或在十多分钟后才"见效",常伴有心悸、疲乏及其他神经衰弱的症状,常喜欢叹息性呼吸
肋间神经痛	疼痛常累及 1～2 个肋间,沿肋间神经走向,疼痛性质为刺痛或灼痛,持续性而非发作性,咳嗽、用力呼吸和身体转动可使疼痛加剧,局部有压痛
不稳定型心绞痛	稳定型心绞痛转化为不稳定型心绞痛,由于其危险程度、治疗策略及近期预后的不同,需要临床认真判定。心绞痛的性质、程度、时间对鉴别诊断尤为重要
急性心肌梗死	疼痛比较显著,持续时间长,含化硝酸甘油无缓解,有特征性心电图和心肌损伤标志物异常,可合并心律失常、心力衰竭、低血压、肺水肿、休克,甚至猝死

（续　表）

需鉴别的疾病	鉴别要点
X综合征	以反复发作的劳力性心绞痛为主要表现，疼痛也可在休息时发生。多见于绝经前女性，常无冠心病的危险因素，疼痛症状不甚典型。冠状动脉造影未发现有临床意义的狭窄，但常见血流缓慢和冠状动脉血流储备降低，12 导联心电图（发作时）或负荷心电图检查有心肌缺血表现，部分患者超声心动检查显示室壁节段运动异常，核素心肌灌注显像发现节段心肌灌注减低和再分布征象
冠状动脉肌桥	心绞痛发作特点类似于劳力性心绞痛，心电图检查具有心肌缺血表现。但发病年龄较轻，常无冠心病的危险因素，超声心动图检查一般无节段性室壁运动异常，冠状动脉造影时显示收缩期冠状动脉节段受压表现

七、治疗

（一）治疗目的

稳定型心绞痛的治疗目的即改善预后和减轻症状，具体见表 5-2。

表 5-2　稳定型心绞痛的治疗目的

治疗的首要目的	预防 AMI 和猝死，改善预后。通过药物和非药物治疗抑制斑块的炎症反应，保护内皮功能，达到减少斑块进展、稳定斑块和预防血栓形成的目的。改善预后的治疗措施包括抗血小板治疗、调脂治疗（尤其是他汀类），以及使用 ACEI 或 ARB、β 受体阻滞药，只要具有适应证而无禁忌证或不能耐受，均要积极应用

(续　表)

治疗的主要目的	减轻或消除缺血症状和缺血发作,提高生活质量。通过改善生活方式、使用改善缺血的药物(硝酸酯类和钙离子通道拮抗药)和血供重建术达到治疗目的
治疗原则	①生活方式干预与控制冠心病危险因素共同进行的原则;②改善预后药物和减少缺血发作药物综合应用的原则;③以药物保守治疗为主并合理选择血管重建的原则;④治疗慢性稳定性心绞痛和其他动脉粥样硬化性疾病相结合的原则

(二)一般治疗

(1)症状出现时立刻休息,在停止活动后3～5分钟症状即可消除。

(2)应尽量避免各种确知的诱发因素,如过度的体力活动、情绪激动、饱餐等,冬天注意保暖。调节饮食,特别是一次进食不宜过饱,避免油腻饮食,禁绝烟酒。调整日常生活与工作量,减轻精神负担。同时治疗贫血、甲状腺功能亢进等相关疾病。

(三)药物治疗

1. 预防心肌梗死和死亡的药物治疗

预防心肌梗死和死亡的常用药物见表5-3。

表5-3　预防心肌梗死和死亡的常用药物

给药	用法用量及注意事项
阿司匹林	通过抑制血小板环氧化酶从而抑制血栓素 A_2(TXA_2)诱导的血小板聚集,防止血栓形成。阿司匹林治疗能使稳定型心绞痛的心血管不良事件的相对危险性降低33%,在所有缺血性心脏病的患者,无论有否症状,只要没有禁忌证,应常规、终身服用阿司匹林75～150mg/日。阿司匹林不良反应主要是胃肠道症状,并与剂量有关。阿

（续　表）

给药	用法用量及注意事项
阿司匹林	司匹林引起消化道出血的年发生率为1‰～2‰。禁忌证包括过敏、严重未经治疗的高血压、活动性消化性溃疡、局部出血和出血体质。因胃肠道症状不能耐受阿司匹林的患者，在使用氯吡格雷代替阿司匹林的同时，应使用质子泵抑制药（如奥美拉唑）
二磷酸腺苷（ADP）受体拮抗药	通过ADP受体抑制血小板内Ca^{2+}活性，从而发挥抗血小板作用，主要抑制ADP诱导的血小板聚集。常用药物包括氯吡格雷和噻氯匹定，氯吡格雷的应用剂量为75mg，1次/日；噻氯匹定为250mg，1～2次/日。由于噻氯匹定可以引起白细胞、中性粒细胞和血小板减少，因此要定期做血象检查，目前已经很少使用。在使用阿司匹林有禁忌证时可口服氯吡格雷
β受体阻滞药	β受体阻滞药长期应用可以显著降低冠心病患者心血管事件的患病率和病死率，为冠心病二级预防的首选药物，应终身服用。如果必须停药时应逐步减量，突然停用可能引起症状反跳，甚至诱发急性心肌梗死。对慢性阻塞性肺病/支气管哮喘、心力衰竭、外周血管病患者，应谨慎使用β受体阻滞药，对显著心动过缓（用药前清醒时心率＜50/min）或高度房室传导阻滞者不宜使用。推荐使用无内在拟交感活性的β受体阻滞药，如美托洛尔、比索洛尔、阿罗洛尔、普萘洛尔等。β受体阻滞药的使用剂量应个体化，从较小剂量开始，逐级增加剂量，以达到缓解症状、改善预后的目的。β受体阻滞药治疗过程中，以清醒时静息心率不低于50/min为宜。不宜突然停药

(续　表)

给药	用法用量及注意事项
HMG-CoA 还原酶抑制药(他汀类药物)	他汀类药物通过抑制胆固醇合成,在治疗冠状动脉粥样硬化中起重要作用,降低胆固醇(主要是低密度脂蛋白胆固醇,LDL-C)治疗与冠心病病死率和总死亡率的降低有明显的相关性。他汀类药物还可以改善血管内皮细胞的功能、抑制炎症反应、稳定斑块、促使动脉粥样硬化斑块消退,从而发挥调脂以外的心血管保护作用。稳定型心绞痛的患者(高危)应长期接受他汀类治疗,建议将 LDL-C 降低至 100mg/dl 以下,对合并糖尿病者(极高危),应降低至 80mg/dl 以下,或是下降至原有基础的 50%
血管紧张素转换酶抑制药(ACEI)	ACEI 治疗在降低稳定型冠心病缺血性事件方面有重要作用。ACEI 能逆转左心室肥厚,血管增厚,延缓动脉粥样硬化进展,能减少斑块破裂和血栓形成。此外,还有利于心肌氧供/氧耗平衡和心脏血流动力学,并降低交感神经活性。推荐用于冠心病患者的二级预防,尤其是合并高血压、糖尿病和心功能不全的患者。不应使用 ACEI 的情况有:收缩压<90mmHg、肾衰竭、双侧肾动脉狭窄和过敏者。其不良反应包括干咳、低血压和罕见的血管性水肿

2. 抗心绞痛和抗缺血的治疗

(1)β受体阻滞药:β受体阻滞药通过阻断儿茶酚胺对心率和心收缩力的刺激作用,减慢心率、降低血压、抑制心肌收缩力,从而降低心肌氧耗量,预防和缓解心绞痛的发作。由于心率减慢后心室射血时间和舒张期充盈时间均延长,舒张末心室容积(前负荷)增加,在一定程度上抵消了心室减慢引起的心肌耗氧量下降,因此与硝酸酯类药物联合可以减少舒张期静脉回流,而且β受体阻滞药可以抑制硝酸酯给药后对交感神经系统的兴奋作用,获得药物协同作用。

(2)硝酸酯类药物：硝酸酯类药物通过扩张容量血管、减少静脉回流、降低心室容量、心腔内压和心室壁张力，同时对动脉系统有轻度扩张作用，降低心脏后负荷，从而降低心肌耗氧量。此外，硝酸酯可以扩张冠状动脉，增加心肌供氧，从而改善心肌氧供和氧耗的失平衡，缓解心绞痛症状。另外，硝酸酯还具有抑制血小板聚集的作用，其临床意义有待于进一步证实。常用药物见表 5-4。

表 5-4　常用硝酸酯类药物

给药	用法用量
硝酸甘油	为缓解心绞痛发作，可使用起效较快的硝酸甘油舌下含片，1～2 片(0.3～0.6mg)，舌下含化，通过口腔黏膜迅速吸收，给药后 1～2 分钟即开始起作用，约 10 分钟后作用消失
二硝酸异山梨酯	又名消心痛，口服，3 次/日，每次 5～20mg，服后半小时起作用，持续 3～5 小时。本药舌下含化后 2～5 分钟见效，作用维持 2～3 小时，可用 5～10mg/次
5-单硝酸异山梨酯	为二硝酸异山梨酯的两种代谢产物之一，半衰期长达 4～6 小时，口服吸收完全，普通剂型每日给药 2 次，缓释剂型每日给药 1 次

硝酸酯药物持续应用的主要问题是产生耐药性，防止发生耐药的最有效方法是偏心给药，保证每天 8～10 小时的无硝酸酯期。硝酸酯药物的不良作用有头晕、头痛、头部跳动感、面红、心悸等，静脉给药时相对多见血压下降反应。

(3)钙通道阻滞药：钙通道阻滞药抑制 Ca^{2+} 进入心肌内，抑制心肌细胞兴奋-收缩偶联中 Ca^{2+} 的作用，因而抑制心肌收缩，扩张周围血管，降低动脉压，降低心脏后负荷，从而减少心肌耗氧量。

钙通道阻滞药可以扩张冠状动脉，解除冠状动脉痉挛，改善心内膜下心肌的供血，还可以降低血黏度，抑制血小板聚集，改善心肌的微循环。常用制剂包括二氢吡啶类钙通道阻滞药（氨氯地平、硝苯地平等）和非二氢吡啶类钙通道阻滞药（地尔硫䓬等）。推荐使用控释、缓释或长效剂型，避免使用短效制剂，以免明显激活交感神经系统。常见的不良反应包括胫前水肿、便秘、头痛、面色潮红、嗜睡、心动过缓和房室传导阻滞等。

（四）经皮冠状动脉介入治疗（PCI）

经皮冠状动脉介入治疗包括经皮冠状动脉球囊成形术（PTCA）、冠状动脉支架植入术和粥样斑块消蚀技术。与单纯理想的药物治疗相比，PCI＋理想药物治疗能减少血供重建的次数，提高患者的生活质量（活动耐量增加），但是心肌梗死的发生和病死率与单纯药物治疗无显著差异。随着新技术的出现，尤其是药物洗脱支架（DES）及新型抗血小板药物的应用，远期疗效明显提高。冠状动脉介入治疗不仅可以改善生活质量，而且可明显降低高危患者的心肌梗死发生率和病死率。

（五）冠状动脉旁路手术（CABG）

冠状动脉旁路手术是使用患者自身的大隐静脉、内乳动脉或桡动脉作为旁路移植材料，一端吻合在主动脉，另一端吻合在有病变的冠状动脉段的远端，通过引流主动脉血流以改善病变冠状动脉所供血心肌区域的血流供应。CABG 术前进行选择性冠状动脉造影，了解冠状动脉病变的程度和范围，以供制定手术计划（包括决定移植血管的根数）的参考。

CABG 的适应证主要包括：①冠状动脉多支血管病变，尤其是合并糖尿病的患者；②冠状动脉左主干病变；③不适合于行介入治疗的严重血管病变患者；④心肌梗死后合并室壁瘤，需要进行室壁瘤切除的患者；⑤闭塞段的远段管腔通畅，血管供应区有存活心肌。

(六)稳定型心绞痛危险因素的处理

稳定型心绞痛危险因素的处理见表 5-5。

表 5-5　稳定型心绞痛危险因素的处理

项目	内容
健康教育	有效的健康教育可以减轻患者对病情的担心与忧虑，协调患者理解稳定型心绞痛的治疗方案，提高治疗的依从性，从而积极改善生活方式和有效提高生活质量，降低病死率，双心治疗
戒烟	吸烟显著增加心血管事件的风险，戒烟后心血管事件的风险显著降低。医务工作者应向患者讲明其危害，动员患者戒烟并避免被动吸烟。同时积极采用行为及药物干预措施
运动	运动锻炼能减轻患者症状，改善运动耐量，减轻缺血程度及心电图检查 ST 段压低，要求稳定型心绞痛患者每日运动 30 分钟，每周运动不少于 5 天。最好有心肺运动试验提供运动处方
血压	一般患者血压＜140/90mmHg，合并糖尿病及慢性肾病患者血压＜130/80mmHg。优先选用 β 受体阻滞药和 ACEI 或 ARB，可联用钙通道拮抗药及小剂量利尿药
血糖	对糖调节障碍和糖尿病患者应立即开始生活方式治疗或使用降糖药物，使 HbA1c≤6.5%，同时对并存的危险因素如肥胖、高血压、血脂异常等实施强化干预
肥胖与超重	肥胖或超重易伴发冠心病的危险因素。减轻体重如控制饮食、活动和锻炼、减少饮酒等，有利于控制肥胖或超重下游的多种危险因素

第二节　不稳定型心绞痛

急性冠状动脉综合征（acute coronary syndrome，ACS）是以冠状动脉粥样硬化斑块破裂或侵袭，继发完全或不完全闭塞性血栓形成为病理基础的一组临床综合征，包括不稳定型心绞痛（unstable angina pectoris，UAP）和急性心肌梗死（acute myocardial infarction，AMI）。其中AMI又分为ST段抬高心肌梗死（ST segment elevation myocardial infarction，STEMI）和非ST段抬高心肌梗死（non-ST segment elevation myocardial infarction，NSTEMI）。

临床上将原来的初发型心绞痛、恶化型心绞痛和各型自发性心绞痛统称为不稳定型心绞痛。其特点是疼痛发作频率增加、程度加重、持续时间延长、发作诱因改变，甚至在休息时也会出现持续时间较长的心绞痛。含化硝酸甘油效果差，或无效。本型心绞痛介于稳定型心绞痛和急性心肌梗死之间，易发展为心肌梗死，但无心肌梗死的心电图及血清酶学改变。

一、病因及发病机制

目前认为有五种因素与产生不稳定型心绞痛有关，它们相互关联。

（一）冠脉粥样硬化斑块上有非阻塞性血栓

为最常见的发病原因，冠状动脉内粥样硬化斑块破裂诱发血小板聚集及血栓形成，血栓形成和自溶过程的动态不平衡过程，导致冠状动脉发生不稳定的不完全性阻塞。

（二）动力性冠状动脉阻塞

在冠状动脉器质性狭窄基础上，病变局部的冠状动脉发生异常收缩、痉挛导致冠状动脉功能性狭窄，进一步加重心肌缺血，产生不稳定型心绞痛。这种局限性痉挛与内皮细胞功能紊乱、血管收缩反应过度有关，常发生在冠状动脉粥样硬化的斑块部位。

(三)冠状动脉严重狭窄

冠状动脉以斑块导致的固定性狭窄为主，不伴有痉挛或血栓形成，见于某些冠状动脉斑块逐渐增大、管腔狭窄进行性加重的患者，或 PCI 术后再狭窄的患者。

(四)冠状动脉炎症

斑块发生破裂与其局部的炎症反应有十分密切的关系，在炎症反应中感染因素可能也起一定作用，其感染物可能是巨细胞病毒和肺炎衣原体。这些患者炎症递质标志物水平检测常有明显增高。

(五)全身疾病加重的不稳定型心绞痛

在原有冠状动脉粥样硬化性狭窄基础上，由于外源性诱发因素影响冠脉血管导致心肌氧的供求失衡，心绞痛恶化加重。常见原因有：①心肌需氧增加，如发热、心动过速、甲亢等；②冠状动脉血流减少，如低血压、休克；③心肌氧释放减少，如贫血、低氧血症。

二、临床表现

(一)症状

临床上不稳定型心绞痛可表现为新近 1 个月内发生的劳力型心绞痛，或原有稳定型心绞痛的主要特征近期内发生了变化，如心前区疼痛发作更频繁、程度更严重，时间也延长，轻微活动甚至在休息也发作。少数不稳定型心绞痛患者可仅表现为颌、耳、颈、臂或上胸部发作性疼痛不适，或表现为发作性呼吸困难，其他还可表现为发作性恶心、呕吐、出汗和不能解释的疲乏症状，但无胸部不适表现。

(二)体征

不稳定型心绞痛体格检查的目的是努力寻找诱发不稳定型心绞痛的原因，如难以控制的高血压、低血压、心律失常、梗阻性肥厚型心肌病、贫血、发热、甲状腺功能亢进、肺部疾病等，并确定心绞痛对患者血流动力学的影响，如对生命体征、心功能、乳头肌功能或二尖瓣功能等的影响，这些体征的存在高度提示预后不良。

不稳定型心绞痛患者一般无特异性体征。心肌缺血发作时可发现反常的左室心尖冲动，听诊有心率增快和第一心音减弱，可闻及第二心音、第四心音或二尖瓣反流性杂音。当心绞痛发作时间较长，或心肌缺血较严重时，可发生左室功能不全的表现，如双肺底细小水泡音、甚至急性肺水肿或伴低血压。也可发生各种心律失常。

体检对胸痛患者的鉴别诊断至关重要，有几种疾病状态如得不到及时准确诊断，即可能出现严重后果：如背痛、胸痛、脉搏不整，心脏听诊发现主动脉瓣关闭不全的杂音，提示主动脉夹层破裂，心包摩擦音提示急性心包炎，而奇脉提示心脏压塞，气胸表现为气管移位、急性呼吸困难、胸膜疼痛和呼吸音改变等。

（三）临床类型

（1）静息心绞痛：心绞痛发生在休息时，发作时间较长，含服硝酸甘油效果欠佳，病程 1 个月以内。

（2）初发劳力型心绞痛：发病时间在 1 个月以内新近发生的严重心绞痛，加拿大心脏病学会（CCS）的劳力型心绞痛分级标准（表 5-6）分级，Ⅲ级以上的心绞痛为初发性心绞痛，尤其注意近 48 小时内有无静息心绞痛发作及其发作频率变化。

（3）恶化劳力型心绞痛：既往诊断的心绞痛，最近发作次数频繁、持续时间延长或痛阈降低（CCS 分级增加Ⅰ级以上或 CCS 分级Ⅲ级以上）。

（4）心肌梗死后心绞痛：急性心肌梗死后 24 小时以后至 1 个月内发生的心绞痛。

（5）变异型心绞痛：休息或一般活动时发生的心绞痛，发作时 ECG 显示暂时性 ST 段抬高。

表 5-6　加拿大心脏病学会的劳力型心绞痛分级标准

分级	特点
Ⅰ级	一般日常活动(如走路、登楼)不引起心绞痛,心绞痛发生在剧烈、速度快或长时间的体力活动或运动时
Ⅱ级	日常活动轻度受限,心绞痛发生在快步行走、登楼、餐后行走、冷空气中行走、逆风行走或情绪波动后活动
Ⅲ级	日常活动明显受限,心绞痛发生在平路一般速度行走时
Ⅳ级	轻微活动即可诱发心绞痛,患者不能做任何体力活动,但休息时无心绞痛发作

三、辅助检查

(一)心电图

静息心电图是诊断不稳定型心绞痛的最重要的方法,并且可提供预后方面的信息。ST-T 动态变化是不稳定型心绞痛最可靠的心电图表现,不稳定型心绞痛时静息心电图可出现 2 个或更多的相邻导联 ST 段下移达到或超过 0.1mV。静息状态下,症状发作时记录到一过性 ST 段改变,症状缓解后 ST 段缺血改变改善,或者发作时倒置 T 波呈伪性改善(假性正常化),发作后恢复原倒置状态更具有诊断价值,提示急性心肌缺血,并高度提示可能是严重冠状动脉疾病。发作时心电图显示胸前导联对称的 T 波深倒置并呈动态改变,多提示左前降支严重狭窄。心肌缺血发作时偶有一过性束支阻滞。持续性 ST 段抬高是心肌梗死心电图特征性改变。变异性心绞痛 ST 段常呈一过性抬高。心电图正常并不能排除不稳定型心绞痛的可能性。胸痛明显发作时心电图完全正常,应该考虑到非心源性胸痛。

ST-T 异常还可以由其他原因引起。ST 段持久抬高的患者,应当考虑到左心室室壁瘤、心包炎、肥厚型心肌病、早期复极和预激综合征、中枢神经系统事件等。三环类抗抑郁药和吩噻嗪类药物也可以引起 T 波明显倒置。

(二)心脏生化标记物

心脏肌钙蛋白复合物包括肌钙蛋白 T(TnT)、肌钙蛋白 I(TnI)和肌钙蛋白 C(TnC)三个亚单位,目前只有 TnT 和 TnI 应用于临床。约有 35%不稳定型心绞痛患者显示血清 TnT 水平增高,但其增高的幅度与持续的时间与急性心肌梗死有差别。急性心肌梗死患者 TnT>3.0ng/ml 者占 88%,非 Q 波心肌梗死中仅占 17%,不稳定型心绞痛中无 TnT>3.0ng/ml 者。所以,TnT 升高的幅度和持续时间可作为不稳定型心绞痛与急性心肌梗死的鉴别诊断。

不稳定型心绞痛患者 TnT 和 TnI 升高者较正常者预后差。临床怀疑不稳定型心绞痛者 TnT 定性试验为阳性结果者表明有心肌损伤(相当于 TnT>0.05μg/L),但如为阴性结果并不能排除不稳定型心绞痛的可能性。

(三)冠状动脉造影

冠状动脉造影目前仍是诊断冠心病的金标准。在长期稳定型心绞痛的基础上出现的不稳定型心绞痛常提示为多支冠状动脉病变,而新发的静息心绞痛可能为单支冠状动脉病变。冠脉造影结果正常提示可能是冠状动脉痉挛、冠状动脉内血栓自发性溶解、微循环系统异常等原因引起,或冠状动脉造影病变漏诊。

不稳定型心绞痛有以下情况时应视为冠状动脉造影强适应证:①近期内心绞痛反复发作,胸痛持续时间较长,药物治疗效果不满意者可考虑及时行冠状动脉造影,以决定是否急诊介入性治疗或急诊冠状动脉旁路移植术(CABG);②原有劳力性心绞痛近期内突然出现休息时频繁发作者;③近期活动耐量明显减低,特别是低于 BruceⅡ级或 4 METs 者;④梗死后心绞痛;⑤原有陈旧性心肌梗死,近期出现由非梗死区缺血所致的劳力性心绞痛;⑥严重心律失常、LVEF<40%或充血性心力衰竭。

(四)螺旋CT血管造影(CTA)

近年来,多层螺旋CT尤其是64排螺旋CT冠状动脉成像(CTA)在冠心病诊断中正在推广应用。CTA能够清晰显示冠脉主干及其分支狭窄、钙化、开口起源异常及桥血管病变。CTA对冠状动脉狭窄病变、桥血管、开口畸形、支架管腔、斑块形态均显影良好,对钙化病变诊断率优于冠状动脉造影,阴性者不能排除冠心病,阳性者应进一步行冠状动脉造影检查。另外,CTA也可以作为冠心病高危人群无创性筛选检查及冠脉支架术后随访手段。

(五)其他

其他非创伤性检查包括运动平板试验、运动放射性核素心肌灌注扫描、药物负荷试验、超声心动图等,也有助于诊断。通过非创伤性检查可以帮助决定冠状动脉造影单支临界性病变是否需要做介入性治疗,明确缺血相关血管,为血供重建治疗提供依据。同时可以提供有否存活心肌的证据,也可作为经皮腔内冠状动脉成形术(PTCA)后判断有否再狭窄的重要对比资料。但不稳定型心绞痛急性期应避免做任何形式的负荷试验,这些检查宜放在病情稳定后进行。

四、诊断及鉴别诊断

(一)诊断

对同时具备下述情形者,应诊断不稳定型心绞痛:①临床新出现或恶化的心肌缺血症状表现,如心绞痛、急性左心衰竭或心电图心肌缺血图形;②无或仅有轻度的心肌酶(肌酸激酶同工酶)或TnT、TnI增高,但未超过2倍正常值,且心电图无ST段持续抬高。

应根据心绞痛发作的性质、特点、发作时体征和发作时心电图改变及冠心病危险因素等,结合临床综合判断,以提高诊断的准确性。心绞痛发作时心电图ST段抬高或压低的动态变化或左束支阻滞等具有诊断价值。

不稳定型心绞痛的诊断确立后，应进一步进行危险分层，以便于对其进行预后评估和干预措施的选择。

1. 中华医学会心血管分会关于不稳定型心绞痛的危险度分层

根据心绞痛发作情况，发作时 ST 段下移程度及发作时患者的一些特殊体征变化，将不稳定型心绞痛患者分为高、中、低危险组(表 5-7)。

表 5-7 不稳定型心绞痛临床危险度分层

组别	心绞痛类型	发作时 ST 降低幅度(mm)	持续时间(min)	TnT 或 TnI
低危险组	初发、恶化劳力型，无静息时发作	≤1	<20	正常
中危险组	1 个月内出现的静息心绞痛，但 48 小时内无发作者(多数由劳力型心绞痛进展而来)或梗死后心绞痛	>1	<20	正常或轻度升高
高危险组	48 小时内反复发作静息心绞痛或梗死后心绞痛	>1	>20	升高

注：①陈旧性心肌梗死患者其危险度分层上调一级，若心绞痛是由非梗死区缺血所致时，应视为高危险组；②左心室射血分数(LVEF)<40%，应视为高危险组；③若心绞痛发作时并发左心功能不全、二尖瓣反流、严重心律失常或低血压(SBP≤90mmHg)，应视为高危险组；④当横向指标不一致时，按危险度高的指标归类，如心绞痛类型为低危险组，但心绞痛发作时 ST 段压低>1mm，应归入中危险组

2. 美国 ACC/AHA 关于不稳定型心绞痛/非 ST 段抬高心肌梗死危险分层

美国 ACC/AHA 关于不稳定型心绞痛/非 ST 段抬高心肌梗死危险分层见表 5-8。

表 5-8　美国 ACC/AHA 关于不稳定型心绞痛/非 ST 段抬高心肌梗死危险分层

危险分层	高危(至少有下列特征之一)	中危(无高危特点但有以下特征之一)	低危(无高中危特点但有下列特征之一)
病史	近48 小时内加重的缺血性胸痛发作	既往 MI、外周血管病或脑血管病，或冠状动脉旁路手术，曾用过阿司匹林	近2 周内发生的 CCS 分级Ⅲ级或以上伴有高、中度冠状动脉病变可能者
胸痛性质	静息心绞痛>20 分钟	静息心绞痛>20 分钟，现已缓解，有高、中度冠状动脉病变可能性，静息心绞痛<20 分钟，经休息或含服硝酸甘油缓解	无自发性心绞痛>20 分钟，持续发作
临床体征	第三心音、新的或加重的奔马律，左室功能不全(EF<40%)，二尖瓣反流，严重心律失常或低血压(SBP≤90mmHg)或存在与缺血有关的肺水肿，年龄>75 岁	年龄>75 岁	

(续　表)

危险分层	高危(至少有下列特征之一)	中危(无高危特点但有以下特征之一)	低危(无高中危特点但有下列特征之一)
ECG变化	休息时胸痛发作伴ST段变化>0.1mV;新出现Q波、束支传导阻滞;持续性室性心动过速	T波倒置>0.2mV,病理性Q波	胸痛期间ECG正常或无变化
肌钙蛋白监测	明显增高(即TnT或TnI>0.1μg/ml)	轻度升高(即TnT>0.01,但<0.1μg/ml)	正常

(二)鉴别诊断

不稳定型心绞痛和非ST段抬高心肌梗死是在病因和临床表现上相似、但严重程度不同而又密切相关的两种临床综合征,主要区别在于缺血是否严重到导致足够量的心肌损害,以至于能检测到心肌损害的标记物肌钙蛋白(TnI、TnT)或肌酸激酶同工酶(CK-MB)水平升高。如果反映心肌坏死的标记物在正常范围内或仅轻微增高,但未超过2倍正常值,就诊断为不稳定型心绞痛,而当心肌坏死标记物超过正常值2倍时,则考虑诊断为非ST段抬高心肌梗死。

不稳定型心绞痛和ST段抬高心肌梗死的区别在于后者在胸痛发作的同时出现典型的ST段抬高并具有相应的动态改变过程和心肌酶学改变。

五、治疗

不稳定型心绞痛的治疗目标是控制心肌缺血发作和预防急性心肌梗死。治疗措施包括内科药物治疗、冠状动脉介入治疗(PCI)和外科冠状动脉旁路移植手术(CABG)。

(一)一般治疗

对于符合不稳定型心绞痛诊断的患者应及时收住监护病房,

急性期卧床休息1～3天，吸氧，持续心电监测。对于低危险组患者留院观察期间未再发生心绞痛，心电图也无缺血改变，无左心衰竭的临床证据，留院观察期间在12～24小时未发现有CK-MB升高，TnT或TnI正常者，可在24～48小时后出院。对于中危或高危组的患者特别是TnT或TnI升高者，住院时间相对延长，内科治疗亦应强化。

(二)控制心绞痛发作

1. *硝酸酯类*

硝酸酯类药为血管扩张药，能减少心肌需氧和改善心肌灌注，从而改善心绞痛症状。心绞痛发作时，可舌下含服硝酸甘油，初次含硝酸甘油的患者以先含0.5mg为宜。对于已有含服经验的患者，心绞痛发作时若含0.5mg无效，可在3～5min追加1次，若连续含硝酸甘油1.5～2.0mg仍不能控制疼痛症状，需应用强镇痛药以缓解疼痛，并随即采用硝酸甘油或硝酸异山梨酯静脉滴注。硝酸甘油的剂量以5μg/min开始，以后每5～10分钟增加5μg/min，直至症状缓解或收缩压降低10mmHg，最高剂量一般不超过80～100μg/min。一旦患者出现头痛或血压降低(SBP＜90mmHg)应迅速减少静脉滴注的剂量。维持静脉滴注的剂量以10～30μg/min为宜。对于中危和高危险组的患者，硝酸甘油持续静脉滴注24～48小时即可，以免产生耐药性而降低疗效。

2. *β受体阻滞药*

β受体阻滞药是通过减慢心率、降低血压和抑制心肌收缩力而降低心肌耗氧量，从而缓解心绞痛症状，对改善近、远期预后有益。除有禁忌证外，主张常规服用。首选具有心脏选择性的药物，如阿替洛尔、美托洛尔和比索洛尔等。除少数症状严重者可采用静脉推注β受体阻滞药外，一般主张直接口服给药。剂量应个体化，根据症状、心率及血压情况调整剂量。阿替洛尔常用剂量为12.5～25mg，每日2次；美托洛尔常用剂量为25～50mg，每日2或3次；比索洛尔常用剂量为5～10mg，每日1次。不伴有劳力性心绞痛的变异性心绞痛不主张使用。

3. 钙离子通道阻滞药

已经使用足量硝酸酯类和β受体阻滞药的患者，或不能耐受硝酸酯类和β受体阻滞药的患者或变异性心绞痛的患者，可以使用钙离子通道阻滞药控制进行性缺血或复发性缺血。常用药物见表5-9。

表5-9 常用钙离子通道阻滞药

常用药物种类	用法用量
二氢吡啶类钙离子通道阻滞药	硝苯地平对缓解冠状动脉痉挛有独到的效果，故为变异性心绞痛的首选用药，一般剂量为10～20mg，每6小时1次，若仍不能有效控制变异性心绞痛的发作还可与地尔硫䓬合用，以产生更强的解除冠状动脉痉挛的作用，当病情稳定后可改为缓释和控释制剂。对合并高血压病者，应与β受体阻滞药合用
非二氢吡啶类钙离子通道阻滞药	地尔硫䓬有减慢心率、降低心肌收缩力的作用，故较硝苯地平更常用于控制心绞痛发作。一般使用剂量为30～60mg，每日3～4次。该药可与硝酸酯类合用，亦可与β受体阻滞药合用，但与后者合用时需密切注意心率和心功能变化

如心绞痛反复发作，静脉滴注硝酸甘油不能控制时，可试用地尔硫䓬短期静脉滴注，使用方法为5～15μg/(kg·min)，可持续静滴24～48小时，在静脉滴注过程中需密切观察心率、血压的变化，如静息心率低于50/min，应减少剂量或停用。

因此，对于严重不稳定型心绞痛患者常需联合应用硝酸酯类、β受体阻滞药和钙离子通道阻滞药。

(三)抗血小板治疗

常用抗血小板治疗药物见表5-10。

表 5-10　抗血小板治疗常用药物

阿司匹林	为首选药物。①尽早使用，一般应在急诊室服用第一次；②为尽快达到治疗性血药浓度，第一次应采用咀嚼法，促进药物在口腔颊部黏膜吸收；③剂量300mg，负荷量后为100mg，每日1次，很可能需终身服用
氯吡格雷	对于不稳定型心绞痛患者和接受介入治疗的患者多主张强化血小板治疗，即二联抗血小板治疗，在常规服用阿司匹林的基础上立即给予氯吡格雷治疗至少12个月
血小板 GPⅡb、GPⅢa 受体拮抗药	包括阿昔单抗、依替巴肽和替罗非班。阿司匹林、氯吡格雷和 GPⅡb、GPⅢa 受体拮抗药联合应用是目前最强的抗血小板措施。GPⅡb、GPⅢa 受体拮抗药在行 PCI 的 UA 患者中可能明显受益。而对不准备行 PCI 的低危患者，获益不明显。因此，GPⅡb/Ⅲa 受体拮抗药只建议用于准备行 PCI 的不稳定型心绞痛患者，或不准备行 PCI，但有高危特征的不稳定型心绞痛患者。而对不准备行 PCI 的低危患者不建议使用 GPⅡb、GPⅢa 受体拮抗药

(四)抗凝药物治疗

目前临床使用的抗凝药物有普通肝素、低分子肝素和水蛭素。

1. 普通肝素

普通肝素是常用的抗凝药，通过激活抗凝血酶而发挥抗栓作用，静脉滴注肝素会迅速产生抗凝作用，但个体差异较大，故临床需化验部分凝血活酶时间(APTT)。一般将 APTT 延长至 60～90 秒作为治疗窗口。在 ST 段不抬高的急性冠状动脉综合征，治疗时间为 3～5 日，具体用法为 75U/kg，静脉滴注维持，使 APTT 在正常的 1.5～2.0 倍。

2. 低分子肝素

低分子肝素是由普通肝素裂解制成的小分子复合物，分子量在2500～7000，具有的特点有：①抗凝血酶作用弱于肝素，但保持了抗因子Ⅹa的作用，因而抗因子Ⅹa和凝血酶的作用更加均衡；②抗凝效果可以预测，不需要检测APTT；③与血浆和组织蛋白的亲和力弱，生物利用度高；④皮下注射，给药方便；⑤促进更多的组织因子途径抑制物生成，更好地抑制因子Ⅶ和组织因子复合物，从而增加抗凝效果等。低分子肝素在不稳定型心绞痛和非ST段抬高心肌梗死的治疗中起作用至少等同或优于经静脉应用普通肝素。其因生产厂家不同而规格各异，一般推荐量按不同厂家产品以千克体重计算皮下注射，连用1周或更长。

3. 抗血栓治疗的联合应用

抗血栓治疗的联合应用方案见表5-11。

表5-11　抗血栓治疗的联合应用方案

联合方案	效果
阿司匹林＋ADP受体拮抗药	阿司匹林与ADP受体拮抗药的抗血小板作用机制不同，联合应用可以提高疗效
阿司匹林＋肝素	普通肝素或低分子肝素与阿司匹林联合使用疗效优于单用阿司匹林；阿可匹林加低分子肝素等同于甚至可能优于阿司匹林加普通肝素
肝素＋血小板GPⅡb/Ⅲa抑制药	联合应用肝素与血小板GPⅡb/Ⅲa抑制药，患者事件发生率降低。由于两者连用可延长APTT，肝素剂量应小于推荐剂量
阿司匹林＋肝素＋血小板GPⅡb/Ⅲa抑制药	合并急性缺血的非ST段抬高心肌梗死的高危患者，主张三联抗血栓治疗，是目前最有效的抗血栓治疗方案。持续性或伴有其他高危特征的胸痛患者及准备做早期介入治疗的患者，应给予该方案

(五)调脂治疗

血脂增高的干预治疗除调整饮食、控制体重、体育锻炼、控制精神紧张、戒烟、控制糖尿病等非药物干预手段外，调脂药物治疗是最重要的环节。近代治疗急性冠状动脉综合征的最大进展之一就是 3-羟基-3 甲基戊二酰辅酶 A(HMG-CoA)还原酶抑制药(他汀类)药物的开发和应用，该类药物除降低总胆固醇(TC)、低密度脂蛋白胆固醇(LDL-C)、三酰甘油(TG)和升高高密度脂蛋白胆固醇(HDL-C)外，还有缩小斑块内脂质核、加固斑块纤维帽，改善内皮细胞功能、减少斑块炎性细胞数目、防止斑块破裂等作用，从而减少冠状动脉事件。另外，还能通过改善内皮功能减弱凝血倾向，防止血栓形成，防止脂蛋白氧化，起到了抗动脉粥样硬化和抗血栓作用。随着长期的大样本的实验结果出现，已经显示他汀类强化降脂治疗和 PTCA 加常规治疗可同样安全有效地减少缺血事件。所有他汀类药物均有相同的不良反应，即胃肠道功能紊乱、肌痛及肝损害，儿童、孕妇及哺乳期妇女不宜应用。

(六)经皮冠状动脉介入治疗和外科手术治疗

在高危险组患者中如果存在以下情况之一则应考虑行紧急介入性治疗或冠脉搭桥术(CABG)：①虽经内科加强治疗，心绞痛仍反复发作；②心绞痛发作时间明显延长超过 1 小时，药物治疗不能有效缓解上述缺血发作；③心绞痛发作时伴有血流动力学不稳定，如出现低血压、急性左心功能不全或伴有严重心律失常等。

紧急介入性治疗的主要目标是以迅速开通“罪犯”病变的血管，恢复其远端血流为原则，对于多支病变的患者，可以不必一次完成全部的血管重建。不稳定型心绞痛的紧急介入性治疗的风险一般高于择期介入性治疗，故在决定之前应仔细权衡。对于血流动力学不稳定的患者最好同时应用主动脉内球囊反搏，力求稳定高危患者的血流动力学。除以上少数不稳定型心绞痛患者外，大多数不稳定型心绞痛患者的介入性治疗宜放在病情稳定至少 48 小时后进行。

(七)出院后治疗

不稳定型心绞痛患者出院后仍需定期门诊随诊。低危险组的患者1～2个月随访1次,中、高危险组的患者无论是否行介入性治疗都应1个月随访1次,如果病情无变化,随访半年即可。

不稳定型心绞痛患者出院后仍需继续服阿司匹林、β受体阻滞药。阿司匹林宜采用小剂量,每日75～150mg即可,β受体阻滞药宜逐渐增量至最大可耐受剂量。在冠心病的二级预防中阿司匹林和降胆固醇治疗是最重要的。降低胆固醇的治疗应参照国内降血脂治疗的建议,并达到有效治疗的目标。血浆三酰甘油>2.26mmol/L(200mg/dl)的冠心病患者一般也需要服降低三酰甘油的药物。其他二级预防的措施包括向患者宣教戒烟、治疗高血压和糖尿病、控制危险因素、改变不良的生活方式、合理安排膳食、适度增加活动量、减少体重等。

第三节　非ST段抬高心肌梗死

非ST段抬高心肌梗死(non-ST segment elevation myocardial infarction,NSTEMI)属于急性冠状动脉综合征(ACS)中的一种类型,通常由动脉粥样硬化斑块破裂引起,临床表现为突发胸痛但不伴有ST段抬高。通常心电图表现为持续性或短暂ST段压低或T波倒置或低平,但也有部分患者无变化;此外,多数非ST段抬高心肌梗死的患者伴有血浆肌钙蛋白水平升高,这一点有别于不稳定性心绞痛,后者通常不升高或仅有轻度升高。

非ST段抬高心肌梗死的发病率高于ST段抬高急性心肌梗死。就临床预后而言,住院期间ST段抬高心肌梗死的病死率高于非ST段抬高心肌梗死,出院后6个月随访两者的病死率接近。但是,4年的长期随访研究发现,非ST段抬高心肌梗死的病死率反而高于ST段抬高心肌梗死的2倍。这种时间依赖性预后差异可能与非ST段抬高心肌梗死的患者基础情况有一定关系,通常此类患者多半是合并有各种并发症的老年人，尤其常见于合并糖尿病和肾功能不全的患者，这类患者往往血管病变较重，多合并血浆炎性因子升高，提示血管病变复杂且多不稳定。因此，对于非 ST 段抬高心肌梗死患者的治疗需要兼顾急性期和远期的治疗效果。

一、病理生理

非 ST 段抬高心肌梗死与不稳定型心绞痛相似，多数是由于不稳定的冠状动脉粥样硬化斑块破裂，伴或不伴有血管收缩，随后血小板血栓附着于血管壁，引起冠状动脉血流量突然严重下降，导致一系列的临床后果。不过，也有少数患者没有冠状动脉粥样硬化的基础，可能的原因为外伤、大动脉夹层、动脉炎、栓子栓塞、先天性异常、导管操作并发症等。

二、临床表现

(一)症状

非 ST 段抬高心肌梗死包括多种临床表现，比较严重或典型的临床症状有：①长时间的静息心绞痛(＞20 分钟)；②新发的严重心绞痛(加拿大分级Ⅲ级)；③近期稳定型心绞痛加重(加拿大分级Ⅲ级以上)；④心肌梗死后心绞痛。

非 ST 段抬高心肌梗死表现为胸骨后压榨性疼痛，伴有向左侧肩部、颈部及下腭放射，常伴有冷汗、恶心、腹痛、呼吸困难、晕厥等症状。也有部分患者表现为上腹痛、新出现的消化不良、胸部刺痛、肋软骨炎样疼痛或者进行性的呼吸困难等不典型症状，这种不典型的临床症状常常发生在 24～40 岁和年龄＞75 岁、女性及合并糖尿病、慢性肾衰竭或痴呆的患者。在临床实践中，80％的患者表现为胸痛时间的延长，20％的患者表现为心绞痛症状的加重。

(二)体征

非 ST 段抬高心肌梗死患者通常缺乏特异性的阳性体征，部分患者由于伴有心衰或血流动力学不稳定，可能会出现肺部啰音、心率加快等非特异性体征。肺部啰音的出现和范围、Killip分级对临床预后起影响作用。另有部分体征的发现，对于判断危险性的高低有帮助。如收缩期低血压（收缩压＜100mmHg）、心动过速（心率＞100/min）和呼吸窘迫可能提示可能发生心源性休克；新出现的二尖瓣关闭不全性杂音、原有的杂音增强提示乳头肌或二尖瓣缺血性功能失调；出现第三或第四心音或左心室扩大提示心肌缺血范围可能较大。

三、辅助检查

(一)心电图检查

ST-T动态变化是非ST段抬高心肌梗死最有诊断价值的心电图表现。进行性胸痛患者应即刻（＜10分钟）做12导联心电图，必要时加做18导联心电图。症状发作时可记录到一过性ST段改变（常表现2个或以上相邻导联ST段下移≥0.1毫伏），症状缓解后ST段缺血性改变改善，或者发作时倒置T波呈“伪正常化”。发作后恢复至原倒置状态更具有诊断意义，提示急性心肌缺血或严重冠状动脉疾病。

需要强调的是，心电图正常不能除外非ST段抬高心肌梗死的诊断，临床上一定要结合症状、心电图、生化指标进行综合分析。

(二)实验室检查

所有患者，一旦怀疑非ST段抬高心肌梗死，应即刻检测肌酸激酶同工酶（CK-MB）、TnT或TnI。通常，非ST段抬高心肌梗死发病后48～72小时会有肌钙蛋白的升高，而肌钙蛋白的灵敏度和特异度明显高于肌酸激酶，在肌酸激酶正常的患者群中，有将近1/3的人高敏肌钙蛋白检测可以表现为肌钙蛋白水平增高。尽管肌钙蛋白的特异性极高，也并非所有肌钙蛋白升高的患者都诊断为非ST段抬高心肌梗死。某些非心肌梗死性胸痛也可伴有肌钙蛋白升高(表 5-12),而且有些疾病是十分严重甚至是致命性的,在临床诊断上同样要给予高度重视。

表 5-12　肌钙蛋白升高的非冠状动脉疾病

急性、慢性严重的充血性心力衰竭
主动脉夹层、主动脉病变或肥厚性心肌病
心脏挫伤、消融、起搏、心脏电复律、心内膜下心肌活检
感染性疾病,如心肌炎、心肌扩张、心内膜下或心包炎
高血压危象
心动过速或心动过缓
肺栓塞、重度肺动脉高压
甲状腺功能减退
心尖球样综合征
慢性或急性肾功能不全
急性的神经系统疾病,如卒中或蛛网膜下腔出血等
全身性疾病,如淀粉样病变、血色病、类肉瘤病、硬皮病
药物毒性作用,如阿霉素、氟尿嘧啶、曲妥珠单抗、蛇毒
烧伤,烧伤面积大于体表面积 30%
横纹肌溶解
危重患者,特别是呼吸功能衰竭和败血症患者

有时根据临床需要,需行其他的实验室检查,包括全血细胞计数、全身代谢情况和甲状腺功能,以此来鉴别其他少见病因,并用于指导治疗由于贫血和肾衰竭引起的严重不良后果。血脂检查作为常规应在入院后 24 小时内进行,评估是否患有高胆固醇血症,以此决定是否进行强化降脂治疗。另外,行脑钠肽及 C-反应蛋白检查,利于对预后进行评估,前者可判断患者的心功能受损情况,后者则可反映血管病变的炎性状态。

(三)影像学检查

(1)所有的患者都应行胸 X 线片检查,一方面判断心脏的形态和大小,另一方面了解肺部情况,尤其对于诊断是否有血流动力学不稳定或肺水肿的患者都很有用,可以用来判断心脏功能情况。

(2)超声心动图检查可发现缺血时左心室射血分数(LVEF)减低和心肌节段性运动减弱,甚至消失。负荷超声心动图的阴性预测值较高。

(3)心脏磁共振显像(MRI)、心肌灌注成像及多源计算机X射线断层扫描(CT)对诊断和排除非ST段抬高心肌梗死均有一定的价值。

四、诊断及鉴别诊断

(一)诊断

1. 根据患者的病情变化动态评估其风险性

(1)入院即应及时进行12导联心电图检查,同时由具有经验的临床医师进行分析。怀疑有下壁和右心室心肌梗死的患者,还应有附加导联(V_3R,V_4R,V_7、V_8、V_9)。如果患者持续有症状发作,应在6小时、12小时及出院前复查心电图。

(2)60分钟内及时检测肌钙蛋白(cTnT或cTnI),如果检测结果阴性,应在6~12小时后复查肌钙蛋白。

(3)要对患者进行危险评分(如GRACE评分),以此对患者早期及晚期的病情和预后做出风险评估(表5-13)。

表5-13 GRACE评分

危险分级	GRACE评分	院内病死率(%)	GRACE评分	出院后6个月病死率(%)
低危	≤108	<1	≤88	<3
中危	109~140	1~3	89~118	3~8
高危	>140	>3	>118	>8

(4)进行心脏超声检查鉴别诊断。

(5)对无再发胸痛、心电图正常、肌钙蛋白阴性的患者,出院前应检测运动负荷试验,进一步评估心肌缺血的风险。

2. 根据以下结果对患者的远期病死率及心肌梗死的可能性预测进行危险分层

(1)临床情况:年龄、心率、血压、Killip 分级(表 5-14)、糖尿病史、既往心肌梗死或冠心病史。

表 5-14　急性心肌梗死后的 Killip 分级

级别	临床特点
Ⅰ	没有心力衰竭的证据,肺部无啰音
Ⅱ	第三心音、颈静脉压升高、肺部啰音<1/2 肺野
Ⅲ	明显的肺水肿,啰音>1/2 肺野
Ⅳ	心源性休克

(2)心电图:ST 段持续压低情况。

(3)实验室检查:肌钙蛋白、肾小球滤过率/肌酐清除率/半胱氨酸蛋白酶抑制药 C、BNP/NT-proBNP、hsCRP 等的结果。

(4)影像学检查:是否有低射血分数、左主干病变、三支病变。

(5)危险评分结果:GRACE 危险评分(表 5-13)的危险因素的评判来源于住院期间死亡和治疗开始后 6 个月内死亡的独立预测因子,因此 GRACE 危险评分对于预测住院期间及 6 个月的病死率具有一定意义。

(二)鉴别诊断

非 ST 段抬高心肌梗死的诊断需与一些心源性及非心源性疾病做鉴别诊断(表 5-15)。

表 5-15　非 ST 段抬高心肌梗死鉴别诊断

需鉴别的疾病	鉴别诊断要点
主动脉夹层	突发的剧烈胸痛，疼痛一开始即达到高峰，常放射到背、腹、腰和下肢，两上肢血压及脉搏可有明显差别，少数患者出现主动脉瓣关闭不全，可有下肢暂时性瘫痪和偏瘫。心电图检查无缺血性改变，X 线显示主动脉增宽，CT 或 MRI 主动脉断层显像及超声心动图探查到主动脉夹层影像，可确立诊断
急性心包炎	可有较剧烈而持久的疼痛，且心电图检查有 ST-T 段变化。但心包炎的胸痛于坐位前倾时减轻，深呼吸和咳嗽时加重，可闻及心包摩擦音。心电图检查除 aVR 外各导联 ST 段弓背向下抬高，无异常 Q 波出现。同时伴有发热、白细胞计数升高等明显炎性反应的表现
急性肺动脉栓塞	急性肺大块栓塞除突发胸痛外，尚有咯血、气急表现。体检发现右心负荷急剧增高的体征，如发绀、P_2 亢进、三尖瓣区收缩期杂音、颈静脉充盈、肝大、下肢水肿等。发热和白细胞计数升高多在 24 小时内出现。心电图检查显示电轴右偏，出现 $S_{I}Q_{III}T_{III}$ 的典型表现，aVR 导联出现高 R 波，胸导联过渡区左移，右胸导联 T 波倒置。血乳酸脱氢酶升高，但 CK 不高，D-二聚体敏感性高而特异性差，>500μg/L 时高度提示肺栓塞。肺部 X 线、放射性核素肺通气灌注扫描、CT 肺动脉造影有助于诊断
急腹症	急性胆囊炎、胆石症、急性胰腺炎、消化性溃疡穿孔等，应与放射到腹部的急性冠状动脉综合征鉴别。通过病史、腹部体征与相关的辅助检查，不难鉴别
急性胸膜炎	自发性气胸、带状疱疹、肋软骨炎等胸部疾病，依据疼痛特点、特异性体征、心电图是否异常与 X 线表现，容易鉴别
食管源性疾病	如食管炎、食管溃疡、食管反流性疾病等，根据疼痛与进食相关性的特点与心电图正常等，不难排除

五、治疗

关于非ST段抬高心肌梗死的治疗策略，目前争论的焦点在于是实行早期介入还是早期保守治疗。早期介入治疗的策略为48小时内接受冠状动脉造影及血管重建术，而早期保守治疗的策略为先行积极的抗心肌缺血、抗凝、抗血小板治疗，择期根据病情决定冠状动脉造影及血管重建术。尽管目前还没有统一的意见，但统一认为应该在入院时进行危险分层，根据危险性高低决定选择哪种策略。

(一)早期保守治疗

早期药物治疗包括积极的抗心肌缺血、抗凝、抗血小板治疗，目的在于缓解心绞痛症状、稳定斑块、纠正血流动力学不稳。

1. 缓解缺血性疼痛

(1)β受体阻滞药：减轻心脏负荷、快速缓解缺血是治疗非ST段抬高心肌梗死的基础，目前推荐无禁忌证的胸痛患者应立即静脉滴注β受体阻滞药，随后口服治疗。β受体阻滞药通过减弱心肌收缩力、降低心率和心室壁压力前负荷而缓解缺血。治疗时应首选心脏选择性β受体阻滞药(阿替洛尔和美托洛尔)，对于正在疼痛或高/中危患者首次给予β受体阻滞药时应静脉给药；对于患有高度房室传导阻滞、心源性休克和气道高反应性疾病的患者，不建议使用β受体阻滞药，应考虑使用非二氢吡啶类钙通道阻滞药。

(2)硝酸酯类：硝酸酯类药物通过静脉舒张减轻心脏负荷，可以明显缓解急性胸痛的发作。硝酸酯类药物最初应舌下含服以利于机体快速吸收，如果疼痛未能缓解，且患者没有低血压时应静脉给药。硝酸酯类药物在下列患者中禁用：在过去24小时服用磷酸二酯酶抑制药、肥厚型心肌病和怀疑右心室梗死的患者；严重的主动脉瓣狭窄的患者慎用。

2. 抗血小板治疗

抗血小板治疗是非 ST 段抬高心肌梗死的最基本治疗手段，目前常用的抗血小板治疗药物有环氧化酶-1 抑制药(阿司匹林)、ADP 抑制药(噻氯匹定及氯吡格雷)、糖蛋白Ⅱb/Ⅲa 受体抑制药(阿昔单抗、依替巴肽、替罗非班)三种。

(1)阿司匹林：阿司匹林为环氧合酶-1 抑制药，可以明显减少 NSTEMI 患者发生血管性死亡的危险，在没有绝对禁忌证时，所有患者均应在初次给予 300mg 负荷剂量嚼服，以后每日 75～100mg 长期维持。对阿司匹林过敏的患者，可以用氯吡格雷替代治疗。

(2)氯吡格雷：氯吡格雷为 ADP 受体拮抗药，初次给予 300mg，如果接受急诊介入治疗，应给予 600mg，以后每日 75mg 维持。目前推荐所有患者如果没有禁忌证，均应联合应用阿司匹林和氯吡格雷。ACC/AHA 建议所有 NSTEMI 患者应在入院治疗后持续应用氯吡格雷至少 9 个月。介入治疗后，双重抗血小板治疗尤为重要。PCI-CURE(经皮冠状动脉介入治疗-UA 使用氯吡格雷预防再次发生缺血事件)试验分析和 CREDO(保守治疗时应用氯吡格雷可减少心血管事件)试验都显示氯吡格雷可减少脑卒中联合终点事件。对于计划早期进行手术治疗的患者，应衡量早期应用氯吡格雷的利弊，由于服用氯吡格雷后 5 日内接受冠状动脉旁路移植术的患者在受益同时会增加出血概率。因此，ACC/AHA 建议如果在入院后决定 34～48 小时安排诊断性血管造影，在造影之前应先不使用氯吡格雷。

(3)GPⅡb/Ⅲa 受体拮抗药：GPⅡb/Ⅲa 受体拮抗药的机制为抑制纤维蛋白原与糖蛋白Ⅱb/Ⅲa 受体的相互作用，对介入治疗的缺血并发症有预防作用，因此推荐早期介入治疗的患者使用。目前使用的 GPⅡb/Ⅲa 受体拮抗药有 3 种，即阿昔单抗、依替巴肽、替罗非班，在早期保守治疗时 GPⅡb/Ⅲa 受体拮抗药的作用不是很清楚。决定保守治疗时再次发生缺血、生化指标阳性或有其他高危特征的患者，ACC/AHA 推荐持续静脉输入替罗非班和依替巴肽。具体用法见表 5-16。

表 5-16　GPⅡb/Ⅲa 受体拮抗药的用法

药名	用法用量
阿昔单抗	0.25mg/kg 静脉负荷，而后 0.125μg/(kg・min)维持量，持续 12～24 小时(最大剂量 10μg/min)
依替巴肽	180μg/kg 静脉负荷(PCI 术后 10 分钟再次负荷)，而后静脉持续 2.0μg/(kg・min)，维持 72～96 小时
替罗非班	30min 内以 0.4μg/(kg・min)静脉负荷，后以 0.1μg/(kg・min)静脉维持 48～96 小时。另有一项大剂量试验仍在临床试验阶段[负荷剂量 0.4μg/(kg・min)，静脉维持 18 小时]

3. 抗凝治疗

如果没有活动性出血或肝素引起的血小板减少或过敏反应，在阿司匹林基础上加用普通肝素或低分子肝素对所有患者有益。ACC/AHA 指南指出，伊诺肝素优于普通肝素，与普通肝素相比，低分子肝素优点包括不用检测血液指标而简化管理、较少引起肝素诱发的血小板减少症和可能改善结果。低分子肝素在肾衰竭患者慎用，如果患者在 12 小时内行冠状动脉造影，低分子肝素无法检测准确的抗凝效果又无法完全对抗，应考虑使用普通肝素。但是，任何一种抗凝血药物均存在出血的风险，因此在决定使用抗凝血药物时，应权衡利弊。

4. 主动脉内球囊反搏

当所有治疗对心肌缺血患者无效、持续低血压或在冠状动脉造影时有高危闭塞性病变(显著的左主干或左前降支近端病变)时可考虑应用主动脉内球囊反搏，以增加冠状动脉灌注压。其禁忌证包括重度外周血管疾病；重度主动脉瓣关闭不全；严重的髂总动脉疾病，包括腹主动脉瘤。

(二)早期介入治疗——冠状动脉造影和血管重建术

非 ST 段抬高心肌梗死患者应该行冠状动脉血管造影检查，ACC/AHA 建议对于出现新的 ST 段压低、肌钙蛋白升高、药物治疗下仍反复发作的胸痛、左心室功能不全及伴有其他高危因素者，应行冠状动脉造影检查。ESC 指南对冠状动脉造影和血管重建术的建议如下。

(1)合并有动态 ST 段改变、心衰、危及生命的心律失常和血流动力学紊乱的顽固性和反复发作的心绞痛患者，需行紧急冠状动脉造影(Ⅰ-C)。

(2)中、高危的患者建议行早期(＜72 小时)冠状动脉造影及血供重建术(PCI 或 CABG)(Ⅰ-A)。

(3)非中、高危的患者不建议行早期冠脉造影检查(Ⅲ-C)，但建议行能够诱发缺血症状的无创性检查(Ⅰ-C)。

(4)不建议对冠脉造影显示的非严重病变行 PCI 术(Ⅲ-C)。

(5)如果短期内患者需要行非心脏的外科手术而必须停用抗血小板药，PCI 手术考虑选用裸金属支架；而对于较长时间以后才行外科手术者，可选用药物洗脱支架(如无多聚糖载体支架或载体可降解支架)(Ⅰ-C)。

(三)并发症的预防及处理

1. 出血

出血可以增加非 ST 段抬高心肌梗死患者 30 天内死亡、心肌梗死及卒中的风险。因此，预防出血和治疗缺血同等重要。

(1)治疗前慎重评估患者出血风险，增加出血风险的因素有：过量或过度地使用抗血栓药物、联合应用抗血栓药物、不同的抗凝药物交替使用、患者年龄、女性、低体重、肾功能下降、基础血红蛋白水平低及介入治疗等(Ⅰ-B)。

(2)选择治疗方案时应考虑出血风险，对有高危出血风险的患者多选用药物治疗。选用介入治疗方式时，优先考虑经桡动脉的路径，便于创口压迫止血，降低出血风险(Ⅰ-B)。

(3)轻微出血不影响正常的治疗(Ⅰ-C)。

(4)有严重出血的患者应停止和(或)中和抗凝及抗血小板药物，或采用特殊的止血方法控制出血(Ⅰ-C)。

(5)输血对预后有不良影响，红细胞比容＞25％，血红蛋白＞80g/L 且血流动力学稳定的出血患者不考虑输血(Ⅰ-C)。

2. 血小板减少症

在非 ST 段抬高心肌梗死的治疗过程中，使用肝素或 GPⅡb/Ⅲa 抑制药的患者可能会发生血小板减少。

(1)对使用了肝素(UFH 或 LMWH)和(或)GPⅡb/Ⅲa 抑制药的患者来说，一旦血小板明显下降(＜100×10^9/L 或下降＞50％)，建议立即停用这些药物(Ⅰ-C)。

(2)对 GPⅡb/Ⅲa 抑制药诱导的严重血小板下降(＜100×10^9/L)建议进行血小板输注，同时可以合用或不用纤维蛋白原。也可以输注新鲜血浆或冷凝蛋白来防止出血(Ⅰ-C)。

(3)在有证据或怀疑有肝素诱导的血小板减少症(HIT)建议停用肝素(UFH 或 LMWH)，同时为了预防血栓事件，可以应用直接血栓抑制药抗凝(DTI)(Ⅰ-C)。

(4)预防肝素诱导的血小板减少症可以通过使用非肝素抗凝药，类似于磺达肝癸钠或比伐卢定或是短时间使用肝素(Ⅰ-B)。

第四节　急性 ST 段抬高心肌梗死

急性心肌梗死(acute myocardial infarction，AMI)是指以冠状动脉粥样硬化斑块破裂、糜烂或夹层，继发斑块表面血栓形成和(或)远端血栓栓塞，造成完全或不完全心肌缺血为特征的一组疾病。根据发病后心电图有无 ST 段抬高，AMI 又分为 ST 段抬高心肌梗死(ST segment elevation myocardial infarction，STEMI)和非 ST 段抬高心肌梗死(non-ST segment elevation myocardial infarction，NSTEMI)。本文主要阐述急性 ST 段抬高心肌梗死。

一、病因

(一)基本病因

急性心肌梗死的基本病因是冠状动脉粥样硬化疾病(偶为冠状动脉栓塞、炎症、创伤、先天性畸形、痉挛和冠状动脉口阻塞),造成一支或多支血管管腔狭窄和心肌供血不足,而侧支循环未充分建立。在此基础上,一旦血供急剧减少或中断,使心肌严重而持久地发生急性缺血达20～30分钟,即可发生急性心肌梗死。绝大多数急性心肌梗死是由于不稳定的粥样斑块溃破,继而出血和管腔内血栓形成,而使管腔闭塞。少数情况下粥样斑块内或其下发生出血或血管持久痉挛,也可使冠状动脉完全闭塞。

(二)诱因

促使斑块破裂出血及血栓形成的诱因有以下几种。

(1)6:00—12:00时交感神经活动增加,机体应激反应增强,心肌收缩力、心率、血压增高,冠状动脉张力增高。

(2)在饱餐特别是进食多量脂肪后,血脂增高,血黏稠度增高。

(3)重体力活动、情绪过分激动、血压剧升或用力排便时,致左心室负荷明显加重。

(4)休克、脱水、出血、外科手术或严重心律失常,致心排血量骤降,冠状动脉灌流量锐减。

AMI可发生在频发心绞痛的患者,也可发生在原来从无症状者中。AMI后发生的严重心律失常、休克或心力衰竭等并发症,均可使冠状动脉灌流量进一步降低,心肌坏死范围扩大。

二、病理变化

(一)冠状动脉狭窄与闭塞的情况

尸检资料表明,>75%的 AMI 患者有单支冠状动脉严重狭窄;1/3～1/2 的患者所有 3 支冠状动脉均存在有临床意义的狭窄。冠状动脉造影显示,90%以上的心肌梗死相关动脉发生完全闭塞,前降支闭塞最多见,导致左心室前壁、心尖部、下侧壁和前内乳头肌坏死;回旋支闭塞累及左心室高侧壁、膈面及左心房,并可累及房室结;右冠状动脉闭塞可导致右心室膈面、后间隔及右心室梗死,也可累及窦房结和房室结。左主干闭塞导致广泛的左心室心肌坏死。极少数 AMI 患者冠状动脉正常,可能为血栓自溶或冠状动脉痉挛所致。

(二)心肌坏死后的病理演变

冠状动脉急性完全闭塞→20～30 分钟供血区域心肌少数坏死→1～2 小时绝大部分心肌凝固性坏死→心肌间质充血水肿+炎症细胞浸润→肌纤维溶解+肉芽组织增生→1～2 周后坏死组织开始吸收并出现纤维化→6～8 周后形成瘢痕而愈合。心肌坏死后的病理演变与心脏机械并发症发生的时间密切相关,心脏机械并发症多发生于 2 周内,包括心脏游离壁或室间隔穿孔、乳头肌断裂等。

(三)心肌坏死后的临床变化

心电图检查显示 Q 波形成和 ST 段动态演变,侧支循环逐渐形成,坏死心肌扩展伴发室壁瘤,病变波及心包并发急性心包炎,病变波及心内膜引起附壁血栓形成,坏死室壁破裂发生心包压塞或室间隔瘘,乳头肌缺血、坏死导致急性乳头肌功能不全或断裂。

(四)心肌梗死的血栓成分

心肌梗死时冠状动脉内血栓既可为白血栓,又可为红血栓。白血栓富含血小板,纤维蛋白和红细胞少见,而红血栓富含纤维蛋白与红细胞。STEMI 的冠状动脉内血栓为白血栓和红血栓并存，从堵塞处向近端延伸部分为红血栓。心肌梗死后是否溶栓取决于血栓成分和心肌梗死的类型(STEMI 与 NSTEMI)。

(五)左心室收缩功能的改变

STEMI 早期由于非梗死区域收缩增强，梗死区域出现运动同步失调(相邻节段收缩时相不同步)、收缩减弱(心肌缩短幅度减小)、无收缩、矛盾运动(收缩期膨出)4 种异常收缩方式，主要表现为舒张功能不全。若心肌梗死面积较大或非梗死区也有严重心肌缺血，则收缩功能也可降低。如果梗死区域有侧支循环建立，则对左心室收缩功能具有重要的保护意义。

(六)心肌梗死后心室重构

左心室节段收缩与舒张功能减弱→交感神经兴奋＋RAAS 激活＋Frank-Starling 代偿机制→心率增快＋非梗死区节段收缩增强→维持血流动力学不发生显著变化→启动心室重构(左心室伸展＋左心室肥厚＋基质改变等)。心肌梗死的范围大小，左心室负荷状态和梗死相关动脉的血液供应情况(包括侧支循环形成)是心室重构的重要影响因素。

(七)梗死扩展与梗死延展

梗死扩展为梗死心肌节段的面积扩大，但无梗死心肌数量的增加。梗死扩展的特征为梗死区不成比例地变薄与扩张，使心力衰竭和室壁瘤等致命并发症的发生率增高，而心尖部是最薄且最容易受累的部位。

(八)心肌梗死后心室扩大

心室重构在梗死发生后立即开始，持续数月到数年。心室存活心肌首先出现适应性肥厚，随后逐渐发生扩张性的变化。心室扩张的程度与梗死的范围、梗死相关动脉的开放迟早以及非梗死区局部的 RAS 系统激活程度有关，并决定心力衰竭的严重程度以及致死性心律失常的发生率。

三、临床表现

(一)诱发因素

(1)多发于气候寒冷、气温变化大的春冬季节。

(2)常在安静与睡眠时发病,清晨与上午发病较多。

(3)剧烈运动、过重体力活动、精神紧张与激动、饱餐、创伤、急性出血、休克、发热、心动过速等因素均可诱发。

(4)反复发作的冠状动脉痉挛性心绞痛也可发展为AMI。

(二)先兆

一半以上患者在发病前数日有乏力,胸部不适,活动时心悸、气急、烦躁、心绞痛等前驱症状,其中以新发生心绞痛(初发型心绞痛)或原有心绞痛加重(恶化型心绞痛)为最突出。后者表现为心绞痛发作较以往频繁、程度较剧、持续较久、硝酸甘油疗效差、诱发因素不明显,同时心电图示ST段一过性明显抬高(变异型心绞痛)或压低,T波倒置或增高("假性正常化")。

(三)症状

(1)胸痛:为最主要的症状,突发性胸骨后压榨性剧痛,常伴有冷汗、呼吸困难、乏力、轻度头重感、心悸、急性神志模糊、消化不良、呕吐、紧束感、濒死感及恐惧感,多持续30分钟以上,且硝酸甘油效果差,可向左肩、左上肢、下颌、牙齿、颈部、上背部、右背部或上腹部放射。发生上述任何部位的疼痛可能并不伴有胸痛,尤其在外科手术后患者、老年人和有糖尿病或高血压的患者中,易被误诊或漏诊。

(2)全身症状:包括发热、出汗、心动过速、全身乏力等,体温一般不超过38℃。

(3)胃肠道症状:疼痛剧烈时常伴有频繁的恶心、呕吐和上腹胀痛,与迷走神经受坏死心肌刺激和心排血量降低导致组织灌溉不足等有关。肠胀亦不少见。重症者可发生呃逆。

(4)心律失常:多发生在起病1～2日,而以24小时内最多见，可伴乏力、头晕、晕厥等症状。各种心律失常中以室性心律失常最多，尤其是室性期前收缩。如室性期前收缩频发（每分钟5次以上）、成对出现或呈短暂室性心动过速、多源性或落在前一心搏的易损期时（R波落在T波上），常为心室颤动的先兆。心室颤动是急性心肌梗死早期特别是入院前主要的死因。房室传导阻滞和束支传导阻滞也较多见，室上性心律失常则较少，多发生在心力衰竭者中。前壁急性心肌梗死如发生房室传导阻滞表明梗死范围广泛，病情严重。

（5）低血压和休克：轻者可为头晕、乏力、血压下降等低血压状态，重者面色苍白、大汗淋漓、四肢湿冷、脉搏细数、烦躁不安、反应迟钝，甚至晕厥等心源性休克的表现。

（6）心力衰竭：左心衰竭的患者出现呼吸困难、咳嗽、发绀、烦躁等，严重者可发生肺水肿或进而发生右心衰竭的表现。

（四）体征

（1）心脏体征：心浊音界可完全正常，也可有心尖区第一心音减弱、第三或第四心音奔马律。10%～20%的患者发病后2～3日出现心包摩擦音，多在1～2日消失。乳头肌功能不全时可有收缩期杂音，心力衰竭或休克者有相关体征。

（2）血压：除极早期血压可增高外，几乎所有患者均有血压降低。起病前有高血压者，血压可降至正常，且可能不再恢复到起病前的水平。

四、辅助检查

（一）实验室检查

心肌细胞坏死时，细胞膜的完整性遭到破坏，细胞内的大分子物质（血清心脏标记物）开始弥散至心脏间质组织并最后进入梗死区的微血管和淋巴管。患者入院要求即刻测定心肌损伤标记，并于2～4小时、6～9小时、12～24小时重复测定。推荐测定肌钙蛋白、肌红蛋白和CK-MB。溶栓治疗时应当监测CK-MB，不再测定 CK、AST、ALT、乳酸脱氢酶及其同工酶，主要原因为其在体内分布多个器官，对 AMI 诊断的敏感性和特异性均较差。

(1)肌钙蛋白(cTn)：是诊断心肌坏死最特异和最敏感的标记。肌钙蛋白超过正常上限，结合心肌缺血证据即可诊断 AMI。肌钙蛋白是肌肉组织收缩的调节蛋白，而心肌肌钙蛋白是心肌独有且特异性很高的心肌标记物，心肌损伤时肌钙蛋白从心肌组织释放并进入血液循环中。肌钙蛋白包括 cTnT、cTnI、cTnC 3 个亚单位。肌钙蛋白在健康人血浆中的浓度＜0.06ng/L，心肌损伤和坏死时升高。其动态变化的过程与心肌梗死的时间、梗死范围的大小、再灌注治疗的早晚密切相关。肌钙蛋白 2～4 小时开始升高，6～8 小时几乎 100％的升高，cTnI 于 24 小时后达到高峰，持续 7～10 日，而 cTnT 2～5 日达到高峰，持续 10～14 日，两者对于早期和晚期 AMI 具有很高的诊断价值。由于肌钙蛋白具有很高的敏感性，可发现无心电图改变和 CK-MB 异常的小灶性梗死。cTnI 的敏感性和特异性较 cTnT 略低，但也作为敏感而特异的指标进行监测。应注意的是肌钙蛋白在心肌明显损伤而无坏死时也可升高。

(2)肌红蛋白：在 AMI 发病后 1～2 小时开始升高，12 小时内达到高峰，24～48 小时恢复正常。出现时间早于肌钙蛋白和 CK-MB，对更早诊断 AMI 有重要的提示价值。由于肌红蛋白广泛存在于心肌和骨骼肌中，并且主要经肾脏代谢清除，在慢性肾功能不全、骨骼肌损伤时可引起升高，其特异性较肌钙蛋白低。

(3)CK-MB：对判断 AMI 的敏感性和特异性均较高，分别达到 100％和 99％。AMI 后 4～6 小时开始升高，16～24 小时达到高峰，持续 2～3 日。其检测值超过正常上限并有动态变化可帮助诊断 AMI，在诊断再发心肌梗死方面具有优势，但对小灶性梗死敏感性较低。CK-MB 还是溶栓是否成功的间接评价指标，由于心肌再灌注时 CK-MB 提前进入血流，峰值提前到 14 小时内，据此可间接判定冠状动脉是否再通。

(二)心电图检查

由于心电图检查方便、无创、广泛用于临床,连续的心电图检测不仅可明确 AMI 的诊断,而且对梗死部位、范围、程度及心律失常情况做出判断。

1. 特征性改变

(1)ST 段抬高呈弓背向上型,在面向坏死区周围心肌损伤区的导联上出现。

(2)宽而深的 Q 波(病理性 Q 波),在面向透壁心肌坏死区的导联上出现。

(3)T 波倒置,在面向损伤区周围心肌缺血区的导联上出现。在背向 MI 区的导联则出现相反的改变,即 R 波增高。ST 段压低和 T 波直立并增高。

2. 动态性改变

(1)起病数小时内,可尚无异常或出现异常高大两肢不对称的 T 波,为超急性期改变。

(2)数小时后,ST 段明显抬高,弓背向上,与直立的 T 波连接,形成单相曲线。数小时至 2 日出现病理性 Q 波,同时 R 波减低,是为急性期改变。Q 波在 3～4 日稳定不变,以后有 70%～80%的患者永久存在。

(3)在早期如不进行治疗干预,ST 段抬高持续数日至 2 周,逐渐回到基线水平,T 波则变为平坦或倒置,是为亚急性期改变。

(4)数周至数月后,T 波呈 V 形倒置,两支对称,波谷尖锐,是为慢性期改变。T 波倒置可永久存在,也可在数月或数年内逐渐恢复。

3. 检查要求

对疑似 ST 段抬高心肌梗死的患者,10 分钟内完成 12 导联心电图检查,疑有下壁心肌梗死时需加做心电图 $V_{3R\sim5R}$ 和 $V_{7\sim9}$ 导联检查。如早期心电图不能确诊时,需 5～10 分钟重复检查。T 波高尖可出现在 ST 段抬高心肌梗死的超急性期,与既往心电图检查进行比较，有助于诊断。左束支传导阻滞(LBBB)患者发生 AMI 时，心电图诊断困难，以下变化可提示 AMI：①凡在心电图检查出现 QRS 图形，并基本向上的导联中出现 ST 段未抬高甚至下降，T 波倒置，而在 QRS 图形基本向上的导联中 ST 段未降低反而抬高，T 波直立；②V_4、V_5、V_6、Ⅰ、aVR 出现 Q 波；③V_1、V_2 出现显著的 R 波；④心电图呈现 ST-T 段动态变化。需强调的是，对 AMI 患者尽早进行心电监测，以发现恶性心律失常。

4. 心肌梗死的定位

通过心电图检查对梗死区 ST 段抬高的导联，可对心肌梗死部位进行基本定位。定位标准如下：①前间隔心肌梗死，V_1～V_3 导联；②前壁心肌梗死，V_3、V_4、V_5 导联；③前侧壁心肌梗死，V_5、V_6、V_7 导联；④广泛前壁心肌梗死，V_1、V_2、V_3、V_4、V_5 导联；⑤下壁心肌梗死，Ⅱ、Ⅲ、aVF 导联；⑥下间壁心肌梗死，Ⅱ、Ⅲ、aVF 导联＋V_1～V_3 导联；⑦下侧壁心肌梗死，Ⅱ、Ⅲ、aVF 导联＋V_5、V_6、V_7 导联；⑧高侧壁心肌梗死，Ⅰ、aVL 导联；⑨正后壁心肌梗死，V_7、V_8、V_9 导联＋Ⅰ、aVL 导联。

5. 心电图检查 aVR 导联 ST 段变化的诊断价值

aVR 导联 ST 段抬高不仅可识别 AMI 相关的病变血管，而且可判定危险程度。研究表明，aVR 导联 ST 段抬高提示左主干病变或其分支血管严重病变，是临床的严重状态。在前壁 STEMI 的患者中，aVR 导联 ST 段抬高强烈提示左前降支近端病变；在下壁心肌梗死患者中 aVR 导联 ST 段压低提示左回旋支病变，而不是右冠状动脉病变；在 NSTEMI 患者中，如果 aVR 没有抬高，可以排除左主干病变。

(三)影像学检查

(1)超声心动图检查：符合 AMI 的胸痛患者，在心电图不能确认是 AMI 时，此时超声心动图的表现对诊断可能有帮助，出现明确的异常收缩区支持心肌缺血诊断。AMI 患者几乎都有室壁运动异常区，对于非透壁性梗死的患者可能较少表现为室壁运动异常。早期行超声检查，对检出可能存活而处于顿抑状态的心肌有收缩功能储备，残留心肌有缺血可能，AMI后有充血性心力衰竭及AMI后有机械性并发症的患者的早期发现都有帮助。

(2)核素心肌灌注：坏死心肌细胞中的Ca^{2+}能够结合放射性^{99m}Tc-焦磷酸盐，而肌凝蛋白可与^{111}In-抗肌凝蛋白单克隆抗体特异性地结合，均形成坏死心肌病灶的"热点"显像；$^{201}T_1$或^{99m}Tc-MIBI因坏死心肌无血流和瘢痕组织无血管而不能进入细胞内，形成"冷点"显像。"热点"显像用于心肌梗死急性期的诊断，"冷点"显像用于心肌梗死慢性期，对评估梗死区域有无存活心肌有较大价值。负荷核素心肌灌注显像(药物负荷或运动负荷)可用于心肌梗死出院前和出院后危险性的评估，显像异常者预示在此后的3～6个月发生并发症的危险显著增加。

(3)核素心腔造影：常用^{99m}Tc标记的红细胞或白蛋白进行心腔造影检查，观察室壁运动和LVEF，有助于判定心室功能、室壁运动异常和室壁瘤形成。

五、诊断及鉴别诊断

(一)诊断

1. 诊断AMI的基本条件

①胸痛持续20～30分钟以上；②心电图检查ST-T呈现动态变化；③心肌损伤标记明显异常。具备两项即可确诊AMI。但由于STEMI患者再灌注治疗的效果与时间密切相关，而诊断是否及时是影响早期再灌注治疗的关键因素，因此AMI的快速诊断是临床上应当重视的问题。

2. 典型缺血性胸痛

典型缺血性胸痛是快速提示和诊断AMI的首要条件。典型的AMI胸痛具体体现在胸痛的部位、性质、持续时间、伴随的症状等方面。其特点为：①部位：常位胸骨后或左侧胸部；②性质：常呈剧烈的压榨痛或紧迫、烧灼痛；③时间：持续＞20分钟；④伴随症状：常伴有出汗、恶心、呕吐、头晕、眩晕等；⑤治疗：含化硝酸甘油无明显缓解。

3. 非典型胸痛患者的诊断线索

对于 AMI 无典型胸痛的患者，临床上容易漏诊或误诊，因此应格外注意临床相关的诊断线索，这对 AMI 的诊断具有重要的提示价值。如果患者既往有冠心病、心绞痛病史，或有冠心病的多种危险因素，出现以下情况时应考虑到 AMI 的可能：①新出现的低血压、左心衰竭和心源性休克；②新发生的 LBBB 或 AVB；③原有缺血性心肌病伴心功能不全，短时间内出现心功能的恶化；④突然的黑蒙或晕厥；⑤不明原因的上腹部不适、疼痛、恶心、呕吐等症状；⑥难以解释的颈、下颌、肩部、背部疼痛。遇到上述情况，立即检查 12 导联心电图。

4. 心电图的典型改变

对快速诊断 AMI 具有决定性的意义。心电图 ST 段抬高对诊断 AMI 的特异性为 91%，敏感性为 46%。具有典型缺血性胸痛，相邻 2 个或 2 个以上导联 ST 段异常抬高或新发的 LBBB，可立即按 AMI 处理，尽早开始再灌注治疗。对于无胸痛和非典型缺血性胸痛的患者，心电图检查具有决定性的意义时，也应考虑尽早进行抗缺血和再灌注治疗。典型缺血性胸痛而心电图检查无决定性意义时，应密切监测心电图的变化，并快速检测心肌损伤标记。对于原有预激综合征、束支或室内传导阻滞、室壁瘤等患者，由于可能掩盖 AMI 时心电图检查显示 ST-T 变化，因此对于高度疑诊 AMI 者，应立即检查心肌损伤标记和超声心动图检查。

5. 即时检验心肌损伤标记

由于实验室检查较慢，影响患者到达医院后的快速诊断，建议即时检验(POCT)心肌损伤标记，尤其是肌钙蛋白，对早期诊断有重要的价值。

(二)鉴别诊断

1. 心肌梗死和心绞痛鉴别诊断(表 5-17)

表 5-17　心肌梗死和心绞痛鉴别诊断要点

鉴别诊断项目	心肌梗死	心绞痛
疼痛		
部位	相同，但可能在较低位置或上腹	胸骨上、中段之后
性质	相似，但更剧烈	压榨性或窒息性
诱因	不如前者常有	劳力、情绪激动、饱食等
时限	长，数小时或 1～2 天	短，1～5 分钟或 15 分钟以内
频率	不频繁	频繁发作
硝酸甘油疗效	作用较差	显著缓解
气喘或肺水肿	常有	极少
血压	常降低，甚至发生休克	升高或无显著改变
心包摩擦音	可有	无
坏死物质吸收的表现		
发热	常有	无
血白细胞增加	常有	无
红细胞沉降率增快	常有	无
血清心脏标志物增高	有	无
心电图变化	有特征性和动态性改变	无变化或暂时性 ST 段和 T 波变化

2. 心肌梗死与其他疾病的鉴别诊断

(1)主动脉夹层：胸痛常呈撕裂样，迅速达高峰且常放射至背部、腹部、腰部和下肢。两上肢血压和脉搏可有明显差别，可有下肢暂时性瘫痪、偏瘫和主动脉关闭不全的表现。无急性心肌梗死心电图的特征性改变及血清酶学改变。二维超声心动图检查有助于诊断。CT 和 MRI 可确诊。

(2)急性心包炎：急性非特异性心包炎也可有严重而持久的胸痛及 ST 段抬高。但胸痛与发热同时出现，呼吸和咳嗽时加重；早期可听到心包摩擦音；心电图改变常为普遍导联 ST 段弓背向上抬高，无急性心肌梗死心电图的演变过程，也无血清酶学改变。

(3)肺动脉栓塞：肺栓塞可引起胸痛、咯血、呼吸困难、休克等表现。但有右心负荷急剧增加表现，如发绀、肺动脉瓣区第二音亢进、颈静脉充盈、肝大、下肢水肿等。心电图示电轴右偏，Ⅰ导联 S 波加重，Ⅲ导联出现 Q 波和 T 波倒置，胸导联过渡区左移，右胸导联 T 波倒置等改变。与急性心肌梗死心电图的演变迥然不同，不难鉴别。

六、危险分层

(一)ST 段抬高性心肌梗死的综合危险分层

(1)危险因素：①高龄、女性、Killip 分级Ⅱ～Ⅳ级、既往心肌梗死史、心房颤动、前壁心肌梗死、肺部啰音、血压＜100mmHg、心率＞100/min、糖尿病、肌钙蛋白明显升高等，均是影响预后的独立危险因素，病死率高；②溶栓治疗失败(胸痛不缓解、ST 段持续抬高)，或伴有右心室梗死和血流动力学异常的下壁 STEMI，也是影响预后的独立危险因素，病死率也较高；③STEMI 新发生心脏杂音时，提示可能有室间隔穿孔或二尖瓣反流，是临床的严重状态，应及时进行超声心动图检查。AMI 的血流动力学障碍主要包括低血压状态、肺瘀血、急性左心衰竭、心源性休克等情况，均为高危状态，对此应当尽早分析原因并积极干预。

(2)心电图检查显示 QRS 波增宽：既往研究显示，ACS 患者 QRS 增宽与患者预后有关。近期加拿大 ACS 注册研究数据分析显示，QRS 波≥120 毫秒不伴束支传导阻滞者较 QRS 波＜120 毫秒的患者院内和 1 年的病死率增高，而伴有束支传导阻滞者病死率更高。通过多因素分析显示，QRS 波≥120 毫秒伴有束支传导阻滞是心肌梗死患者院内和1年死亡的独立预测因子。进一步研究表明，急性前壁心肌梗死合并RBBB患者的病死率显著增高，通过多变量（年龄、Killip分级、收缩压、脉搏和既往心肌梗死）分析发现，QRS间期每增加20毫秒会增加30天的病死率，其中QRS间期≥160毫秒者较QRS间期<160毫秒者30天病死率更显著。即使RBBB恢复，病死率也不降低。荟萃分析表明，AMI伴新发LBBB不但对近期的不良事件有预测价值，而且对远期不良事件也有预测价值。有研究表明，心肌再灌注治疗后心肌灌注差者预后更差。

(3)心电图检查ST段变化：aVR导联ST段抬高不仅可识别AMI相关的病变血管，是临床上非常有用的指标，前壁AMI患者aVR导联ST段无压低与分别压低0.05mV、0.1mV和≥0.15mV比较，病死率均增加显著，而与下壁AMI无相关性。溶栓治疗60分钟后ST段回落的患者预后良好。

(4)Killip分级：Ⅰ级，无明显的心力衰竭；Ⅱ级，有左心衰竭，肺部啰音小于肺野的50%，可伴有奔马律、窦性心动过速或其他心律失常，静脉压升高，X线检查表现为肺瘀血；Ⅲ级，肺部啰音大于肺野的50%，可出现急性肺水肿；Ⅳ级，心源性休克，有不同阶段和程度的血流动力学障碍。Killip分级与心肌梗死的近期和远期预后均密切相关，分级越高，预后越差。

(5)Forrester血流动力学分型：根据肺毛细血管楔压（PCWP）和心脏指数（CI）评估有无肺淤血和外周组织灌注不足，并将AMI分为4个血流动力学亚型：Ⅰ型，既无肺瘀血，也无外周组织灌注不足，心功能处于代偿状态，CI>2.2L/(min·m^2)，PCWP≤18mmHg，病死率约为3%；Ⅱ型，有肺瘀血，无外周组织灌注不足，CI>2.2L/(min·m^2)，PCWP>18mmHg，病死率约为9%，为常见的临床类型；Ⅲ型，无肺瘀血，有外周组织灌注不足，CI≤2.2L/(min·m^2)，PCWP≤18mmHg，病死率约为23%；Ⅳ型，既有肺瘀血，又有外周组织灌注不足，CI≤2.2L/(min·m^2)，PC-

WP＞18mmHg，病死率约为51%。

(二)ST段抬高性心肌梗死无创检查危险分层

(1)高危(年病死率＞3%)：静息或负荷LVEF＜35%；运动试验评分≤－11；负荷试验诱发大面积灌注不足；大面积且固定的灌注不足(尤其是前壁)；负荷试验诱发的多处中等面积灌注不足；大面积且固定的灌注不足伴左心室扩大或肺摄取^{201}Tl增加；负荷试验诱发的重度灌注不足伴左心室扩大或肺摄取^{201}Tl增加；心率＜120/min、静息或小剂量多巴酚丁胺[≤10μg/(kg·min)]负荷情况下，超声心动图检查显示节段性室壁运动异常(至少3个节段)；负荷超声心动图检查显示广泛的心肌缺血。

(2)中危(年病死率1%～3%)：静息LVEF 35%～49%；运动试验评分介入－11～5；负荷试验诱发中度灌注不足，不伴有左心室扩大或肺摄取^{201}Tl增加；大剂量多巴酚丁胺[＞10μg/(kg·min)]负荷情况下，超声心动图检查显示节段性室壁运动异常(1～2个节段)。

(3)低危(年病死率＜1%)：运动试验诱发中度灌注不足或仅有小面积的心肌灌注不足；负荷超声心动图检查显示无节段性室壁运动异常。

七、治疗

急性心肌梗死患者病情危重，预后与临床急救关系密切。首先应建立静脉液路，吸氧，尽早采用急诊介入或溶栓的方法开通闭塞的冠状动脉。

(一)院前急救

1. 院前急救的基本要求

(1)急救医疗服务系统应合理布局、规范管理。救护车人员能够根据患者的病史、体检和心电图检查结果做出初步诊断和分诊。

(2)对有适应证的STEMI患者，院前溶栓治疗优于院内溶栓治疗。对发病3小时内的患者，溶栓治疗的即刻疗效与直接PCI

基本相当,有条件时可在救护车上开始溶栓治疗。对怀疑心肌梗死的患者,不管是否接受 PCI,建议院前抗栓治疗,包括应用强化抗血小板药物(如水溶性阿司匹林 300mg,氯吡格雷 300mg)和抗凝药物(如普通肝素或低分子肝素),除非计划进行 CABG 者。

(3)加强院前与院内通讯系统的建设,通过与接收医院进行密切配合,形成紧密衔接的急救绿色通道;提前将患者有关信息通知接收医院,尽早启动 STEMI 的救治准备。

(4)急救人员必须熟练掌握急救技术,包括持续心电图与血压监测、吸氧、建立静脉通道、使用急救药物、实施心肺复苏和除颤术。

2. 院前溶栓治疗的基本条件

溶栓治疗具有快速、简便、经济、易操作的特点,静脉溶栓仍是较好的选择,新型的溶栓药物提高了血管的再通率和安全性。STEM 时,不论选用何种溶栓剂,也不论性别、糖尿病、血压、心率或既往心肌梗死病史,获益大小主要取决于溶栓开始的时间和达到的 TIMI 血流。血管开通时间越早,挽救的心肌越多,院前溶栓治疗能挽救更多患者的生命。但是,院前溶栓需要具备以下条件:①救护车上有内科医生;②良好的医疗急救系统,配备有传送心电图的设备,能够全天候解读心电图的一线医务人员;③有负责远程医疗指挥的医生。目标是在救护车到达的 30 分钟内开始溶栓治疗。

(二)急性心肌梗死的院内急救

1. 院内紧急处理

(1)立即吸氧。

(2)患者到达医院 10 分钟内完成首份 18 导联心电图检查,并快速评估。

(3)监测心电图、血压和血氧饱和度,及时发现和处理心律失常和血流动力学障碍。

(4)对于严重左心衰竭、肺水肿或有机械并发症的患者,给予面罩加压给氧或机械通气。

（5）剧烈胸痛时尽早给予有效镇痛药，如静脉注射吗啡 3mg，每 5 分钟重复一次，总量＜15mg，但需密切观察有无呼吸抑制的情况。

2. 早期再灌注治疗

（1）加强急诊科与心血管专科的密切协作，配备 24 小时待命的急诊 PCI 团队，力争在 STEMI 到达后 30 分钟内开始溶栓治疗，90 分钟内完成球囊扩张（即从就诊到球囊扩张的时间＜90 分钟）。对于 STEMI 发病 12 小时内、持续 ST 段抬高或新发的 LBBB，早期溶栓或 PCI 治疗获益明确。

（2）对于不能急诊 PCI 的医院，下列情况应在 90 分钟内转运至可行急诊 PCI 的医院：高危 STEMI 患者；溶栓治疗出血风险高、症状发作 4 小时后就诊的患者；低危但溶栓后症状持续、怀疑溶栓失败的患者。在转运至导管室之前，可进行抗血小板和抗凝治疗。

（3）无 PCI 条件，且不能在 90 分钟完成转运，或者 PCI 较溶栓治疗延迟＞60 分钟，应当立即实施溶栓治疗。

3. 公众教育

大力开展有关 STEMI 早期典型和非典型症状的公众教育，使患者发生疑似急性缺血性症状后，尽早向 120 急救中心呼救，避免因自行用药和长时间多次评估症状而导致就诊延误。在公众中普及心肌再灌注治疗的基本知识，以减少签署手术同意书时的犹豫和延误。

（三）溶栓治疗

STEMI 发病至溶栓治疗的时间是影响治疗效果的最主要因素。临床研究证据表明，溶栓治疗的效果与溶栓开始的时间密切相关，溶栓治疗越早，冠状动脉再通率越高；在发病 3 小时内溶栓治疗，靶器官开通率高，病死率低，临床疗效与直接经皮冠状动脉介入治疗（PCI）相当。发病 3～12 小时溶栓治疗，疗效不如直接 PCI，但仍能获益。发病 12～24 小时，如果仍有持续或间断的缺血症状和持续 ST 段抬高，溶栓治疗也有效。溶栓治疗的生存获益可维持长达 5 年。LBBB、大面积梗死（前壁心肌梗死、下壁心肌梗死合并右心室梗死）患者，溶栓治疗获益更大。

1. 溶栓治疗的适应证与禁忌证（表 5-18、表 5-19）

表 5-18 STEMI 溶栓治疗的适应证

Ⅰ类	①无溶栓禁忌证，症状出现＜12 小时，且至少相邻 2 个胸前导联 ST 段抬高＞0.2mV 或肢体导联 ST 段抬高＞0.1mV 的 STEMI 患者；②无溶栓禁忌证，症状出现＜12 小时，且有新发生或被认为是新发生的完全性 LBBB 的 STEMI 患者
Ⅱa 类	①无溶栓禁忌证，症状出现＜12 小时，并且 12 导联心电图支持前壁 STEMI 患者；②无溶栓禁忌证，症状出现 12～24 小时，但持续有缺血症状，并且至少相邻 2 个胸前导联 ST 段抬高＞0.2mV 或肢体导联 ST 段抬高＞0.1mV 的 STEMI 患者
Ⅲ类（非适应证）	①STEMI 患者症状发生＞24 小时，目前症状已缓解，不应采取溶栓治疗；②STEMI 患者 12 导联心电图 ST 段压低，如不考虑后壁 MI，不应采取溶栓治疗

表 5-19 溶栓治疗的禁忌证

绝对禁忌证	既往任何时间的出血性卒中 6 个月内发生过缺血性卒中（不包括 3 小时内缺血性卒中） 脑血管结构异常（动静脉畸形等） 中枢神经系统损伤或肿瘤 最近发生的严重创伤/外科手术/头部创伤（3 个月内） 最近 1 个月的胃肠道出血 已知的出血障碍 可疑主动脉夹层 痴呆

（续　表）

绝对禁忌证	6 个月内的一过性脑缺血发作 口服抗凝治疗 妊娠或产后 1 周内 血管穿刺部位无法止血 创伤（3 周内）或者持续＞20 分钟心肺复苏 慢性、严重没有得到良好控制的高血压或顽固性高血压（收缩压＞180mmHg） 严重的肝脏疾病 感染性心内膜炎 活动性消化性溃疡 曾有链激酶/阿替普酶用药史（＞5 天前），或对这些药物既往有过敏史

2. 常用溶栓药物的剂量和用法

患者明确诊断后应该尽早用药，理想的就诊至静脉用药时间是 30 分钟内，但是很难达到，应该越早越好，规范用药方法和剂量是获得最佳疗效的保证。常用溶栓药物的剂量和用法见表 5-20。

表 5-20　常用溶栓药物的剂量和用法

给药	剂量和用法
阿替普酶	90 分钟加速给药法：首先静脉推注 15mg，随后 30 分钟持续静脉滴注 50mg，剩余的 35mg 于 60 分钟持续静脉滴注，最大剂量 100mg 3 小时给药法：首先静脉推注 10mg，随后 1 小时持续静脉滴注 50mg，剩余剂量按 10mg/30min 静脉滴注，至 3 小时未滴完，最大剂量 100mg
链激酶	静脉给药，150 万 U 链激酶，60 分钟内静脉滴注。同时给予地塞米松 5mg 静脉注射预防过敏反应

（续　表）

给药	剂量和用法
尿激酶	尿激酶150万U溶于100ml注射用水，30分钟内静脉滴入。溶栓结束后12小时皮下注射普通肝素7500U或低分子肝素，共3～5日
瑞替普酶	10U瑞替普酶溶于5～10ml注射用水，2分钟以上静脉注射，30分钟后重复上述剂量

3. 疗效评估

溶栓开始后60～180分钟应当监测临床症状、心电图ST段抬高程度及演变和心律。血管再通的指标包括症状缓解、评价冠状动脉和心肌血流和(或)心电图。临床主要的间接判定指标包括症状、再灌注心律失常、心肌酶学峰值前移、心电图，其中心电图和心肌坏死标记物峰值前移最重要。

(1)患者在溶栓治疗后2小时内胸痛症状基本消失。

(2)心电图抬高的ST段2小时内回落＞50％。

(3)心肌坏死标记物的峰值前移，血清CK-MB酶峰提前到发病14小时内。

(4)溶栓治疗后的2～3小时出现再灌注心律失常，如加速性室性自主心律、房室传导阻滞或束支传导阻滞突然改善或消失，或者下壁梗死患者出现一过性窦性心动过缓、窦房传导阻滞伴有或不伴有低血压。

冠状动脉造影TIMI 2或3级血流是评估冠状动脉血流灌注的“金标准”，但临床中并非常规用于评价是否溶栓成功，而临床判断溶栓治疗失败的患者，应首选进行补救性PCI。

4. 溶栓治疗出血并发症及其处理

溶栓治疗的危险主要是出血，尤其是颅内出血，致死率很高。出血预测的危险因素包括：高龄、女性、低体重、脑血管疾病史及入院时血压升高。降低出血并发症的关键是除外严重出血危险的患者，溶栓过程中严密观察出血征象。轻微出血可对症处理。一旦患者在开始治疗后 24 小时内出现神经系统的变化，应怀疑颅内出血，并积极采取措施。

（1）停止溶栓、抗血小板和抗凝治疗。

（2）立即进行影像学检查排除颅内出血。

（3）根据临床情况，颅内出血患者应当输注冻干血浆、鱼精蛋白、血小板或冷沉淀物。如明确有脑实质出血、脑室内出血、蛛网膜下腔出血或硬膜外血肿，立即给予 10U 冷凝蛋白质，新鲜冰冻血浆可以提供Ⅴ和Ⅶ因子，并能增加血容量。使用普通肝素患者，用药 4 小时内可给予鱼精蛋白，1mg 鱼精蛋白对抗 100U 普通肝素；如果出血时间异常，可输入 4～8U 血小板。

（4）控制血压、血糖，使用甘露醇、气管内插管和高通气降低颅内压。

（5）考虑外科抽吸血肿治疗。

（四）冠状动脉介入治疗（PCI）

（1）直接 PCI：在 ST 段抬高心肌梗死早期，通过 PCI 直接扩张闭塞的相关冠状动脉，作为血管再通的治疗措施。①如果即刻可行，且能及时进行（就诊到球囊扩张时间＜90 分钟），对症状发病 12 小时内的 ST 段抬高心肌梗死（包括正后壁心肌梗死）或伴有新出现或可能新出现左束支传导阻滞的患者应行直接 PCI。②年龄＜75 岁，在发病 36 小时内出现休克，病变适合血管重建，并能在休克发生 18 小时内完成者，应行直接 PCI。③症状发作＜12 小时，伴有严重心功能不全和（或）肺水肿 Killip Ⅲ级的患者应行直接 PCI。④如发病 12～24 小时具备以下 1 个或多个条件时可行直接 PCI 治疗：严重心力衰竭、血流动力学或心电不稳定、持续缺血的证据。

（2）转运 PCI：高危 ST 段抬高心肌梗死患者就诊于无直接 PCI 条件的医院，尤其是有溶栓禁忌证或虽无溶栓禁忌证但已发病＞3 小时的患者，可在抗栓治疗同时，尽快转运患者至可行 PCI

的医院。

(3)溶栓后紧急 PCI:溶栓治疗后仍有明显胸痛,抬高的 ST 段无明显降低者,应尽快进行冠状动脉造影。接受溶栓治疗的患者,具备以下任何一项,推荐行急诊 PCI 治疗:①年龄<75 岁、发病 36 小时内的心源性休克、适合进行血供重建的患者;②发病 12 小时内严重心力衰竭和(或)肺水肿;③有血流动力学障碍的严重心律失常。

(五)溶栓的辅助治疗

1. 抗血小板治疗

常用抗血小板治疗药物见表 5-21。

表 5-21　常用抗血小板治疗药物

给药	用法用量
阿司匹林	所有 STEMI 患者,只要没有阿司匹林过敏。应立即嚼服阿司匹林 300mg,此后应当长期服用阿司匹林,75～160mg/d。阿司匹林过敏者,应当用噻吩吡啶类药物替代
腺苷二磷酸(ADP)	目前常用的 ADP 受体拮抗药有氯吡格雷和噻氯匹定,由于噻氯匹定粒细胞减少症和血小板减少症的发生率高于氯吡格雷,故优先使用氯吡格雷,在患者不能应用氯吡格雷时可以用噻氯匹定替代。药物溶栓治疗的患者联合应用氯吡格雷和阿司匹林优于单用阿司匹林。溶栓治疗的患者如没有明显出血危险,可以联合氯吡格雷(75mg/d)治疗。因阿司匹林过敏或胃肠道不能耐受而不能使用阿司匹林的溶栓治疗患者,建议使用氯吡格雷。正在使用噻氯匹定或氯吡格雷并准备 CABG 的患者,应当暂停用药至少 5 日,最好 7 日。除非紧急血管再通的益处超过出血风险

（续　表）

给药	用法用量
糖蛋白Ⅱb/Ⅲa 受体抑制药	在双重抗血小板治疗及有效抗凝治疗的情况下，GPⅡb/Ⅲa 受体拮抗药不推荐常规应用，可选择性用于血栓负荷重的患者和噻吩吡啶类药物未给予适当负荷量的患者。常用的药物有以下几种：①阿昔单抗，首剂 0.25mg/kg，静脉注射，然后以 0.125μg/(kg·min)的速度静脉滴注，持续 12 小时。②替罗非班，先静脉注射负荷量 25μg/kg，再以 0.15μg/(kg·min)维持静脉滴注 12～24 小时。③埃替巴肽，首剂 180μg/kg，静脉注射，然后以 2μg/(kg·min)的速度持续静脉滴注，可连续使用 3 日

2. 抗凝治疗

溶栓治疗的患者需要抗凝血酶治疗作为辅助治疗，可以选择普通肝素或低分子量肝素，以及Ⅱa 和Ⅹa 因子抑制药(表 5-22)。

表 5-22　常用抗凝治疗药物

给药	用法用量
普通肝素	肝素目前多用于溶栓治疗的辅助用药和急诊 PCI 术中常规使用，以及术后支架内血栓形成的高危患者。rt-PA 为选择性溶栓剂，故必须与充分抗凝治疗相结合。溶栓前先静脉注射肝素 60U/kg(最大量 4000U)，继以 12U/(kg·h)(最大 1000U/h)，使 APTT 值维持在对照值 1.5～2.0 倍(50～70 秒)，至少应用 48 小时。尿激酶和链激酶均为非选择性溶栓剂，对全身凝血系统影响很大，因此溶栓期间不需要充分抗凝治疗。使用肝素期间需监测凝血时间、血小板计数，及时发现肝素诱导的血小板减少症

（续　表）

给药	用法用量
低分子肝素	低分子肝素是普通肝素的小片段，由于其应用方便、不需要监测凝血时间等优点，除急诊PCI术中外，均可用低分子肝素替代普通肝素。依诺肝素用法：年龄＜75岁，血肌酐≤221μmol/L（2.5mg/dl）的男性患者，或血肌酐≤177μmol/L(2.0mg/dl)的女性患者，先静脉注射30mg，15分钟后开始1mg/kg皮下注射，12小时1次，最长使用8日
磺达肝癸钠	磺达肝癸钠是间接Ⅹa因子抑制药。接受溶栓或不行再灌注治疗的患者，磺达肝癸钠有利于降低死亡和再梗死，不增加出血并发症。无严重肾功能不全的患者，初始注射2.5mg，随后每天皮下注射1次(2.5mg)，最长使用8日

（六）抗心肌缺血治疗

抗心肌缺血治疗的药物具体见表5-23。

表5-23　抗心肌缺血治疗的药物

给药	用法用量
硝酸酯类	STEMI最初24～48小时静脉滴注硝酸酯类药物用于缓解持续缺血性胸痛、控制高血压或减轻肺水肿，发病48小时后，为控制心绞痛复发或心功能不全。常用硝酸酯类药物包括硝酸甘油、硝酸异山梨酯和单硝酸异山梨酯。静脉滴注硝酸甘油应从低剂量(5～10μg/min)开始，酌情逐渐增加剂量(每5～10分钟增加5～10μg)。该药的禁忌证为急性心肌梗死合并低血压(收缩压≤90mmHg)或心动过速(心率＞100/min)；下壁伴右心室梗死时，即使无低血压也应禁用

（续　表）

给药	用法用量
钙离子通道拮抗药	对于无左心室功能不全或三度房室传导阻滞（AVB）的患者，为了控制心肌缺血或心房颤动的快速心室率，在β受体阻滞药无效或有禁忌时，可选择非二氢吡啶类钙离子通道拮抗药（地尔硫䓬、维拉帕米），但禁用于已存在慢性心功能不全或 Killip 分级Ⅱ级以上的患者。STEMI 后合并难以控制的心绞痛时，应用β受体阻滞药的同时可使用地尔硫䓬。STEMI 合并难以控制的高血压时，在使用β受体阻滞药和 ACEI 的基础上，并且β受体阻滞药和 ACEI 达到目标剂量或不可耐受时，可选用长效二氢吡啶类钙通道拮抗药，否则不宜使用。因引起反射性心动过速可能加重心肌缺血，不宜使用短效二氢吡啶类钙通道拮抗药
极化液	极化液由 10％葡萄糖液 500ml＋普通胰岛素 8U＋氯化钾 1.5g 组成，每日 1～2 次，7～14 日为 1 个疗程。如果再加入硫酸镁 5g，则构成镁极化液。其主要作用机制是降低游离脂肪酸的浓度，提供能量代谢底物，改善缺血心肌的代谢。对于大面积心肌梗死急性期、合并心力衰竭和心源性休克患者可以使用，但无须常规加入镁剂

（七）改善急性 ST 段抬高心肌梗死预后的药物

改善急性 ST 段抬高心肌梗死预后的药物见表 5-24。

表 5-24　改善急性 ST 段抬高心肌梗死预后的药物

给药	用法用量
β受体阻滞药	能缩小梗死面积，减少复发性心肌缺血、再梗死，预防心室颤动和其他恶性心律失常，对降低急性期病死率有肯定的疗效。无该药禁忌证时，应于发病后 24 小时内常规口服应用。建议口服美托洛尔 25～50mg/次，6～8 小时 1 次，若患者耐受良好，可转换

（续 表）

给药	用法用量
β受体阻滞药	为相应剂量的长效控释制剂。STEMI合并顽固性多形性室性心动过速（室速），同时伴交感电风暴表现，可选择静脉使用β受体阻滞药治疗。以下情况需暂缓使用β受体阻滞药：①心力衰竭体征；②低心排血量的依据；③心源性休克高危因素（年龄＞70岁、收缩压＜120mmHg、心率＜60/min或窦性心率＞110/min及STEMI发作较久者）；④其他β受体阻滞药的禁忌证（PR间期＞0.24s、二或三度AVB、活动性哮喘或反应性气道疾病）
血管紧张素转换酶抑制药（ACEI）	STEMI发病24h后，如无禁忌证，所有STEMI患者均应给予血管紧张素转换酶抑制药（ACEI）长期治疗。对于合并LVEF≤40％或肺淤血，以及高血压、糖尿病和慢性肾病的STEMI患者，只要无使用此药的禁忌证，应该尽早应用。早期ACEI应从小剂量开始逐渐增加剂量。具有适应证但不能耐受ACEI治疗者，可应用血管紧张素受体拮抗药（ARB） ACEI的禁忌证有：①AMI急性期收缩压＜90mmHg；②临床出现严重肾衰竭（血肌酐＞265μmol/L）；③有双侧肾动脉狭窄病史者；④对ACEI制剂过敏者；⑤妊娠、哺乳期妇女等
醛固酮受体拮抗药	醛固酮受体拮抗药通常在ACEI治疗的基础上使用。对STEMI后LVEF≤40％、有心功能不全或糖尿病，无明显肾功能不全（血肌酐男性≤221μmol/L，女性≤177μmol/L、血钾≤5mmol/L）的患者，应给予醛固酮受体拮抗药
他汀类药物	心肌梗死后及早开始强化他汀类药物治疗可以改善临床预后。所有无禁忌证的STEMI患者入院后应尽早开始他汀类药物治疗，且无须考虑胆固醇水平。所有心肌梗死后患者都应该使用他汀类药物将LDL-C水平控制在2.6mmol/L(100mg/dl)以下

(八)急性右心室梗死的处理

右心室梗死可导致低血压、休克,但与严重左心室功能障碍导致的低血压、休克的处理原则明显不同。下壁 STEMI 患者出现低血压、肺野清晰、颈静脉压升高(临床三联征)时,应考虑 AMI 合并右心室梗死。临床三联征特异性高,敏感性低,通常因血容量降低而缺乏颈静脉充盈的体征,仅表现为低血压、肺野清晰。右胸前导联尤其是 V_4R 导联 ST 段抬高≥0.1mV,高度提示右心室梗死。建议所有下壁 STEMI 和低血压、休克的患者,均应加做右胸前导联心电图检查,以尽早识别右心室梗死。

右心室梗死合并低血压、休克的处理原则主要是维持右心室负荷。对于右心室梗死患者,避免使用利尿药和血管扩张药,如阿片类、硝酸酯类和 ACEI 或 ARB。积极静脉扩容治疗对多数右心室梗死患者有效。若补液 1000～2000ml 血压仍不回升,应静脉滴注正性肌力药物,如多巴酚丁胺 3～5μg/(kg·min),可根据临床情况联用多巴胺[＜3μg/(kg·min)],以增加肾血流量。严重低血压时,静脉滴注多巴胺 5～15μg/(kg·min),必要时可同时静脉滴注多巴酚丁胺 3～10μg/(kg·min)。大剂量多巴胺无效时,可静脉滴注去甲肾上腺素 2～8μg/min。补液过程中最好进行血流动力学监测,但中心静脉压的升高并不是右心室梗死停止输液的指征,如 PCWP＞15mmHg 应当停止补液。合并心房颤动时应迅速复律,以保证心房收缩,加强右心室的充盈,增加左心的回心血量。合并高度 AVB 时,应予临时起搏。无论采用何种治疗措施,均应以尽早实施 PCI 为目标。如果不具备 PCI 的条件,对符合溶栓指征的患者,应尽早实施溶栓治疗。

第6章

心脏瓣膜病

第一节 二尖瓣狭窄

二尖瓣狭窄(mitral stenosis)是急性风湿热引起心脏炎后所遗留的以瓣膜病变为主的心脏病,是风湿性心脏瓣膜病中最常见的类型,多见于20～40岁青壮年,女性较男性多见,两者比例约2∶1。

一、病因

(一)风湿性心脏病

风湿性心脏病是二尖瓣狭窄最常见的病因。近年来,由于加强了对风湿热的防治,风湿性心脏瓣膜病的发病率明显下降。一般认为,从风湿热首次发作后至少2年以上才会引起二尖瓣狭窄。

(二)先天性发育异常

二尖瓣狭窄先天性发育异常可分为4种类型,见表6-1。

表6-1 二尖瓣狭窄先天性发育异常类型

类型	特点
交界融合型	指瓣膜交界处先天性融合或闭锁,导致瓣口狭窄,瓣膜本身基本正常
吊床型	指前后瓣叶本身相互融合,仅留小孔,腱索异常缩短,乳头肌肥大,前后乳头肌可融合成拱桥形状,二尖瓣呈吊床样

（续　表）

类型	特点
降落伞型	二尖瓣本身及其交界开口均正常，病变主要在腱索和乳头肌。左室内仅单一乳头肌，由此发出腱索与前后瓣叶相连，形成多个筛孔的锥形膜片，血液只能经筛孔流入左室腔内
漏斗型	瓣膜交界相互融合，遗留一小孔，瓣膜由短腱索连接乳头肌，致使瓣膜下陷呈漏斗状

（三）二尖瓣环及环下钙化

二尖瓣环及环下钙化是老年人常见的退行性变，偶见于年轻人，随着人类平均寿命延长，本病有增多趋势。瓣环钙化可影响二尖瓣正常的启闭，可引起二尖瓣狭窄和（或）关闭不全。二尖瓣环钙化有时可累及心脏传导组织和主动脉根部，此时可引起心律失常和主动脉瓣钙化性狭窄。本病钙化程度不一，多位于二尖瓣环后部，也可出现在环前部，甚至整个环部。

（四）其他罕见病因

其他罕见病因如系统性红斑狼疮、硬皮病、多发性骨髓瘤、肠源性脂肪代谢紊乱、恶性类癌瘤等。

二、病理变化

二尖瓣狭窄病变首先发生在瓣膜交界区和瓣膜基底部，出现水肿与赘生物形成，逐渐发生瓣膜纤维化和（或）钙质沉积、瓣叶广泛增厚粘连，腱索融合缩短，瓣叶变为僵硬，导致瓣口变形与狭窄，可伴发血栓形成和血栓栓塞。

（一）狭窄分型

根据病变程度，狭窄分型见表 6-2。

表 6-2 二尖瓣狭窄分型

狭窄分型	特点
隔膜型	主要为二尖瓣交界处粘连，瓣膜本身可不增厚或轻度增厚，瓣膜弹性和活动度良好，偶有腰索轻度粘连，病情多较轻
隔膜增厚型（瓣膜增厚型）	隔膜型的进一步发展，除交界处粘连外、前后瓣增厚，仅前瓣弹性和活动仍良好，后瓣活动度往往发生障碍，甚至丧失活动能力。腱索可有轻度粘连和钙化
膜漏斗型	除瓣孔狭窄外，前、后瓣叶明显增厚、粘连，前瓣大部分仍可活动。但已受到限制，后瓣多已丧失活动能力，由于常伴有腱索粘连、挛缩相融合、使瓣膜呈上口大，下口小的漏斗状改变
漏斗型	二尖瓣前后叶均明显纤维化、钙化，瓣膜活动度明显受限，弹性差，腱索和乳头肌粘连、挛缩和融合，使瓣膜僵硬而呈漏斗状，多伴有不同程度二尖瓣关闭不全

（二）狭窄程度分度

正常成人二尖瓣瓣口开放时其瓣口面积为 4～6cm^2，瓣孔长径为 3.0～3.5cm。当瓣口面积＜2.5cm^2 或瓣孔长径＜1.2cm 时，才会出现不同程度的临床症状。临床上根据瓣口面积缩小和瓣孔长径长度缩短的程度不同，二尖瓣狭窄程度分为以下几种，见表 6-3。

表 6-3 二尖瓣狭窄程度分度

分度	瓣口面积	瓣孔长径
轻度	2.5～1.5cm^2	＞1.2cm
中度	1.5～1.0cm^2	1.2～0.8cm
重度	1.0～0.6cm^2	＜0.8cm

(三)病理生理变化

左心房流入左心室血流受限→左心房压升高＋房室压力阶差增大→肺静脉和毛细血管压升高→肺静脉扩张＋肺瘀血→长期肺循环血容量超负荷→肺动脉压升高→致肺小动脉痉挛及硬化→右心室超负荷致右心室肥厚→进一步发展右心室扩张→右心衰竭→肺瘀血相对缓解。

(四)左心室功能

单纯二尖瓣狭窄时，左心室舒张末压和容积正常；多数患者运动时 LVEF 升高，收缩末容积降低。狭窄严重者约有 1/4 出现左心室功能障碍。

(五)左心室排血量变化

多数患者静息心排血量在正常范围，运动时心排血量的增加低于正常，少数狭窄严重者静息心排血量也降低，运动时心排血量不增反降，主要为左、右心室功能受损所致。

三、临床表现

(一)症状

风湿性二尖瓣狭窄患者中约 60％能追溯到风湿热或游走性多关节炎病史。风湿热若累及心脏，会导致心瓣膜损害，成为风湿性心瓣膜病。通常病变过程进展缓慢，从初次风湿性心脏炎到呈现二尖瓣狭窄的症状一般长达 10 年以上。

(1)呼吸困难：常为最早出现的症状，为肺瘀血的表现。早期为劳力性呼吸困难，随着病情进展，可出现静息性呼吸困难、阵发性夜间呼吸困难，严重时端坐呼吸；极重者可产生急性肺水肿，咯粉红色泡沫样痰，多于劳累、情绪激动、呼吸道感染、快速心房颤动或妊娠等情况下诱发。二尖瓣狭窄时，心功能不全是由轻到重、从左心功能不全到右心功能不全的一个发展过程。随着病情进展，出现纳差、腹胀、下肢水肿等心力衰竭的症状时，由于有心排血量减少，呼吸困难等肺瘀血症状反而有所减轻。

(2)咯血:可为痰中带血或大咯血。大咯血多发生在病程早期,呈发作性,常见于劳累后,与肺静脉压异常升高所致的支气管静脉曲张与破裂有关。痰中带血或血痰,与肺部感染和肺毛细血管破裂有关。咯粉红色泡沫痰,是急性肺水肿的特征。二尖瓣狭窄晚期并发肺梗死时,也可咯暗红色血痰。

(3)咳嗽:多为干咳,可咳白痰,伴呼吸道感染时转为脓痰,劳累后或夜间平卧易发,可能与支气管黏膜瘀血水肿,或左心房增大压迫左主支气管有关。

(4)声音嘶哑和吞咽困难:较少见。左心房扩大和左肺动脉扩张压迫左喉返神经,可引起声音嘶哑;左心房显著扩大压迫食管,可引起吞咽困难。

(二)体征

(1)心脏听诊:心尖区舒张期隆隆样杂音、拍击性第一心音亢进和二尖瓣开瓣音,是二尖瓣狭窄的听诊特征。①心尖区舒张期隆隆样杂音,是二尖瓣狭窄最具特征性的体征。典型的杂音特征是位于心尖区的舒张中晚期低调的隆隆样杂音,范围局限,呈递增性并在收缩期前增强,左侧卧位、呼吸末及活动后杂音更明显,可伴有舒张期震颤。当心率很快时杂音有时不易听清,当合并心房颤动时杂音的递增性特点不再明显。在重度狭窄患者,杂音常反而减轻,甚至消失,呈“哑铃型”二尖瓣狭窄。②心尖区第一心音亢进,呈拍击性。③二尖瓣开瓣音(OS),紧跟第二心音后,高调短促而响亮,呼气时明显,胸骨左缘 3～4 肋间至心尖内上方最清楚。开瓣音距第一二心音时限愈短,则房室间压差愈大,提示二尖瓣狭窄愈重。开瓣音距第一二心音<0.08秒常提示严重二尖瓣狭窄。④肺动脉瓣第二心音(P_2)亢进、分裂,提示有肺动脉高压存在;严重肺动脉高压时,在胸骨左缘 2～3 肋间可闻及高调、短促、递减型的舒张早期叹气样杂音,可沿胸骨左缘向三尖瓣区传导,深吸气时增强。严重二尖瓣狭窄时,由于肺动脉高压、右心室扩大,引起三尖瓣瓣环的扩大,造成相对性三尖瓣关闭不全。

可在三尖瓣区闻及全收缩期吹风样杂音，向心尖区传导，吸气时明显。

(2)其他体征：二尖瓣面容见于重度二尖瓣狭窄的患者，患者双颧部发红，口唇轻度发绀。儿童期发病者，心前区可隆起。心脏浊音界呈梨形，于胸骨左缘 3 肋间向左扩大，提示肺动脉段和右心室增大。颈静脉搏动明显，表明存在严重肺动脉高压。左心房压力增高致肺瘀血时，双肺底可出现湿啰音；右心衰竭时，出现颈静脉怒张、肝大和下肢水肿等体循环瘀血的体征。

(三)并发症

(1)充血性心力衰竭和急性肺水肿：充血性心力衰竭是二尖瓣狭窄的主要死亡原因。急性肺水肿是二尖瓣狭窄的严重并发症，多于劳累、情绪激动、呼吸道感染、快速心房颤动或妊娠等情况下诱发，如不及时处理，往往致死。右心室衰竭为二尖瓣狭窄的晚期并发症。因右心排血量降低，呼吸困难等肺循环瘀血的症状减轻，临床主要表现为体循环瘀血的症状和体征。

(2)心房颤动：二尖瓣狭窄患者易于发生房性心律失常，尤其是心房颤动。有症状的二尖瓣狭窄患者 30%～40%发生心房颤动。急性发生的心房颤动可能会导致血流动力学的明显变化，并诱发心力衰竭，二尖瓣狭窄的患者往往比二尖瓣关闭不全的患者表现得更明显。此外，心房颤动的患者，左心房易于形成血栓，使二尖瓣疾病患者的栓塞事件增加。

(3)栓塞：体循环栓塞出现于 10%～20%的二尖瓣狭窄患者。栓塞事件可为二尖瓣狭窄的初发症状，栓子多来自扩大的左心耳伴心房颤动者，发生体循环栓塞，其中以脑梗死最常见。右心房来源的栓子可造成肺梗死。

(4)肺部感染：本病患者常有肺瘀血，易合并肺部感染。出现肺部感染后往往可诱发或加重心力衰竭。

(5)亚急性感染性心内膜炎：较少见。

四、辅助检查

(一)心电图检查

轻度二尖瓣狭窄者,心电图可正常。左心房增大时,P 波增宽(>0.11 秒)且呈双峰形,称"二尖瓣型 P 波"。合并肺动脉高压时,显示右心室肥大,电轴右偏。病程后期常有心房颤动。

(二)X 线检查

典型的二尖瓣狭窄,表现为左心房扩大、右心室扩大、肺动脉主干突出、主动脉球缩小,后前位 X 线胸片的心影呈梨形,称"二尖瓣型心"。左心房明显增大时,心脏右缘在右心房之上左心房凸出形成双弓,即"双房影"。左心室一般不大。左主支气管上抬,食管可见左心房压迹。肺瘀血时,肺血管影增多、增粗,中下肺可见 Kerley B 线。长期肺瘀血后含铁血黄素沉积,双肺野可出现散在的点状阴影。

(三)超声心动图检查

超声心动图检查是确诊二尖瓣狭窄的首选无创性检查,并为二尖瓣狭窄的诊断和功能评估提供定性和定量的客观依据。超声心动图检查可获得瓣口面积、跨瓣压力阶差、肺动脉压力、瓣膜形态及是否合并其他瓣膜损害等信息。M 型超声示二尖瓣曲线的正常双峰消失,二尖瓣前叶 EF 斜率减慢,二尖瓣后叶于舒张期与前叶呈同向运动,即"城墙样改变";二维超声心动图示二尖瓣瓣膜增厚粘连、反射增强,舒张期二尖瓣口开放受限,伴左心房扩大、右心室肥大,并对二尖瓣的瓣口面积、瓣膜病变的程度等进行判断;彩色多普勒超声可探及二尖瓣狭窄舒张期湍流频谱,并对二尖瓣跨瓣压力阶差和肺动脉压力等血流动力学情况进行评估;经食管超声有利于左心耳及左心房附壁血栓的检出。

(四)心导管检查

心导管检查可判断二尖瓣狭窄程度和血流动力学情况。右心导管检查可测定右心室、肺动脉及肺毛细血管楔压;穿刺心房间隔后可直接测定左心房和左心室的压力，评估舒张期跨瓣压力阶差，从而评估二尖瓣狭窄的严重程度。心导管检查不作为二尖瓣狭窄的常规检查，其主要应用于超声心动图等无创性检查不能提供准确信息时。应用指征包括：①当无创性检查所显示的二尖瓣狭窄与临床表现不符合时，行心导管检查评估二尖瓣狭窄程度和血流动力学情况；②当多普勒所测量的跨瓣压力阶差与瓣膜面积不一致时，行心导管检查评估血流动力学，同时行左室造影评估二尖瓣反流。

(五)实验室检查

化验检查是辅助诊断风湿热活动的检查。主要有两类：①测定血清中链球菌抗体，如抗链球菌溶血素 O(ASO)；②非特异性风湿活动性试验，如红细胞沉降率(ESR)、C 反应蛋白(CRP)等。若 ASO 升高，而 ESR 与 CRP 阴性，则表明有链球菌感染；若 3 项均阳性，则提示风湿活动；若 3 项均阴性，则多排除有风湿活动期，但并不尽如此。应该指出，这 3 种化验指标不是特异性的，必须与临床表现结合，才有诊断价值。

五、诊断及鉴别诊断

(一)诊断

心尖区有隆隆样舒张期杂音伴 X 线或心电图示左心房增大，一般可诊断二尖瓣狭窄，超声心动图检查可确诊。

风湿活动往往是临床病情不易控制的潜在因素。此外，风湿活动亦是介入和外科手术的禁忌证。有下述临床迹象之一者，应高度怀疑患者存在风湿活动的可能：①原因不明的发热，伴轻度贫血、多汗、乏力；②游走性多关节炎；③顽固性心力衰竭，对洋地黄易中毒；④原有杂音性质改变或出现新的病理性杂音；⑤新近出现各种严重心律失常；⑥心力衰竭控制后血沉反而增快；⑦换生物瓣或瓣膜球囊成形术后 1～2 年又出现较明显的瓣膜狭窄。若经诊断性抗风湿治疗后病情明显改善，就更支持风湿活动的诊断。风湿热活动的化验检查如 ASO、ESR、CRP 等有助于辅助诊断。

对二尖瓣狭窄患者要进行细致的临床评估。评估要点包括：①诊断为二尖瓣狭窄的患者，评估其血流动力学异常的严重程度(压力阶差、二尖瓣面积和肺动脉压力)，评估伴发的瓣膜损害和瓣膜形态，以决定是否适合经皮二尖瓣球囊成形术。②已知二尖瓣狭窄，有症状和体征患者的再评估。③当静息多普勒超声数据与临床症状和体征不一致时，应进行运动负荷超声心动图检查，评估平均压力阶差和肺动脉压力。④当经胸超声心动图检查不能提供二尖瓣狭窄患者充分的临床数据时，应做经食管超声心动图检查，评估二尖瓣的形态和血流动力学情况。⑤无创检查结果未得出结论或无创检查结果与临床表现不相符合时，应当实施心导管检查，进一步评估血流动力学，评估二尖瓣狭窄的严重程度，包括左心室造影评估二尖瓣的反流程度。

(二)鉴别诊断

二尖瓣狭窄主要与出现心尖区舒张期杂音的疾病相鉴别，见表 6-4。

表 6-4　与二尖瓣狭窄相鉴别的疾病

疾病	鉴别要点
二尖瓣功能性狭窄	左向右大量分流的先天性心脏病，如室间隔缺损、动脉导管未闭等可引起二尖瓣相对狭窄。主动脉瓣关闭不全时反流血液冲击二尖瓣可引起舒张期杂音。功能性杂音比较短促，性质柔和，无开瓣音，吸入亚硝酸异戊酯后减轻，应用升压药后增强
急性风湿性心脏炎	杂音系心室扩大引起二尖瓣相对狭窄所致。此杂音出现在舒张早期，杂音柔和，音调相对固定，在风湿活动控制后可消失

（续　表）

疾病	鉴别要点
左心房黏液瘤	由瘤体阻塞二尖瓣瓣口所致。杂音呈间歇性，随体位变化，有瘤体扑落音而无开瓣音，可反复发生体循环栓塞现象。超声心动图显示二尖瓣后有云雾状回声，左心房造影显示左心房内充盈缺损
三尖瓣狭窄	出现舒张期隆隆样杂音，但杂音位于胸骨左下缘，低调，吸气时增强，呼气时减弱，窦性节律时颈静脉 a 波增大。二尖瓣狭窄杂音位于心尖区，高调而粗糙，吸气时无变化或减弱

六、治疗

（一）一般治疗

（1）有风湿活动者应给予抗风湿治疗，特别重要的是预防风湿热复发，一般应坚持至患者 40 岁，甚至终身应用苄星青霉素 120 万 U，每 4 周肌内注射 1 次。

（2）预防感染性心内膜炎。

（3）无症状者避免剧烈体力活动，定期（6～12 个月）复查。

（4）呼吸困难者应减少体力活动，限制钠盐摄入，口服利尿药，避免和控制诱发急性肺水肿的因素，如急性感染、贫血等。

（5）对二尖瓣狭窄伴窦性心律者，若有劳力性症状且症状出现于快心室率时，减慢心率的药物，如 β 受体阻断药及非二氢吡啶类钙通道阻滞药可能有益，其中 β 受体阻断药可能更有效。

（二）并发症治疗

（1）心力衰竭的治疗：二尖瓣狭窄患者早期易发急性肺水肿，晚期则为右心力衰竭。急性肺水肿的处理原则与急性左心衰竭所致的肺水肿相似。但应注意：①避免使用以扩张小动脉为主、减轻心脏后负荷的血管扩张药物，应选用扩张静脉系统、减轻心脏前负荷为主的硝酸酯类药物；②正性肌力药物对二尖瓣狭窄的肺水肿无益，仅在心房颤动伴快速心室率时可静脉注射毛花苷C，以减慢心室率。

(2)心房颤动的治疗：二尖瓣狭窄伴慢性心房颤动时，治疗主要是控制心室率和抗凝，必要时可用药物或电复律治疗。控制心室率主要应用洋地黄、β受体阻断药及非二氢吡啶类钙通道阻断剂。洋地黄对于减慢静息情况下心室率有效；β受体阻断药或非二氢吡啶类钙通道阻滞药预防运动时心率的增加更有效。当β受体阻断药及非二氢吡啶类钙通道阻滞药有禁忌时，可口服胺碘酮。如无禁忌证，心房颤动者应当长期给予华法林抗凝治疗，以预防血栓形成和栓塞事件的发生。对有选择的病例(病程＜1年，左心房直径＜60mm，无病态窦房结综合征和房室传导阻滞)，可行电复律或药物转复，复律之前3周和成功复律后4周需服华法林抗凝。成功复律后需长期口服Ⅰc类(如普罗帕酮)或Ⅲ类(如胺碘酮)等抗心律失常药物来维持窦律，但通常难以长期维持。

二尖瓣疾病伴快速心房颤动急性发作，如果血流动力学不稳定，应紧急实施电复律。电复律前、中、后应静脉给予肝素抗凝。与二尖瓣关闭不全相比，恢复窦性心律对于二尖瓣狭窄意义更大。因为心动过速使舒张期缩短，将进一步增大二尖瓣狭窄时的跨瓣压差和左心房压，甚至诱发急性肺水肿。血流动力学稳定者，首先考虑静脉用药控制心室率，可先静注毛花苷C，效果不佳时，联合经静脉使用β受体阻断药或非二氢吡啶类钙通道阻断剂。

(3)栓塞的预防：对二尖瓣狭窄患者进行抗凝治疗可降低4～15倍栓塞事件的发生，包括体循环和肺循环的栓塞。对于二尖瓣狭窄患者，若合并心房颤动(包括阵发性、持续性或永久性心房颤动)，或既往有栓塞史，或左心房血栓的患者，推荐进行口服抗凝药物治疗。

(三)介入治疗与外科手术

(1)经皮二尖瓣球囊成形术:经皮二尖瓣球囊成形术是缓解单纯二尖瓣狭窄的首选方法。此方法能使二尖瓣口面积扩大至 $2.0cm^2$ 以上,明显降低二尖瓣跨瓣压力阶差和左心房压力,术后即刻获得血流动力学的改善,改善临床症状,长期疗效与外科手术类似。

经皮二尖瓣球囊成形术的适应证有:①中度或重度二尖瓣狭窄(二尖瓣面积≤$1.5cm^2$),伴有症状(NYHA 分级≥Ⅱ级);或中度或重度二尖瓣狭窄,无症状但伴肺动脉高压(肺动脉压力静息时>50mmHg 或运动时>60mmHg);②瓣膜形态适合经皮介入术(瓣叶柔韧性尚可,无明显钙化和瓣膜下结构病变);③无左心房血栓形成;④无中度或重度二尖瓣反流。对高龄、伴有严重心、肺、肾、肿瘤等疾病不宜外科手术、妊娠及外科分离术后再狭窄的患者也可选用。经皮二尖瓣球囊成形术不推荐用于轻度二尖瓣狭窄的患者。

(2)二尖瓣分离术:二尖瓣分离术有闭式分离术和直视分离术两种,闭式分离术临床已少用。

二尖瓣分离术的适应证有:①二尖瓣病变为隔膜型,无明显二尖瓣关闭不全;②无风湿活动并存或风湿活动控制后 6 个月;③心功能Ⅱ～Ⅲ级;④年龄 20—50 岁;⑤有心房颤动及动脉栓塞但无新鲜血栓时均非禁忌;⑥合并妊娠后,若反复发生肺水肿,内科治疗效果不佳时,可考虑在妊娠 4～6 个月期间行紧急手术。

(3)二尖瓣置换术:二尖瓣置换术常用机械瓣或生物瓣两种。机械瓣经久耐用,不致钙化或感染,但须终身抗凝治疗。生物瓣不需抗凝治疗,但可发生感染性心内膜炎或数年后瓣膜钙化而失效。

二尖瓣置换术的适应证有:①心功能不超过Ⅲ级;②隔膜型二尖瓣狭窄伴有明显关闭不全;漏斗形二尖瓣狭窄;或者瓣膜及瓣膜下有严重粘连、钙化或缩短者。但需注意若患者有出血性疾病，不能进行抗凝治疗时，不宜置换机械瓣。

第二节　二尖瓣关闭不全

二尖瓣关闭不全(mitral incompetence)由二尖瓣瓣叶、瓣环、腱索和(或)乳头肌结构异常或功能失调所致。急性重度二尖瓣关闭不全，往往起病急骤，病情迅速恶化，可在短期内死于急性左心力衰竭和肺水肿。风湿性二尖瓣关闭不全病例一般病程发展较为缓慢，左心室代偿功能良好的病例可多年不呈现明显症状，一旦出现临床症状，则提示左心室代偿功能衰减，病情即可迅速恶化。

一、病因

(一)二尖瓣关闭不全按病因将其分为器质性和功能性

(1)器质性由二尖瓣及其辅助结构的病变直接引起，如二尖瓣黏液变性、缺血性、风湿性和感染性。

(2)功能性由缺血和非缺血疾病所致的左心室扩大所致，属于继发性。

(二)二尖瓣关闭不全根据病程将其分为急性和慢性

(1)急性二尖瓣关闭不全：患者多因腱索断裂、瓣膜急性损坏或破裂、乳头肌坏死或断裂，以及人工瓣膜术后裂开等原因引起。见于感染性心内膜炎、AMI、胸外伤及自发性腱索断裂等。

(2)慢性二尖瓣关闭不全①风湿活动：由风湿热和风湿活动导致瓣膜炎症和纤维化，使瓣叶变硬、缩短、变形、粘连及腱索融合、缩短，半数患者合并二尖瓣狭窄。②冠心病：心肌缺血、心肌梗死累及乳头肌及邻近的室壁心肌，引起乳头肌缺血、坏死与纤维化，以及功能障碍。③先天性畸形：见于二尖瓣缺损(心内膜垫缺损或纠正型心脏转位多见)、心内膜弹性纤维增生症和降落伞形二尖瓣变形等。④二尖瓣钙化：常为特发性退行性变，以老年女性多见，高血压病、糖尿病、Marfan 综合征、慢性肾衰竭和继发性甲状腺功能亢进症患者也易引起。⑤左心室扩大：由瓣环扩大和乳头肌侧移致瓣叶相对关闭不全。⑥二尖瓣脱垂综合征：原发或多种继发原因导致的二尖瓣收缩期向左心房突出，引起二尖瓣关闭不全。⑦其他少见原因：结缔组织疾病（系统性红斑狼疮、类风湿关节炎、Marfan 综合征等）、肥厚型梗阻性心肌病、强直性脊柱炎等。

二、病理生理

（一）急性二尖瓣关闭不全

收缩期左室射出的部分血流通过急性二尖瓣关闭不全的瓣口反流到左房，此反流与来自肺静脉的前向血流于舒张期充盈左室，致左房和左室容量负荷骤增。左室的急性扩张能力有限，故左室舒张末期压力急速升高。如左房顺应性正常或降低，则左房压亦急剧升高，导致肺瘀血，甚至急性肺水肿，相继肺动脉高压和右室衰竭发生。

由于急性者左室扩张程度有限，即使左室收缩泵功能正常或增加，总的左室心搏量增加不足以代偿反流量，故前向心搏量和心排血量明显减少。

（二）慢性二尖瓣关闭不全

左室对慢性容量负荷过度的代偿为左室舒张末期容量增大，通过 Frank-Starling 机制使左室心搏量增加；加以代偿性离心性肥厚，更利于左室舒张末期容量的增加。此外，左室收缩期排血入低压的左房，室壁应力下降快，有利于左室排空。故总的左室心搏量明显增加，射血分数超正常，正常的前向心搏量得以维持。

慢性者左房顺应性增加，左房扩大。同时扩大的左房和左室在较长时期内适应容量负荷增加，使左房压和左室舒张末期压力不致明显上升，故肺瘀血不出现。持续的严重过度负荷，终致左室心肌功能衰竭，左室舒张末期压力和左房压明显上升，肺瘀血出现，最终肺动脉高压和右室衰竭发生。

三、临床表现

(一)症状

二尖瓣关闭不全的临床症状轻重不一，因起病缓急、病程早晚及反流量多少等而异。

1. 急性

急性二尖瓣关闭不全，轻度反流者可仅有轻微劳力性呼吸困难；严重反流由于左心房不能适应急骤的血流动力学改变，肺循环负荷骤然增加，可迅速发生急性左心衰竭，甚至急性肺水肿或心源性休克。

2. 慢性

慢性二尖瓣关闭不全，轻度反流者多无明显症状或仅有轻度不适感。严重反流时，由于体循环的供血减少，往往首发症状是乏力易倦、活动耐量减低；由于左心室代偿功能较强，使肺循环压力早期无明显升高，呼吸困难等肺瘀血症状则出现较晚。急性肺水肿、咯血均较二尖瓣狭窄少见，风湿性二尖瓣关闭不全，病程发展缓慢，通常从初次风湿性心脏炎到出现明显二尖瓣关闭不全的症状可长达10～20年；一旦出现临床症状，则提示左心室代偿功能衰减，病情即可迅速恶化；晚期可呈现左侧心力衰竭和右侧心力衰竭症状。

(二)体征

1. 急性

心尖冲动力高动力型。第二心音肺动脉瓣成分亢进。非扩张的左房强有力收缩所致心尖区第四心音常见。由于收缩末期左室-房压差减小，心尖区反流性杂音于第二心音前终止而非全收缩期，呈递减型和低调，不如慢性音响。严重反流亦可出现心尖区第三心音和短促舒张期隆隆样杂音。

2. 慢性

(1)心尖冲动：呈高动力型，左室增大时向左下移位。

(2)心音:瓣叶缩短所致重度关闭不全(如风心病)的第一心音常减弱;二尖瓣脱垂和冠心病者多正常。由于左室射血时间缩短,第二心音分裂明显。严重反流时心尖区可闻及第二心音。二尖瓣脱垂者有收缩中期高调的喀喇音。

(3)心脏杂音:瓣叶挛缩所致者(如风心病),有从第一心音后立即开始、与第二心音同时终止的全收缩期吹风性高调一贯型杂音,在心尖区最响,可伴震颤;杂音一般传向左腋下和左肩胛下区。后叶异常时,如后叶脱垂、后内乳头肌功能失常、后叶腱索断裂,杂音传向胸骨左缘和心底部。典型的二尖瓣脱垂者,为随喀喇音后的收缩晚期杂音。冠心病乳头肌功能失常所致为收缩早、中、晚或全收缩期杂音。腱索断裂伴连枷样瓣叶时,杂音似海鸥鸣或呈乐性。反流严重者,心尖区可闻紧随第三心音后的短促舒张期隆隆样杂音。

(三)并发症

(1)呼吸道感染:长期肺瘀血容易导致肺部感染,可进一步加重或诱发心力衰竭。

(2)心力衰竭:是二尖瓣关闭不全的常见并发症和致死主要原因。急性患者和慢性患者发生腱索断裂时,短期内发生急性左心衰竭甚至急性肺水肿,预后较差。

(3)心房颤动:常见于慢性重度二尖瓣关闭不全患者,但出现较晚。

(4)感染性心内膜炎:较二尖瓣狭窄患者多见。

(5)栓塞:由于附壁血栓脱落而致,脑栓塞最为多见。

四、辅助检查

(一)心电图检查

轻度二尖瓣关闭不全者,心电图可正常。严重者可有左心室肥大和劳损,电轴左偏。合并肺动脉高压时,显示右心室肥大。慢性二尖瓣关闭不全病程后期可有心房颤动。

(二)X 线检查

轻度二尖瓣关闭不全者,可无明显异常发现。慢性重度反流显示左心房、左心室明显增大,心脏右缘形成“双房影”。后期左侧心力衰竭时可见肺瘀血征,出现肺间质水肿和 Kerley B 线。肺动脉高压或右侧心力衰竭时,有心室增大。急性二尖瓣关闭不全者早期出现明显肺瘀血征,心影可不增大。

(三)超声心动图检查

(1)超声心动图:是确诊二尖瓣关闭不全和定量二尖瓣反流的首选的无创性诊断方法,推荐用于:①二尖瓣关闭不全的程度、左心室大小和功能、右心室和左心房大小、肺动脉压力的初始评估;②明确二尖瓣关闭不全的病因;③中重度二尖瓣关闭不全无症状者的左心室功能进行每年或每半年的随访;④二尖瓣关闭不全症状或体征发生变化时对二尖瓣装置或左心室功能进行评估;⑤二尖瓣瓣膜修复术或瓣膜置换术后对二尖瓣和左心室大小和功能进行评估。

(2)二维超声心动图:可见二尖瓣前后叶反射增强、变厚,瓣口在收缩期关闭对合不佳,腱索断裂时,二尖瓣可呈连枷样改变,在左心室长轴面上可见瓣叶在收缩期呈鹅颈样钩向左心房,舒张期呈挥鞭样漂向左心室。

(3)M 型超声:可见舒张期二尖瓣前叶 EF 斜率增大,瓣叶活动幅度增大,左心房扩大,收缩期过度扩张,左心室扩大及室间隔活动过度。

(4)多普勒超声:显示左心房收缩期反流。

(四)心导管检查

(1)心导管检查及左心室造影的适应证为:①无创性检查不能对二尖瓣关闭不全的严重程度、左心室功能和是否需要外科手术提供准确信息;②无创性检查所评估的二尖瓣关闭不全的程度与肺动脉压力不成比例,或与患者的临床表现不一致。

(2)心导管检查及左心室造影不推荐用于二尖瓣关闭不全不

拟行外科手术者。

(3)左心导管检查可显示左心房压力增高,压力曲线 V 波显著,而心排血量减低。

(4)右心导管检查可显示右心室、肺动脉及肺毛细血管楔压增高,肺循环阻力增大。

(5)左心室造影显示心脏收缩时造影剂反流入左心房,根据收缩期左心房内造影剂反流量的大小及显影密度,可对二尖瓣反流进行定影,评估二尖瓣关闭不全的轻重程度。

(6)40 岁以上病例考虑手术治疗者,宜做选择性冠状血管造影检查。

五、诊断及鉴别诊断

(一)诊断

急性者,如突然发生呼吸困难,心尖区出现收缩期杂音,X 线心影不大而肺瘀血明显和有病因可寻者,如二尖瓣脱垂、感染性心内膜炎、急性心肌梗死、创伤和人工瓣膜置换术后,诊断不难。慢性者,心尖区有典型杂音伴左心房室增大,诊断可以成立,确诊有赖于超声心动图。

(二)鉴别诊断

由于心尖区杂音可向胸骨左缘传导,应注意与以下情况鉴别,见表 6-5。

表 6-5　与二尖瓣关闭不全相鉴别疾病

疾病	鉴别要点
三尖瓣关闭不全	为全收缩期杂音,在胸骨左缘第 4、5 肋间最清楚,右心室显著扩大时可传导至心尖区,但不向左腋下传导。杂音在吸气时增强,常伴颈静脉收缩期搏动和肝收缩期搏动

(续　表)

疾病	鉴别要点
室间隔缺损	为全收缩期杂音，在胸骨左缘第4肋间最清楚，不向腋下传导，常伴胸骨旁收缩期震颤
胸骨左缘收缩期喷射性杂音	血流通过左或右心室流出道时产生，多见于左或右心室流出道梗阻(如主、肺动脉瓣狭窄)。杂音自收缩中期开始，于第二心音前终止，呈吹风样和递增递减型。主动脉瓣狭窄的杂音位于胸骨右缘第2肋间，肺动脉瓣狭窄的杂音位于胸骨左缘第2肋间，肥厚型梗阻性心肌病的杂音位于胸骨左缘第3、4肋间

六、治疗

(一)急性二尖瓣关闭不全的治疗

急性二尖瓣关闭不全的治疗目的是降低肺静脉压，增加心排血量和纠正病因。内科治疗一般为术前过渡措施，旨在稳定血流动力学，并应尽可能在床旁Swan-Ganz导管血流动力学监测指导下进行。静脉滴注硝普钠，通过扩张小动静脉，降低心脏前后负荷，减轻肺瘀血，减少反流，增加心排血量。静脉注射利尿药可降低前负荷。外科治疗为根本措施，视病因、病变性质、反流程度和对药物治疗的反应，采取紧急、择期或选择性手术(人工瓣膜置换术或修复术)。部分患者经药物治疗后症状基本控制，进入慢性代偿期。

(二)慢性二尖瓣关闭不全的治疗

1. 内科治疗

(1)对中、轻度二尖瓣关闭不全患者，应预防风湿活动复发，在进行手术和器械操作前后及时用抗生素预防感染性心内膜炎。

(2)出现心力衰竭者，应避免过度的体力劳动、限制钠盐摄入，可适当使用利尿药、洋地黄、血管扩张药，包括血管紧张素转换酶抑制药。

(3)对有心房颤动,伴有体循环栓塞史者可长期应用抗凝药物,防止血栓栓塞。

(4)减慢心室率的药物及抗心律失常的药物可用于合并心房颤动的治疗,洋地黄与β受体阻滞药是控制心率的主要药物。

(5)对无症状的慢性二尖瓣关闭不全伴左心功能正常的患者,无须特殊治疗,应长期进行随访。

2. 外科治疗

二尖瓣反流外科手术治疗的目的减轻患者的症状,或防止无症状患者左室功能的进一步恶化。如同所有的瓣膜疾病,二尖瓣反流增加心脏负荷,最终只能靠外科手术恢复瓣膜的完整。应正确把握手术时机,如二尖瓣关闭不全是心力衰竭的主因,早期手术能取得良好的远期预后。一旦二尖瓣反流出现左室功能严重受损,左室射血分数<30%、左室舒张末内径>80mm,已不适于手术治疗。

在术式的选择上,瓣膜成形术比瓣膜替换术更常用。瓣膜成形术不需要置入人工瓣膜,有助于保护左室功能。在左室功能严重受损,特别是腱索断裂而不适合行二尖瓣替换术者,此时瓣膜成形修补手术可以取得良好效果。

(1)二尖瓣替换术的适应证:①出现症状的急性重度二尖瓣关闭不全患者(证据级别:B)。②慢性重度二尖瓣关闭不全患者,无严重左室功能不全的情况下[严重左室功能不全定义为左室射血分数<30%和(或)左室收缩末期内径>55mm。患者心功能为(NYHA)Ⅱ至Ⅲ级或Ⅳ级(证据级别:B)]。③二尖瓣关闭不全和狭窄,以二尖瓣关闭不全为主或者虽以狭窄为主,但为漏斗形病变。④连枷样瓣叶引起的二尖瓣反流患者,可考虑行瓣膜置换术。

(2)二尖瓣成形术的适应证:①无症状慢性的重度二尖瓣关闭不全患者,左室功能为(NYHA)Ⅱ至Ⅲ级,左室射血分数30%～60%和(或)左室收缩末期内径≥40mm(证据级别:B)。②无症状慢性重度二尖瓣关闭不全患者,左室射血分数>60%,左室收缩末期内径<40mm。成功的二尖瓣成形术残余反流应<

10%(证据级别:B)。③无症状慢性重度二尖瓣关闭不全患者,左室功能正常,但出现新发心房颤动(证据级别:C)。④无症状慢性重度二尖瓣关闭不全患者,左室功能正常,但出现肺动脉高压(静息状态下肺动脉收缩压≥5mmHg或运动时肺动脉收缩压≥60mmHg)(证据级别:C)。若由于瓣环扩张或者瓣膜病变轻,活动度好、非风湿性关闭不全病例,如二尖瓣脱垂、腱索断裂,可考虑行二尖瓣成形术。

第三节　主动脉瓣狭窄

主动脉瓣狭窄(aortic stenosis)是指主动脉瓣膜先天性结构异常和后天病变所致的瓣膜异常,而引起的主动脉瓣口面积减少。主动脉瓣狭窄是一种慢性进行性疾病,男性多于女性。单纯风湿性主动脉瓣狭窄罕见,常常与主动脉瓣关闭不全及二尖瓣病变合并存在,病理变化为瓣膜交界处粘连和纤维化,瓣膜的变形加重了瓣膜的损害,导致钙质沉着和进一步狭窄。

一、病因

(一)风心病

风湿性炎症导致瓣膜交界处粘连融合,瓣叶纤维化、僵硬、钙化和挛缩畸形,因而瓣口狭窄。几乎无单纯的风湿性主动脉瓣狭窄,大多伴有关闭不全和二尖瓣损害。

(二)先天性畸形

(1)先天性二叶瓣畸形:为最常见的先天性主动脉瓣狭窄的病因。先天性二叶瓣畸形见于1%～2%的人群,男多于女。出生时多无交界处融合和狭窄。由于瓣叶结构的异常,即使正常的血流动力学也可引起瓣膜增厚、钙化、僵硬及瓣口狭窄,约1/3可发生狭窄。成年期形成椭圆或窄缝形狭窄瓣口,为成年人孤立性主动脉瓣狭窄的常见原因。主动脉瓣二叶瓣畸形易并发感染性心内膜炎，而主动脉瓣的感染性心内膜炎中，最多见的基础心脏病为二叶瓣畸形。

(2)先天性单叶瓣畸形：少见，瓣口偏心，呈圆形或泪滴状，出生时即有狭窄。如狭窄开始时轻，多在成年期进行性钙化使狭窄加重。

(3)先天性三个瓣叶狭窄：十分少见，多为三个瓣叶不等大，可能在出生时就有狭窄，也可能在中年以后瓣叶逐渐纤维化和钙化导致瓣膜狭窄。

(三)退行性老年钙化性主动脉瓣狭窄

为 65 岁以上老年人单纯性主动脉狭窄的常见原因。无交界处融合，瓣叶主动脉面有钙化结节限制瓣叶活动。常伴有二尖瓣环钙化。

(四)其他少见原因

大的赘生物阻塞瓣口，如真菌性感染性心内膜炎和系统性红斑狼疮、类风湿关节炎伴瓣叶结节样增厚等。

二、病理生理

(一)狭窄程度

成年人主动脉瓣口面积≥3.0cm²，当瓣口面积减少一半时，收缩期仍无明显跨瓣压差。主动脉瓣口面积≤1.0cm² 为重度狭窄，左心室收缩压明显升高，跨瓣压差显著。瓣口面积在 1.0～1.5cm² 为中度狭窄，1.5～2.0cm² 为轻度狭窄(表 6-6)。

表 6-6　确定主动脉瓣狭窄程度的标准

严重程度	跨瓣膜平均压力阶差(mmHg)	主动脉瓣口面积(cm²)
轻度	<25	>1.5
中度	25～40	1.0～1.5
重度	>40	<1.0
极重度	>80	<0.7

(二)病理生理变化

主动脉瓣口梗阻所引起的最早的生理反应为左心室压力增高,左心室壁张力急剧增加,而心肌缩短的速度下降。左心室舒张末期容积和压力增高,经 Frank-Starling 代偿机制,心肌收缩力增强,左心室收缩压增高,主动脉瓣口跨瓣压差增大,促进血液高速通过狭窄的瓣口。随着瓣膜口面积的减小,狭窄程度加重,左心室肥大,呈向心性肥厚,左心室游离壁和室间隔厚度增加,与此同时,左心室舒张期顺应性下降,心室僵硬,舒张末期左心室腔内径缩小。左心室排血量由左心室肥大来保持跨越主动脉瓣较大的压力阶差,这样可多年不出现左心室排血量的减少、左心室扩大或产生心力衰竭症状。长期的压力负荷加于肥大的左心室,终将导致心肌病变,使之不能保持其正常的基本收缩功能,并常伴有一定程度的心肌纤维化,最后左心室功能失常,射血分数降低。

当收缩压力阶差峰值在正常心排血量时超过 50mmHg 或平均身材的成年人的有效主动脉瓣口面积 $<0.8cm^2$,即按体表面积计算为 $0.5cm^2/m^2$(约小于正常瓣口面积 1/4),一般可认为是左心室流出道严重阻碍。严重主动脉瓣狭窄引起心肌缺血,其机制为:①左心室壁增厚、心室收缩压升高(严重主动脉瓣狭窄时收缩压常达 200mmHg 以上)和射血时间延长,增加心肌耗氧量;②左心室肥厚,心肌毛细血管密度相对减少;③舒张期心腔内压力增高,压迫心内膜下冠状动脉;④左心室舒张末压升高致舒张期主动脉-左心室压差降低,冠状动脉灌注压降低。后二者减少冠状动脉血流。心肌耗氧量增加、供血减少,如加上运动负荷将导致严重心肌缺血。故主动脉瓣狭窄患者虽无冠状动脉病变,也常有心绞痛症状。

三、临床表现

(一)症状

出现时间因病因不同而异,常见的有呼吸困难、心绞痛和晕厥，为典型主动脉瓣狭窄的三联征。

(1)呼吸困难：疲乏、无力和头晕是很早期的症状。劳力性呼吸困难为晚期肺瘀血引起的首发症状。轻度的左侧心力衰竭可出现气短、呼吸困难，严重者可出现夜间阵发性呼吸困难和端坐呼吸，甚或急性肺水肿，预后很差。

(2)心绞痛：见于 60%的有症状患者。常由运动诱发，休息后缓解。随年龄增长，发作更频繁。主要由心肌肥厚心肌需氧量增加及继发于冠状血管过度受压所致的氧供减少。极少数可由瓣膜的钙质栓塞冠状动脉引起。约有 39%的患者同时伴有冠心病，进一步加重心肌缺血。

(3)晕厥或眩晕：约 1/4 有症状的患者发生晕厥。多发生于直立、运动中、运动后即刻或身体向前弯曲时，少数在休息时发生。

(二)体征

(1)心尖冲动：收缩期抬举样搏动，左侧卧位呈双重搏动(心房收缩和心室收缩)。

(2)心浊音界：心力衰竭时心浊音界左下扩大明显。

(3)主动脉瓣收缩期杂音：胸骨右缘第 2 肋间低调、粗糙、响亮的喷射性杂音，呈递增递减型，S_1 后出现，收缩中期最响，于 S_2 前结束，向颈动脉和锁骨下动脉放射，有时向胸骨下段或心尖部放射，吸入亚硝酸异戊酯后杂音可增强，常伴收缩期震颤。

(4)收缩早期喷射音：由主动脉瓣开瓣所致。先天性瓣膜病变多见，瓣膜钙化后消失。

(5)心音改变：主动脉瓣活动受限或明显钙化时 A_2 减弱或消失，可伴有 S_2 逆分裂。常闻及 S_4，提示左心室肥厚和舒张末压升高。S_3 常出现于左心室扩大和心力衰竭患者。

(6)脉搏与脉压改变：脉搏细弱，严重狭窄或心力衰竭时收缩压下降，脉压减小。

(三)并发症

(1)心力衰竭:主动脉瓣狭窄一般死于进行性心力衰竭,发生左侧心力衰竭后,自然病程明显缩短,因此终末期的右侧心力衰竭少见。

(2)心律失常:10%可发生心房颤动,致左心房压升高和心排血量明显减少,临床上迅速恶化,可致严重低血压、晕厥或肺水肿。主动脉瓣钙化侵及传导系统可致房室传导阻滞;左心室肥厚、心内膜下心肌缺血或冠状动脉栓塞可致室性心律失常。上述的两种情况均可导致晕厥,甚至猝死。

(3)心脏性猝死:占10%～20%,猝死前常有晕厥、心绞痛或心力衰竭史。无症状者发生猝死少见,仅见于1%～3%的患者。

(4)胃肠道出血:可发生于严重的主动脉瓣狭窄患者,多见于老年患者,出血为隐匿和慢性。

(5)感染性心内膜炎:不常见。年轻人的轻瓣膜畸形较老年人的钙化瓣膜狭窄发生感染性心内膜炎的危险性大。

(6)体循环栓塞:少见。脑血栓可引起卒中或短暂性脑缺血发作,为增厚的两叶式瓣病变的微血栓所致。钙化性主动脉瓣狭窄可引起各种器官的钙化栓塞,包括心脏、肾脏和大脑。视网膜中央动脉发生钙化栓塞可引起视力突然丧失。

四、辅助检查

(一)心电图检查

轻度主动脉瓣狭窄者心电图可正常。严重者心电图左心室肥厚与劳损。ST段压低和T波倒置的加重提示心室肥厚在进展。左心房增大的表现多见。生动脉瓣钙化严重时,可见左前分支阻滞和其他各种程度的房室或束支传导阻滞。

(二)X线检查

X线检查可见左心缘圆隆,心影不大或左心室轻度增大。常见主动脉狭窄后扩张和主动脉钙化。心力衰竭时左心室明显扩大，还可见左心房增大，肺动脉主干突出，肺静脉增宽及肺瘀血的征象。

（三）超声心动图检查

（1）二维超声心动图上可见主动脉瓣收缩期呈向心性弯形运动，并能明确先天性瓣膜畸形。

（2）M 型超声可见主动脉瓣变厚，活动幅度减小，瓣叶反射光点增强提示瓣膜钙化。主动脉根部扩张，左心室后壁和室间隔对称性肥厚。

（3）多普勒超声显示缓慢而渐减的血流通过主动脉瓣，并可计算最大跨瓣压力阶差，评估瓣膜狭窄的严重程度和左心室功能状态。

（四）左心导管检查

左心导管检查可直接测定左心房、左心室和主动脉的压力。左心室收缩压增高，主动脉收缩压降低，随着主动脉瓣狭窄病情加重，此压力阶差增大，左心房收缩时压力曲线呈高大的 a 波。在下列情况时应考虑施行左心导管检查：①年轻的先天性主动脉瓣狭窄患者，虽无症状但需了解左心室流出道梗阻程度；②疑有左心室流出道梗阻而非瓣膜原因者；③欲区别主动脉瓣狭窄是否合并存在冠状动脉病变者，应同时行冠状动脉造影；④多瓣膜病变手术治疗前。

五、诊断及鉴别诊断

（一）诊断

临床上发现心底部主动脉瓣区喷射性收缩期杂音，超声心动图检查证实主动脉瓣狭窄，可明确诊断。

主动脉狭窄有以下特征：①在正常心排血量时压力阶差峰值＞50mmHg；②平均身材成年人的有效主动脉瓣口面积（按 Gorlin 公式计算）约 $0.8cm^2$，即按体表面积计算 $0.5cm^2/m^2$（小于正常瓣口面积 $3.0 \sim 4.0cm^2$ 的 1/4）。

(二)鉴别诊断

临床上主动脉瓣狭窄应与下列情况的主动脉瓣区收缩期杂音鉴别(表 6-7)。

表 6-7　与主动脉狭窄相鉴别的疾病

疾病	鉴别要点
肥厚梗阻型心肌病	也称为特发性肥厚性主动脉瓣下狭窄(IHSS),胸骨左缘第四肋间可闻及收缩期杂音,收缩期喀喇音罕见,主动脉区第二心音正常。超声心动图显示左心室壁不对称性肥厚,室间隔明显增厚,与左心室后壁之比≥1.3,收缩期室间隔前移,左心室流出道变窄,可伴有二尖瓣前瓣叶向交移位而引起二尖瓣反流
主动脉扩张	见于各种原因如高血压,梅毒所致的主动脉扩张。可在胸骨右缘第 2 肋间闻及短促的收缩期杂音,主动脉区第二心音正常或亢进,无第二心音分裂。超声心动图可明确诊断
肺动脉瓣狭窄	可于胸骨左缘第 2 肋间闻及粗糙响亮的收缩期杂音,常伴收缩期喀喇音,肺动脉瓣区第二心音减弱并分裂,主动脉瓣区第二心音正常,右心室肥厚增大,肺动脉主干呈狭窄后扩张
三尖瓣关闭不全	胸骨左缘下端闻及高调的全收缩期杂音,吸气时同心血量增加可使杂音增强,呼气时减弱。颈静脉搏动,肝大。右心房和右心室明显扩大。超声心动图可证实诊断
二尖瓣关闭不全	心尖区全收缩期吹风样杂音,向左腋下传导;吸入亚硝酸异戊酯后杂音减弱。第一心音减弱,主动脉瓣第二心音正常,主动脉瓣无钙化

六、治疗

(一)内科治疗

内科治疗的主要目的为确定狭窄程度,观察狭窄进展情况,为有手术指征的患者选择合理手术时间。治疗措施包括以下几种。

(1)轻度主动脉瓣狭窄无症状,无须治疗,适当避免过度的体力劳动及剧烈运动,以防止晕厥、心绞痛和猝死。

(2)预防感染性心内膜炎,如为风心病合并风湿活动,应预防风湿热。

(3)无症状的轻度狭窄患者每 2 年复查 1 次,应包括超声心动图定量测定。中重度狭窄的患者应避免剧烈体力活动,每 6～12 个月复查 1 次。

(4)如有频发房性期前收缩,应予抗心律失常药物,预防心房颤动。主动脉狭窄患者不能耐受心房颤动,一旦出现,应及时转复为窦性心律。其他可导致症状或血流动力学后果的心律失常也应积极治疗。

(5)心绞痛可试用硝酸酯类药物。

(6)心力衰竭者应限制钠盐摄入,可用洋地黄类药物和小心应用利尿药。过度利尿可因低血容量致左心室舒张末压降低和心排血量减少,发生直立性低血压。不可使用作用于小动脉的血管扩张药,以防血压过低。

(二)外科治疗

手术治疗的关键是解除主动脉瓣狭窄,降低跨瓣压力阶差。人工瓣膜置换术为治疗成年人主动脉狭窄的主要方法。无症状的轻、中度狭窄患者无手术指征。重度狭窄(瓣口面积$<0.75cm^2$或平均跨瓣压差$>50mmHg$)伴心绞痛、晕厥或心力衰竭症状为手术的主要指征。无症状的重度狭窄患者,如伴有进行性心脏增大和(或)明显左心室功能不全,也应考虑手术。严重左心室功能不全、高龄、合并主动脉瓣关闭不全或冠心病，增加手术和术后晚期死亡风险，但不是手术禁忌证。有冠心病者，需同时做冠状动脉旁路移植术。术后的远期预后优于二尖瓣疾病和主动脉关闭不全的换瓣患者。

儿童和青少年的非钙化性先天性主动脉瓣严重狭窄，甚至包括无症状者，可在直视下行瓣膜交界处分离术。

(三)介入治疗

经皮球囊主动脉瓣膜成形术是经皮逆行插入一根球囊导管通过狭窄的主动脉瓣，然后扩张球囊，挤压瓣叶的钙化，牵拉主动脉瓣环，从而增加瓣口面积。与经皮球囊二尖瓣成形不同，经皮主动脉瓣成形的临床应用范围局限，不能代替主动脉瓣置换术。由于球囊瓣膜成形术对高危患者在血流动力学方面只能产生轻微和短暂的益处，不能降低死亡率。仅作为一种姑息手术用于有其他严重的全身疾病而不宜实施外科手术治疗的患者。

(1)经皮球囊主动脉瓣膜成形术的适应证：①儿童和青年的先天性主动脉瓣狭窄；②由于严重主动脉瓣狭窄的心源性休克不能耐受手术者；③重度狭窄危及生命需急诊非心脏手术治疗，因有心力衰竭而具极高手术危险者可作为过渡治疗措施；④严重主动脉瓣狭窄的妊娠期妇女；⑤严重主动脉瓣狭窄拒绝手术治疗者。

(2)经皮球囊主动脉瓣膜成形术的禁忌证：①主动脉瓣狭窄伴中度以上主动脉瓣反流；②发育不良型主动脉瓣狭窄；③纤维肌性或管样主动脉瓣下狭窄；④主动脉瓣上狭窄。

第四节　主动脉瓣关闭不全

主动脉瓣关闭不全(aortic insufficiency)是指主动脉瓣、瓣环受损或主动脉根部扩大，导致主动脉瓣闭合不严，血液从主动脉反向流入左心室。男性患者多见，约占75%，女性患者多同时伴有二尖瓣病变。轻症患者常无明显症状。重症患者可有心悸及身体各部分动脉的强烈搏动感，特别是头部和颈部更为明显。约有 5%患者可出现心绞痛。晚期可出现左心功能不全和右心功能不全的表现。

一、病因

(一)急性主动脉瓣关闭不全

急性主动脉瓣关闭不全的病因有：①感染性心内膜炎；②创伤：伤及主动脉根部、瓣叶、瓣叶支持结构；③主动脉夹层：通常见于马方综合征，特发性升主动脉扩张，高血压或妊娠；④人工瓣膜破裂。

(二)慢性主动脉瓣关闭不全

(1)主动脉瓣疾病：①风心病：约 2/3 的主动脉瓣关闭不全为风心病所致，常合并二尖瓣损害；②感染性心内膜炎：可为急性、亚急性或慢性关闭不全，为单纯性主动脉瓣关闭不全的常见病因；③先天性畸形：二叶式主动脉瓣常见；④主动脉瓣黏液样变性；⑤强直性脊柱炎：瓣叶基底部和远端边缘增厚伴瓣叶缩短。

(2)主动脉根部扩张：①梅毒性主动脉炎；②马方综合征：为遗传性结缔组织病；③强直性脊柱炎：升主动脉呈弥漫性扩张；④特发性升主动脉扩张；⑤严重高血压或动脉粥样硬化。

二、病理生理

(一)急性主动脉瓣关闭不全

急性主动脉瓣关闭不全时，左心室突然增加入量反流的血液，而每搏量不能相应增加，左心室舒张末期压力迅速而显著上升，可引起急性左心功能不全；左心室舒张末期压力升高，使冠状动脉灌注压与左室腔内压之间的压力阶差降低，引起心内膜下心肌缺血，心肌收缩力减弱，使每搏量急剧下降，左心房和肺静脉压力急剧上升，引起急性肺水肿。此时交感神经活性明显增加，使心率加快,外周血管阻力增加,舒张压降低可不显著。

(二)慢性主动脉瓣关闭不全

慢性主动脉瓣反流时左心室负荷过度,引起进行性左心室增大,室壁张力增高,而室壁张力增高可刺激心室肥厚,从而使室壁张力趋于正常。因此,早期尽管存在主动脉瓣反流,仍可以维持正常心排血量。随着病情的发展,左心室的扩张和肥厚不能长期适应左心室负荷增加,这样就开始出现左心室舒张末压的升高,每搏量的减少,射血分数下降,出现心力衰竭。

三、临床表现

(一)症状

通常情况下,主动脉瓣关闭不全患者在较长时间内无症状,即使明显主动脉瓣关闭不全者到出现明显的症状可长达10～15年,一旦发生心力衰竭,则进展迅速。

1. 急性主动脉瓣关闭不全

急性主动脉瓣关闭不全时,由于突然的左心室容量负荷加大,室壁张力增加,左心室扩张,可很快发生急性左心衰竭或出现肺水肿。

2. 慢性主动脉瓣关闭不全

慢性关闭不全,可多年无症状,甚至可耐受运动。

(1)心悸:心脏搏动的不适感可能是最早出现的症状,由于左心室明显增大,心尖冲动增强所致,尤以左侧卧位或俯卧位时明显。情绪激动或体力活动引起心动过速,或室性期前收缩可使心悸感更为明显。由于脉压显著增大,患者常感身体各部有强烈的动脉搏动感,尤以头颈部为甚。

(2)呼吸困难:劳力性呼吸困难最早出现,表示心脏储备能力已经降低,随着病情的进展,可出现端坐呼吸和夜间阵发性呼吸困难。

(3)胸痛:心绞痛可在活动时和静息时发生,持续时间较长,对硝酸甘油反应不佳。夜间心绞痛的发作,可能是由于休息时心率减慢致舒张压进一步下降,使冠状动脉血流减少。亦有诉腹痛者,推测可能与内脏缺血有关。

(4)晕厥:当快速改变体位时,可出现头晕或眩晕,晕厥较少见。

(5)其他症状:①疲乏,活动耐力显著下降;②在出现夜间阵发性呼吸困难或夜间心绞痛发作时过度出汗、咯血(较少见)、栓塞(较少见);③晚期右心衰竭时可出现肝瘀血增大、触痛、踝部水肿、胸腔积液、腹水。

(二)体征

1. 急性主动脉瓣关闭不全

表现为收缩压、舒张压和脉压正常或舒张压稍低,脉压稍增大。无明显周围血管征。心动过速常见。二尖瓣舒张期提前部分关闭,致第一心音减低。第二心音肺动脉瓣成分增强。第三心音常见。主动脉瓣舒张期杂音较慢性者短和调低,是由于左心室舒张压上升使主动脉与左心室间压差很快下降所致。如出现 Austin-Flint 杂音,多为心尖区舒张中期杂音。

2. 慢性主动脉瓣关闭不全

(1)血管:收缩压升高,舒张压降低,脉压增大。周围血管征常见,包括随心脏搏动的点头征(DeMusset 征)、颈动脉和桡动脉扪及水冲脉、股动脉枪击音(Traube 征)、听诊器轻压股动脉闻及双期杂音(Duroziez 征)和毛细血管搏动征等。主动脉根部扩大者,在胸骨旁右侧第 2、3 肋间可扪及收缩期搏动。

(2)心尖冲动:向左下移位,呈心尖抬举性搏动。

(3)心音:第一心音减弱,由于收缩期前二尖瓣部分关闭引起。第二心音主动脉瓣成分减弱或缺如,但梅毒性主动脉炎时常亢进。心底部可闻及收缩期喷射音,与左心室心搏量增多突然扩张已扩大的主动脉有关。由于舒张早期左心室快速充盈增加,心尖区常有第三心音。

(4)心脏杂音:可闻及与第二心音同时开始的高调叹气样递减型舒张早期杂音,坐位并前倾和深呼气时易听到。轻度反流时,杂音限于舒张早期,音调高;中或重度反流时,杂音粗糙,为全舒张期。杂音为乐音性时,提示瓣叶脱垂、撕裂或穿孔。由主动脉瓣损害所致者,杂音在胸骨左侧中下缘明显;升主动脉扩张引起者,杂音在胸骨右上缘更清楚,向胸骨左缘传导。老年人的杂音有时在心尖区最响。心底部常有主动脉瓣收缩期喷射性杂音,较粗糙,强度 2/6～4/6 级,可伴有震颤,与左心室心搏量增加和主动脉根部扩大有关。重度反流者,常在心尖区听到舒张中晚期隆隆样杂音(Austin-Flint 杂音)。

(三)并发症

充血性心力衰竭多见,并为本病的主要死亡原因。感染性心内膜炎是较常见而危险的并发症,常导致瓣膜穿孔和断裂而加重主动脉瓣反流,加速心力衰竭的发生。室性心律失常的出现预示左心功能受损,心脏性猝死较少见。

四、辅助检查

(一)心电图检查

急性患者,窦性心动过速和非特异性 ST-T 改变常见,可有或无左心室肥大。慢性常见为左室肥厚、心室内传导阻滞、室性和房性心律失常。

(二)X 线检查

急性主动脉瓣关闭不全时心脏大小正常或稍有增大,常有肺瘀血和肺水肿征。慢性主动脉关闭不全者心脏明显扩大,典型扩大为左心室向左下扩大,致左心室长轴明显增长,但横径仅略有增加。单纯主动脉瓣关闭不全主动脉钙化不常见。升主动脉扩张较明显,严重主动脉瘤样扩张提示主动脉根部疾病,如马方综合征或中层囊性坏死。左侧心力衰竭可见肺瘀血征。

(三)超声心动图检查

超声心动图对主动脉瓣关闭不全时左心室功能的评价亦很有价值;还有助于病因的判断,可显示二叶式主动脉瓣,瓣膜脱垂、破裂,或赘生物形成,升主动脉夹层分离等。M 型显示舒张期二尖瓣前叶快速高频的振动是主动脉瓣关闭不全的特征表现。二维超声心动图上能够更全面地观察主动脉瓣及其周围结构,有助于主动脉瓣反流不同病因的鉴别。多普勒超声可显示主动脉瓣下方舒张期涡流,对检测主动脉瓣反流非常敏感,并可判定其严重程度,定量分析主动脉瓣反流程度。

(四)放射性核素检查

放射性核素心室造影可测定左心室收缩、舒张末容量和休息、运动射血分数,判断左心室功能。根据左心室和右心室每搏量比值估测反流程度。

(五)心脏 MRI 检查

可准确测定反流容量、左心室收缩末期和舒张容量及关闭不全瓣口的大小。

(六)心导管检查

评价反流程度、左心室功能状态及主动脉根部大小。主要用于无创检查难以明确诊断或检查结果与临床表现不吻合时。有冠状动脉疾病危险的患者,在主动脉瓣置换术前可实施冠状动脉造影检查。

五、诊断及鉴别诊断

(一)诊断

有典型主动脉瓣关闭不全的舒张期杂音伴周围血管征,可诊断为主动脉瓣关闭不全。急性重度反流者早期出现左心室衰竭,X 线心影正常而肺瘀血明显。慢性如合并主动脉瓣或二尖瓣狭窄,支持风湿性心脏病诊断。超声心动图可助确诊。

(二)鉴别诊断

主要与以下心底部其他原因引起的杂音相鉴别,见表6-8。

表6-8 与主动脉瓣关闭不全相鉴别的疾病

疾病	鉴别要点
肺动脉瓣关闭不全	舒张期杂音位于胸骨左缘,吸气时增强,P_2亢进,颈动脉搏动正常。心电图显示右心房、右心室扩大。X线见肺动脉段突出。多见于二尖瓣狭窄和关闭不全、左向右分流的先天性心脏病及特发性肺动脉高压患者
主动脉窦动脉瘤破裂或主动脉夹层	可致急性主动脉瓣关闭不全和急性左心衰竭,但临床表现始于胸痛,胸痛位于胸部和背部,具有突发、剧烈、持续的临床特点。可出现急性肺动脉高压和进行性右心衰竭。心电图无特异性改变,超声心动图或主动脉造影可确诊
冠状动静脉瘘	主动脉瓣区可闻及杂音,杂音常为连续性。心电图、X线和超声心动图检查正常。主动脉造影显示主动脉、右心房、冠状窦或右心室之间有交通支

六、治疗

主动脉瓣关闭不全常进展为难治性心力衰竭,并常于心力衰竭发生后2～3年死亡,而出现心绞痛者多于4年内死亡。因病情发展快,预后差,必须积极治疗病因,给予标准化抗心力衰竭治疗和尽早实施瓣膜置换术。

(一)急性主动脉瓣关闭不全

(1)外科治疗(人工瓣膜置换术或主动脉瓣修复术)为根本措施。

(2)内科治疗一般仅为术前准备过渡措施,目的在于降低肺静脉压，增加心排血量，稳定血流动力学，应尽量在 Swan-Granz 导管床旁血流动力学监测下进行。

(3)静脉滴注硝普钠对降低前后负荷、改善肺淤血、减少反流量和增加排血量有益。

(4)也可酌情经静脉使用利尿药和正性肌力药物。

(5)血流动力学不稳定者，如严重肺水肿，应立即手术。

(6)主动脉夹层即使伴轻或中度反流，也需紧急手术。

(7)活动性感染性心内膜炎患者，争取在完成 7～10 天强有力抗生素治疗后手术。

(8)创伤性或人工瓣膜功能障碍者，根据病情采取紧急或择期手术。

(9)个别患者，药物可完全控制病情，心功能代偿良好，手术可延缓。

(10)但真菌性心内膜炎所致者，无论反流轻重，几乎均需早日手术。

(二)慢性主动脉瓣关闭不全

1. 内科治疗

(1)预防感染性心内膜炎，如为风心病或有风湿活动应预防风湿热。

(2)梅毒性主动脉炎应给予 1 个疗程的青霉素治疗。

(3)舒张压＞90mmHg 者应用降压药。

(4)无症状的轻或中度反流者，应限制重体力活动，并每 1～2 年随访 1 次，应包括超声心动图检查。在有严重主动脉瓣关闭不全和左心室扩张者，即使无症状，可使用血管紧张素转换酶抑制药，以延长无症状和心功能正常时期，推迟手术时间。

(5)左心室收缩功能不全出现心力衰竭时应用血管紧张素转换酶抑制药和利尿药，必要时可加用洋地黄类药物。

(6)心绞痛者可用硝酸酯类药物。

(7)积极纠正心房颤动和治疗心律失常，主动脉瓣关闭不全患者耐受这些心律失常的能力极差。

(8)如有感染应及早积极控制。

2. 外科治疗

人工瓣膜置换术为严重主动脉瓣关闭不全的主要治疗方法，应在不可逆的左心室功能不全发生之前进行，而又不过早冒手术风险。无症状(呼吸困难或心绞痛)和左心室功能正常的严重反流不需手术，但需密切随访。

术后存活者大部分有明显临床改善，心脏大小和左心室质量减少，左心室功能有所恢复，但恢复程度不如主动脉瓣狭窄者大，术后远期存活率也低于后者。部分病例(如创伤、感染性心内膜炎所致瓣叶穿孔)可行瓣膜修复术。主动脉根部扩大者，如Marfan综合征，需行主动脉根部带瓣人工血管移植术。

(1)适应证：下列情况的严重关闭不全应手术治疗：①有症状和左心室功能不全者。②无症状伴左心室功能不全者，经系列无创检查(超声心动图、放射性核素心室造影等)显示持续或进行性左心室收缩末容量增加或静息射血分数降低者应手术；如左心室功能测定为临界值或不恒定的异常，应密切随访。③有症状而左心室功能正常者，先试用内科治疗，如无改善，不宜拖延手术时间。

(2)禁忌证：LVEF≤0.15～0.20，LVEDD≥80mm 或 LVEDVI≥300ml/m^2。

第五节　三尖瓣疾病及肺动脉瓣疾病

三尖瓣疾病和肺动脉瓣疾病可单独存在，但大部分是左心系统疾病引起的继发性心瓣膜损害，或继发其他全身系统性疾病。随着人口老龄化趋势的加快，心脏瓣膜退行性病变的发病率持续上升。另外，由于静脉内滥用药物(如药瘾者)、心腔内置入器械(如临时或永久起搏器)和长期深静脉导管留置人群的增加，导致右侧感染性心内膜炎发病率升高，引起右心瓣膜受损的病例也越来越多，因此越来越受到重视。

一、三尖瓣狭窄

（一）病因

三尖瓣狭窄(tricuspid stenosis，TS)多见于女性，最常见病因为风湿性心脏病，单独存在非常罕见，几乎均同时合并二尖瓣病变尤其是二尖瓣狭窄。其他少见病因包括先天性畸形(如三尖瓣下移畸形)、右心房肿瘤、瓣膜钙化、心内膜炎、局限性渗出性心包炎压迫三尖瓣环及继发于某些系统性疾病等(表 6-9)。

表 6-9　三尖瓣狭窄的病因

风湿性心瓣膜病
类癌综合征
心脏肿瘤
先天性(如三尖瓣闭锁、Ebstein 畸形等)
系统性红斑狼疮
Whipple 病
Fabry 病
感染性心内膜炎
心内膜心肌纤维化
心内膜弹力纤维增生症
药物治疗(如二甲麦角新碱等)
抗磷脂抗体综合征
局限性渗出性心包炎

（二）病理和病理生理

三尖瓣狭窄的病理改变与二尖瓣狭窄相似，瓣膜纤维化增厚，粘连和挛缩，瓣尖边缘融合，形成一个有固定中央孔的隔膜。病变也可累及腱索和乳头肌。但三尖瓣病变的程度和范围较二尖瓣为轻,瓣膜下融合很少见,且很少有钙质沉积。

三尖瓣狭窄的血流动力学改变表现为舒张期跨三尖瓣压差吸气和运动时升高,呼气时降低。当平均跨三尖瓣压差>5mmHg时,平均右房压升高导致体循环静脉压显著升高,出现颈静脉怒张、肝大、水肿等表现。同时血液从右心房进入右心室受阻,右室容量减少,心排血量降低。

(三)临床表现

(1)症状:临床症状不典型,常被合并的疾病所掩盖,如系统性红斑狼疮,感染性心内膜炎等。其主要表现为心排血量降低引起疲乏,体循环瘀血致腹胀,纳差,消瘦等。部分患者因颈静脉搏动强烈而出现颈部不适感。与二尖瓣狭窄合并存在时,因使进入肺循环的血液减少,肺瘀血减轻,二尖瓣狭窄所致呼吸困难症状反而减轻。

(2)体征:①颈静脉怒张。②胸骨左下缘有三尖瓣开瓣音。③胸骨左缘第四、五肋间或剑突附近有紧随开瓣音后的,较二尖瓣狭窄杂音弱而短的舒张期隆隆样杂音,伴舒张期震颤。杂音和开瓣音均在吸气时增强,呼气时减弱。④肝大伴收缩期前搏动。⑤腹水和全身水肿。

(四)辅助检查

(1)心电图检查:Ⅱ、V_1 导联P波高尖,合并二尖瓣病变者P波增宽呈双峰状,无右心室肥大表现。

(2)胸部X线检查:三尖瓣狭窄的胸部X线特征是右房明显扩大、下腔静脉和奇静脉扩张所造成的以右心为主的心脏扩大,肺血管影显著减少。

(3)超声心动图检查:①二维超声显示瓣叶舒张期呈圆顶形,瓣叶增厚且活动受限,是三尖瓣狭窄的特征性改变;②M型超声检查显示瓣叶增厚,前叶EF斜率减慢,舒张期与膈瓣呈现矛盾运动;③多普勒超声可估测跨瓣压力阶差。

(4)心导管检查:右心房平均压升高,吸气时右心房和右心室舒张期压力梯度增大，注射阿托品提高心率后变化更明显。

（五）诊断及鉴别诊断

（1）诊断：根据具有典型听诊表现和体循环静脉瘀血而不伴肺瘀血，可以诊断为三尖瓣狭窄。风心病二尖瓣狭窄者，如剑突处或胸骨左下缘有随吸气增强的舒张期隆隆样杂音，无明显右心室扩大和肺瘀血，提示同时存在三尖瓣狭窄。房间隔缺损如左至右分流量大，通过三尖瓣的血流增多，可在三尖瓣区听到第三心音后短促的舒张中期隆隆样杂音。以上可经超声心动图确诊。

（2）鉴别诊断：主要与右心房黏液瘤、缩窄性心包炎相鉴别。

（六）治疗

（1）内科治疗：限制钠盐摄入，明显水肿时严格限制饮水量；应用利尿药改善静脉瘀血表现；控制心房颤动的心室率。

（2）外科治疗：跨三尖瓣压差＞5mmHg 或瓣口面积＜$2.0cm^2$ 时，应考虑实施三尖瓣分离术、球囊成形术或瓣膜置换术。因血栓形成率高，瓣膜置换宜选用人工生物瓣。

二、三尖瓣关闭不全

（一）病因及发病机制

三尖瓣关闭不全（tricuspid regurgitation，TR）病因根据三尖瓣结构是否正常分为功能性和器质性两大类。

（1）功能性三尖瓣关闭不全：常见。是发生在正常的瓣膜上，由于右室收缩压和（或）舒张压的升高、右心室扩大和三尖瓣环扩张而导致瓣膜关闭不全。多继发于各种心脏和肺血管疾病，如原发性肺动脉高压、二尖瓣病变、扩张性心肌病、VVI 起搏器术后等导致有心室或二尖瓣环扩张。

（2）器质性三尖瓣关闭不全：较少见，病因包括风湿性心瓣膜病、感染性心内膜炎、先天性畸形、类风湿关节炎等（表 6-10）。这些疾病通过损伤瓣膜或使瓣环直径扩大等机制引起三尖瓣关闭不全（表 6-11）。

表 6-10 三尖瓣关闭不全的病因

功能性(常继发左心系统疾病)
风湿性心瓣膜病
感染性心内膜炎
先天性(如三尖瓣脱垂,三尖瓣下移畸形等)
类癌综合征
系统性红斑狼疮
起搏器置入
心脏创伤
原位心脏移植
心内膜心肌纤维化
抗磷脂抗体综合征
放射性治疗
食欲抑制药等药物

表 6-11 不同病因引起的三尖瓣关闭不全机制

病因	瓣叶	瓣环	瓣膜嵌入部位
三尖瓣脱垂	膨大	扩大	正常
Ebstein 畸形	膨大	扩大	不正常
肺动脉/右室收缩压升高	正常	扩大	正常
乳头肌功能不全	正常	正常	正常
类癌综合征	挛缩	正常	正常
风湿热	挛缩	正常	正常
感染性心内膜炎	挛缩、穿孔	正常	正常

(二)病理和病理生理

严重三尖瓣关闭不全的血流动力学特征为右室容量负荷增加,体循环高压和运动时右室心排血相应增加的能力受限,晚期出现右心室衰竭。

(1)功能性三尖瓣关闭不全:肺动脉收缩压常高于 55mmHg,

当引起功能性三尖瓣关闭不全的病因得到纠正，肺动脉收缩压下降，三尖瓣关闭不全大多会减轻或消失。

(2)器质性三尖瓣关闭不全：肺动脉收缩压不高于 40mmHg，当肺动脉收缩压明显增高时，要考虑同时存在着引起功能性三尖瓣关闭不全的疾病，这些患者的血流动力学异常更加显著。

(三)临床表现

1. 症状

无肺动脉高压存在时，患者耐受性好，临床症状不明显。存在肺动脉高压时，右侧心力衰竭症状明显。部分患者出现颈部明显搏动感，活动时加重。左心瓣膜疾病的晚期，发生继发性三尖瓣关闭不全时，患者右侧心力衰竭症状明显，呼吸困难的症状反而减轻。

2. 体征

(1)血管和心脏：①颈静脉扩张伴明显的收缩期搏动，吸气时增强，反流严重者伴颈静脉收缩期杂音和震颤；②右心室搏动呈高动力冲击感；③重度反流时，胸骨左下缘有第三心音，吸气时增强；④三尖瓣关闭不全的杂音为高调、吹风样和全收缩期，在胸骨左下缘或剑突区最响，右心室显著扩大占据心尖区时，在心尖区最明显，杂音随吸气增强，当右心室衰竭，心搏量不能进一步增加时，此现象消失；⑤严重反流时，通过三尖瓣血流增加，在胸骨左下缘有第三心音后的短促舒张期隆隆样杂音；⑥三尖瓣脱垂有收缩期喀喇音；⑦可见肝收缩期搏动。

(2)体循环淤血体征：见右侧心力衰竭。

(四)辅助检查

(1)心电图检查：一般为非特异性的改变，常见有不完全性右束支阻滞，可见高尖的 P 波，V_1 呈 QR 型，心房颤动和心房扑动常见。

(2)胸部 X 线检查：显示右心房、右心室增大。右心房压升高者，可见奇静脉扩张、胸腔积液及腹水引起的膈肌抬高。透视时可看到右心房收缩期搏动。

(3)超声心动图检查:超声心动图有助于三尖瓣关闭不全的病因诊断、关闭不全的严重程度以及肺动脉压力和右心室功能评估。①二维超声心动图可见右心房、右心室扩大,上下腔静脉增宽及搏动,三尖瓣活动振幅增大,收缩期前后瓣与隔瓣不能完全闭合,室间隔反常运动,瓣环扩大。②彩色多普勒血流显像可见三尖瓣口右心房侧的花色反流束。通过连续多普勒测定可以量化评估三尖瓣的舒张梯度。三尖瓣反流程度分为三级:Ⅰ级:反流束占部分右心房;Ⅱ级:反流束达右心房后壁;Ⅲ级:反流束进入腔静脉。彩色多普勒血流显像在很多正常人也可检测到无临床意义的二尖瓣反流,此时反流信号不是全收缩期,且反流束仅占右心房的小部分。

(4)心导管检查:右心室造影,对比剂明显反流进入右心房,右心房和右心室压力增高,右心房压力心室化,严重反流时会出现 Kussmaul 征(吸气时右心房压力不降低或反而升高)。

(五)诊断及鉴别诊断

(1)诊断:根据典型杂音、左心室与左心房扩大及体静脉瘀血体征容易诊断,必要时行超声心动图检查。

(2)鉴别诊断:主要与二尖瓣关闭不全、室间隔缺损、肥厚型梗阻性心肌病相鉴别。

(六)治疗

(1)内科治疗:无肺动脉高压的三尖瓣关闭不全无须手术治疗。右心衰竭者限制钠盐摄入,用利尿药、洋地黄类药物和血管扩张药,控制心房颤动的心室率。

(2)外科治疗:①继发于二尖瓣或主动脉瓣疾病者,在这些瓣膜的人工瓣膜置换术时,术中探测三尖瓣反流程度,轻者不需手术,中度反流可行瓣环成形术,重者行瓣环成形术或人工瓣膜置换术;②三尖瓣下移畸形、类癌综合征、感染性心内膜炎等需做人工瓣膜置换术。

三、肺动脉瓣狭窄

肺动脉瓣狭窄（pulmonary stenosis，PS）是指肺动脉瓣、瓣上或瓣下有狭窄。

（一）病因

肺动脉瓣狭窄最常见病因为先天性心脏病，单独或与其他畸形合并存在，如法洛四联症等。获得性肺动脉瓣狭窄少见，其常见病因为类癌综合征，其他病因包括风湿性心瓣膜病、心内膜炎，Noonan 综合征等引起瓣膜继发性损害，见表 6-12。

表 6-12　肺动脉瓣狭窄的病因

先天性（独立存在或合并其他畸形）
类癌综合征
法洛四联症等外科手术后
风湿性心瓣膜病
感染性心内膜炎
心脏肿瘤和主动脉窦瘤压迫肺动脉瓣环
Noonan 综合征
Williams 综合征
Rubella 综合征
Asplenia 综合征
Cardiofacial 综合征

（二）病理和病理生理

肺动脉瓣狭窄分为肺动脉瓣、瓣上和瓣下 3 型。瓣膜型表现为瓣叶纤维化，增厚，粘连，瓣口狭窄，收缩期呈圆锥状突入肺动脉干内；瓣下型为右室流出道漏斗部肌肉肥厚造成梗阻；瓣上型为肺动脉主干或主要分支有单发或多发狭窄。

肺动脉瓣狭窄的病理生理改变表现为狭窄的近端和远端存在压力阶差，这对维持通过狭窄部位的血流是必要的。右心室代偿性肥厚维持了这一前向血流。随着右心室不断肥厚，右心室顺应性下降，右心室舒张末压升高，右心房压随之升高，最后失代偿导致右侧心力衰竭。若合并存在卵圆孔未闭、房间隔缺损，右心房压高于左心房压时，导致右向左分流，出现发绀。狭窄非常严重时，前向血流明显减少，患者出现劳力性呼吸困难，甚至晕厥。

（三）临床表现

（1）症状：轻、中度肺动脉瓣狭窄一般无症状；重度狭窄者出现体循环瘀血，右心功能不全的表现，少数患者在活动时出现呼吸困难，胸痛和疲倦，甚至出现晕厥和猝死。合并存在卵圆孔未闭，房间隔缺损的患者有发绀表现。

（2）体征：肺动脉瓣区响亮、粗糙、吹风样收缩期杂音，吸气后更明显；若闻及收缩期喷射性喀喇音，提示肺动脉瓣活动良好，无明显钙化。P_2 减弱，可伴有 S_2 分裂。右心扩大与肺动脉瓣的狭窄程度及持续时间有关，先天性者早期即有右心室肥大，导致心前区隆起伴胸骨旁抬举样搏动。右心衰竭发生后出现体静脉瘀血征。

（四）辅助检查

（1）心电图检查：心电图一般正常。重度肺动脉瓣狭窄表现为右房室肥大、电轴右偏和右束支传导阻滞。

（2）胸部 X 线检查：肺动脉段突出，此为狭窄后扩张所致，肺血管影细小，肺野异常清晰。右心室右心房扩大。

（3）超声心动图检查：二维超声心动图可见肺动脉瓣瓣叶增厚、粘连，可测定其瓣口面积。彩色多普勒血流显示自肺动脉瓣口收缩期花色射流束，射流束在主肺动脉内形成喷泉状，射流主要显示为蓝色或多色斑点的镶嵌图像。

（4）心导管检查：鉴于超声心动图检查对肺动脉瓣狭窄的敏感性和特异性均很高，与心导管检查的结果有很强相关性，绝大多数患者不需要进行心导管检查。对于肺动脉瓣狭窄的青少年和年轻成人患者，如果多普勒峰值射流速率＞3m/s（估计峰值梯度＞36mmHg），并且有球囊扩张的适应证时进行心导管检查评估，证据级别 I C。

（五）诊断及鉴别诊断

（1）诊断：根据肺动脉瓣区典型收缩期杂音、震颤及 P_2 减弱可考虑肺动脉狭窄的诊断。

（2）鉴别诊断：肺动脉瓣狭窄的收缩期杂音注意与瓣膜狭窄、漏斗部狭窄或瓣上狭窄相鉴别。

（六）治疗

先天性肺动脉狭窄主要是经皮肺动脉瓣球囊成形术和心内直视下瓣膜切开术，极少数施行瓣膜置换术。对于肺动脉瓣狭窄的青少年和成年患者，有劳力性呼吸困难、心绞痛、近乎晕厥或晕厥，心导管检查显示右心室-肺动脉峰值压力阶差＞30mmHg，或者无症状但导管检查显示右心室-肺动脉压力阶差＞40mmHg，可实施瓣膜球囊成形术。

四、肺动脉瓣关闭不全

（一）病因

肺动脉瓣关闭不全（pulmonic regurgitation，PR）原发性损害少见，如可发生于感染性心内膜炎、肺动脉瓣狭窄或法洛四联症术后、类癌综合征和风心病。最常见病因为继发于肺动脉高压的肺动脉干根部扩张，引起瓣环扩大，见于风湿性二尖瓣疾病、艾森门格综合征等情况。少见病因包括特发性和 Marfan 综合征的肺动脉扩张（表 6-13）。

表 6-13　肺动脉瓣关闭不全的病因

继发各种原因引起的肺动脉高压
特发性肺动脉扩张和 Marfan 综合征
感染性心内膜炎
先天性（独立存在或合并其他畸形）
类癌综合征

(续 表)

法洛四联症等外科手术后
经皮球囊成形术后
风湿性心瓣膜病
梅毒
心脏创伤

(二)病理和病理生理

绝大多数肺动脉瓣关闭不全反流不严重,对血流动力学影响小,但在少见的病例也可引起右室前负荷增加,右室扩张,出现右心功能不全。

(三)临床表现

1. 症状

孤立存在的肺动脉瓣关闭不全患者临床耐受性好,持续多年无临床症状,直到发生了并发症或合并肺动脉高压时才出现右心功能不全的表现。多数患者因原发病的临床表现突出,掩盖了肺动脉瓣关闭不全的表现。

2. 体征

(1)血管和心脏搏动:胸骨左缘第二肋间扪及肺动脉收缩期搏动,可伴收缩或舒张期震颤。胸骨左下缘扪及右心室高动力性收缩期搏动。

(2)心音:肺动脉高压时,第二心音肺动脉瓣成分增强。右心室心搏量增多,射血时间延长,第二心音呈宽分裂。右心搏量增多使已扩大的肺动脉突然扩张产生收缩期喷射音,在胸骨左缘第二肋间最明显。胸骨左缘第四肋间常有第三和第四心音,吸气时增强。

(3)心脏杂音:继发于肺动脉高压者,在胸骨左缘第2～4肋间有第二心音后立即开始的舒张早期叹气样高调递减型杂音,吸气时增强,称为Graham-Steell杂音。由于肺动脉扩张和右心搏量增加，在胸骨左缘第 2 肋间在喷射音后有收缩期喷射性杂音。

（四）辅助检查

（1）心电图检查：合并肺动脉高压时，心电图检查显示右心室肥大及 ST-T 段改变。

（2）胸部 X 线检查：肺动脉瓣关闭不全伴肺动脉高压时，可见肺动脉段及肺门阴影尤其是右下肺动脉影增大。肺动脉段凸出，右心室增大。

（3）超声心动图检查：二维超声心动图可见右心室扩大，室间隔反常运动，瓣环扩大。彩色多普勒血流显像直接显示右心室流出道内的舒张期反流束，反流束起源于肺动脉瓣环，延伸入右心室流出道，可呈细条状或喷泉状。反流束主要显示为明亮的红色或蓝色斑点、斑块，当反流速度明显增高时，反流束显示为多色镶嵌的图形。

（五）诊断及鉴别诊断

根据肺动脉瓣区典型的舒张期杂音可考虑肺动脉瓣关闭不全的诊断，但需要超声心动图检查进一步明确诊断。

（六）治疗

以治疗导致肺动脉高压的原发性疾病为主，如缓解二尖瓣狭窄；仅在严重的肺动脉瓣反流导致难治性右心衰竭时，方考虑对该瓣膜进行手术治疗。

第7章

心肌病

第一节 扩张型心肌病

扩张型心肌病(dilated cardiomyopathy,DCM)是一类既有遗传又有非遗传原因造成的复合型心肌病,以左心室、右心室或双腔扩大和收缩功能障碍等为基本特征。扩张型心肌病常导致左心室收缩功能降低、进行性心力衰竭、室性和室上性心律失常、血栓栓塞和猝死,是导致心力衰竭的最常见原因之一。

一、病因及分类

(一)特发性扩张型心肌病

病因不明。需要排除有原发病的扩张型心肌病。

(二)家族遗传性扩张型心肌病

有30%~50%扩张型心肌病有基因突变和家族遗传背景,部分原因不明。可能与下列因素有关。

(1)除家族史外,尚无临床或组织病理学标准来对家族性和非家族性的患者进行鉴别。一些散发的病例实际上是基因突变所致,能遗传给后代。

(2)由于疾病表型,与年龄相关的外显率,或没有进行认真全面的家族史调查,易导致一些家族性病例被误诊为散发病例。

(3)在遗传上的高度异质性,即同一家族的不同基因突变可导致相同的临床表型,同一家族的相同基因突变也可能导致不同的临床表型。除了患者的生活方式和环境因素可导致临床表型变异外，修饰基因可能也起到了重要作用。

（三）继发性扩张型心肌病

由其他疾病、免疫或环境等因素引起。常见以下类型。

（1）缺血性心肌病。

（2）感染性或免疫性扩张型心肌病：病毒性心肌炎可演变为扩张型心肌病，约 1/5 的患者在扩张型心肌病发生前患过严重的流感综合征，并在部分患者心肌活检标本中检测到病毒颗粒，同时发现柯萨奇病毒抗体的滴度明显升高。最常见病原体有柯萨奇病毒、流感病毒、腺病毒、巨细胞病毒、人类免疫缺陷病毒等，也有细菌、真菌、立克次体和寄生虫。

（3）中毒性扩张型心肌病：长时间暴露于有毒环境，如酒精性、化学治疗药物、放射性、微量元素缺乏等，可致扩张型心肌病。

（4）围生期心肌病：发生于妊娠最后 1 个月或产后 5 个月内，原因不明。

（5）部分遗传性疾病：见于多种神经肌肉疾病，如 Duchenne 肌肉萎缩症、Backer 征等均可累及心脏而出现扩张型心肌病。

（6）自身免疫性心肌病：系统性红斑狼疮、胶原血管病等可引起扩张型心肌病。

（7）代谢内分泌性和营养性疾病：嗜铬细胞瘤、甲状腺疾病、硒缺乏、淀粉样变性、糖原贮积症等，也可导致扩张型心肌病。

二、发病机制

（一）扩张型心肌病的发生与持续性病毒感染和自身免疫有关

扩张型心肌病的发生与持续性病毒感染和自身免疫反应有关，并且以病毒感染，尤其是柯萨奇 B 病毒引发病毒性心肌炎最终转化为扩张型心肌病关系最为密切。病毒持续感染对心肌组织的持续损害及其诱导免疫介导心肌损伤可能是扩张型心肌病重要致病原因与发病机制，抗心肌抗体，如抗 ANT 抗体、抗 β_1-受体抗体、抗肌球蛋白重链（MHC）抗体和抗胆碱-2（M_2）受体抗体等已被公认为是其免疫学标志物。

(二)扩张型心肌病常呈家族性发病趋势

扩张型心肌病常呈家族性发病趋势。不同的基因产生突变和同一基因突变都可以引起扩张型心肌病并伴随不同的临床表型,表现为单纯扩张型心肌病或合并电生理异常如三度房室传导阻滞(AVB),发病可能与环境因素和病毒感染等因素有关。在扩张型心肌病的家系中,采用候选基因筛查和连锁分析已定位了26个染色体位点与该病相关,并从中成功找出22个致病基因。不伴有和伴有传导障碍和(或)骨骼肌病变的致病基因的位点不同。与扩张型心肌病相关的人类白细胞抗原(HLA)的多态性被认为是扩张型心肌病发生发展的独立危险因素。研究表明,在扩张型心肌病患者中,HLA-B_{27}、HLA-A_2、HLA-DR_4、HLA-DQ_4、HLA-DQW_4、HLA-DQ_8 等表达增多,而 HLA～DRW_6 表达明显降低,反映了特定个体的易感性。

(三)能量代谢障碍

能量代谢障碍是不可忽视的因素,有报道心肌病患者的心肌线粒体DNA缺失和突变,其编译相应的氧化还原酶的结构和功能异常,可引起心肌细胞内钙超载和氧自由基增多而导致线粒体损伤,从而影响氧化磷酸化过程,出现心肌细胞结构异常和功能障碍。

(四)其他可能的因素

(1)交感神经系统的异常可引起扩张型心肌病,通过β受体兴奋收缩偶联的G-蛋白系统信号传输抑制的增强而导致心肌收缩功能的减退。

(2)RAAS在扩张型心肌病的心肌重构中发挥了重要作用。

(3)内分泌异常、化学或毒素作用、心肌能量代谢障碍、冠状动脉微血管痉挛等,可造成心肌细胞坏死、纤维化,也可能是致病因素。

三、病理

扩张型心肌病的发生与发展过程实际上是心肌重构的过程。主要病理改变为心肌细胞减少，间质增生，心内膜增厚及纤维化，心腔扩大并常伴有附壁血栓形成。心肌纤维化使心肌收缩力减弱，LVEF 降低，收缩末容积增大，舒张末压增高，静脉系统淤血。晚期由于肺小动脉病变和反复发生栓塞而出现肺动脉高压，使右心衰竭更为严重。心肌纤维化病变累及传导系统及心肌重构引起的离子通道异常，常发生多种类型的心律失常，表现为房性和(或)室性心律失常与传导系统异常同时存在。

心脏解剖和显微结构发生明显的改变。心脏重量增加，外观上心肌呈灰白色而松弛。心房、心室均有扩大，左心室、右心室扩大明显，有时以一侧心室扩大为主，其中以左心室为主的扩大多见。心肌显微镜检查缺乏特异性，可见到心肌纤维肥大，细胞核固缩、变性或消失，细胞质内有空泡形成。纤维组织增多，主要表现为间质胶原纤维增多，或局灶性心肌纤维被纤维组织替代。电镜下，心肌细胞线粒体数目增多，线粒体脊部分或全部消失，肌浆网状结构扩张和糖原增多。

四、临床分期

临床分期有助于针对扩张型心肌病的病因和病理生理状态进行治疗，将扩张型心肌病分为3期(表7-1)。

(1)早期：仅仅是心脏结构的改变，超声心动图显示心脏扩大，收缩功能下降，但无心力衰竭的临床表现。

(2)中期：超声心动图显示心脏扩大，LVEF 降低并有心力衰竭的临床表现。

(3)晚期：超声心动图显示心脏扩大，LVEF 明显降低并有顽固性终末期心力衰竭的临床表现。

表 7-1　扩张型心肌病的临床分期

临床分期	NYHA 分级	临床表现	LVEDd(mm)	LVEF
早期(无心力衰竭期)	Ⅰ	无心力衰竭表现	50～60	40%～60%
中期(心力衰竭期)	Ⅱ至Ⅲ	极度疲乏、劳力性呼吸困难、心慌	60～70	30%～40%
晚期(心力衰竭晚期)	Ⅳ	呼吸困难、水肿、肝大、腹水	≥70	<30%

五、临床表现

本病起病缓慢,可在任何年龄发病,但以 30～50 岁为多见,家族遗传性扩张型心肌病发病年龄更早。有些患者在历时数月甚至数年一直没有症状,但却有左室扩张,在以后发生症状或查体时证实心脏增大,临床上才得以确认扩张型心肌病。

(一)症状

劳累后心慌、气短、乏力、咳嗽、胸闷、心悸等症状,进一步发展为夜间阵发性呼吸困难。出现心力衰竭时,水肿从下肢向上发展,可有各类的心律失常,甚至严重复杂性心律失常,可以是致死原因。由于心腔内血栓形成,一旦脱落,可发生周围器官的栓塞。如有心房纤颤,更易发生。

(二)体征

Brandenburg 将扩张型心肌病的病程分为以下三个阶段。

(1)无症状期:体检常正常,X 线检查心脏可轻度增大,心电图有非特异性改变,超声心动图测量左心室舒张末期内径为 5.0～6.5cm,射血分数为 40%～50%。

(2)有症状期:体检有舒张早期奔马律,超声心动图测量左室舒张末期内径为 6.5～7.5cm,射血分数为 20%～40%。

(3)病情晚期:常有肝大、水肿、腹水等充血性心力衰竭的表现。病程长短不一,有的可相对稳定,反复心力衰竭达数年至十余年;有的心力衰竭进行性加重在短期内死亡。

六、辅助检查

(一)心电图检查

复杂多样而缺乏特异性。①左心室扩大、右心室扩大或左右心室同时扩大,可有左心房扩大、右心房扩大或左右心房同时扩大;②QRS 低电压,ST 段压低或 T 波低平或倒置;③病理性 Q 波见于少数病例,但提示病情较重,病死率明显高于无病理性 Q 波者;④可见多种类型的心律失常,以室性心律失常、心房颤动、AVB 及束支传导阻滞多见。

(二)X 线检查

心脏扩大为突出表现,以左心室扩大为主,伴以右心室扩大,也可有左心房及右心房扩大。心力衰竭时扩大明显,心力衰竭控制后,心脏扩大减轻,心力衰竭再次加重时,心脏再次扩大,呈"手风琴效应"。心脏搏动幅度普遍减弱,病变早期可出现节段性运动异常。主动脉正常,肺动脉轻度扩张,肺瘀血较轻。

(三)超声心动图检查

左心室明显扩大,左心室流出道扩张,室间隔及左心室后壁搏动幅度减弱,二者搏动幅度之和低于 13mm。病变早期可有节段性运动减弱,二尖瓣前后叶搏动幅度减弱。二尖瓣开口小,二尖瓣叶可有轻度增厚。右心室及双心房均可扩大,心力衰竭时二尖瓣可呈类城墙样改变,心力衰竭控制后恢复双峰。

(四)心脏 CT 检查

(1)左心室游离壁、室间隔均变薄,左心腔明显扩张,可使室间隔向右心室突出而出现右心室流出道梗阻(Bernheim 综合征);少数情况下以右心室和右心房扩大为主。

(2)心腔内可见附壁血栓形成。

(3)左心室重量和容量增加。

(4)可显示心包积液、胸腔积液或肺栓塞征象。

(五)心脏 MRI 检查

表现为左心室容积扩大,左心室壁厚度正常或变薄,但均匀一致,左心室重量增加,左心室短轴缩短速率(fraction shortening,FS)降低。心室壁信号强度在 T_1 加权像后可有异常高信号,显示心肌退化、坏死与纤维化。由于定量准确,重复性好,可用于临床治疗效果的评价。

(六)放射性核素显像

放射性核素心肌灌注显影,主要表现有心腔扩大,尤其两侧心室扩大,心肌显影呈弥漫性稀疏,但无局限性缺损区,心室壁搏动幅度减弱,射血分数降低。放射性核素心肌灌注显影不但可用于诊断,也可用于同缺血性心肌病相鉴别。

(七)心导管及造影检查

左心导管检查可发现左心室舒张末期压升高,右心导管检查可见右心房压、右心室压、肺动脉压和肺毛细血管楔嵌压增高。左心室造影可见左心室明显扩大,弥漫性运动减弱,并可测得左心室射血分数明显降低。

(八)心内膜心肌活检

心肌细胞肥大、变性、间质纤维化等,对扩张型心肌病诊断无特异性,但有助于与特异性心肌疾病和急性心肌炎鉴别诊断。用心内膜活检标本进行多聚酶链式反应或原位杂交,有助于感染病因的诊断或进行特异性细胞异常的基因分析。

(九)免疫学检查

(1)检测抗心肌抗体,如抗 ANT 抗体、抗 β_1 受体抗体、抗肌球蛋白重链抗体和抗胆碱-2 受体抗体等,对诊断张型心肌病具有较高的敏感性和特异性。

(2)检测 T 淋巴细胞亚群和细胞因子,如 IL-1、1L-2、IL-6、IFN-γ、TNF-α 等,可了解患者的免疫调节功能。

(3)检测 HLA 表型,能了解患者的免疫基因和遗传易感性。

七、诊断及鉴别诊断

(一)诊断

临床上主要以超声心动图作为诊断依据，X线胸片、心脏放射性核素及CT有助于诊断，磁共振检查对于某些心脏局限性肥厚患者具有临床确诊价值。

1. 扩张型心肌病的诊断标准

(1)临床表现：心脏扩大，心室收缩功能减退伴或不伴有充血性力衰竭和心律失常，可发生栓塞和猝死等并发症。

(2)心脏扩大：X线检查显示心胸比例>0.5，超声心动图检查显示全心扩大，尤以左心扩大显著。常用左心室舒张末内径(LVEDd)>50mm(女性)和>55mm(男性)作为标准。更为科学的是LVEDd>2.7cm/m^2[体表面积(平方米)＝0.0061×身高(cm)＋0.0128×体重(kg)－0.1529]。

(3)心室收缩功能减退：超声心动图检测室壁运动弥散性减弱，左心室射血分数(LVEF)≤45%，或左心室短轴缩短速率(Fs)<25%。

2. 扩张型心肌病的排除标准

冠心病(冠状动脉主干及主要分支狭窄>50%)，心脏瓣膜病，长期饮酒史(WHO规定女性>40g/d，男性>80g/d，饮酒史>5年)，心动过速性心肌病，心包疾病，先天性心脏病，肺心病，神经肌肉疾病，以及其他系统性疾病。

3. 特发性扩张型心肌病的诊断

符合扩张型心肌病的诊断标准，排除任何引起心肌损害的其他证据。有条件的单位除了临床分类诊断外，应尽可能进行病因诊断。

4. 家族遗传性扩张型心肌病的诊断

符合扩张型心肌病的诊断标准，家族性发病是依据在一个家系中包括先证者在内有≥2个的扩张型心肌病患者，或在扩张型心肌病患者的一级亲属中有不明原因的35岁以下猝死者。

(二)鉴别诊断

中青年患者出现心脏扩大、心室收缩功能障碍和多种类型的心律失常,应考虑到扩张型心肌病的可能。诊断时应当与以下疾病鉴别。

(1)缺血性心肌病:若既往无心绞痛或心肌梗死病史,与扩张型心肌病常难以区别,并且扩张型心肌病也可有Q波与心绞痛。以下临床特点可提示缺血性心肌病:①多发于中年以上的患者,有冠心病的危险因素;②常表现为左心功能不全,一般不累及右心室;③具有典型缺血性ST-T段改变,室壁活动呈节段性异常。冠状动脉造影可确诊。

(2)风湿性心脏病:二尖瓣区常闻及舒张期杂音,主动脉瓣区闻及收缩期杂音,一般无三尖瓣区杂音,而心肌病以二尖瓣、三尖瓣收缩期杂音为主,不伴有舒张期杂音。风湿性心脏病的心脏杂音在心力衰竭时减轻,心力衰竭控制后增强,扩张型心肌病与此相反。扩张型心肌病常有左、右心腔同时扩大,而风湿性心脏病常以左心房、左心室或右心室扩大为主,与瓣膜损害部位相关。超声心动图有助于诊断和鉴别诊断。

(3)高血压性心脏病:多发生于老年人,有长期高血压病史,而且血压往往控制不良,常表现为左心室、左心房扩大,较少累及右心室和右心房,临床上不难鉴别。

(4)心包积液:①有引起心包积液原发病的表现;②心界向双侧扩大呈烧瓶样改变,心尖冲动明显减弱或消失,第一心音遥远,可有心脏压塞表现,如颈静脉怒张、血压下降和奇脉,常无心脏杂音和奔马律;③心电图有心包积液的动态序列表现,但无心脏肥大、异常Q波及各种复杂的心律失常;④X线示心脏双侧正常弓弧消失,其外形随体位变化而变化,心脏搏动明显减弱;⑤超声心动图易于鉴别心包积液或心肌病。

(5)左心室致密化不全:为少见的先天性心脏病,有家族发病倾向，临床特征包括左心室扩大、收缩与舒张功能障碍，伴或不伴有右心室受累，受累的心室腔内显示多发异常粗大的肌小梁和交错深陷的隐窝。病理检查发现从心底到心尖部致密化心肌逐渐变薄，心尖最薄处几乎无致密化心肌组织。病理切片发现病变部位心内膜为增厚的纤维组织并有炎症细胞浸润，内层非致密化心肌肌束粗大紊乱，外层致密化心肌肌束及细胞核形态基本正常。扩张型心肌病患者的左心室腔内无丰富的肌小梁和交织成网状的隐窝，超声心动图检查具有重要的鉴别价值。

(6)病毒性心肌炎：①常在上呼吸道感染或腹泻等病毒感染后1～3周发病，急性期表现为心脏轻中度扩大、第一心音减弱、奔马律、心力衰竭；②心电图有严重心律失常和心肌受损改变；③急性期有心肌酶谱升高或肌钙蛋白阳性；④病毒性心肌炎病程<6个月；⑤病毒学检查、抗病毒血清学检查有助于诊断。

(7)全身性疾病伴发心肌病：系统性红斑狼疮、硬皮病、血色病、淀粉样变性、糖原贮积症、神经肌肉疾病等都可继发心肌病，但均具有原发病的相应表现，较易鉴别。

八、治疗

扩张型心肌病治疗的目标是纠正心力衰竭、控制心律失常、防治栓塞并发症和保护心肌的代偿能力。

(一)病因治疗

对于不明原因的扩张型心肌病患者，要积极寻找病因，排除其他任何引起心肌疾病的病因。同时针对病因进行治疗。目前，基因治疗和免疫学治疗尚处于探索和研究阶段。

(二)心力衰竭的治疗

将扩张型心肌病分为3个阶段，即早期阶段、中期阶段、晚期阶段。要针对不同阶段积极进行心力衰竭的药物干预。

1. 早期阶段

扩张型心肌病早期仅仅是心脏结构的改变，超声心动图显示心脏扩大、收缩功能损害，但无心力衰竭的临床表现。此阶段应积极地进行早期药物干预治疗，包括β受体阻滞药、血管紧张素转换酶抑制药(ACEI)，可减少心肌损伤和延缓病变发展。家族性扩张型心肌病由于存在与代谢酶相关的缺陷，可应用心肌能量代谢药，如辅酶 Q_{10}、辅酶 A、ATP、肌苷、环磷腺苷、极化液、1,6-二磷酸果糖、磷酸肌酸、曲美他嗪等。

2. 中期阶段

超声心动图检查显示心脏扩大、LVEF 降低并有心力衰竭的临床表现。应当按照中华医学会心血管病学分会《慢性收缩性心力衰竭治疗建议》进行治疗。

(1)液体潴留的患者应限制盐的摄入并合理使用利尿药。利尿药通常从小剂量开始，如呋塞米每日 20mg 或氢氯噻嗪每日 25mg，并逐渐增加剂量直至尿量增加，体重每日减轻 0.5～1kg。

(2)所有无禁忌证者应积极使用 ACEI，不能耐受者使用血管紧张素受体拮抗药(ARB)，治疗前应注意利尿药已维持在最合适的剂量，ACEI 或 ARB 从很小剂量开始，逐渐递增，直至达到目标剂量。

(3)所有病情稳定、LVEF＜40％的患者应使用β受体阻滞药，目前有证据用于心力衰竭的β受体阻滞药是卡维地洛、美托洛尔和比索洛尔，应在 ACEI 和利尿药的基础上加用β受体阻滞药(无液体潴留、干体重)，需从小剂量开始，患者能耐受则每 2～4 周将剂量加倍，以达到静息心率不小于 55 次为目标剂量或最大耐受量。

(4)在有中、重度心力衰竭表现又无肾功能严重受损的患者可使用螺内酯、地高辛。

(5)有心律失常导致心脏性猝死发生风险的患者可针对性选择抗心律失常药物治疗(如胺碘酮等)。

3. 晚期阶段

扩张型心肌病晚期的超声心动图显示心脏扩大、LVEF 明显降低并有顽固性终末期心力衰竭的临床表现。此阶段在上述利尿药、ACEI/ARB、地高辛等药物治疗基础上，可考虑短期应用cAMP正性肌力药物3～5天，推荐剂量为多巴酚丁胺2～5μg/(kg·min)，磷酸二酯酶抑制药米力农50μg负荷量，继以0.375～0.750μg/(kg·min)。药物不能改善症状者建议考虑心脏移植等非药物治疗方案。

(三)改善心肌代谢

家族性扩张型心肌病由于存在与代谢相关酶缺陷，可应用能量代谢药改善心肌代谢紊乱。辅酶Q_{10}参与氧化磷酸化及能量的生成过程，并有抗氧自由基及膜稳定的作用，临床用法为辅酶Q_{10}片10mg，每日3次。曲美他嗪通过抑制游离脂肪酸β氧化，促进葡萄糖氧化，利用有限的氧，产生更多ATP，优化缺血心肌能量代谢作用，有助于心肌功能的改善，可以试用于缺血性心肌病，曲美他嗪片20mg，口服，每日3次。

(四)心脏再同步化治疗

大约1/3LVEF降低和NYHA心功能Ⅲ至Ⅳ级的心力衰竭DCM患者QRS增宽＞120毫秒，提示心室收缩不同步。心室收缩不同步可以导致心力衰竭病死率增加，而通过双腔起搏器同步刺激左、右心室即CRT，能纠正不同步收缩、改善心脏功能和血流动力学而不增加氧耗，并使衰竭心脏产生适应性生化改变，改善严重心力衰竭患者的症状、提高6分钟步行能力和显著提高DCM患者的生活质量。LVEF＜35％、NYHA心功能Ⅲ～Ⅳ级、QRS间期＞120毫秒伴右室内传导阻滞的严重心力衰竭患者是CRT治疗的适应证。

(五)外科治疗

1. 左心室辅助装置

经积极药物治疗仍不能改善症状的患者，考虑左心室辅助装置。适用于等待心脏移植，或预期药物治疗1年病死率＞50％的患者。

2. 左心室减容成形术

通过切除部分扩大的左心室，同时置换二尖瓣，减少左心室舒张末容积与瓣膜反流，以改善心功能，是难治性心力衰竭可考虑选择的治疗方法。

3. 心脏移植术

供体缺乏、排异反应是面临的主要问题，国内开展心脏移植较少。

(1)绝对适应证：①心力衰竭引起的严重血流动力学障碍，包括难治性心源性休克、明确依赖静脉正性肌力药物维持器官灌注、峰耗氧量在 10ml/(kg·min)达到无氧代谢；②所有治疗无效的反复发作的室性心律失常。

(2)相对适应证：①峰耗氧量＜11～14ml/(kg·min)(或预测值的 55%)及大部分日常活动受限；②反复发作症状又不适合其他治疗；③反复体液平衡/肾功能失代偿，而不是由于患者对药物治疗依从性差。

(3)未证实的适应证：①LVEF 低；②有心功能Ⅲ级或Ⅳ级的心力衰竭病史；③峰耗氧量＞15ml/(kg·min)(大于预测值的 55%)而无其他指征。

(六)栓塞与猝死的预防

1. 栓塞的预防

扩张型心肌病患者的扩大心腔内形成附壁血栓很常见，栓塞是本病的常见并发症，对于有心房颤动或深静脉血栓形成等发生栓塞性疾病风险且没有禁忌证的患者应口服阿司匹林 75～100mg/d，预防附壁血栓形成。对于已经有附壁血栓形成和发生血栓栓塞的患者必须长期抗凝治疗，口服华法林，调节剂量使国际化标准比值(INR)保持在 2.0～2.5。

2. 猝死的预防

扩张型心肌病的常见症状是室性心律失常和猝死，预防猝死主要是控制诱发室性心律失常的可逆性因素，具体措施有：①纠正心力衰竭，降低心室壁张力；②纠正低钾、低镁等血电解质紊乱；③改善神经激素功能失调，选用ACEI和β受体阻滞药；④避免药物因素，如洋地黄、利尿药的不良反应；⑤胺碘酮(200mg/d)可有效控制心律失常，对预防猝死有一定作用。少数DCM患者心率过于缓慢，有必要置入永久性起搏器。当患者有严重的心律失常，危及生命，药物治疗不能控制，LVEF<30%，伴有轻至中度心力衰竭症状，预期临床状态预后良好时，建议置入心脏电复律除颤器ICD，预防猝死的发生。

第二节 肥厚型心肌病

肥厚型心肌病(hypertrophic cardiomyopathy，HCM)是以心肌非对称性肥厚、心室腔变小为特征，以左心室血液充盈受阻、舒张期顺应性下降为基本病变的心肌疾病。肥厚型心肌病是各年龄段重要的死亡和致残原因，且年轻人的突然和意外死亡是该病自然病史中最灾难性的部分。由于肥厚型心肌病在临床表现、病史、预后方面存在明显的异质性，使肥厚型心肌病成为一个难题。

一、病因

本病呈家族性，亦可散发性发病，为常染色体显性遗传最为常见。目前病因已明确，与基因突变有关。至少已发现15个突变基因，超过1400个位点突变与肥厚型心肌病的临床表型相关。编码多位于心肌肌原纤维蛋白。与肌节有关的基因突变包括β肌球蛋白重链、cTnT、α原肌凝蛋白、肌球蛋白结合蛋白-C、必需性肌球蛋白轻链、调节性肌球蛋白轻链和肌球蛋白I等。一个基因位点发生突变即可致病，然而约5%的肥厚型心肌病患者有≥2个位点突变。我国汉族人中至少有6个基因变异与肥厚型心肌病发病有关。

二、发病机制

基因突变如何导致 HCM 的机制目前尚不清楚。目前有两种学说,即毒肽学说和无效等位基因学说。①毒肽学说:认为突变的肌节蛋白导致肌小节结构、功能异常及生化缺陷,使心肌难以承受正常的负荷,从而启动代偿机制增加或上调相关细胞因子与激素分泌,如胰岛素样生长因子(IGF-1)、转移生长因子(TGF-β)、内皮素-1(ET-1)、血管紧张素Ⅱ(AngⅡ)、儿茶酚胺等,同时激活原癌基因,由此引起心肌肥厚,并引起心肌细胞排列紊乱、间质纤维化等。②无效等位基因学说:认为突变基因不能表达,或者即使表达,其蛋白质结构也不稳定,造成肌节蛋白的有效数量不足,代偿性引起心肌肥厚。

基因突变导致肥厚型心肌病的机制可能与以下方面有关:①因肥厚型心肌病易伴发神经嵴组织疾病、甲状腺功能亢进症、胰岛素分泌过多与高血压,应用β受体阻滞药有效,其发病可能与儿茶酚胺与交感神经异常有关;②胎儿期室间隔不成比例地增厚与心肌纤维排列不齐,在出生后未正常退缩,引发室间隔肥厚;③房室传导加速导致室间隔与左心室游离壁不同步的激动和收缩,促进室间隔肥厚的形成;④原发性胶原异常引起心脏纤维支架异常,使心肌纤维排列紊乱,可导致心肌肥厚;⑤心肌蛋白合成异常,促进心肌细胞的肥大;⑥小冠状动脉异常,引起心肌缺血、纤维化和代偿性心肌肥厚;⑦室间隔在短轴向左凸,在心尖长轴也向左凸(正常时均向左凹),造成不等长收缩,引起心肌纤维排列紊乱和局部肥厚。对于无家族性或遗传性证据的散发性病例,其发病机制目前尚不清楚。

三、病理和病理生理

(一)病理解剖变化

显微镜下肥厚心肌的细胞肥大,细胞核畸形,线粒体增多,细胞内糖原含量增多，排列明显紊乱，细胞间质纤维增生。心脏形态上表现为心脏体积增大，重量增加，并且以左心室肥厚多见，心腔不扩张，容量正常或减少，常伴有二尖瓣叶增厚。绝大多数心肌肥厚为非对称性，其中以室间隔肥厚最为常见，极少数为向心性肥厚。室间隔肥厚部位向左心腔内突出，根据收缩期是否引起左心室流出道梗阻，临床上区分为梗阻性和非梗阻性。

(二)病理生理变化

(1)左心室流出道梗阻：由于室间隔明显增厚和心肌细胞内高钙，使心肌对儿茶酚胺反应性增强，引起心室肌高动力性收缩，左心室流出道血流加速，导致该处产生负压效应，吸引二尖瓣前叶明显前移，靠近室间隔，从而造成左心室流出道进一步狭窄与二尖瓣关闭不全，并使心室腔和左心室流出道之间出现压力阶差，在收缩中、后期更为明显。压力阶差可引起反复性室壁张力增高和心肌需氧量增加，促使心肌缺血坏死和纤维化，从而形成恶性循环，引起心力衰竭。左心室流出道梗阻随左心室负荷状态或心肌收缩力的改变而呈动态变化，运动、Valsalva 动作和某些药物(如强心剂、扩血管药物、异丙肾上腺素等)可使流出道梗阻加重。

(2)左心室舒张与收缩功能障碍：由于主动脉舒张压降低，左心室舒张末压增高，冠状动脉充盈将随之降低，心室壁内血液减少；而收缩期负荷增加使舒张充盈时间推迟，室腔变窄使左室充盈负荷减低，心肌纤维蛋白异常增生使心肌去收缩性能下降，心肌间质纤维增多和肌纤维排列紊乱使室壁僵硬度增加，从而降低心室舒张速度，影响心室舒张功能。

四、临床表现

(一)症状

大多数肥厚型心肌病患者无明显症状或只有轻微的症状，而往往是在筛选肥厚型心肌病患者的亲属时才被发现，30～40 岁的成年人最多见。症状的有无决定于左室流出道有无压力阶差及程度。心室顺应性好，左室流出道前后之压力阶差和血流动力学改变不明显，则无明显临床症状。重症可表现为以下临床症状。

(1)呼吸困难：90%以上有症状的肥厚型心肌病患者出现劳力性呼吸困难，阵发性和夜间发作性呼吸困难较少。

(2)胸痛：约1/3的肥厚型心肌病患者发生，多在劳累后，似心绞痛，但不典型，可持续较长时间，进食也可诱发，与心肌需氧增多而供血相对不足有关。

(3)头晕或晕厥：多在活动时发生，约20%的患者主诉黑矇或瞬间头晕，有15%～25%的肥厚型心肌病患者至少发生过一次晕厥。

(4)心律失常：易发生多种形态的室上性心律失常、窦性心动过速、心室颤动甚或心源性猝死，心房颤动、心房扑动等房性心律失常也较常见。

(5)猝死：是青少年和运动员猝死主要原因。恶性心律失常、室壁过度增厚、左心室流出道压力阶差＞50mmHg是猝死的主要危险因素。

(二)体征

1. 典型梗阻型患者

(1)心脏扩大：心尖冲动向左下移位，心浊音界向左下扩大，心尖有抬举样搏动。

(2)心脏杂音：胸骨左缘下端闻及收缩中晚期喷射性杂音，向心尖而不向心底放射，可伴有收缩期震颤。凡增强心肌收缩力和减轻心脏负荷的措施，如给予洋地黄类、异丙肾上腺素、硝酸酯类、Valsalva动作、体力活动后或期前收缩后，均使杂音增强。相反，减弱心肌收缩力或增加心脏负荷的措施，如给予血管收缩药、β受体阻滞药、下蹲、紧握双拳时，均可使杂音减弱。约半数患者闻及二尖瓣关闭不全的杂音。

(3)S_2呈逆分裂：由于左心室射血受阻、主动脉瓣延迟关闭所致。

2. 非梗阻型患者

因无室内压差，故在胸骨左缘及心尖部无收缩期杂音。心尖区可闻及轻度舒张中期杂音，为左室充盈受阻所致。

五、辅助检查

(一)心电图检查

最常见的是左心室肥厚和继发性ST-T(V_4、V_5导联)改变，室间隔肥厚者V_1、V_2导联R波增高，R/S比值增大。胸前导联广泛、巨大、倒置T波，以V_3、V_4导联为最突出者应高度怀疑心尖肥厚型心肌病。20%～50%的患者有深而窄的病理性Q波，出现于Ⅱ、Ⅲ、aVF、aVL、V_4、V_5导联为本病的另一个特征。约50%以上病例有心律失常，房性和室性期前收缩最常见，可发展为阵发性心动过速、心房颤动、心室颤动。其次可有左束支和右束支传导阻滞、左前分支传导阻滞、预激综合征。

(二)超声心动图检查

(1)典型肥厚型梗阻性心肌病：①室间隔明显肥厚≥1.5cm，室间隔厚度/左室游离壁厚度为1.3～1.5；②二尖瓣前叶收缩期前移贴近室间隔；③左心室腔缩小，流出道狭窄；④左心室舒张功能障碍，包括顺应性减低，快速充盈时间延长，等容舒张时间延长。运用多普勒法可了解杂音的起源和计算梗阻前后压力差。

(2)肥厚型非梗阻性心肌病：室间隔明显增厚，与左室壁比值<1.3:1。也可有前侧游离壁增厚。

(3)心尖肥厚型心肌病：心尖肥厚型心肌病是本病的亚型，约占肥厚型心肌病的25%。左心室舒张末呈“黑桃”样改变，心尖部肥厚>12mm。

(三)X线检查

心脏大小正常或增大，心脏大小与心脏及左心室流出道之间的压力阶差呈正比，压力阶差越大，心脏越大。心脏以左心室肥厚为主，主动脉不增宽，肺动脉段多无明显突出，肺瘀血大多较轻，常见二尖瓣钙化。

(四)磁共振检查

磁共振检查可发现局限性心肌肥厚部位和肥厚的程度，特别是心尖肥厚型心肌病。心腔变小，舒张期肥厚的室间隔厚度>14mm，室间隔厚度与左心室后壁厚度之比≥1.3，此为室间隔非对称肥厚型心肌病的特征表现。

(五)心导管检查

左心导管检查可见左心室舒张末压增高，梗阻性心肌病在左心室流出道的压力阶差常>20mmHg。在异位期前收缩后记录主动脉压，若主动脉内压较窦性搏动时降低，此为梗阻性心肌病的特征表现。而主动脉瓣狭窄患者在期前收缩后心搏增强，心室内压升高，由于没有左心室流出道梗阻存在，主动脉压与左心室内压成正比升高。做 Valsalva 动作，或含化硝酸酯类制剂，或静脉滴注异丙肾上腺素，均可增大左心室与主动脉间的压力阶差。

(六)心内膜心肌活检

通过活检钳取肥厚部位的心内膜心肌组织，光镜检查可见心肌细胞畸形肥大、排列紊乱。

(七)放射性核素检查

无创且较为精确的诊断方法。影像特点为左心室腔变小、变形，放射性浓度降低，围绕左心血池呈圆弧状放射性空白区，同时可见室间隔对称性肥厚、SMA、流出道狭窄等相应影像学异常。少数患者随病程进展而出现 LVEF 明显下降，此时仅见心室不对称性肥厚，以室间隔肥厚最为明显。

六、诊断及鉴别诊断

(一)诊断

肥厚型心肌病诊断主要依靠超声心动图检查，左心室流出道压力阶差有利于评估是否存在梗阻及其猝死高危因素评估。

1.《国内心肌病诊治指南》关于肥厚型心肌病的诊断

（1）主要标准：①超声心动图左心室壁或（和）室间隔厚度超过 15mm；②组织多普勒、磁共振发现心尖、近心尖室间隔部位肥厚，心肌致密或间质排列紊乱。

（2）次要标准：①35 岁以内患者，12 导联心电图Ⅰ、aVL、V_4、V_5、V_6 导联 ST 段下移，深且对称性倒置 T 波；②二维超声室间隔和左心室壁厚 11～14mm；③筛查发现已知基因突变，或新的突变位点，与 HCM 连锁。

（3）排除标准：①原发性高血压、风湿性心脏病二尖瓣病、先天性心脏病（房间隔或室间隔缺损）及代谢性疾病伴发心肌肥厚；②运动员心脏肥厚。

（4）临床确诊标准：符合以下任何 1 项者：①1 项主要标准＋排除标准；②1 项主要标准＋次要标准第 3 项（阳性基因突变）；③1 项主要标准＋排除标准第 2 项（运动员心脏肥厚）；④次要标准第 2 项和第 3 项；⑤次要标准第 1 项和第 3 项。

2. 家族性肥厚型心肌病的诊断及随访

（1）家族性肥厚型心肌病（familial hypertrophic cardiomyopathy，FHCM）的诊断标准：①依据临床表现、超声诊断的 HCM 患者，除本人（先证者）以外，三代直系亲属中有 1 人以上被确定为 HCM 或 HCM 致猝死患者；②HCM 患者家族中，1 个以上的成员发现同一基因、同一位点突变，室间隔或左心室壁超过 13mm（青少年成员 11～14mm）；③HCM 患者及其三代亲属中有与先证者相同的突变基因突变位点，伴或不伴心电图、超声心动图异常者。符合 3 条中任何一条均可以诊断为 FHCM，该家族为 FHCM 家系。

（2）家族筛查：临床诊断为家族性 HCM 后要对其遗传背景和基因进行筛查，随访无临床表现的基因突变携带者，及时确定临床表型。

（3）随访：对于 HCM 基因型阳性但临床表型阴性的个体，应根据患者的年龄和临床状态的变化，儿童和青少年每12～18个月、成年人每5年1次心电图、超声心动图检查和临床评估。

3. 心尖肥厚型心肌病(apical hypertrophic cardiomyopathy, AHCM)的诊断

心电图检查Ⅰ、aVL、V_4、V_5、V_6导联深大、对称、倒置T波是AHCM重要的诊断线索，如二维超声、多普勒超声、MRI等检查显示心尖肥厚征象，排除了继发性心肌肥厚，即可诊断AHCM。在心电图上，巨大负向T波≥1mV为AHCM典型特征。在超声心动图上，通常将舒张期左心室心尖部室壁厚度≥15mm，且心尖部室壁最大厚度∶左心室后壁厚度≥1.5∶1作为诊断标准。需要注意的是，M型超声和二维超声因对心尖部位的图像或声窗欠佳，难以显示心内膜边界及心尖部心肌，对AHCM的诊断有一定的局限性，无症状者易误诊。然而，心脏MRI检查是目前诊断AHCM敏感、可靠、无创的技术，优于超声心动图。对疑有AHCM而超声心动图不能确诊时，应考虑MRI检查或心脏声学造影检查。

4. 肥厚型梗阻性心肌病(hypertrophic obstructive cardiomyopathy, HOCM)的诊断

具有HOCM的诊断依据，左心室流出道压力阶差在静息时＞30mmHg为显性梗阻，静息时正常而运动负荷＞30mmHg时为隐匿性梗阻。无论是显性梗阻还是隐匿性梗阻，患者均可有呼吸困难、胸痛，并常出现严重心律失常，是晕厥和猝死的高危人群。

5. HCM猝死高危因素评估

(1)超声心动图检查HOCM患者时，必须测定左室流出道与主动脉压力阶差，这有利于判断HCM是否伴梗阻：安静时压力阶差＞50mmHg为梗阻型HOCM。隐匿型梗阻负荷运动压差＞50mmHg，无梗阻型安静或负荷时压力阶差＜30mmHg。

(2)识别和评估高危HOCM患者时，判断高危患者的主要依

据是：①主要危险因素：心搏骤停（室颤）存活者；自发性持续性室性心动过速；未成年猝死的家族史；晕厥史；运动后血压反应异常，收缩压不升高或反而降低，运动前至最大运动量负荷点血压峰值差<20mmHg；左室壁或室间隔厚度≥30mm；流出道压力阶差>50mmHg。②次要危险因素：非持续性室性心动过速，心房颤动；检测出 FHCM 恶性基因型，MYHT、TNNT2、TNNT3 的某些突变位点。

（二）鉴别诊断

1. 肥厚型梗阻性心肌病与冠心病的鉴别

肥厚型梗阻性心肌病可出现心绞痛、异常 Q 波、ST-T 段缺血样改变，临床症状与心电图表现类似于冠心病心绞痛和心肌梗死，因治疗措施迥然不同而需要认真鉴别。两者的鉴别要点见表 7-2。

表 7-2　肥厚型梗阻性心肌病与冠心病的鉴别要点

	HOCM	冠心病
年龄	中青年多见	中老年人多见
家族史	常有	无
冠心病危险因素	无	有
心脏杂音	常有胸骨左缘或近心尖区杂音	常无胸骨左缘或近心尖区杂音
心绞痛缓解	含服硝酸甘油心绞痛不减轻，甚至加重	含服硝酸甘油心绞痛减轻或消失
心电图检查	无ST-T 段动态演变，异常 Q 波较窄，导联分布离散，且 T 波多直立	AMI 时 ST-T 呈动态演变，异常 Q 波导联为相邻导联出现，且 Q 波≥0.04 秒
心肌损伤标志物	多无异常	AMI 时明显异常并呈动态变化

2. 肥厚型心肌病与高血压性左心室肥厚的鉴别

HCM和高血压性左心室肥厚(LVH)均可出现对称性肥厚和非对称性肥厚,因此无论对称性肥厚还是非对称性肥厚,均不能作为鉴别诊断的主要依据。两者的鉴别要点见表7-3。

表7-3 肥厚型心肌病与高血压性左心室肥厚的鉴别要点

	HCM	LVH
年龄	中青年多见	多见于中老年人
高血压史	常无高血压病史	有明确的高血压病史
家族史	有HCM家族史及家族成员猝死史	无HCM家族史及家族成员猝死史
肥厚类型	多为非对称性左心室肥厚	多为左心室对称性肥厚
左心室腔	左心室腔缩小,呈新月形	左心室腔正常或轻度缩小
流出道梗阻	多见	很少见
SAM	多见	很少见
左心室收缩功能	常为高动力性	正常或偏高
左心室舒张功能	显著减退	轻度减退

3. 肥厚型梗阻性心肌病与主动脉瓣狭窄的鉴别

HOCM与主动脉狭窄均有主动脉瓣区杂音,心电图均有左心室肥厚和ST-T的改变,X线胸片也有类似表现,但治疗措施不同,应予以鉴别。两者鉴别要点见表7-4。

表7-4 肥厚型梗阻性心肌病与主动脉瓣狭窄的鉴别要点

	HOCM	主动脉瓣狭窄
病变部位	位于主动脉瓣瓣下	位于主动脉瓣
家族史	常有家族史	无家族史
心尖冲动	常有双重心尖冲动	少有双重心尖冲动

（续　表）

	HOCM	主动脉瓣狭窄
心音	常有收缩期奔马律，S_2 逆分裂常见，罕有收缩期喷射音	少有收缩期奔马律，S_2 逆分裂少见，瓣膜钙化且严重狭窄时常有收缩期喷射音
收缩期震颤	少有收缩期震颤	常有收缩期震颤
心脏杂音	杂音最响处较低，在胸骨左缘第 3～4 肋间或心尖部，不向颈部传导，心尖部常有二尖瓣关闭不全的收缩期杂音，罕有主动脉瓣关闭不全的杂音	杂音在胸骨右缘和胸骨左缘第 2～3 肋间最响，向颈部传导，杂音开始早且持续时间长，常有主动脉瓣关闭不全的杂音
颈动脉波	上升快，下降也快，重搏波切迹呈尖顶圆锥形，颈动脉 a 波显著	收缩期主波延迟出现，有震颤波，有时呈高平原形，下降缓慢，波形细小，少有显著的颈动脉 a 波
期前收缩对脉搏与杂音的影响	患者室性期前收缩后第一脉搏变弱，心脏杂音也减弱	室性期前收缩后第一脉搏变强，心脏杂音相应变响
影响心脏容量负荷因素	在立位、Valsalva 动作用力期使回心血量减少，杂音变响，而突然蹲踞、Valsalva 动作松弛期、平卧抬高双腿使回心血量增多，杂音变轻	相反
心电图检查	常见异常 Q 波，可伴预激综合征	无异常 Q 波
超声心动图检查	多为非对称性肥厚，可有 SAM	多为对称性，无 SAM

（续 表）

	HOCM	主动脉瓣狭窄
胸部X线检查	多无主动脉扩张和瓣膜钙化	常有主动脉扩张和钙化
心导管检查	左心室流出道存在显著的压力阶差	无明显压力阶差

七、治疗

（一）无症状肥厚型心肌病的处理

对无症状的HCM患者是否用药存在分歧，部分学者主张无症状不用药。HCM病程呈现典型的心室重构进程，为了延缓和逆转重构，建议服用β受体阻滞药或非二氢吡啶类钙拮抗药，小到中等剂量。

（1）β受体阻滞药：普萘洛尔10～20mg，3次/日，需逐步增量，直到最大使用剂量。普萘洛尔可以减慢心率，降低心肌收缩力，减轻运动时左心室流出道压力阶差。

（2）钙离子通道拮抗药：地尔硫䓬30～90mg/d，维拉帕米240～480mg/d，能降低运动和安静时左心室流出道压力阶差和左心室顺应性。应观察血压，防止低血压的发生。

（二）症状性肥厚型心肌病的药物治疗

HCM药物治疗的主要原则为延缓心肌肥厚、缓解临床症状和抗心律失常。适用于不伴有流出道明显梗阻和压力阶差的患者，以β受体阻滞药、钙离子通道拮抗药和丙吡胺等药物为主。

1．有症状HCM的药物治疗

（1）β受体阻滞药：β受体阻滞药可明显改善HCM患者的心绞痛、胸闷等症状。可选用普萘洛尔、美托洛尔、阿替洛尔、比索洛尔。成年HCM患者无论是否存在左心室流出道梗阻，均应首选β受体阻滞药，且从小剂量开始，逐渐加大剂量，直至达到有效改善症状或将剂量增加至静息心率至60～65/min(推荐类型Ⅰ,证据水平B),但有严重窦性心动过缓或严重AVB的患者应慎用。

(2)非二氢吡啶类钙离子通道拮抗药:既有负性肌力作用又能改善心肌的顺应性,对减轻流出道梗阻和改善舒张功能均有利。常用维拉帕米240～480mg/d,分3～4次口服,可有效缓解症状。适用于β受体阻滞药疗效不佳或有哮喘的患者,但对压力梯度高、严重心力衰竭或窦性心动过缓患者应慎用(推荐类型Ⅰ,证据水平B)。

(3)丙吡胺:通常能有效缓解β受体阻滞药或非二氢吡啶类钙离子通道拮抗药无效的HOCM的症状,如心绞痛和呼吸困难(推荐类型Ⅱa,证据水平B)。对已出现呼吸困难、运动受限患者,建议应用丙吡胺100～150mg,4次/日。治疗流出道梗阻的效果优于β受体阻滞药和维拉帕米,但在改善舒张功能方面弱于维拉帕米。

(4)胺碘酮:对有症状又有室上性心动过速的患者建议选用胺碘酮。因胺碘酮联用丙吡胺容易导致心律失常的发生,应尽量避免。

(5)ACEI:不推荐常规应用ACEI,仅在出现心功能不全、心脏扩大时适当使用。

(6)其他:HCM患者出现严重呼吸困难、心绞痛、近乎晕厥和晕厥,表示左心室流出道出现明显梗阻,通常由前负荷下降、β受体阻滞药与维拉帕米减量或停药等引起。禁用硝酸酯类、利尿药和其他血管扩张药,避免降低前、后负荷以加重左心室流出道梗阻。

2. 相关并发症的药物治疗

(1)HOCM较易发生心房颤动,并可触发致命性心律失常,亦可形成左心房血栓,是导致脑卒中的主要原因。治疗应当针对不同的临床情况,分别采取节律控制或心室率控制措施,同时合理进行抗凝治疗。

(2)HOCM 出现充血性心力衰竭症状时，小剂量利尿药可减轻肺瘀血症状，同时进行标准化的抗心力衰竭治疗。

(3)HOCM 出现心律失常时，视心律失常的类型和程度选用抗心律失常药物，房性快速心律失常通常选用非二氢吡啶类钙离子通道拮抗药(如维拉帕米)；频发室性期前收缩、短阵室性心动过速等可选用β受体阻滞药和胺碘酮；持续性室性心动过速、心搏骤停复苏后应当置入 ICD 预防。

(三)药物难治性 HCM

药物难治性 HCM 是指用药物治疗后不能改善症状，并出现心搏骤停、持续性室性心动过速、左心室流出道压力阶差>30mmHg、心室壁厚度>30mm 等临床情况。药物难治性 HCM 患者属于高危人群，其中多数发生心源性猝死、心力衰竭及脑卒中等。

(1)外科手术：通过切除肥厚心肌，解除机械梗阻，修复二尖瓣反流，能有效降低流出道的压力阶差，明显缓解心力衰竭症状，延长患者寿命，是 HCM 治疗的标准方案。但手术难度大，病死率高。外科室间隔切除术适用于室间隔肥厚静息或运动激发左心室流出道压力阶差≥50mmHg，青少年≥75～100mmHg，有明显心力衰竭(NYHA 心功能≥Ⅲ级)或晕厥、近乎晕厥的患者，并作为此类患者的首要选择(推荐类型Ⅱa，证据水平 B)。

(2)乙醇消融：符合外科手术的基本条件，但患者高龄或外科手术风险较高，或外科手术失败，或患者拒绝进行外科手术，可选择乙醇消融术(推荐类型Ⅱa，证据水平 B)。

(3)永久性双腔起搏：对于发生呼吸困难、胸痛、超声心动图证实左心室流出道压力阶差>30mmHg 患者，双腔起搏能降低压力阶差。但临床研究表明，永久性起搏缓解梗阻的效果与安慰剂组相同，不主张置入双腔起搏器作为药物难治性 HCM 患者的首选方案。对于不适宜室间隔减容术(外科室间隔切除术、室间隔消融术)的患者,若药物治疗无效,置入双腔永久性起搏器可以作为一种改善症状的选择(推荐类型Ⅱb,证据水平 B)。

(4)ICD:HCM 猝死高危患者,尤其是青少年和竞赛运动员,恶性心律失常是其主要的猝死原因。置入 ICD 可使 25%的 HCM 高危患者得以生存,并且能有效改善心功能,缓解流出道梗阻。对于既往心搏骤停、心房颤动或有血流动力学障碍室性心动过速的 HCM 患者,应当置入 ICD 进行二级预防。对于具有心源性猝死主要危险因素(推荐类型Ⅰ,证据水平 B)的 HCM 患者,应置入 ICD 进行一级预防。对于仅有孤立性非持续性室性心动过速发作或仅有运动血压反应异常,而无任何其他心源性猝死危险因素的 HCM 患者,ICD 的益处尚不明确(推荐类型Ⅱb,证据水平 C)。在置入 ICD 前应观察脑钠肽(BNP)的水平,可作为定量参照指标。

(5)心脏移植:临床治疗的最后选择。对严重终末期心力衰竭,LVEF≤50%、不能接受其他干预手段的非梗阻性 HCM 患者,应考虑心脏移植(推荐类型Ⅰ,证据水平 B)。

第三节　限制型心肌病

限制型心肌病(restrictive cardiomyopathy,RCM)以一侧或双侧心室充盈受限和舒张期容量降低为特征,收缩功能和室壁厚度正常或接近正常,可见间质纤维化的心肌病。本病特征为心脏舒张功能严重受损,而收缩功能保持正常或仅轻度受损。

一、病因

本病病因不明。可能与病毒或寄生虫感染侵及心内膜、心内膜下心肌,形成纤维化有关。由于心内膜下嗜伊红细胞浸润,脱颗粒和空泡变性,故嗜伊红细胞与本病密切相关。这种嗜伊红细胞分泌一种阳离子蛋白可侵犯心肌细胞、心内膜,且这种蛋白可影响凝血系统，易形成附壁血栓，也可损伤内皮细胞，抑制内皮细胞生长。心肌炎症后愈合而形成纤维化瘢痕。嗜伊红细胞浸润心肌及引起嗜伊红细胞脱颗粒的原因目前尚不清楚，可能是由于病毒、寄生虫与心肌组织具有相同抗原簇，诱发自身免疫反应所致。

二、病理

在疾病早期阶段，心肌活检可见心内膜增厚，内膜下心肌细胞排列紊乱、间质纤维化。随着病情的进展，患者的心内膜明显增厚，外观呈珍珠样白色，质地较硬，致使心室壁轻度增厚。这种损害首先累及心尖部，继而向心室流出道蔓延，可伴有心室内附壁血栓形成。患者心脏的心室腔可无增大，心房增大与心室顺应性减低有关。冠状动脉很少受累。在病变发展到严重阶段，心内膜增厚和间质纤维化显著，组织学变化为非特异性。

三、临床表现

（一）症状

起病缓慢。早期有发热，逐渐出现乏力、头晕、气急症状。以左心室病变为主者引起呼吸困难，如阵发性夜间呼吸困难、端坐呼吸，累及右心室引起外周水肿、腹水等。

（二）体征

右心受累者有右心室抬举性搏动、右心室奔马律、颈静脉怒张、肝大、严重全身水肿、腹水等酷似慢性缩窄性心包炎体征。左心受累者则有双肺底湿啰音、左心室奔马律、P_2 音亢进。

四、辅助检查

（一）心电图检查

可见 ST 段及 T 波非特异性改变。部分患者可见 QRS 波群低电压、病理性 Q 波、束支传导阻滞、心房颤动和病态窦房结综合征等心律失常。

(二)X线检查

心影正常或轻中度增大，可有肺瘀血表现，偶见心内膜钙化影。

(三)超声心动图检查

心室壁增厚和重量增加，心室腔大致正常，心房扩大。约1/3的病例有少量心包积液。较严重的病例可有附壁血栓形成。多普勒心动图的典型表现是舒张期快速充盈随之突然终止。

(四)心导管检查

心房压力曲线出现右房压升高和快速的Y下陷；左心充盈压高于右心充盈压；心室压力曲线上表现为舒张早期下降和中晚期高原波；肺动脉高压。

(五)心内膜心肌活检

右心室活检可证实嗜酸性细胞增多症患者的心内膜心肌损害，对心内膜弹力纤维增生症和原发性限制型心肌病的组织学诊断具有重要价值。

五、诊断及鉴别诊断

(一)诊断

早期临床症状常不明显，诊断比较困难。对于出现倦怠、乏力、劳力性呼吸困难、胸痛、腹水、水肿等症状，心室没有明显扩大而心房扩大的患者，应考虑本病。临床需要依靠各项检查确诊，超声心动图检查有心尖部心腔闭塞、心内膜增厚等典型限制型心肌病变特征改变，心内膜心肌病变活检有心内膜和心肌纤维化改变者可确诊。

(二)鉴别诊断

(1)缩窄性心包炎：①常有引起心包积液原发病，如结核、细菌性感染病史和表现。②常有心包叩击音，心尖部冲动减弱，第一心音减弱，心尖部无心脏杂音，Kussmaul征阳性。③X线检查心包膜示心包膜钙化，超声显示心包膜明显增厚，光反射增强，心内膜正常；而限制型心肌病则显示心内膜钙化，心内膜增厚，心室腔狭小。④对难于鉴别的病例，可做心导管检查和心内膜心肌活检。

(2)扩张型心肌病：扩张型心肌病的晚期表现与限制型心肌病相似，但前者心脏增大显著，超声心动图见心室腔扩大明显，无典型的心内膜增厚，可以鉴别。

(3)其他：另外需排除肝硬化、风湿性心脏病二尖瓣关闭不全、心脏淀粉样变性、色素沉着病、糖原贮积症等引起的心肌病。

六、治疗

本病病程发展快慢不一，常因心力衰竭加重而死亡。缺乏特异性治疗方法，其治疗原则包括缓解临床症状，改善心脏舒张功能，纠正心力衰竭，针对原发病的治疗。

(一)对症治疗

1. 改善心室舒张功能

(1)钙离子通道拮抗药：钙离子通道拮抗药可以防止心肌细胞钙超负荷引起的细胞僵直，改善心室舒张期顺应性，降低心室舒张末压，从而改善心室舒张功能。可试用地尔硫䓬 30mg，每日 3 次；或氨氯地平 5mg，每日 1 次；或尼群地平 10mg，2 次/日。

(2)β受体拮抗药：β受体拮抗药能减慢心率，延长心室充盈时间，减少心肌耗氧量，降低室壁张力，从而有利于改善心室舒张功能。美托洛尔从小剂量开始(6.25mg，2 次/日)，酌情逐渐增加剂量。

(3)ACEI：可以常规应用，如卡托普利 12.5mg，2 次/日；培哚普利 4mg，1 次/日；或贝那普利 5～10mg，1 次/日。

(4)利尿药：能有效地降低心脏前负荷，减轻肺循环和体循环瘀血，降低心室充盈压，改善患者气急和易疲乏等症状。

2. 房颤或心力衰竭的治疗

对于伴有快速性房颤或心力衰竭的患者，可选用洋地黄制剂，使用时必须小剂量和谨慎观察。

3. 抗心律失常治疗

(1)发生房颤者较常见，可选用胺碘酮转复和维持心律。

(2)对于严重的缓慢性心律失常患者，可置入永久性心脏起搏器。

4. 抗凝治疗

(1)为防止血栓形成，应给予阿司匹林抗血小板药物治疗。

(2)心腔内附壁血栓形成者，应尽早给予华法林或肝素治疗。

(二)特殊治疗

对嗜酸性细胞增多症及其引起的心内膜心肌病变，皮质激素(泼尼松)和羟基脲或其他细胞毒性药物，能有效地减少嗜酸性粒细胞，阻止内膜心肌纤维化进展。联合应用左旋苯丙氨酸氮芥、泼尼松和秋水仙碱对淀粉样变性有一定疗效，心、肾功能损害较小。

(三)手术治疗

对严重的内膜心肌纤维化可行心内膜剥脱术，切除纤维性心内膜。伴有瓣膜反流者，可行人工瓣膜置换术。对于附壁血栓者，行血栓切除术。

第四节　缺血性心肌病

缺血性心肌病(ischemic cardiomyopathy，ICM)为冠状动脉病变特别是粥样硬化病变引起心肌供氧和需氧不平衡而导致的心肌细胞变性、坏死、心肌纤维化及心肌瘢痕形成，出现心脏僵硬、心脏扩大，逐步发展为以心力衰竭和心律失常为主要表现的临床综合征。

一、病因及发病机制

缺血性心肌病主要由冠状动脉粥样硬化性狭窄、闭塞、痉挛和毛细血管的病变引起。主要发病机制如下。

(1)慢性缺氧、缺血导致心肌细胞逐渐凋亡,心肌细胞数量减少,存活心肌细胞代偿性肥大。

(2)冠状动脉急性闭塞导致心肌细胞坏死、室壁运动异常。

(3)心肌发生纤维化、纤维瘢痕形成。

(4)心肌细胞之间基质异常,特别是胶原沉积。病理变化的结果为:①室壁张力异常和僵硬度增高,影响心肌舒张功能,主要为左心室舒张功能不全;②病情进一步发展,心脏逐渐扩大,出现收缩功能不全;③可伴发多种心律失常,容易发生心源性晕厥,甚至猝死。患者的心功能状态和临床症状受多种因素的影响,包括冠状动脉病变的程度、心肌缺血的范围、心肌的存活性、心肌梗死后左心室重构的程度及其他重要的临床因素。

二、临床表现

心肌缺血和心肌梗死或坏死对心室的不同作用,使缺血性心肌病具有各种不同的临床表现。根据患者的不同表现,可以将缺血性心肌病划分为充血型缺血性心肌病和限制型缺血性心肌病。

(一)充血型缺血性心肌病

充血型缺血性心肌病占缺血性心肌病的绝大部分,以左心室扩大为主,严重者双心室均扩大。此病的临床特点是以心绞痛、心力衰竭和心律失常为主要临床表现。患者有心绞痛或心肌梗死的病史,但有些老年患者从一开始就可能没有心绞痛和心肌梗死的病史。心力衰竭的表现多逐渐发生,症状呈进行性进展,由劳力性呼吸困难发展至夜间阵发性呼吸困难及端坐呼吸,常有倦怠和乏力,周围性水肿和腹水出现较晚。此类患者可出现各种心律失常,心律失常一旦出现,常持续存在,其中以室性期前收缩、心房颤动、病态窦房结综合征、房室传导阻滞多见。由于心脏扩大、心房颤动，心腔内易形成附壁血栓，故缺血性心肌病患者发生心力衰竭时血栓和栓塞较常见。

(二)限制型缺血性心肌病

限制型缺血性心肌病少数患者的临床表现主要以左心室舒张功能异常为主，而心肌收缩功能正常或轻度异常，心脏大小可以正常但左心室常有异常的压力-容量关系，类似于限制性心肌病的症状和体征，故被称为限制型缺血性心肌病或硬心综合征。患者常有劳力性呼吸困难和心绞痛，并因此使活动受限。即使在急性心肌梗死期间，有一部分患者虽然发生了肺瘀血或肺水肿，却可以有接近正常的左心室射血分数，说明这些患者的心功能异常是以舒张期心功能障碍为主。

三、辅助检查

(一)心电图检查

主要表现为左心室肥大、ST段压低、T波改变、异常Q波及各种心律失常，如窦性心动过速、房性期前收缩、室性期前收缩、室性心动过速、心房颤动及心脏传导阻滞等，且出现ST-T改变的导联，常按病变冠状动脉支配区域分布，具有定位诊断价值。

(二)胸部X线检查

充血型缺血性心肌病患者胸部X线检查可显示心脏全心扩大或左心室扩大征象，可有肺瘀血、肺间质水肿、肺泡水肿和胸腔积液等。限制型缺血性心肌病X线胸片有肺间质水肿、肺瘀血及胸腔积液，心脏多不大，也无心腔扩张，有时可见冠状动脉和主动脉钙化。

(三)心脏超声检查

充血型缺血性心肌病可见心脏普遍性扩大，常以左心室扩大为主，收缩末期和舒张末期容量增加，左心室射血分数下降，室壁呈多节段性运动减弱、消失或僵硬，有时可见到心腔内附壁血栓形成。限制型缺血性心肌病超声心动图常表现为舒张受限，心室肌呈普遍性轻度收缩力减弱，无室壁瘤局部室壁运动障碍。

（四）放射性核素心肌显影

^{201}Tl 心肌显像示灌注缺损，如发现固定性灌注缺损超过左心室壁的 40%，高度提示缺血性心肌病。

（五）冠状动脉造影

可确立对本病的诊断。它既可判断冠状动脉狭窄的程度和受损的部位，也可明确有无其他冠状动脉疾病。患者常有多支血管病变狭窄在 70%以上。

（六）心导管检查

左室舒张末压、左房压和肺动脉楔嵌压增高，左室射血分数显著降低，左室腔扩大和多节段、多区域性室壁运动障碍。冠状动脉造影常有多支冠状动脉病变。

四、诊断及鉴别诊断

（一）诊断

既往有心绞痛或心肌梗死病史是缺血性心肌病重要的诊断线索。可根据临床查体及各种辅助检查对有下列表现者进行诊断：①心脏有明显扩大，以左心室扩大为主；②超声心动图有心功能不全征象；③冠状动脉造影发现多支冠状动脉狭窄病变。但是必须除外由冠心病和心肌梗死后引起的乳头肌功能不全、室间隔穿孔及由孤立的室壁瘤等原因导致心脏血流动力学紊乱引起的心力衰竭和心脏扩大。

（二）鉴别诊断

（1）扩张型心肌病：老年人缺血性心肌病与扩张性心肌病在心力衰竭时很难鉴别，两者之间有很多相似之处，但是充血型缺血性心肌病的发病基础是冠心病，与病因未明的扩张型心肌病有本质上的不同。因此，有冠心病危险因素的存在，如糖尿病、高血脂、高血压、肥胖等，特别是有心绞痛或心肌梗死病史者，有利于充血型缺血性心肌病的诊断。

(2)甲状腺功能减低性心脏病:临床上多有明显的甲状腺功能减退的表现,如怕冷、表情淡漠、动作迟缓、毛发稀疏并有黏液性水肿,可有劳累后呼吸困难、乏力和心绞痛,心脏浊音界扩大,心尖冲动弥散,心音低弱。心电图示窦性心动过缓,P 波和 QRS 波群低电压,T 波在多导联中低平或倒置,累及传导系统时可引起束支传导阻滞或房室传导阻滞。超声心动图提示心脏扩大、搏动减弱,常有心包积液。

(3)高血压性心脏病:高血压是冠心病的主要危险因素,老年患者常同时合并有高血压和冠心病,可出现心绞痛、心肌梗死等症状,晚期可出现心力衰竭。但在缺血性心肌病时血压增高者少见,多数正常或偏低。原发性高血压的心脏损害主要与血压持续升高加重左心室后负荷,导致心肌肥厚,继之可引起心脏扩大和反复心衰发作有关。

五、预防

预防缺血性心肌病的关键是预防心肌缺血的发作和心肌梗死的发生。预防措施包括:①控制动脉粥样硬化可逆性的危险因素;②稳定斑块和保护血管内皮,合理使用他汀类药物和 ACEI;③预防和治疗心肌缺血发作,合理选用硝酸酯类药物、钙离子通道拮抗药,以及 β 受体阻滞药;④抗血小板治疗,降低心肌梗死发生率;⑤适时进行血管重建治疗,改善心肌缺血,避免心肌细胞损伤和坏死。

六、治疗

(一)药物治疗

限制型缺血性心肌病的治疗重点是应用改善心脏舒张功能的药物,可用硝酸酯类、β 受体阻滞药和钙离子通道拮抗药来治疗,也可考虑对合适病例施行手术治疗。该类患者不宜使用洋地黄和拟交感胺类正性肌力药物。

在控制冠心病易患因素的基础上，给予硝酸酯类药物、β受体阻滞药缓解心绞痛，改善心肌缺血症状。以心力衰竭为主要表现，应给予利尿药、血管紧张素转换酶抑制药（ACEI）或血管紧张素受体拮抗药（ARB）、醛固酮受体拮抗药。对所有缺血性心肌病患者，除非有禁忌证或不能耐受，均应无限期终身使用ACEI，应用从小剂量开始，逐渐递增至最大耐受量或靶剂量。必要时予正性肌力药（洋地黄）以控制心力衰竭，病情较稳定者应尽早给予β受体阻滞药，从小剂量开始。合并心房颤动的患者应长期抗凝治疗，合并室性或室上性心律失常患者，胺碘酮、β受体阻滞药应用较多，胺碘酮负性肌力作用较小，对室性心律失常治疗效果好，但与安慰剂相比，不降低患者病死率。

（二）冠状动脉介入治疗

因缺血性心肌病患者冠状动脉病变多为累及多支血管的弥漫性病变，并且左心室功能差，大多数患者不宜接受冠状动脉介入治疗（PCI）。如冠状动脉造影发现2支血管病变伴左前降支近端严重次全狭窄（≥95%）和左心室功能损害；显著冠状动脉病变患者出现下列情况：药物不能稳定病情，复发的自发性或低水平的心绞痛或心肌缺血，心肌缺血合并充血性心力衰竭症状和第三心音奔马律，新发的或恶化的二尖瓣反流，或明确的ECG变化，可行PCI治疗。

（三）外科治疗

冠状动脉旁路手术（CABG）可明显改善心绞痛患者术后的症状，对充血性心力衰竭患者，手术对症状的改善作用不大。因此，该手术适用于以缺血性心绞痛症状为主的患者。冠状动脉造影发现左主干病变（≥50%）或显著3支病变（70%）伴左心室功能受损（EF<50%），狭窄的远端血管腔比较通畅并适合外科血管旁路手术，且存活的心肌数量充分时，可施行CABG。对于难以用药物控制的晚期心力衰竭患者，而无其他严重的全身性疾病和器官损害者可考虑心脏移植。

第五节　致心律失常性右室心肌病

致心律失常性右室心肌病(arrhythmogenic right ventricular cardiomyopathy,ARVC)是一种以心律失常、心力衰竭及心源性猝死为主要表现的非炎性非冠状动脉心肌疾病,主要表现为右心室功能与结构异常,以右室心肌被纤维脂肪组织进行性替代为特征,多为常染色体显性遗传。

一、病因

本病多见于家族性发病,为常染色体显性遗传。有 9 种不同的染色体显性遗传与本病相关,确定 5 种基因突变与致心律失常性右室心肌病发病有关(表 7-5),包括心肌雷诺丁受体基因、desmoplakin(致心律失常性右室心肌病 8)、plakophilin(致心律失常性右室心肌病 9)、盘状球蛋白及 β 型转化生长因子(TGFβ-3,致心律失常性右室心肌病 9)。

表 7-5　致心律失常性右室心肌病突变位点及基因

ARVC 类型	染色体定位	基因
ARVC1	14q23-24	TGF-3
ARVC2	1q42-43	RYR-2
ARVC3	14q12-22	
ARVC4	2q32. 1-32. 3	
ARVC5	3p23	
ARVC6	10p12-14	
ARVC7	10q22. 3	
ARVC8	6p24	desmoplakin
ARVC9	12p11	plakophilin-2
Naxons diseas	17q21	plakoglobin

二、发病机制

仅根据目前已知的致心律失常性右室心肌病基因突变尚不能完全解释致心律失常性右室心肌病发病机制。目前有多种理论解释其发病机制，包括基因发育不良、炎症反应及细胞凋亡理论等。

(一)心肌发育不良理论

心肌萎缩从出生时即可出现并呈进行性进展。病变开始于心内膜、中膜，最后累及心外膜，从而导致右心室室壁变薄，可为局灶性或弥散性。这是目前比较公认的致心律失常性右室心肌病发病机制。

(二)炎症反应理论

炎症反应可能在致心律失常性右室心肌病发病中起到较大作用，致心律失常性右室心肌病中炎症浸润的检出率达 65%，患者心肌细胞存在散在或弥散性炎症细胞浸润，纤维脂质浸润可能是慢性心肌炎症的修复现象。病毒类型多为肠道病毒、腺病毒、巨细胞病毒、丙型肝炎病毒、细小病毒 B_{19}。

(三)细胞凋亡理论

心肌细胞损伤与凋亡有密切关系。在致心律失常性右室心肌病中至少部分心肌细胞和成纤维细胞发生凋亡，并导致具有特征性的病理改变，即心肌萎缩、缺失。凋亡过程并非由心肌缺血引起。

三、病理

(一)典型病理改变

不同的致病基因导致不同类型的 ARVC，但有相似的组织和电生理改变。典型的病理变化为透壁的脂肪或纤维脂肪组织替代右心室心肌。脂肪或纤维脂肪组织主要位于心外膜和心室肌，主要集中于右心室流出道、心尖或前下壁，即所谓的“发育不良三角区”,而心内膜结构正常。病变脂肪组织呈条索状或片块状浸润,穿插入心肌层。孤立的脂肪浸润较为罕见。病理表现主要分为单纯脂肪组织和纤维脂肪组织。由于右心室心肌中存在着无传导特性的脂肪和纤维脂肪组织,从而易与邻近的正常心肌之间产生折返现象,致使室性心动过速反复发作。同时由于右心室心肌薄弱,导致右心室形态异常和收缩功能降低,引起右心衰竭的临床表现。右心室室壁可以出现瘤样扩张或膨胀、瘢痕及室壁变薄等异常,右心室可呈球形扩大。

(二)ARVC 累及左心室

虽然 ARVC 主要累及右心室,但也会有与年龄呈正相关的左心室受累。病变通常限于左心室后外侧游离壁,室间隔受累较少。一般为局灶性和室壁瘤形成,也可表现为左心室扩大和收缩力降低。

四、临床表现

(一)病程分期

临床表现与右心室病变范围有关,病程可分为 4 个时期,见表 7-6。

表 7-6　ARVC 病程分期

病程分期	临床表现
隐匿期	少数患者在常规 X 线检查时发现右心室扩大。有些患者右心室结构仅有轻微改变,室性心律失常可以存在或不存在,突发心源性猝死可能是其首发表现,多见于剧烈活动或竞争性体育比赛的年轻人群
心律失常期	以右心室折返性室性心动过速多见,反复晕厥或猝死为首发征象。心律失常患者可诉心悸、胸闷、头晕。少数病例有窦结功能障碍、房室传导阻滞和室内传导阻滞等心律失常。症状性右室心律失常可以导致猝死,同时伴有明显的右心室结构功能异常

（续　表）

病程分期	临床表现
右心功能障碍期	多见于右心室病变广泛者。由于进行性及迁延性心肌病变导致症状进一步加重，而左心室功能相对正常。临床表现为颈静脉怒张，肝颈静脉回流征阳性，淤血性肝大，下垂性水肿和浆膜腔积液等体循环瘀血征象
终末期	由于累及左心室，导致双室泵功能衰竭，终末期患者易与双室扩大的 DCM 相混淆。左心室受累与年龄、心律失常事件及临床出现的心力衰竭相关。病理研究证实，大多数患者均存在不同程度左心室内脂质纤维的浸润现象

（二）体征

ARVC 的主要体征为右心室增大，部分病例出现肺动脉瓣听诊区 S_2 固定性分裂、相对性三尖瓣关闭不全收缩期杂音、右心室性 S_3。

五、辅助检查

（一）心电图检查

（1）除极异常的心电图表现：①不完全性右束支传导阻滞/完全性右束支传导阻滞；②无右束支传导阻滞患者右胸导联（V_1、V_2、V_3）QRS 波群增宽，超过 110 毫秒，此项标准由于具有较高的特异性，已作为主要诊断标准之一；③胸导联 R 波降低，出现率较低；④部分患者常规心电图右胸导联的 QRS 波群终末部分可以出现 epsilon 波，是由部分右心室纤维延迟激活形成，使用高倍放大及校正技术心电图可以在 75％的患者中记录到 epsilon 波。

（2）复极异常的表现：右胸导联（V_1、V_2、V_3）出现倒置的 T 波，且与右束支传导阻滞无关（多见于 12 岁以上患者）。

（二）超声心动图检查

二维超声作为疑似患者的筛查手段，对小的局限性病变特异性和敏感性较低，对中度以上的病变效果最佳。通过测量三尖瓣环流速定量评估右心室功能可增加二维超声诊断的敏感性。对疑似病例需要反复多次检查，除右心室局部运动异常、局限性扩张及瘤样膨出提示有致心律失常性右室心肌病的可能，右心室流出道增宽（>30mm）在诊断中具有较高的敏感性和特异性。三维超声成像可以立体显示心脏的空间形态，更为直观地观察病变的部位和形态，因而有助于发现极小的异常，提高早期诊断率。

（三）心脏 CT 检查

较早并广泛用于 ARVC 的诊断，可显示右心室流出道扩张、室壁厚薄程度、舒张期膨隆及左心室、右心室游离壁心肌的脂质浸润，能够准确描述诊断标准中各种形态及功能异常。但在诊断 ARVC 中也有局限性：对于脂质浸润特别是孤立性脂肪组织的判断需谨慎，50%以上的健康老年人也可出现类似表现；对微小室壁运动异常的判定较为困难；存在心律失常如频发室性期前收缩时可使图像质量降低。因此，影像检查结果正常时并不能完全排除 ARVC。多排 CT 比电子束 CT 空间清晰度更高，可以减少移动伪差。

（四）心脏 MRI 检查

可发现轻微和局灶性的病变，是临床可疑及早期阶段的 ARVC 患者检查和随访的最佳手段。MRI 检查能很好显示节段性右心室室壁运动及形态学异常，能对扩张的右心室进行量化，能提供组织的特性如显示取代心肌的脂肪组织及纤维组织信号，因此 MRI 检查被认为是现今诊断 ARVC 的金标准。心脏 MRI 能更好地对病例连续评估，对于无症状患者的亲属（高危人群）也可作前瞻性评价。与超声心动图检查相比，MRI 检查不受声窗的限制。与心脏 CT 相比，心脏 MRI 检查避免了电离辐射，更适合定期随访及家族筛查。心脏 MRI 检查在较大程度上可替代右心室造影，成为 ARVC 的常规检查。

（五）心内膜心肌活检

心内膜心肌活检的病理结果对ARVC具有确诊价值，检测的敏感性为67%，特异性为92%。活检结果敏感性较低的原因：活检取样常在少有病变累及的室间隔，病变常累及的右心室游离壁。因右心室活检易引起穿孔和心包压塞而不常采用，并且活检取样常不宜采集到小的脂肪纤维组织。右心室心内膜心肌活检诊断ARVC的标准应满足心肌组织<59%、脂肪组织>31%及纤维组织>22%，主要原因是排除肥胖和老年人出现类似于ARVC的病理改变，避免由此而导致的误诊。

（六）心内电生理检测

心内电生理检查可用于检测心律失常发生机制、形态特征、诱发与终止条件及对心律失常起源病灶进行精确定位，对明确诊断、选择治疗方式有重要价值。但心内电生理检查不是诊断ARVC的常规检查。程序性心室刺激对ARVC的风险评估并无价值，在诱发室性心动过速的患者中，50%以上置入ICD的患者在3年的随访中未电击治疗，而未诱发室性心动过速的患者置入ICD的正确电击比例与可诱发室性心动过速者相同。

（七）基因检查

基因筛查并非是金标准，发现基因突变并不能完全预测预后或确诊ARVC，因为有些致病基因携带者可能终身不发病，尤其是错义突变者。但是基因筛查相对于临床诊断有很好的时效性，可以在发病前或发生严重临床事件前及时采取预防措施降低猝死率。建议先筛查桥粒成分基因。首先筛查比例最高的PKP-2，然后再筛查DSG-2或DSP，再次是筛查相对比较罕见的基因型DSC-2、盘状球蛋白。

六、诊断及鉴别诊断

（一）诊断

早期诊断标准由于致心律失常性右室心肌病临床表现无特

异性,早期可能仅有右心室的轻度改变,影像学检查也常无异常发现,并且没有单一检查可确诊致心律失常性右室心肌病,因而给早期诊断带来困难。目前主要基于心脏结构、组织形态学改变、心电图特征、心律失常类型和遗传基因突变等方面进行诊断。

1. 1994年国际专家组致心律失常性右室心肌病诊断标准

当满足以下2项主要标准,或1项主要标准和2项次要标准,或4项次要标准,即可诊断致心律失常性右室心肌病(表7-7)。

表7-7 1994年国际专家组致心律失常性右室心肌病诊断标准

诊断内容	主要标准	次要标准
家族史	家族成员尸检或手术中证实的致心律失常性右室心肌病患者	可疑的致心律失常性右室心肌病导致过早(年龄<35岁)死亡家族史,或家族史(符合目前诊断标准的临床诊断)
心电图除极/传导异常	Epsilon波或右胸前导联(V_1、V_2、V_3)QRS波增宽(>110毫秒)	信号平均心电图上晚电位阳性
心电图复极异常	无	年龄>12岁,右胸前导联(V_2或V_3)T波倒置而无右束支传导阻滞(RBBB)
心律失常	无	12导联心电图、24小时动态心电图监测及运动试验中证实的持续性或非持续性左束支传导阻滞型室性心动过速,或者频发室性期前收缩(24小时动态心电图监测>1000次/24小时)

（续　表）

诊断内容	主要标准	次要标准
整体或局部功能障碍和结构改变	右心室严重扩张或射血分数降低，无或轻度左心室受累；局部右心室室壁瘤（伴舒张期膨出的无运动或运动减低区）；右心室严重的节段性扩张	整个右心室的轻度扩张或射血分数降低，左心室正常；右心室轻度节段性扩张；右心室局部运动减低
室壁组织学特征	心内膜心肌活检心肌纤维、脂肪替代	无

2. 2002年国际专家组家族性致心律失常性右室心肌病诊断标准

致心律失常性右室心肌病一级亲属具有下列条件之一可以诊断家族性致心律失常性右室心肌病。

(1)心电图：胸前导联（V_2 或 V_3）T波倒置。

(2)信号平均心电图：心室晚电位阳性。

(3)心律失常：在心电图、Holter监测或运动试验中出现左束支传导阻滞型室性心动过速，或24小时室性期前收缩＞200/min。

(4)右心室结构或功能异常：整个右心室轻度扩张和（或）射血分数减低，左心室正常，或右心室轻度节段性扩张，或右心室局部运动减低。

3. 2006年修正的致心律失常性右室心肌病诊断标准

具有以下2项主要指标，或1项主要指标＋2项次要指标，或4项次要指标，即可诊断（表7-8）。

表 7-8　2006 年修正的致心律失常性右室心肌病诊断标准

诊断内容	主要指标	次要指标
心律失常	单形性左束支传导阻滞型室性心动过速	频发室性期前收缩、心动过速（或传导阻滞）导致的晕厥、室上性心动过速、多形性室性心动过速
心电图	为Epsilon 波、右胸导联 S 波升支≥55 毫秒、右胸导联 QRS 延长：QRS 时程 $(V_1+V_2+V_3)/(V_4+V_5+V_6)\geq 1.2$	V_1、V_2、V_3 导联 T 波倒置，ST 段自发性抬高
心室造影	右心室局部无运动、运动减低或室壁瘤	无
家族史	尸检或心内膜心肌活检证实家族中有致心律失常性右室心肌病患者	临床检查发现家族中有致心律失常性右室心肌病患者，家族中有不明原因的年龄＜35 岁的死亡病例
心内膜心肌活检	残留心肌细胞＜45%，纤维脂肪组织取代心肌细胞	残留心肌细胞为 45%～70%，纤维脂肪组织取代心肌细胞

（二）鉴别诊断

（1）高度疑似致心律失常性右室心肌病的临床情况：①家族中有年轻猝死者；②有室性心律失常及晕厥的青年人；③有室性心律失常及心力衰竭的青年人；④有心律失常及家族猝死史的青年人，心电图出现右室 V_1、V_2、V_3 导联除极异常者；⑤有右心室起源心律失常的成年人也要考虑到 AVRC 的可能，结合 12 导联心电图中 Epsilon 波和右胸导联 QRS 间期延长可提高诊断敏感性和特异性，有助于致心律失常性右室心肌病的筛选和诊断。

（2）特发性右心室流出道室性心动过速：①与致心律失常性

右室心肌病的相似点为多发于青年男性,运动时诱发。②与致心律失常性右室心肌病的不同点为无家族猝死史,多数预后良好,很少晕厥、猝死;心电图无 V_1、V_2、V_3 导联 T 波倒置,右胸导联 S 波<55 毫秒;信号平均心电图、超声心动图及心脏 MRI 检查正常。

(3)Brugada 综合征:与致心律失常性右室心肌病的相似点为多发于青壮年男性,反复发作,V_1、V_2、V_3 导联 ST 段抬高,T 波倒置,致命性室性心动过速、心室颤动。与致心律失常性右室心肌病的不同点为多见于东南亚地区,常于睡眠中发作,心电图 ST 段穹隆样抬高,可见 J 波,超声心动图与心脏组织学检查无异常。

(4)特发性心室颤动:与致心律失常性右室心肌病的相似点为多发于男性,年龄<40 岁者可发生晕厥和猝死。心电图检查显示 V_1、V_2、V_3 导联 ST 段抬高,多形性室性心动过速或心室颤动。与致心律失常性右室心肌病的不同点为无情绪或运动诱因,40%～60%伴有 J 波,发作前室性期前收缩联律间期短。超声心动图及心脏 MRI 检查无心脏形态异常。

(5)扩张型心肌病:左心室功能障碍为主,左心室扩大明显,影像学检查无脂肪组织浸润、室壁瘤和节段性扩张、局限性室壁运动减弱等。结合病史及病程进展较易鉴别。

七、危险性分层评估

主要是评估 ARVC 患者心源性猝死的危险度。以下情况属于高危情况:①既往有心源性猝死事件的发生;②存在晕厥或者记录到伴有血流动力学障碍的室性心动过速;③QRS 波离散度增加;④经超声心动图或心脏 MRI 证实的严重右心室扩张;⑤累及左心室,如局限性左心室运动异常或扩张伴有收缩功能障碍;⑥疾病早期即有明显症状,特别是有晕厥先兆症状者。对高危患者应当密切随访并予以治疗。关于相关检查指标在 ARVC 危险分层中的价值,不少研究表明,心室晚电位、右心室流入道内径增大、右心室射血分数低是高危 ARVC 的主要预测指标；T 波倒置也是 ARVC 的特征性心电图表现，T 波超过 $V_1 \sim V_3$ 导联提示左心室受累的可能性，可能在 ARVC 的危险分层中具有较大作用，但无论 T 波倒置是否超过 V_1、V_2、V_3 导联，均可能与高危 AVRC 相关。

八、治疗

(一)基础治疗

劳累是 ARVC 患者出现恶性室性心律失常、猝死的重要促发因素。一旦诊断为 AVRC，应当避免剧烈运动尤其是竞技性体育运动，限制运动可显著降低 ARVC 患者的猝死率。目前主要是针对右心衰竭进行治疗，发生心律失常可根据心律失常类型选择抗心律失常药物。

(1)抗心力衰竭治疗：对有孤立性右心衰竭或者表现为全心衰竭的患者，治疗与一般心力衰竭相同，包括使用利尿药、ACEI 或 ARB、正性肌力药物及抗凝治疗等。

(2)抗心律失常治疗：主要目的在于消除症状，如频发室性期前收缩导致的反复性心悸。药物选择主要是根据临床经验。室性心律失常常由交感神经兴奋引起，β 受体阻滞药减少猝死危险已被证实。如果 β 受体阻滞药无效，可以选用或联用胺碘酮。索他洛尔治疗室性心律失常效果较好，或许优于胺碘酮及 β 受体阻滞药，但需要监测 Q-T 间期。目前单独使用索他洛尔或联合使用胺碘酮和 β 受体阻滞药是最有效的治疗方案，能够控制并预防室性心动过速复发。少数患者可能需要 Ⅰ 类抗心律失常药物或联用药物。

(3)抗凝治疗：致心律失常性右室心肌病合并心房颤动、显著心室扩大或心室室壁瘤者需要长期抗凝治疗。

(二)特殊治疗

(1)置入 ICD：是目前唯一明确的有效预防心源性猝死的有

效措施。对于发生过持续性室性心动过速或心室颤动的致心律失常性右室心肌病患者，应当置入ICD（推荐类型Ⅰ类）；对存在广泛病变、阳性家族史或不明原因的晕厥患者，考虑置入ICD（推荐类型Ⅱa类）。

（2）射频消融治疗：射频消融用于治疗室性心动过速，成功率＜50%，且易复发或形成新的室性心动过速，不作为首选，仅作为姑息性治疗或ICD的辅助治疗。

（3）外科手术：对于右心病变弥散、不能耐受ICD或射频消融治疗的情况下，可选择右心室分离术。不过由于术后电兴奋无法下传至右心室，容易出现右心衰竭。也有实施右心室局部病变切除术、心内膜电灼剥离术的报道，但效果难以肯定。

（4）心脏移植：作为各种临床治疗措施无效后的选择，存在着供体困难及排异反应等问题。

第8章

感染性心脏疾病

第一节　感染性心内膜炎

感染性心内膜炎(infectious endocarditis,IE)是指因细菌、真菌和其他微生物(如病毒、立克次体、衣原体、螺旋体等)直接感染心脏瓣膜或心室壁内膜或邻近大动脉内膜并伴有赘生物形成的炎症反应。根据病情和病程可将感染性心内膜炎分为急性感染性心内膜炎和亚急性感染性心内膜炎,前者起病急骤,病程进展快,常伴有严重全身中毒症状,后者起病缓慢而潜隐,病情较轻,病程较长。但临床上急性和亚急性感染性心内膜炎常有重叠现象,故不可单纯的依据上述某一因素判断为急性或亚急性感染性心内膜炎。近年来,较多采用感染的病原体或者感染的部位来分类:如根据病原学分为细菌性、衣原体性、真菌性等感染性心内膜炎;根据累及瓣膜性质分为自体瓣膜、人工瓣膜者的心内膜炎;根据发病部位分为左心感染性心内膜炎和右心感染性心内膜炎。

一、病因

感染性心内膜炎的病因包括基础心血管病变及病原微生物两方面。近年来,大量的研究表明,血流动力学因素、机械因素导致的原始损伤、非细菌性血栓性心内膜炎、暂时性菌血症及血液中致病微生物的数量、毒力、侵袭性和黏附于黏膜的能力均与感染性心内膜炎的发病有关。

(一)心脏病因学

急性感染性心内膜炎通常累及正常心瓣膜,尤其见于长时间经静脉治疗、静脉注射成瘾、免疫功能障碍及接受创伤性检查和介入性治疗的患者。亚急性感染性心内膜炎常多发生于原已有基础心脏疾病的患者。由于在心瓣膜病损处存在着一定的血液压力阶差，容易引起局部心内膜的内皮受损，可形成非细菌性血栓性心内膜炎，涡流可使细菌沉淀于低压腔室的近端、血液异常流出处受损的心内膜上，使之转为感染性心内膜炎。在单个瓣膜病变中，二叶式主动脉瓣狭窄最易发生；瓣膜脱垂（主动脉瓣，二尖瓣）也是罹患本病的重要病因；各种先天性心脏病中，动脉导管未闭、室间隔缺损、法洛四联症最常发生。另外，肥厚性心肌病、冠心病抵抗力减低时罹患本病也有报道。

（二）病原微生物

急性感染性心内膜炎的致病菌常来自患者皮肤、肌肉、骨骼或肺等活动性感染灶的化脓性细菌。多为毒力较强的病原体，其中金黄色葡萄球菌几乎占50%以上，少数由肺炎球菌、淋球菌、A族链球菌和流感杆菌。亚急性感染性心内膜炎在抗生素广泛应用之前，80%为非溶血性链球菌引起，主要为草绿色链球菌的感染，其次为D族链球菌，表皮葡萄球菌和其他细菌较少见。近年金黄色葡萄球菌、肠球菌、表皮葡萄球菌、革兰阴性菌或真菌的比例明显升高。

二、病理生理

本病的基本改变是心瓣膜、心内膜及大血管内膜表面附着赘生物。

（一）心脏

急性感染性心内膜炎主要侵犯主动脉瓣、二尖瓣，其次是三尖瓣，肺动脉瓣少见，多发生于瓣膜关闭不全的患者。亚急性感染性心内膜炎多侵犯已有病变的瓣膜。急性感染性心内膜炎可引起化脓性病变，导致瓣膜溃烂、穿孔或破裂。炎症累及瓣膜根部的心肌时可产生环形脓肿，可造成心瓣膜和腱索的急剧损害，产生严重的临床症状。心瓣膜表面形成单个或多个较大，且大小不一、愈合程度不一的菜花状或息肉状疣状赘生物。感染病原体被吞噬细胞吞噬，赘生物被纤维组织包绕，发生机化、玻璃样变或钙化，最后被内皮上皮化。赘生物呈污秽灰黄色，质松脆，易破碎、脱落。光镜下，疣状赘生物由纤维蛋白、血小板栓子、嗜中性粒细胞、坏死的心瓣膜组织组成，其深部有细菌团，溃疡底部可见肉芽组织及淋巴细胞、单核细胞浸润。

(二)血管

赘生物受血流冲击常有细栓子脱落。由于栓子的大小及栓塞的部位不同，可发生不同器官栓塞的症状并引起不同的后果。左心脱落的栓子可引起循环器官的栓塞，最常见者为身、脑、脾，其次为肢体和肠系膜动脉。右心脱落的栓子则引起肺循环的栓塞。微小栓子栓塞毛细血管产生皮肤瘀点，在小动脉引起内皮细胞增生及血管周围炎症反应，形成皮肤的 Osler 小结。

(三)肾

可因微栓塞发生灶性肾小球性肾炎，或因抗原抗体复合物的作用发生弥漫性肾小球肾炎。

(四)免疫系统

持续性菌血症刺激细胞和体液介导的免疫系统，引起脾大。肾小球肾炎、关节炎、腱鞘炎、心包炎和微血管炎。

三、临床表现

(一)全身性感染表现

由于急性感染性心内膜炎常继发于机体的化脓性感染，如肺炎、脑膜炎及关节炎等或继发于败血症成为全身严重感染的一部分，发热是本病最常见的症状，热型以不规则者为最多，可为间歇型或弛张型，伴有畏寒和出汗。体温大多在 37.5～39℃，可高达 40℃以上。也有小部分患者体温正常或低于正常，多见于老年、伴有栓塞或真菌性动脉瘤破裂引起脑出血和蛛网膜下隙出血及严重心力衰竭、尿毒症患者。此外，未确诊本病前已应用过抗生素、退热药、激素者也可暂时不发热。另外，大部分患者有进行性贫血，有时可达严重程度。病程较长者常有全身疼痛、关节痛，低位背痛和肌痛在起病时较常见，主要累及腓肠肌和股部肌肉。

亚急性感染性心内膜炎多数起病缓慢，有全身不适，疲倦、低热及体重减轻等非特异性症状。少数以并发症形式起病，如栓塞、不能解释的卒中、心瓣膜病的进行性加重、顽固性心力衰竭、肾小球肾炎和手术后出现心瓣膜杂音等。

（二）心脏受累表现

几乎所有患者均可闻及心脏杂音，为短期内心瓣膜和腱索的急剧损害所致，可产生高调杂音或使原有的杂音性质迅速改变。由于瓣叶或瓣膜支持结构的损害，多出现瓣膜关闭不全的反流性杂音。约 15％患者开始时没有心脏杂音，而在治疗期间出现杂音，少数患者直至治疗 2～3 个月才出现杂音。在病程中杂音性质的改变往往是由于贫血、心动过速、心排血量变化等血流动力学上的改变所致，大部分患者都可能出现不同程度的心力衰竭，其主要由瓣膜及细菌毒素所致心肌的损害等因素引起。

（三）栓塞症状

(1)脑栓塞：常发生于大脑中动脉，呈偏瘫失语。

(2)弥漫性栓塞性脑膜炎：因小动脉或毛细血管的散在性细菌性栓塞所致，可酷似化脓性脑膜炎、脑炎或结核性脑膜炎。

(3)脑出血：因脑部细菌性动脉瘤破裂出血，弥漫性脑出血，特别是蛛网膜下腔出血，可引起颈部强直及血性脑脊液。

(4)冠状动脉栓塞：可引起胸痛、休克、心力衰竭、严重心律失常等心肌梗死的表现，并可迅速死亡。

(5)肾栓塞：可有腰痛、血尿。

(6)脾栓塞：可发生左上腹或左肋部突然的疼痛和脾脏增大、压痛，并有发热和脾区摩擦音。

(7)四肢动脉栓塞:可引起肢体的软弱或缺血性疼痛。

(8)眼部变化:除结膜可见瘀点外,眼底检查可见扇形或圆形出血,有白色中心,并可见视网膜 Roth 斑。

(9)皮肤及黏膜栓塞:瘀点可呈白色或灰色。大的皮内或皮下栓塞,呈紫红色,微微隆起,有明显压痛,发生在手指足趾末端的掌面,称 Osler 小结;Janeway 结节为另一种特殊性皮肤损害,呈小结节状出血,见于手掌及足底。

(10)中枢神经系统病灶:有时引起偏盲、复视。视网膜中心动脉栓塞引起突然失明。

四、辅助检查

(一)血培养

绝大多数感染性心内膜炎患者存在菌血症,故而阳性血培养是诊断本病的最直接的证据,而且还可以随访菌血症是否持续。在未接受抗生素治疗的感染性心内膜炎患者血培养阳性率可高达 95%,其中 90%以上患者的阳性结果获自入院后第一日采取的标本。由于抗生素的广泛使用,血培养阳性率逐渐减低。提高血培养阳性率的措施有:①急性感染性心内膜炎患者宜在应用抗生素前 1 小时内不同时间进行 2 个部位的,亚急性感染性心内膜炎患者于应用抗生素前 6 小时内应在 3 个部位不同时间进行;已用过抗生素的患者应当至少每天抽取并连续 3 天。②取血时间以寒战或体温骤升时为最佳时间,一般每次抽血 20～30ml 并更换静脉穿刺部位。③已应用抗生素治疗的患者取血量不宜过多,以避免血液中含有过多的抗生素而影响细菌生长。④常规进行需氧菌和厌氧菌的培养,对人工瓣膜置换、长时间留置静脉导管或导尿管及静脉药物成瘾者应当加做真菌培养,尤其是血培养阴性的患者。⑤真菌性感染性心内膜炎血培养时间至少 2 周,血培养结果阴性时应保持到 3 周。确诊感染性心内膜炎必须具备$>$2 次的血培养结果阳性。值得提醒的是,动脉血培养并不高于静脉血培养,血培养结果阴性时骨髓培养阳性的情况罕见。

(二)超声心动图

超声心动图在诊断和评估感染性心内膜炎,尤其在血培养阴性的感染性心内膜炎及并发症中起着特别重要的作用。用于判断有无基础心脏疾病,显示瓣膜有无赘生物及其部位、大小、数量和活动度,评价瓣膜及其支持结构(如瓣环、腱索、乳头肌等)有无损害,判定有无瓣周脓肿、瘘管、心包积液等并发症,了解心功能的状态、心腔大小及心腔内压力等。超声心动图显示瓣膜赘生物、室壁脓肿、瓣膜撕裂及新发生的瓣膜反流,均是诊断感染性心内膜炎的重要依据。超声心动图检查的注意事项有:①对疑为感染性心内膜炎者应尽快(最好 24 小时内)超声心动图检查,经胸超声心动图检查是最初的选择;②在经胸或经食管超声心动图检查阴性时,如果仍高度怀疑感染性心内膜炎,可在 7～10 天重复检查;③葡萄球菌或念珠菌菌血症的患者需要做超声心动图检查,最好在治疗的 1 周内,或者存在其他证据疑为感染性心内膜炎患者在 24 小时内;④在完成抗生素治疗后推荐经胸超声心动图检查评估心脏和瓣膜的形态与功能;⑤如果有心脏并发症的证据或治疗效果不佳,应随访超声心动图,其随访时间及形式由临床情况决定;⑥在治疗过程中不需要常规重复经胸或经食管超声心动图检查。

(三)一般化验检查

感染性心内膜炎患者红细胞和血红蛋白降低。偶可有溶血现象。白细胞计数在无并发症的患者可正常或轻度增高,分类计数有时可见到核左移。红细胞沉降率大多增快。半数以上患者可出现蛋白尿和镜下血尿。在并发急性肾小球肾炎、间质性肾炎或大的肾梗死时,可出现肉眼血尿、脓尿及血尿素氮和肌酐的增高。肠球菌性心内膜炎及金葡菌性心内膜炎常可导致菌尿,因此完善尿培养有利于诊断。

(四)心电图检查

一般无特异性。在并发栓塞性心肌梗死、心包炎时可显示特征性改变。在伴有室间隔脓肿或瓣环脓肿时可出现不全性或完全性房室传导阻滞,或束支阻滞和室性期前收缩。

(五)放射影像学检查

(1)胸部 X 线检查仅对并发症如心力衰竭、肺梗死的诊断有帮助。肺部多处小片状浸润性阴影提示脓毒性肺栓塞所致肺炎。左心衰竭时有肺瘀血或肺水肿征。

(2)CT 以及 MRI 对怀疑有较大的主动脉瓣周脓肿时有一定的诊断作用,还可有助于脑梗死、脓肿和出血的诊断。

五、诊断及鉴别诊断

(一)诊断

1. 诊断线索

由于感染性心内膜炎患者的典型临床表现已不常见,不同患者之间差别很大,老年或免疫功能受损的患者甚至无明显发热病史,早期诊断较为困难,因此临床上应注意寻找有价值的诊断线索。

(1)有心脏瓣膜病、先天性心脏病、人工瓣膜置换术和安置心脏起搏器的患者,出现不明原因的发热>1 周,且没有明确的感染部位。

(2)无器质性心脏病患者发热的同时出现新的瓣膜反流性杂音,或有瓣膜病及先天性心脏病患者心脏原有杂音的强度和性质发生明显变化。

(3)发热患者伴有贫血、心力衰竭恶化、新出现的传导障碍。

(4)发热伴有无法解释的栓塞症及 Roth 点、线性出血、Janeway 损伤、Osler 结节。

(5)不明原因的反复发作的感染或外周脓肿(肺、肾、脾、脑及脊髓),如肺炎反复发作或肺脓肿多发,并且出现不明原因的右心衰竭表现。

(6)发热伴有进行性的肾功能不全。

(7)长期的出汗、体重减轻、厌食或疲乏并有发展为感染性心内膜炎的危险因素。

(8)血管内导管相关的感染在撤出导管72小时后出现血培养持续阳性。

对此,应当及时抽取标本进行血培养,如果血培养结果阳性则具有决定性的诊断价值。超声心动图尤其是经食管超声心动图能够显示感染性心内膜炎特征性的瓣膜赘生物,或瓣膜异常摆动、移位及瓣周脓肿、瓣周漏等,具有非常重要的诊断价值。

2. Duke诊断标准

1994年,Duck等对1981年von Reyn提出的感染性心内膜炎诊断标准(Beth Israel标准)结合超声心动图进行修订,提出了Duke诊断标准(表8-1)。

表8-1 感染性心内膜炎Duke诊断标准

主要条件	2次不同的血培养标本出现典型的致感染性心内膜炎的微生物,即溶血性链球菌(包括营养变异菌株)、牛链球菌、HAcEK属,或社区获得性金黄色葡萄球菌或肠球菌而无原发病灶
	与IE相一致的微生物血培养持续阳性,包括取血时间>12小时的血培养≥2次,或所有≥3~4次血培养中的大多数(首次和最后1次血培养时间间隔≥1小时)
	超声心动图检查阳性表现,包括在瓣膜或其支持结构、瓣膜反流路径、医源性装置上出现可移动的赘生物而不能用其他解剖上的原因解释,或者脓肿,或人工瓣膜新的部分裂开,新出现的瓣膜反流或原有瓣膜杂音的强度或性质的改变

（续　表）

次要条件	易患因素	既往有心脏病病史或静脉药物成瘾者
	发热	体温≥38℃
	血管征象	主要是动脉栓塞、脓毒性肺梗死、真菌性动脉瘤、颅内出血、Janeway 损害
	免疫系统表现	肾小球肾炎，Osler 结、Roth 点、类风湿因子等阳性
	微生物学证据	血培养阳性但不符合上述标准（不包括凝固酶阴性和不引起心内膜炎细菌的 1 次培养阳性者）
	超声心动图	发现符合 IE 表现，但不具备上述主要条件
诊断标准	确诊标准	由微生物或栓塞性赘生物或心内脓肿进行培养或组织学证实有细菌，或组织病理证实赘生物或心内脓肿有活动性心内膜炎改变（病理学确诊标准）；有 2 项主要条件，或 1 项主要条件＋3 项次要条件，或 5 项次要条件（临床确诊标准）
	可能标准	有心内膜炎的表现，但不明确，又不能排除
	排除标准	心内膜炎的表现符合其他疾病的诊断；抗生素治疗≤4 天而心内膜炎的症状完全消失者；抗生素治疗≤4 天，而手术或活检没有发现 IE 的证据

3. Duke 改良标准

2000 年进行改良的 Duke 标准，是目前国际上各种指南及临床试验中最广泛应用的诊断标准（表 8-2）。血培养和超声心动图仍然是临床诊断的最有力的证据。

表 8-2 感染性心内膜炎 Duke 改良标准

主要条件	血培养阳性(至少符合①～③任意 1 项):①2 次分开的有感染性心内膜炎的典型细菌,如 A 组乙型溶血性链球菌、牛链球菌、金黄色葡萄球菌、HAcEK 属,或在缺乏明确原发灶的情况下培养出社区获得性金葡菌或肠球菌;②持续阳性的血培养与感染性心内膜炎相一致的细菌,来自血培养抽取时间间隔>12 小时或 3 次以上的血培养(首次血培养与最后一次抽取时间至少间隔 1 小时以上);③伯纳特立克次体 1 次血培养阳性,或第一相免疫球蛋白 G 抗体滴度>1∶800
	心内膜受累的证据(至少符合①～③任意 1 项):①超声心动图结果异常,即振动的心内团块处于瓣膜上或支持结构上,在反流喷射路线上或在置入的材料上,而缺乏其他的解剖学解释;②或脓肿;③或人工瓣膜新的部分裂开,新出现瓣膜反流(增强或改变了原来不很明显的杂音)
次要标准	①有易患感染性心内膜炎的基础心脏病或静脉药物成瘾者;②发热,体温≥38℃;③血管征象,经常主要动脉栓塞、化脓性肺栓塞、细菌性动脉瘤、颅内出血、结膜出血、Janeway 损害等血管病变;④免疫现象,如肾小球肾炎、Osler 结、Roth 斑、类风湿因子阳性;⑤微生物学证据,血培养阳性,但不能满足以上主要条件或与感染性心内膜炎一致的急性细菌性感染的血液学证据
确定为 IE	具有 2 项主要条件,或 1 项主要条件+3 项次要条件,或 5 项次要条件
可能为 IE	具有 1 项主要条件+1 项次要条件,或 3 项次要条件

4. 小儿感染性心内膜炎的诊断标准

我国 2000 年的感染性心内膜炎诊断标准为《小儿感染性心内膜炎的诊断标准(试行)》。我国标准因为增加了超声和 2 项次要指标,即将 Duke 次要条件中血管征象的"重要动脉栓塞、脓毒性肺梗死，或感染性动脉瘤”放入了主要条件中，并增加了次要条件中的“原有心脏杂音加重，出现新的反流杂音，或心功能不全”。经过国内研究比较，得出我国的感染性心内膜炎诊断标准（表 8-3）更加敏感，而不影响对感染性心内膜炎诊断的特异性。

表 8-3　小儿感染性心内膜炎的诊断标准

临床主要指标	血培养阳性	分别 2 次血培养有相同的感染性心内膜炎常见的微生物（如溶血性链球菌、金黄色葡萄球菌、肠球菌等）
	心内膜受累证据	应用超声心动图检查心内膜受累证据，有以下超声心动图征象之一：附着于瓣膜或瓣膜装置，或心脏、大血管内膜，或置入人工材料上的赘生物；心内脓肿；瓣膜穿孔、人工瓣膜或缺损补片有新的部分裂开
	血管征象	重要动脉栓塞、脓毒性肺梗死，或感染性动脉瘤
临床次要指标	易感条件，基础心脏疾病、心脏手术、心导管术，或中心静脉内插管	
	较长时间的发热（体温≥38℃），伴贫血	
	原有心脏杂音加重，出现新的反流杂音，或心功能不全	
	血管征象：瘀斑、脾大、颅内出血、结膜出血、镜下血尿，或 Janeway 斑	
	免疫学征象，如肾小球肾炎、Osler 结、Roth 斑，或类风湿因子阳性	
	微生物学证据，血培养阳性，但未符合主要指标中的要求	

（续　表）

病理学指标	赘生物（包括已形成的栓塞）或心内脓肿经培养或镜检发现微生物；存在赘生物或心内脓肿，并经病理检查证实伴活动性心内膜炎
诊断标准	具备以下①～⑤项任何之一者可诊断为 IE：①临床主要指标 2 项；②临床主要指标 1 项和次要指标 3 项；③心内膜受累证据和临床次要指标 2 项；④临床次要指标 5 项；⑤病理学指标 1 项。有以下情况可排除 IE 的诊断：有明确的其他诊断解释的临床表现；经抗生素治疗≤4 天，手术或尸检无 IE 的病理证据。临床考虑 IE，但不具备确诊依据时应进行抗生素治疗，根据临床观察及进一步的检查结果确诊或排除 IE

（二）鉴别诊断

由于感染性心内膜炎的表现逐渐趋于不典型，鉴别诊断尤为重要。在熟悉其易发因素、临床表现和掌握诊断标准的基础上，对相关临床情况应当认真进行鉴别。

（1）真菌性心内膜炎：临床表现与细菌性心内膜炎相似，但遇到以下情况应高度怀疑真菌性心内膜炎：①长期使用抗生素、免疫抑制药或激素的患者；②瓣膜修补或置换术后，长期插有静脉导管或导尿管的患者；③初步诊断为细菌性心内膜炎，而抗生素治疗无效甚至恶化者，多次血培养阴性；④疗程长达半年至 1 年，常有大动脉特别是下肢动脉栓塞征象者；⑤眼底检查除有 Roth 斑、白色渗出及出血外，常有眼色素膜炎或内眼炎。

（2）结核病：原发性肺结核患者可出现不同程度的结核中毒症状；结核菌素试验阳性；胸部 X 线可见哑铃状影；支气管淋巴结肿大。

（3）风湿热：本病多数病例起病急，常有不规则发热，有的持续低热，伴精神不振、疲倦、食欲减退、面色苍白等；主要临床表现为心脏炎、多关节炎、舞蹈病、环形红斑及皮下结节；次要表现为发热、关节炎等；实验室检查及超声心动图检查均为诊断的重要手段。

(4)伤寒：主要常见于夏秋季节，年龄越小表现越不典型。早期血培养阳性是最可靠的根据。骨髓、粪便培养阳性有助于晚期诊断。伤寒血清凝集试验鞭毛抗原 H 1∶160 以上，抗体抗原 O 1∶80 以上有诊断价值。

六、治疗

(一)内科保守治疗

采用有效的抗生素是治愈本病最根本的因素，及早治疗可以提高治愈率，但在应用抗生素治疗前应抽取足够的血培养。对于需紧急进行抗生素治疗(如败血症)的患者，则可在采血后给予经验性治疗，其他患者在未获得血培养结果前不用抗生素。推迟抗生素治疗几小时乃至 1～2 日，并不影响本病的治愈率和预后。

理想的抗生素治疗感染性心内膜炎方案仍难以确定，具体的治疗方案因个体情况不同而异。一般应遵循的原则是：①早期应用，早期应获得血培养结果；②足够剂量；③疗程宜长；④选择杀菌药；⑤必要时监测药物浓度及联合用药。

1. 抗生素经验治疗

在连续送血培养后，对于病情较重的患者立即静脉给予青霉素每日 600 万～1800 万 U，并与庆大霉素合用，每日 12 万～24 万 U 静脉滴注。如疗效欠佳宜改用其他抗生素，如苯唑西林、阿莫西林、哌拉西林等，每日 6～12g，静脉滴注。需注意大剂量青霉素可产生神经毒性表现，如肌阵挛、反射亢进、抽搐和昏迷，此时需注意与本病的神经系统表现相鉴别，以免误诊为本病的进一步发展而增加抗生素剂量。

2. 已知致病微生物时的治疗

(1)对青霉素敏感的细菌的抗生素治疗：草绿色链球菌、牛链球菌、肺炎球菌等多属此类。首选青霉素，400 万 U 每 6h 静脉缓注或滴注，一般可有效控制病情；对青霉素过敏的患者可选用红霉素、万古霉素或第一代头孢菌素。需注意的是，有青霉素严重过敏者，忌用头孢菌素类。所有病例均至少用药 4 周。

(2)对青霉素耐药的细菌的抗生素治疗：肠球菌、粪链球菌等多对青霉素不敏感，青霉素的用量需高达 1800 万～3000 万 U，持续静脉滴注；或用氨苄西林 2g，每 4 小时静脉注射或滴注，加用庆大霉素 160～240mg/d，用药 4～6 周。治疗过程中酌减或撤除庆大霉素，预防其不良反应。上述治疗效果不佳或患者不能耐受者也可改用万古霉素 1g，每 12 小时静脉滴注。对于高度耐药的链球菌应首选万古霉素。

(3)对金黄色葡萄球菌和表皮葡萄球菌的抗生素治疗：①萘夫西林或苯唑西林 2g，每 1 小时 1 次，静脉注射或滴注，用药 4～6 周。②如用青霉素后延迟出现皮疹，用头孢噻吩 2g，每 4 小时 1 次；或头孢唑林 2g，每 6 小时 1 次，静脉注射或滴注，用药 4～6 周。③如对青霉素和头孢菌素过敏或耐甲氧西林菌株致病者，用万古霉素 4～6 周；如有严重感染播散，每一方案的初始 3～5 日加庆大霉素。④对万古霉素中度耐药的金黄色葡萄球菌和凝固酶阴性葡萄球菌已经广泛出现，作用机制是由于染色体突变影响了细菌细胞壁的合成。新喹诺酮对该细菌多耐药，研制新的治疗耐万古霉素的葡萄球菌药物是当务之急。

(4)真菌感染的抗生素治疗：真菌性感染性心内膜炎病死率高，药物治疗效果有限，应在抗真菌治疗期间早期手术切除受累的瓣膜组织，术后应继续抗真菌治疗才有可能有治愈的机会。药物治疗以用静脉滴注两性霉素 B 为首选，首日 1mg，之后每日递增 3～5mg，直至 25～30mg/d。应注意两性霉素 B 的不良反应，如发热、头痛、显著的胃肠道反应、局部的血栓性静脉炎和肾功能损害，神经系统和精神系统的损害。氟康唑和氟胞嘧啶是两种毒素较低的抗真菌药物，单独使用只有抑菌作用，而与两性霉素 B

合并使用可增强疗效，减少两性霉素 B 的用量。两性霉素 B 用够疗程后口服氟胞嘧啶 100～150mg/(kg·d)，每 6 小时 1 次，用药数月。

3. 抗生素的停药标准

应用抗生素 4～6 周后体温和血沉恢复正常，自觉症状改善和消失，脾缩小，红细胞、血细胞和血红蛋白上升，尿常规转阴，且在停用抗生素后第 1、2 和 6 周做血培养均为阴性，可认为感染性心内膜炎已治愈。如在治疗结束、症状改善、血培养转阴后又出现感染征象，且菌种和早期培养相同，称之为复发，提示赘生物深部隐藏的细菌尚未彻底杀灭，或细菌对抗生素有耐药性，应更换抗生素进行新一轮的治疗。

(二)外科治疗

尽管抗生素治疗已使本病预后有所改观，但手术治疗也是本病重要的治疗措施之一。凡是出现进行性瓣膜功能减退，或不易纠正的心力衰竭、持续的脓毒血症以及赘生物栓塞等都是手术的指征。治疗感染性心内膜炎的主要术式包括局部病灶清除术(赘生物或脓肿)、瓣膜修补、瓣膜置换。瓣膜修补或置换视病情的严重程度和瓣膜损害的程度而定。

(1)自体瓣膜感染性心内膜炎的手术适应证：①严重瓣膜狭窄或关闭不全致心力衰竭；②主动脉或二尖瓣反流导致血流动力学改变(左室舒张末期容量增加或左心房压增加)；③真菌性或其他高度耐药菌性心内膜炎；④房室阻滞、主动脉瓣脓肿需手术引流及其他严重病变；⑤充分抗微生物治疗后仍存在赘生物并反复发生大动脉栓塞者；⑥超声心动图检查证实有赘生物(≥10mm)。

(2)人工瓣膜置感染性心内膜炎的手术适应证为：①心力衰竭；②人工瓣膜开裂；③瓣膜梗阻或反流加重；④存在并发症，如形成脓肿；⑤充分抗微生物治疗后，血培养持续阳性或反复复发并发生大动脉栓塞者；⑥感染性心内膜炎再次复发。

(三)并发症的治疗

(1)心力衰竭:除按心力衰竭的常规治疗外,重要的应该注意根据瓣膜的损害情况,以及参照相关手术适应证应及早手术。

(2)肾衰竭:对于并发急性肾功能不全患者应做血液透析,除有利于改善全身状况外,还可使患者安然度过抗生素应用和免疫机制所致的肾脏损害阶段。

(3)血管栓塞:主要为对症处理,虽然赘生物基本是个血栓,并且可能脱落成栓子,抗凝无助于减少栓塞、预防赘生物生长,相反的倒有应用肝素后使颅内小血管瘤破裂、栓塞、栓子并发症的报道。人工瓣膜患者患 IE 时,使用抗生素与华法林是安全的。因此,目前的做法是完全不用肝素,除非有大块肺动脉栓子。使用华法林时,剂量尽量小,达到 2.0～3.0U 为宜。反复栓塞宜做手术以消除栓塞源。

(4)细菌性动脉瘤:微小的细菌性动脉瘤在有效抗生素治疗后可消失;直径 1～2cm 的动脉瘤即使感染性心内膜炎治愈仍可破裂出血,应及早手术。颅内细菌性动脉瘤常为多发性,如为较大的动脉瘤或已发生过出血,且病变部位可以手术的应及早处理;未破裂的或出血较小的动脉瘤则应区别情况做相应处理。

第二节　病毒性心肌炎

病毒性心肌炎(viral myocarditis,VMC)是由病毒感染(尤其是柯萨奇 B 组病毒)所致的局限性或弥散性心肌炎性病变。大多数可以自愈,部分可迁延而遗留有各种心律失常(如期前收缩、房室传导阻滞等),更为严重的是有可能发生高度房室传导阻滞,患者则需安装永久心脏人工起搏器。有少数病毒性心肌炎可演变为扩张型心肌病,导致心力衰竭,甚至猝死。

一、病因

绝大部分心肌炎是由病毒感染所致。估计在病毒感染的人群中，心脏受累者为 2%～5%。目前已知，几乎所有的人类病毒感染均可累及心脏，引起病毒性心肌炎，其中肠道病毒最常见，而肠道病毒中又以柯萨奇 B 组病毒占大部分；人类腺病毒也被认为可能是重要病毒之一，巨细胞病毒、疱疹病毒、EB 病毒、流感和副流感病毒、微小病毒及腮腺炎病毒也占少量比例。

二、发病机制

（一）病毒直接损害心肌

嗜心肌病毒感染后定位于宿主心肌细胞内，直接翻译合成病毒蛋白质，并大量复制。病毒基因组通过重组双链 DNA 导致细胞功能障碍，直接导致心肌细胞的损伤、凋亡。

(1)机体感染病毒后直接感染心肌的概率虽不高，但病毒感染后 1～2 天血中可检测到心肌损伤标志物升高，心肌组织中能检测到致病的病毒颗粒，此后心肌遭受破坏并释放病毒颗粒，进一步加重心肌损害。

(2)肠道病毒通过与心肌细胞膜上的特异性受体(柯萨奇-腺病毒受体)结合，是病毒感染直接损伤心肌的关键。柯萨奇-腺病毒受体存在于人类及免疫细胞表面，属于免疫球蛋白超家族成员。肠道病毒颗粒与心肌细胞膜上特异受体及衰变加速因子复合体结合，在受体介导下发生构象改变，病毒 RNA 释放到细胞质中，利用宿主细胞的蛋白质合成系统，以自身基因组作为 mRNA 指导合成病毒蛋白。

(3)病毒感染 3～9 天机体发生非特异性免疫反应，主要表现为巨噬细胞和自然杀伤细胞(NK 细胞)侵入心肌并达到高峰。

(4)感染后未被完全清除的病毒，其核酸定位在心肌细胞内低水平复制，继续损伤心肌。柯萨奇病毒 RNA 在迁延性和慢性心肌炎以及扩张型心肌病中被发现，甚至在炎症痊愈的心肌中仍可发现。

(5)HIV感染者易并发心肌炎，对HIV感染伴发左心室功能障碍者进行心内膜心肌活检证实50%以上合并心肌炎，尸检表明HIV感染者患心肌炎者达67%。

(二)自身免疫对心肌细胞的损伤

病毒对心肌的直接损伤难以解释病毒性心肌炎的整个病变过程。动物实验研究表明，细胞免疫在其中发挥了重要作用。病毒抗原、病毒诱导心肌细胞表达新抗原及心肌细胞裂解释放的自身抗原均可激活机体的免疫系统。

(1)细胞免疫损伤：病毒感染后7～14天机体发生特异性免疫反应，心肌组织中出现T淋巴细胞，从而替代了巨噬细胞和NK细胞，T淋巴细胞在抗病毒的同时也损伤心肌细胞。

(2)体液免疫损伤：B淋巴细胞通过产生抗体、介导体液性免疫和提升可溶性抗原而发挥免疫作用。

(3)炎性因子：病毒介导了各种炎性因子的释放，特别是IL-1、IL-2、TNF-α、IFN-γ，更进一步吸引炎症细胞浸润和加强炎症反应，并具有直接的负性肌力作用，在病毒性心肌炎的病理生理过程中起着重要作用。

(4)自身免疫反应：心肌间质血管内皮细胞上人类白细胞抗原(HLA)-Ⅰ、Ⅱ表达增多，HLA-Ⅱ抗原分子异常表达提示心脏自身免疫反应被激活。

(三)其他发病机制

(1)基因表达调节：Taylor提出169个基因在柯萨奇B病毒感染后的表达有明显升高或降低，并与病毒性心肌炎发病有重要关系，如多聚腺苷酸A结合蛋白在感染后表达明显上调，而此蛋白升高有利于提高存活细胞蛋白质的翻译，从而促进心肌细胞的修复和保持心肌细胞的活性以及完整性。目前许多研究报道，病毒性心肌炎发病与某些基因的调控有关，如Bcl2-Bax蛋白、Fas-

FasL 基因、c-Fos 与 c-Fos mRNA 基因有关。

(2)生化机制：目前的研究主要集中在氧自由基对心肌损害的机制上。当机体感染病毒，中性粒细胞在吞噬病毒时耗氧量增加，可产生大量超氧阴离子自由基。活性氧增多，引起心肌细胞核酸断裂、多糖裂解、不饱和脂肪酸过氧化而损伤心肌。

(3)某些诱因促使发病：在病毒性心肌炎发病过程中，某些诱因如感染、营养不良、剧烈运动、过度疲劳、妊娠和缺氧等都可使机体抵抗力下降而易受病毒感染，诱发病毒性心肌炎。

三、病理

病毒性心肌炎病理改变缺乏特异性，以心肌损伤为主的心肌炎表现为心肌细胞肿胀、变性、溶解或坏死；以间质损害为主的心肌炎表现为心肌纤维之间和血管周围的结缔组织中炎症细胞浸润。病变可为局限性或弥散性，累及心包时形成病毒性心肌心包炎，累及起搏与传导系统可导致多种类型的心律失常。

(一)急性心肌炎

急性心肌炎持续时间约 1 个月。主要特征是心肌间质的弥散性炎症细胞浸润。浸润细胞多为以淋巴细胞为主的单核细胞，也有少量嗜酸性粒细胞、多核细胞和组织细胞等。同时可伴有心内膜和心包浸润及间质水肿。心肌坏死多以单个心肌细胞为单位或呈孤立小灶。细胞水肿程度不一，一般无正在愈合的细胞损害，也未见纤维化改变。

(二)急进性心肌炎

急进性心肌炎主要病理变化为多细胞损害灶和广泛的纤维化，急性细胞损害和正在愈合的细胞损害并存，并以正在愈合的细胞占优势。炎症细胞为淋巴细胞、浆细胞、巨噬细胞和少量的多核细胞。发病 1～2 个月后已见不到心肌细胞坏死，但仍可见心肌纤维排列紊乱、空泡变性和萎缩。间质改变以纤维化为主，还可见到心内膜增厚和血管周围纤维化。

(三)慢性心肌炎

慢性心肌炎病理特征为正在愈合的细胞损害和急性细胞损害几乎呈均衡趋势。炎症病灶中可见多核细胞、巨噬细胞、成纤维细胞和胶原纤维。一般以单核细胞为主,随着胶原纤维的不断增生,残留下一些纤维化病灶、间质结缔组织轻度增生。

(四)急性病毒性心肌炎慢性化

心肌细胞感染病毒后,初期炎症比较轻,呈单个或簇状分布,以后病灶融合成片状,并扩散至间质或血管内皮细胞。病毒性心肌炎在细胞免疫和体液免疫的作用下,一般具有自限性。当病毒与心肌组织存在共同的抗原如柯萨奇 B_3 病毒的抗原与腺苷酸转移酶等,使某些自身抗原如心肌肌凝蛋白暴露与释放时,通过激活自身反应性 T 淋巴细胞和诱导心肌自身抗体产生,使心肌损伤持续,导致心肌细胞凋亡与纤维化,从而出现心肌炎症慢性化,形成慢性心肌炎,甚至演变成扩张型心肌病。在大部分心肌炎或扩张型心肌病患者中,也可检测到心脏特异性抗肌凝蛋白自身抗体,还可检测出其他自身抗原的抗体,如抗心肌特异性抗原包括热激蛋白、线粒体 M_7、支链 α 酮酸脱氢酶复合体、β 受体、M_2 受体等的自身抗体。炎症细胞、血管内皮细胞可分泌大量的炎性因子,如 TNF-α、INF-γ、IL 等,引起心肌炎症的持续存在或迁延不愈。

在病毒性心肌炎发病过程中,病毒直接侵犯心肌细胞、病毒介导的各种炎性因子释放、病毒感染诱导心肌细胞表达的细胞表面分子、心肌细胞损伤后释放的自身抗体、自身免疫出现后免疫细胞表达的细胞表面分子(如穿孔素、FasL 等)均可能导致心肌细胞凋亡,并同时伴有纤维化。近年来研究发现,病毒性心肌炎各期心肌间质均有胶原纤维增生,急性期为修复性纤维化,恢复期为修复性纤维化和反应性纤维化并存,慢性期主要是反应性纤维化。由于心肌各部位炎症程度的不同,导致心肌胶原不均匀沉积,组织异质性增高,易发生心律失常,而心肌弥散性纤维化是导致心力衰竭的结构基础。

四、临床表现

病情轻重取决于病变部位、范围和严重程度，临床表现差异甚大，从非特异性心电图异常和轻度病毒性心肌炎到出现急性心力衰竭、心源性休克、严重心律失常，甚至猝死。

（一）症状

多数患者在发病前有发热、全身酸痛、咽痛、乏力、易出汗、腹痛、腹泻等症状。部分患者症状轻微，常被忽视。患者常诉胸闷、心前区隐痛、心悸、乏力、恶心、头晕等。临床上诊断的病毒性心肌炎中 90%左右以心律失常为主诉或首见症状，其中少数患者可由此而发生晕厥或阿-斯综合征。极少数患者起病后发展迅速，出现心力衰竭或心源性休克。

（二）体征

(1)心脏增大：轻者心脏浊音界不增大，也可有暂时性心脏浊音界增大，不久即恢复。心脏增大显著者反映心肌炎症范围广泛而病变严重。

(2)心率改变：心率增速与体温变化不成比例，或心率异常缓慢，均为病毒性心肌炎的可疑征象。

(3)心音改变：心尖区第一心音可减低或分裂，重症可出现奔马律。心音呈胎心样。心包摩擦音的出现反映有心包炎存在。

(4)心脏杂音：心尖区可能有收缩期吹风样杂音或舒张期杂音，前者为发热、贫血、心腔扩大所致，后者因左心室扩大造成的相对性二尖瓣狭窄。杂音响度都不超过 3 级，随着病情好转而减轻或消失。

(5)心律失常：各种心律失常均可见到，无特异性表现，但以房性与室性期前收缩最常见，其次为房室传导阻滞；此外，心房颤动、病态窦房结综合征均可出现。心律失常是造成猝死的原因之一。

(6)心力衰竭:重症弥漫性心肌炎患者可出现急性心力衰竭,属于心肌泵血功能衰竭,左右心同时发生衰竭,引起心排血量过低,无代偿期,故除一般心力衰竭表现外,易合并心源性休克。

五、辅助检查

(一)X线检查

局灶性心肌炎常无异常表现。病变弥散者可有心影扩大,心脏搏动减弱,有心力衰竭者则有肺瘀血或肺水肿征象。合并心包炎者可因心包积液而心影扩大。

(二)心电图检查

(1)窦性心动过速。

(2)ST-T 改变,QRS 波低电压,异常 Q 波(类似心肌梗死 QRS 波型),Q-T 间期延长。

(3)心律失常包括各种期前收缩(房性、室性和房室交界性)、室上性和室性阵发性心动过速、心房颤动、心房扑动及各种传导阻滞(窦房、房室及束支阻滞)等,其中以室性和房性期前收缩多见,24 小时动态心电图可显示上述各种心律失常。病毒性心肌炎心律失常的发生机制可能与心肌细胞膜的完整性、流动性和通透性等性质改变有关。病毒性心肌炎心电图改变缺乏特异性,如能在病程中和治疗过程中动态观察心电图变化,将有助于判断心肌炎的存在和心肌炎症的变化过程。

(三)心肌血生化指标

(1)心肌酶谱:包括乳酸脱氢酶(LDH)、门冬氨酸氨基转移酶(AST)、肌酸激酶(CK)及其同工酶(CK-MB)、α-羟丁酸脱氢酶(α-HBDH)。心肌炎早期主要是 CK 和 CK-MB 增高,其高峰时间一般在起病 1 周内,以 2～3 天最明显,1 周后基本恢复正常;晚期主要是 LDH 和 α-HBDH 增高为主。由于影响心肌酶谱的因素较多,儿童正常值变异较大,在将其作为心肌炎诊断依据时,应结合临床表现和其他辅助检查。

(2)心肌肌钙蛋白：心肌肌钙蛋白是心肌收缩单位的组成成分之一，主要对心肌收缩和舒张起调节作用。cTn 有三个亚单位，分别为 cTnT、cTnI 和 cTnC，目前认为 cTn 是反映心肌损伤的高敏感和特异性的标志物，常用的指标是 cTnT 和 cTnI。

(四)超声心动图

超声心动图可显示心房和心室大小、收缩和舒张功能的受损程度、心肌阶段性功能异常和心室壁增厚(心肌水肿)及心包积液和瓣膜功能情况。超声心动图在病毒性心肌炎诊断中的重要价值在于其能很快排除瓣膜性心脏病(左房室瓣脱垂)、心肌病(肥厚性心肌病)、心脏肿瘤(左心房黏液瘤)和先天性心脏病等心脏结构病变。

(五)核素心肌灌注显像

无创伤性，易于开展，用于筛查心肌炎的心肌损害。可使用^{201}Tl、^{99}Tc、^{67}Ga 等放射性核素进行非特异性心肌显像，而使用放射性核素^{123}I、^{111}In 标记的单克隆抗肌凝蛋白重链抗体进行特异性心肌显像，可显示心肌特征性的炎症和坏死改变。

(六)心脏 MRI 检查

通常情况下，心肌炎导致的心肌损伤呈斑片状分布，而且组织成分发生改变，心脏 MRI 检查的优势在于既可显示局部组织成分的改变，又可整体显示心肌病变，具有定量和定性的特点。研究显示，心肌处于免疫反应和炎症浸润阶段 MRI 就可显示，对心肌炎早期心肌组织的炎症改变较为敏感，可清晰显示炎症组织的部位，并能发现心肌炎导致的心肌重构和纤维化。数项研究表明，心肌晚期增强现象对检出心肌炎和心肌坏死导致的纤维化具有很高的特异性。目前研究表明，心脏 MRI 检查对于心肌炎具有较高的诊断价值，并可用于临床疑似心肌病(均匀分布且无早期对比剂增强和延迟增强现象)和(或)非缺血性心肌病(对比剂分布呈阶段性且与冠状动脉供血区域相关)的初步鉴别诊断。但不能提供心肌炎的类型和病毒感染的种类等。

(七)心内膜心肌活检

心内膜心肌活检是诊断病毒性心肌炎的金标准,但不作为病毒性心肌炎的常规检查项目。可提供病理学、免疫组化及特异性病毒 RNA 等检测,主要包括诊断心肌炎,评价治疗效果,随访心肌炎患者的自然病程及与扩张型心肌病之间的组织学关系。

六、诊断及鉴别诊断

(一)诊断

1. 国内诊断标准

病毒性心肌炎的诊断必须建立在有心肌炎的证据和病毒感染证据的基础上。1999 年,全国心肌炎心肌病专题研讨会提出的成人急性病毒性心肌炎诊断参考标准可作为诊断本病的参考。

(1)病史与体征:在上呼吸道感染、腹泻等病毒感染后 3 周内出现心脏表现,如出现不能用一般原因解释的感染后重度乏力、胸闷、头晕(心排血量降低所致)、心尖第一心音明显减弱、舒张期奔马律、心包摩擦音、心脏扩大、充血性心力衰竭或阿-斯综合征等。

(2)上述感染后 3 周内新出现下列心律失常或心电图改变:①窦性心动过速、房室传导阻滞、窦房阻滞或束支阻滞。②多源、成对室性期前收缩,自主性房性或交界性心动过速,阵发或非阵发性室性心动过速,心房或心室扑动、心房颤动。③两个以上导联 ST 段呈水平型或下斜型下移≥0.1mV,或 ST 段异常抬高或出现异常 Q 波。

(3)心肌损伤的参考指标:病程中血清心肌肌钙蛋白 I 或肌钙蛋白 T(强调定量测定)、CK-MB 明显增高。超声心动图示心腔扩大或室壁活动异常和(或)核素心功能检查证实左心室收缩或舒张功能减弱。

(4)病原学依据:①在急性期从心内膜、心肌、心包或心包穿刺液中检测出病毒、病毒基因病毒片段或病毒蛋白抗原。②病毒抗体第二份血清中同型病毒抗体(如柯萨奇-B组病毒中和抗体或流行性感冒病毒血凝抑制抗体等)滴度较第一份血清升高4倍(2份血清应相隔2周以上)或一次抗体效价≥640者为阳性,320者为可疑(如以1:32为基础者则宜以≥256为阳性,128为可疑阳性,根据不同实验室标准决定)。③病毒特异性IgM:以≥1:320为阳性(按各实验室诊断标准,但需在严格指征条件下)。如同时有血中肠道病毒核酸阳性者更支持有近期病毒感染。

对同时具有上述(1)、(2)的第①、第②、第③中任何一项、(3)中任何2项,在排除其他原因心肌疾病后,临床上可诊断急性病毒性心肌炎。如同时具有(4)中1项者,可从病原学上确诊急性病毒性心肌炎;如仅具有(4)中第②、第③项者,在病原学上只能拟诊为急性病毒性心肌炎。

2. 心肌炎的扩展诊断标准

(1)诊断要点:第8版《Braunwal心脏病学》结合传统和新的诊断方法,提出了新的扩展诊断标准。其要点包括:①临床症状:发热、病毒感染前驱症状、疲乏、劳力性呼吸困难、胸痛、心悸、近乎晕厥或晕厥、临床心力衰竭症状。②常规检查:有心脏结构、功能损害的证据,且无区域性冠状动脉缺血的超声心动图检查证据,如局部室壁活动异常、心脏扩张、区域性心肌肥大;肌钙蛋白高灵敏度(>0.1ng/ml)、^{111}In抗肌凝蛋白抗体闪烁显像阳性;冠状动脉造影正常或核素心肌灌注显像无可逆性缺血征象。③心脏MRI:心脏MRI反转恢复序列可见心肌T_2信号增强,Gd-DTPA灌注可见对比剂增强延迟现象。④心肌活检:病理检查结果同Dallas组织病理学诊断标准,聚合酶链式反应检测(PCR)或原位杂交检出病毒基因组。

(2)判定标准:①可疑性心肌炎:上述4项中有2项者为阳性;②符合心肌炎表现:上述4项中有3项阳性者;③高度考虑心肌炎:上述4项均为阳性(阳性的定义为符合每一项标准的任何一项)。

(二)鉴别诊断

在考虑心肌炎的诊断时,应除外心脏β受体功能亢进、甲状腺功能亢进症、二尖瓣脱垂综合征及影响心肌的其他疾病,如风湿性心脏病、冠心病等。

(1)心脏β受体功能亢进症:年轻女性多见,主诉常多变,心电图检查显示在Ⅱ、Ⅲ导联或 $V_1 \sim V_3$ 等导联发生 ST-T 段改变及窦速,普萘洛尔试验可使 ST-T 段恢复正常。而心肌炎所致的 ST-T 段改变系心肌损害所致,一般不能在普萘洛尔试验和药物治疗后短期内恢复正常。

(2)甲状腺功能亢进症:心脏症状如心悸、心率增快与心肌炎相似,但神经精神症状和高代谢症候群比较突出,体检可发现甲状腺肿大,检测甲状腺功能有助于鉴别。

(3)二尖瓣脱垂综合征:本症和心肌炎在心电图上都可出现 ST-T 段改变和各种心律失常。但是本病多见于女性,在心前区有收缩中、晚期喀喇音或伴有收缩晚期或全收缩期杂音。M 型超声检查显示,二尖瓣后叶和(或)前叶的游离缘在收缩中期突入左心房,二尖瓣的前、后叶在收缩期开始时相互接合,并稍向前移动,至收缩中期突然向后移动,形成一个横置的"?"号;或二尖瓣叶体部在整个收缩期中,呈全收缩期向后弓形凸出,CD 段呈吊床样弯曲。二维超声检查显示,二尖瓣叶对合位置后移,在收缩期向上运动,超越主动脉瓣基底部与房室交界处的连线而突入左心房。

(4)冠心病:通常稳定性冠心病有易患因素,如高血压、高血脂、肥胖、糖尿病和吸烟,年龄常≥50 岁,既往有心绞痛病史和 ST-T 段的缺血性改变,而无病毒感染的前驱症状及心肌损伤标记的显著升高,较易鉴别。但极少数病毒性心肌炎的临床表现酷似急性心肌梗死,即具有显著的心绞痛和 ST 段抬高,临床上容易误诊为急性心肌梗死。主要鉴别点在于病毒性心肌炎的心绞痛不典型,ST-T 段动态演变不明显,心肌损伤标记升高持续时间长

(≥2 周),冠状动脉造影无明显的冠状动脉狭窄。如果无急性心肌梗死,短期内出现心律失常且演变迅速,如一度房室传导阻滞在 1～2 天很快演变成二度房室传导阻滞,甚至三度房室传导阻滞,则多考虑急性心肌炎的诊断。

七、治疗

对病毒性心肌炎的治疗总体上仍然缺乏有效而特异的手段。国内治疗病毒性心肌炎一般以中西医综合治疗为主,包括抗病毒治疗、免疫调节及对症处理等。

(一)基础治疗

1. 一般治疗

(1)休息:休息是减轻心脏负荷的最好方法,也是病毒性心肌炎急性期重要的治疗措施。对有严重心律失常和心力衰竭的患者应至少休息 3 个月(卧床休息 1 个月),6 个月内不参加体力活动,直至心脏形态和大小恢复正常;无心脏形态改变者,休息半月,3 个月内不参加重体力活动。

(2)饮食:宜进食易消化和富含维生素和高蛋白的食物。

(3)吸氧:根据呼吸状况、心力衰竭程度、有无严重心律失常、外周供血不足症状等因素决定是否吸氧。休息时无呼吸异常,无供血不足症状,且无严重心律失常患者一般不需吸氧。

2. 病因治疗

病毒性心肌炎的发病虽与免疫反应有密切关系,但引起本病的直接原因却是病毒感染。因此,抗病毒治疗是本病治疗中的重要组成部分。抗病毒治疗主要用于疾病早期,一般抗病毒药物不能进入细胞内。

(1)利巴韦林通过阻断病毒某些酶的活性而抑制病毒核酸的合成,可有效抑制病毒合成,减轻心肌损伤,提高生存率,适用于病程早期(尤其是感染 4 天内)。对于柯萨奇病毒和腺病毒感染等也可选用阿昔洛韦、更昔洛韦抗病毒治疗,流行性感冒引起的心肌炎可用吗啉胍和金刚烷胺治疗。

(2)多数研究发现，病毒性心肌炎患者存在免疫失控，故通过免疫调节剂纠正其免疫失控是有益的。干扰素的抗病毒及调节细胞免疫功能已被肯定。一般 IFN-α 用量为 300U/ml，每周 1 次，肌内注射，3～6 个月为 1 个疗程。IFN-α 不良反应少，偶有发热倦怠、感冒样症状，但反复使用后症状可消失。

(3)采用板蓝根、连翘、大青叶、苦参、虎杖、大蒜素等中草药可能对抗病毒和抑制炎症有效，但不同的患者对药物反应存在个体差异。

(4)病毒感染是诱发细菌感染的条件因子，临床上存在病毒感染的患者常继发细菌感染，因此主张在病程早期应用抗生素，如青霉素类或大环内酯类抗生素或根据咽拭子培养选用抗生素。

3. 改善心肌代谢及抗氧化治疗

(1)极化液(GIK)：10%葡萄糖液 500ml＋胰岛素(8～12U)＋氯化钾(1～1.5g)，1 次/日，10～14 日为 1 个疗程。镁极化液效果可能更好，即在 GIK 的基础上，同时加用 25%硫酸镁 5～10ml 或用门冬氨酸钾镁替代氯化钾。

(2)1,6 二磷酸果糖(FDP)：是一种有效的心肌代谢活性剂，又具有明显保护心肌细胞的作用，尽管其本身不能进入细胞内，但能转动心肌细胞膜的 Na-K-ATP 泵，增加心肌细胞内磷酸肌酸及 ATP 含量，减轻心肌损伤，尤其是对合并心功能不全者有较好的疗效。该药对血管刺激较大。应用时应谨慎。

(3)辅酶 Q_{10}：作为心肌细胞呼吸必需的一种酶，参与能量转移的多个酶系统，常用于心肌炎的治疗。

(4)维生素：维生素 C 100～200mg/(kg·d)，静脉滴注。具有抗病毒、促进心肌代谢、加速心肌修复的有益作用，应用 2～4 周为宜。

4. 糖皮质激素

没有足够证据证明有效，特别是在病毒感染早期有可能因抑制免疫反应而促进病毒复制，不应作为常规治疗。对重症病毒性心肌炎在常规治疗效果不良时可以短期应用，如应用地塞米松5～10mg，1次/日，静脉注射，疗程3～7日；也可选用泼尼松，疗程不超过2周。通常可使心力衰竭症状好转，严重心律失常减轻或消失。主要作用机制为抑制心肌炎症、减轻心肌水肿、消除免疫反应，减轻毒素对心肌的损害。

5. 免疫抑制药

尚无确切的证据表明免疫抑制药治疗有效，目前不推荐作为病毒性心肌炎的常规治疗，但在某些特殊情况下可以短期试用。短期应用的适应证：①严重的病毒感染或免疫反应所致的病毒性心肌炎；②急性期伴有充血性心力衰竭、心源性休克、严重心律失常或严重全身中毒症状者；③由自身免疫性疾病，如系统性红斑狼疮、硬皮病、多发性肌炎等引起者。病毒性心肌炎经积极的标准治疗无效者可以使用免疫抑制药。常选用硫唑嘌呤和环孢素A，许多临床试验将糖皮质激素与免疫抑制药联用。

6. 免疫球蛋白

心肌炎和急性心肌病干预研究未能表明免疫球蛋白能够改善LVEF和降低病死率。但对儿童患者经静脉滴注大剂量丙种球蛋白治疗似乎能更快改善左心室功能和生存率。有研究表明，腺病毒PCR检测阳性者注射IgG和IgM有效。

7. 醛固酮拮抗药

病毒性心肌炎慢性期主要表现为纤维化，应用螺内酯后与心肌纤维化密切相关的部分基因的表达明显下降，从而使Ⅰ型、Ⅲ型胶原生成减少，并预防和逆转心肌间质纤维化及外周血管的重构，对病毒性心肌炎尤其是慢性病毒性心肌炎有改善心肌和病情的作用。

8. 中药治疗

黄芪、牛磺酸等中药制剂已证实能够抑制心肌炎症，对心肌损伤的恢复具有促进作用。10%葡萄糖液500ml＋黄芪注射液

20～40ml，静脉滴注，1 次/日；牛磺酸颗粒 2g，3 次/日，用量＜1.8g/d 疗效不佳。丹参静脉滴注连用 2 周也有一定疗效。

(二)特殊治疗

(1)免疫吸附治疗：病毒性心肌炎以自身免疫反应为主时，多种抗心肌抗体，如抗 β 受体抗体、抗线粒体抗体、抗肌凝蛋白抗体等可加重心肌损伤。免疫吸附治疗可选择性地清除血液中的炎性因子和抗心肌抗体，对急性重症病毒性心肌炎可能有益。免疫吸附治疗同时可使左心室舒张末容积减小，心功能改善，1 年预后改善。

(2)机械辅助治疗：适用于泵衰竭、心源性休克，早期实施机械辅助治疗，以帮助患者度过危险阶段，改善预后。主要包括主动脉内气囊反搏(IABP)、经皮心肺支持(PCPS)和心室辅助装置(VAD)等。急性病毒性心肌炎并发泵衰竭发病较急，而部分患者 2 周内心功能可恢复，应当首选操作相对简单的 PCPS，病情需要时再实施 VAD，但易发生感染和栓塞并发症。

(3)起搏或电复律治疗：因高度 AVB、窦房结严重功能障碍等缓慢性心律失常引起低血压、晕厥，可选择置入临时或永久性起搏器治疗。如果出现快速性心律失常伴血流动力学障碍，应当紧急实施电复律。因急性心肌炎患者病情多变，并且经合理治疗后多能缓解，如需置入 ICD，一般需要数月后。

(三)并发症的处理

(1)心力衰竭和休克治疗：有心力衰竭者应低盐饮食，适当应用利尿药、ACEI、β 受体阻滞药，并酌情使用小剂量快速型洋地黄类药物(如毛花苷 C 或毒毛花苷 K)；对顽固性心力衰竭者可短期应用多巴酚丁胺、米力农(米利酮)等非洋地黄类正性肌力药物；严重心力衰竭或休克者可并用酚妥拉明、多巴胺或硝普钠等血管活性药物。

(2)合并多器官功能损害：如肝、肾功能明显受损，可行血液透析治疗清除毒素，促进患者恢复。

第三节 急性心包炎

急性心包炎(acute pericarditis)是由于心包的脏层和壁层急性炎症引起的以胸痛、心包摩擦音为特征的一种临床综合征。急性心包炎临床表现为干性、纤维素性或渗出性心包炎。可单独出现,但多数是某种疾病的并发症。由于能够自愈或被原发疾病的症状所掩盖,临床上诊断的急性心包炎远较尸检率低。

一、病因

我国过去常见病因为风湿热、结核及细菌感染,现在病毒感染、肿瘤、尿毒症性及心肌梗死后心包炎发病率逐渐增多。常规诊断试验不能明确为何种特殊病因者,称为急性非特异性心包炎,推测大多数也为病毒感染所致,常为自限性,其他类型心包炎根据病因的不同,转归各异。急性心包炎病因具体见表 8-4。

表 8-4 急性心包炎的病因

非特异性心包炎(特发性)	通过目前检查手段不能明确为何种特殊病因者
感染性	病毒性:如柯萨奇病毒、艾柯病毒、EB 病毒、流感病毒、巨细胞病毒、脊髓灰质炎病毒、水痘病毒、乙型肝炎病毒、HIV 细菌性:如结核杆菌、肺炎球菌、葡萄球菌、链球菌、脑膜炎双球菌、淋球菌、土拉菌病、嗜肺军团菌、嗜血杆菌 真菌性:如组织胞质菌、放线菌、奴卡菌、念珠菌、酵母菌、球孢子菌、曲霉菌 其他病原:如立克次体、螺旋体、支原体、衣原体、阿米巴原虫、包囊虫、弓形虫感染

（续　表）

非特异性心包炎(特发性)	通过目前检查手段不能明确为何种特殊病因者
肿瘤性	原发性：如间皮瘤、肉瘤 继发性：如肺癌、乳腺癌、黑素瘤、多发性骨髓瘤、白血病和淋巴瘤转移
自身免疫-炎症性	风湿热及其他结缔组织病、如 SLE、类风湿关节炎等 心肌梗死后早期(24～72 小时) 心肌梗死后后期(Dressler 综合征) 心脏切开、胸廓切开后的后期、创伤后期 药物引起，如普鲁卡因胺、异烟肼、环孢素
内分泌或代谢性疾病	甲状腺功能减退症、肾上腺皮质功能减退、糖尿病性、尿毒症性、痛风性、乳糜性、胆固醇性等
物理因素	如创伤或心包切开后综合征等 乳腺癌、霍奇金病等放射治疗后 介入性诊疗操作相关
邻近器官疾病	如心肌梗死后综合征、主动脉夹层、肺炎、胸膜炎、肺栓塞

二、病理生理

急性心包炎根据病理变化，可以分为纤维蛋白性或干性心包炎及有渗液的心包炎。病理改变主要包括炎性浸润、渗液积聚、瘢痕形成等三大过程。渗液可为浆液纤维蛋白性、浆液血性、出血性、化脓性；急性纤维蛋白性心包炎，在心包的壁层和脏层上出现由纤维蛋白、白细胞及少许内皮细胞组成的渗出物，这种渗出物可以局限于一处，或满布于整个心脏的表面，使心包表面粗糙，在心脏活动时可产生特征性的心包摩擦音。随着炎症的发展，渗出物逐渐增多，渗出物中液体增加，则转为浆液纤维蛋白性渗液，当炎症渗出过程超过机体吸收过程时，则渗液积聚于心包腔的低凹部位，然后充塞心包空间，形成心包积液，量可由 100ml 至

2000～3000ml，为黄而清的液体，渗液多可在 2～3 周被吸收。结核性心包炎，常产生大量的浆液纤维蛋白性或浆液血性渗出液。渗液存在的时间可长达数月。化脓性心包炎的渗液含有大量的中性粒细胞，呈稠厚的脓液。当心包渗液过快，或心包积液过多，超出心包扩展的代偿能力时，则产生典型的心包填塞综合征。当炎症过程逐渐由修复过程替代后，则积液逐渐吸收，心包遗留局灶性或弥漫性纤维增生。结缔组织增生严重者造成心包粘连、心包缩窄。

急性纤维蛋白性心包炎不影响血流动力学，而渗出性心包炎则有血流动力学变化。正常心脏的心输出量与心室充盈程度成正比，而心室的充盈度又受静脉压与心室舒张压的压力差的影响。当心包积液，心包内压力增高时，引起心室内舒张压力升高，使静脉压与心室舒张压力阶差减小，回心血量减少，心输出量降低。

三、临床表现

除系统性红斑狼疮引起者外，其他原因引起的急性心包炎发病率男性明显高于女性，成年人较儿童多见。其临床症状和体征因病因不同而异，轻者无症状或症状轻微，常被原发病的症状掩盖；症状明显者如出现胸痛才引起重视。

（一）症状

（1）胸痛：常位于心前区或胸骨后，偶可位于上腹部，可放射到颈、左肩、左臂及左肩胛骨，性质多尖锐呈锐痛，也可呈闷痛或压榨样，常因咳嗽、深呼吸、变换体位或吞咽而加重，坐位前倾时减轻。

（2）呼吸困难：为心包炎伴心包积液时最突出的症状。

（3）全身症状：原发病因的非心脏表现，如发热、乏力、食欲缺乏、消瘦等。

（4）心脏压塞：渗出性心包炎，如心包积液大量积聚或短时间内快速积聚，则可发生心脏压塞，产生相应症状，如显著气促、心悸、大汗淋漓、肢端冰凉、严重者出现意识恍惚、休克等。

(二)体征

(1)心包摩擦音：是急性纤维蛋白性心包炎的典型体征，是一种搔抓样的粗糙高频声音，往往盖过心音且较心音更贴近于耳。典型者包含与心室收缩、早期心室充盈、心房收缩相一致的3个成分，但大多为心室收缩、舒张相一致的双相性摩擦音；位于心前区，以胸骨左缘第3、4肋间坐位前倾、深吸气时最为明显。心包摩擦音本身变化快，短时间内可消失或重现，需反复听诊。此外，若积液增多致使脏、壁层心包完全分开时，则心包摩擦音消失；经治疗后积液吸收减少时可能重现。

(2)心包积液：心浊音界向两侧增大且皆为绝对浊音区；心尖冲动弱且位于心浊音界内侧或不能扪及；心音低钝遥远；大量积液时可有Ewart征(左肩胛骨下叩诊浊音、因左肺受压而闻及支气管呼吸音)；大量积液影响静脉回流产生体循环瘀血体征(颈静脉怒张、肝大、腹水、下肢水肿)。

(3)心脏压塞：若积液积聚迅速，仅150～200ml积液即可使心包内压上升至20～30mmHg而产生急性心脏压塞，表现为心动过速、动脉血压下降而脉压变小、静脉压明显升高，严重者发生急性循环衰竭、休克；若大量积液但经过较缓慢积聚过程，可产生亚急性或慢性心脏压塞，突出表现为体循环瘀血、颈静脉怒张、静脉压升高和奇脉。

四、辅助检查

(一)实验室检查

(1)炎性标记物：白细胞计数(WBC)、红细胞沉降率(ESR)、C反应蛋白(CRP)可增高。

(2)心肌受累标记物：磷酸肌酸激酶同工酶(CK-MB)、TnI可轻、中度升高，如血清CK-MB、TnI明显升高提示心外膜下浅层心肌受累。

(3)病因学检查：抗核抗体、结核菌素纯蛋白衍生物(PPD)皮肤试验、HIV 血清免疫学、血培养。

(二)心电图检查

急性心包炎表现为继发于心外膜下心肌炎症损伤的心电图特异性 ST-T 改变。其表现通常分为四期(表 8-5)。

表 8-5　急性心包炎心电图表现

临床分期	心电图表现
Ⅰ期	为早期变化，ST 段普遍呈凹面向下抬高(前壁＋下壁＋侧壁)，P-R 段与 P 波方向偏离，T 波直立，可持续数小时至数日
Ⅱ期	ST 段随后逐渐下降到等电位线上，T 波渐变低平或倒置，持续 2 天至 2 周不等
Ⅲ期	T 波全面倒置，各导联上的 T 波演变可能不尽一致
Ⅳ期	T 波最后可恢复正常，心电图恢复至病前状态，时间历时数周至 3 月不等

(三)X 线检查

急性心包炎早期心影可正常，当心包渗液超过 250ml 时，可出现心影增大，右侧心膈角变钝，心缘的正常轮廓消失，心影呈烧瓶状，随体位改变而移动。心尖冲动减弱或消失，心影增大而肺野清晰，有助于与心力衰竭鉴别。心包积液逐渐增多时，短期内心脏检查发现心影增大，常为早期的诊断线索。部分伴胸腔积液，多见于左侧。

(四)超声心动图检查

超声心动图检查中，纤维蛋白性心包炎时可能无异常发现，也可显示不同程度的心包积液，少量(生理性)心包液体仅仅于心室收缩期在后壁可见；渗液量＞250ml 于前后心包处均可显示液性暗区；大量积液时于左房后可见液体暗区；可显示心包填塞的特征，最主要表现为舒张期右室前壁受压塌陷、局限性左心房塌陷。超声心动图是急性心包炎一项基本检查，可监测心包积液，筛查并存的心脏病或心包病变。

（五）MRI 检查或 CT 检查

MRI 能够清晰显示心包积液的容量和分布情况，并可初步分辨积液的性质。如非出血性渗液多为低强度信号；尿毒症、创伤性、结核性积液含蛋白和细胞较多，可见中或高强度信号。CT 检查显示心包增厚＞5mm 可确立诊断。若既无心包积液，又无心包增厚，则应考虑限制型心肌病。

（六）心包穿刺及心包镜检查

适用于诊断困难或有心包压塞征象者。对渗液做涂片、培养或寻找病理细胞，有助于病因诊断。结核性心包积液表现为：有 1/3 的患者心包积液中可找到结核杆菌；测定腺苷脱氨基酶（ADA）活性≥30U/L，具有高度的特异性；聚合酶链反应（PCR）阳性。抽液后再注入空气 100～150ml 并进行 X 线摄片，以了解心包的厚度、心包面是否规则（与肿瘤区别）、心脏大小和形态等。若心包积液反复发生应进行心包活检和细菌学检查。凡心包积液需要手术引流者，可先行心包镜检查，直接观察心包，在可疑区域实施心包活检，以提高病因诊断的准确性。

五、诊断及鉴别诊断

（一）诊断

1. 临床诊断

（1）心前区听诊闻及心包摩擦音或检查确定有心包积液，心包炎的诊断即可成立，需进一步查明病因。

（2）在有可能并发心包炎的疾病过程中，如出现胸痛、呼吸困难、心动过速和原因不明的体静脉瘀血或心影扩大，应考虑心包炎伴有积液的可能。

（3）患者确诊为心包炎，伴有奇脉、血压下降，甚至休克，应考虑到心包压塞的可能，及时进行床旁超声心动图检查。

(4)确立急性心包炎的诊断后，随之要明确病因，以便有效治疗。

(5)病程＜1 周的急性心包炎一般不要做过多检查，但病程＞1 周的急性心包炎需要进行下列检查以明确病因：痰找抗酸杆菌、结核菌素试验、ASO、类风湿因子、抗核抗体、抗 DNA 抗体、HIV 抗体、病毒抗体检测（如柯萨奇病毒、流感病毒、艾柯病毒）等。对持续积液和复发者实施心包穿刺与抽液培养。

(6)特异性心包炎需要排除其他病因后方可诊断。

2. 合并心肌炎的诊断线索

从临床症状、体征、心电图和影像学检查等方面，常难以判定急性心包炎是否合并心肌炎，但心肌损伤标记物常能提供是否合并心肌炎的诊断线索。35%～50%的患者在急性心包炎时肌钙蛋白升高，升高的程度与 ST 段抬高的幅度相关，为心外膜下心肌受损所致，但与预后无关。肌钙蛋白一般于 2 周内恢复正常，如持续升高≥2 周，常提示合并心肌炎。因此，在诊疗过程中应反复监测，特别是监测 2 周后的肌钙蛋白。CK-MB 对心包炎合并心肌炎的诊断有帮助，应当与肌钙蛋白同时监测。但肌酸激酶、转氨酶、乳酸脱氢酶及其同工酶等对心肌炎的诊断价值不大，无须检测。

(二)鉴别诊断

1. 急性心包炎与引起胸痛和(或)类似心电图改变的其他疾病鉴别

(1)心绞痛：急性心包炎有心绞痛的类似表现，但不同之处是随体位变动而胸痛减轻或加重，含化硝酸甘油不缓解，心电图表现为大多数导联 ST 段抬高，超声心动图发现心包积液时即可确诊。

(2)AMI：特发性和病毒性心包炎的胸痛常较剧烈，与 AMI 极为相似。但 AMI 多见于中老年人，无上呼吸道感染史而有心绞痛病史，胸痛不随体位改变，ST段抬高不累及广泛的导联，心肌损伤标记物异常一般＜2周。需要注意的是，AMI早期可伴发急性心包炎，而心包炎的症状常被AMI掩盖；晚期并发的心包炎需排除心肌梗死后综合征。

(3)主动脉夹层：胸痛剧烈而不随体位变动，心电图和心肌损伤标志物正常，超声心动图和CT检查有助于鉴别。但主动脉夹层早期可破溃入心包腔引起心包压塞，或血液缓慢渗入心包腔引起亚急性心包炎。

(4)肺梗死：常有深静脉血栓形成的危险因素(如长期卧床或肢体制动)，胸痛突发且伴有严重的呼吸困难、低氧血症，可有咯血和发绀，心电图检查显示 S Ⅰ Q Ⅲ T Ⅲ、D-二聚体测定＞500μg/L有助于鉴别。

(5)急腹症：急性心包炎的疼痛如果表现在腹部时，应详细询问病史与体格检查，避免误诊为急腹症。

(6)大量心包积液：应与引起心脏明显扩大的扩张型心肌病等鉴别，超声心动图检查是最强的证据。

2. 不同病因类型心包炎之间的鉴别

不同病因类型心包炎之间的鉴别见表8-6。

表 8-6　不同病因类型心包炎的鉴别诊断

	风湿性	结核性	化脓性	急性非特异性	肿瘤性
病史	起病前 1～2 周常有上呼吸道感染，伴其他风湿病的表现，为全心炎的一部分	常伴有原发性结核病灶，或与其他浆膜腔结核同时存在	常有原发的感染病灶，伴明显的毒血症表现	起病前 1～2 周常有上呼吸道感染，起病多急骤，可复发	转移肿瘤多见，并可见于淋巴瘤及白血病
发热	多数为不规则的轻度或中度发热	低热或常不显著	高热	持续发热，为稽留热或弛张热	常无
胸痛	常有	常无	常有	常极为剧烈	少有
心包摩擦音	常有	少有	常有	明显，出现早	常无
心脏杂音	常伴有显著杂音	无	无	无	正常或轻度增高
抗链球菌溶血素“O”滴定数	常增高	正常	正常或增高	正常或增高	阴性
白细胞计数	中度增高	正常或轻度增高	明显增高	正常或增高	一般中量
血培养	阴性	阴性	可阳性	阴性	常为浆液性

（续　表）

		风湿性	结核性	化脓性	急性非特异性	肿瘤性
心包渗液	量	较少	常大量	较多	淋巴细胞较多	常大量
	性质	多为草黄色	多为血性	脓性	无	血性
	ADA 活性	<30U/L	≥30U/L	<30U/L	糖皮质激素	≥30U/L
	细胞分类	中性粒细胞占多数	淋巴细胞较多	中性粒细胞占多数	淋巴细胞占多数	可见肿瘤细胞
	细菌	无	有时找到结核杆菌	能找到化脓性细菌	无	无
心包腔空气注入术		心脏增大	心脏不大	心脏不大	心脏常增大	心脏不大
治疗		抗风湿病药物	抗结核药	抗生素	糖皮质激素	抗肿瘤治疗

六、治疗

急性心包炎的治疗包括对原发疾病的病因治疗、解除心脏压塞和对症治疗。患者必须住院观察，卧床休息，胸痛时给予镇静剂、阿司匹林、布洛芬，必要时可使用吗啡类药物。

（一）非特异性（特发性）心包炎的治疗

病程常具有自限性，但少数患者反复发作。目前尚无特殊的治疗方法，主要是减轻炎症反应，解除疼痛。

（1）非甾体类解热镇痛抗炎药（NSAIDs）：一般疗程为 2 周；

（2）麻醉类止痛药：NSAIDs 效果不佳者，应用麻醉类止痛药辅助治疗；

（3）糖皮质激素：NSAIDs 效果不佳者，短暂应用糖皮质激素，泼尼松 40～60mg/d，2～3 日，1～3 周减量至 0。

（4）复发和反复发作的心包炎：给予第二个 2 周疗程的 NSAIDs 或糖皮质激素或试用秋水仙碱疗法（0.5～1mg/d 或首次予负荷量 2～3mg，口服，疗程至少 1 年，缓慢减量至停药）。顽固性复发性心包炎可考虑外科心包切除术。

（二）感染性心包炎的治疗

（1）病毒性心包炎：心包积液或心包活检是确诊的必要条件，主要依据 PCR 或原位杂交技术。血浆抗体滴度可提示病毒性心包炎，但不能确诊病毒性心包炎。治疗推荐使用干扰素或免疫球蛋白，原则上禁用糖皮质激素。

（2）结核性心包炎：早期、足量和全程抗结核治疗。对于有严重中毒症状的患者，酌情选用糖皮质激素。常选用泼尼松，起始剂量为 15～30mg/d，根据病情逐渐加量，至症状明显改善后，每周递减 5～10mg/d，疗程一般 6～8 周。大量心包积液出现压塞症状时，及时穿刺抽液，如渗液继续产生或有心包缩窄的表现时，应尽早实施心包切开术或心包切除术。

（3）化脓性心包炎：选用足量有效的抗生素，并反复心包抽液及注入抗生素。感染控制后，再继续使用抗生素至少 2 周。如抗感染治疗疗效不佳，需要尽早实施心包切开引流术，以防止发展成为缩窄性心包炎。若引流时发现心包增厚，应考虑实施广泛的心包切除术。

(4)真菌性心包炎：多见于免疫功能低下的患者，心包液涂片与培养可明确诊断，血浆抗真菌抗体测定有助于诊断。组织胞质菌病合并心包炎宜使用非固醇类抗炎药；诺卡菌感染可用磺胺药物；放线菌病使用包括青霉素在内的三联抗生素治疗。

(三)肿瘤性心包炎的治疗

转移性心包肿瘤比原发性心包肿瘤要多 40 倍，间皮瘤是最常见的原发肿瘤，迄今无法根治。常见的继发性心包肿瘤病因为肺癌、乳腺癌、淋巴瘤、白血病与恶性黑素瘤。恶性心包积液可以是全身肿瘤的最早表现且可无症状，但心包积液量＞500ml 时，可有呼吸困难、咳嗽、胸痛、气急、颈静脉怒张等心包压塞症状。必须注意的是，约 2/3 的恶性心包渗液由放疗引起，故应常规做心包积液检查以进一步诊断。

治疗原则：①全身性抗肿瘤治疗，可预防约 67％的心包积液复发；②心包穿刺的目的是确立诊断或缓解症状；③心包内滴注细胞增殖抑制药或致硬化药物；④大量心包积液者应实施引流；⑤继发于肺癌者，心包腔内注射顺铂最有效；乳腺癌引起者噻替哌最有效；⑥使用四环素作为硬化剂可控制 85％患者的恶性心包渗液，不良反应有发热、胸痛与房性心律失常等，使用硬化剂注射的长期存活患者，心包缩窄发生率很高；⑦放疗对放射敏感的肿瘤如淋巴瘤、白血病等有效率高达 93％，但可诱发心肌炎与心包炎；⑧经皮球囊心包切开术可创造胸膜-心包直接通道，使液体引流到胸膜间隙，适用于大量恶性心包积液与复发性心包压塞者。

(四)自身免疫性疾病伴心包炎的治疗

诊断标准：心包积液淋巴细胞计数与单核细胞计数＞$5\times 10^9/L$(自身反应性淋巴细胞)或在心包积液中出现针对心肌组织

的抗体(自身免疫介导)。同时排除病毒、结核、细菌、支原体、衣原体等感染,以及肿瘤、尿毒症或全身性、代谢性疾病引起的心包炎。

治疗原则:以治疗原发病为主,应用糖皮质激素和免疫抑制药效果较好,常需要糖皮质激素冲击治疗。大量心包积液引起压塞症状时,实施心包穿刺抽液或心包切开引流。心包腔内注射氟羟泼尼松龙治疗高度有效,且不良反应少。

(五)肾衰竭伴心包炎的治疗

肾衰竭是心包炎的常见病因,约 20%的患者可产生大量心包积液。临床上分为尿毒症性心包炎和透析相关性心包炎。前者见于进展性的急性或慢性肾衰竭,后者见于 13%接受持续性透析的患者,亦偶见于腹膜透析不充分和(或)液体严重潴留的患者。大多数无症状,仅少数有胸膜性胸痛与发热,因伴有自主神经功能障碍,当合并心包压塞时仅表现为低血压而无心率明显增快,心电图检查无典型 ST-T 段改变,这是由于心肌无炎症反应所致。如果尿毒症患者出现典型心包炎的心电图改变,应考虑合并心包感染。肾衰竭合并心包炎的患者,血液透析时应避免使用肝素,并注意防治低钾血症、低磷血症。施行强化透析治疗可使心包积液迅速吸收,必要时可换用腹膜透析(不需肝素)。心包压塞或顽固性大量积液可进行心包引流并向心包腔内注射氟羟泼尼松龙 50mg,每 6 小时 1 次,共治疗 2～3 日。当血液透析难以控制心包炎的病情发展,尤其是合并严重感染及存在大量积液时,应当考虑心包切除术,成功率>90%,复发率极低。

(六)其他类型的心包炎和心包积液

(1)药物性心包炎:患者发生急性心包炎时,应当审视原有的治疗方案,停用可能引起心包炎的可疑药物。对于急性心包炎患者,应尽量避免使用抗凝药(如华法林与肝素类),因可引起心包内出血,甚至发生致命性的心包压塞,但继发于 AMI 与合并心房颤动者除外。

(2)放射性心包炎:可发生于照射后即时或数月、数年之后,个别人潜伏期长达15～20年。可导致心包缩窄,但不伴钙化。治疗原则同其他心包炎,约20%演变为缩窄性心包炎而需做心包切除,但术后5年存活率仅10%左右,多与心肌存在严重弥散性纤维化有关。

(3)心包切开术后综合征:一般发生于心脏、心包损伤后数天或数月,与心肌梗死后综合征一样均与免疫反应有关。心脏移植后也有21%的患者发生心包积液。可能由于术前多已使用抗凝药,故瓣膜手术比冠状动脉旁路手术(CABG)更多发生心包压塞。术后有心包积液者若使用华法林,则心包内出血的风险明显升高,而未心包引流者危险性更大。治疗主要使用非固醇类抗炎药或秋水仙碱。顽固性病例可心包腔内注射糖皮质激素。

(4)乳糜心包:CT检查与淋巴管造影结合,可定位胸导管的部位并显示淋巴管与心包的连接部位。心胸手术后的乳糜心包可用心包穿刺与进食中链三酰甘油治疗;内科治疗失败者可施行心包-腹膜开窗术;对胸导管路径能精确定位者,可在横膈上进行结扎与切除。

第四节　缩窄性心包炎

缩窄性心包炎是指心脏被致密厚实的纤维化心包所包围,使心脏舒张期充盈受限而产生一系列循环障碍的临床征象。通常急性心包炎1～3个月可以发生心包粘连、缩窄,迅速进展为缩窄性心包炎。

一、病因

缩窄性心包炎继发于急性心包炎,我国仍以结核性最为常见,其次由急性非特异性、化脓性和创伤性(包括手术后)心包炎演变而来。近年来,特发性、尿毒症性、系统性红斑狼疮性心包炎也可引起缩窄性心包炎，肿瘤性、放射性和心脏直视手术引起缩窄性心包炎者在逐年增多。

二、病理

缩窄性心包炎的心脏外形一般在正常范围或偶有缩小，心包病变常累及心外膜下心肌，严重时导致心肌萎缩、纤维变性、脂肪浸润和钙化。心包脏层和壁层广泛粘连，心包增厚一般为 0.3～0.5cm，心包腔有时被纤维组织完全填塞成为一个纤维瘢痕组织外壳，常伴有钙化。在多数患者中，瘢痕组织主要由致密的纤维组织构成，呈斑点状或片状玻璃样变性，而无提示原发病变的特征性病理改变。有些患者心包内找到结核性或化脓性的肉芽组织则可提供病因诊断依据。

三、病理生理

典型的缩窄性心包炎由于心包失去弹性而由坚硬的纤维组织代替，形成一个大小固定的心脏外壳压迫心脏，限制了所有心腔的舒张期充盈量而使静脉压升高。由于心包呈匀称性缩窄，四个心腔的舒张压同等升高，相当于肺小动脉楔嵌压。加之静脉压升高，在心室舒张早期，血液异常迅速地流入心室，然而在心室舒张的中晚期心室扩张突然受到失去弹性的心包的限制，充盈受阻，心室腔内压力迅速上升。实际上缩窄性心包炎心室的全部充盈在舒张早期完成，这种左和右心室舒张期充盈的异常表现在心导管所证实的压力曲线上是呈一具有特征性的左右心室压力曲线，即所谓开方根号样压力曲线。

在呼吸时，胸腔压力变化不能传到心包腔和心腔内。因此，当吸气时，大静脉和右房压不下降，由静脉进入右房的血液不增加，这与正常人及心脏压塞时的情况相反。由于心室充盈异常，静脉压升高，心排量下降，代偿性心率加快；当增加体力活动时，心率不能进一步加速，心排量不能适应身体需要，临床上出现呼吸困难和血压下降；同时肾脏水钠潴留，进一步增加静脉压，临床上则出现肝大、下肢水肿、腹水和胸腔积液等。

四、临床表现

(一)症状

表现为：①体循环瘀血症状：腹胀、肝区疼痛，食欲缺乏，水肿。②肺静脉压升高所致症状：咳嗽、活动性气促，甚至端坐呼吸。③慢性低心排血量症状：严重乏力、肌肉失用性萎缩、恶病质。④其他可能发生的临床情况：心绞痛样胸痛、一过性缺血发作和晕厥等。

(二)体征

表现为：①颈静脉怒张，并 Kussmaul 征(－)。②动脉收缩压正常或降低、脉压变小，可有奇脉。③心脏体检可见心尖冲动不明显，心浊音界不大、心率增快、心音减低，S_2 宽分裂、可闻及心包叩击音，系舒张早期的额外心音，呈拍击样性质，胸骨左缘或心尖部最易听到，反映心室充盈早期突然终止。可能闻及二尖瓣反流杂音。④腹部体检可见：肝大并可触及与颈静脉搏动一致的肝搏动、腹水征(＋)。⑤下肢凹陷性水肿、上肢和上身肌肉消瘦、恶病质。⑥继发肝功能不全或心源性肝硬化者可能出现黄疸、肝掌、蜘蛛痣。

五、辅助检查

(一)实验室检查

可有轻度贫血。病程较长者因肝瘀血常有肝功能损害，血浆蛋白尤其是清蛋白生成减少。腹水和胸腔积液常为漏出液。

(二)心电图检查

心电图常表现为 QRS 波低电压、T 波平坦或倒置，两者同时存在是诊断缩窄性心包炎的强力佐证。心电图的改变常可提示心肌受累的范围和程度。50％左右的 P 波增宽有切迹，少于半数患者有心房颤动，而房室传导阻滞及室内束支阻滞较少见。有广泛心包钙化时可见宽的 Q 波。约 5%患者由于心包瘢痕累及右室流出道致右室肥厚伴电轴右偏。

(三)X 线胸片

①心影偏小、正常或因合并心包积液而增大；②左右心缘变直、主动脉弓小而右上纵隔增宽(上腔静脉扩张)；③有时可见心包钙化，偶尔出现胸腔积液。

(四)超声心动图

①可见心包膜明显增厚或粘连，回声增强；②左心室游离壁舒张中晚期运动呈平直外形；③二尖瓣早期快速关闭；④肺动脉瓣提前开放；⑤室间隔运动异常及心室舒张末期内径缩小。

(五)左右心导管检查

①RA、PCWP、RV 舒张压、LV 舒张压均升高且达到一相同或相近水平，约 20mmHg，左右心充盈压相差很少超过 3～5mmHg。②右房压力曲线。X 倾斜保留，显著的 Y 倾斜、a 和 V 波高度大致相同，导致形成 M 或 W 型形态。③LV、RV 舒张期压力曲线呈“下陷-高平原”波形，又称“平方根”征。④肺动脉、RV 收缩压常中度升高，范围在 30～45mmHg。⑤每搏量下降、代偿性心动过速，心排血量仍能维持；在无广泛心肌受累时，LVEF 正常或仅轻度减低。

六、诊断及鉴别诊断

(一)诊断

(1)具有急性心包炎的病史，数月或 1～2 年逐渐出现右心衰竭症状。

(2)具有体静脉淤血临床表现，而无显著的心脏扩大或心脏瓣膜杂音。

(3)具有右侧心力衰竭表现，同时闻及心包叩击音或扪及奇脉。

(4)具有右心衰竭表现，Kussmaul 征显著，腹水首先出现且较重，而下肢水肿较轻。

(5)具有右心衰竭表现，心电图检查显示 QRS 波低电压(尤其是肢体导联)并伴有 T 波低平或倒置。

(6)具有右心衰竭表现，同时发现心包钙化影像。超声心动图检查常能明确诊断，个别诊断困难者需做心脏 CT 或 MRI 检查，必要时实施心导管检查，心内膜心肌和心包活组织检查有利于明确病因。诊断时应注意排除引起右心衰竭的其他疾病，特别是限制型心肌病、浸润型心肌病等。

(二)鉴别诊断

(1)与各种原因右心衰竭和大量腹水相鉴别，后者如肝硬化、肾病综合征、结核性腹膜炎、恶性肿瘤等所致大量腹水。

(2)缩窄性心包炎与限制型心肌病的临床表现极其相似，鉴别常很困难。由于缩窄性心包炎外科治疗效果确切，若能及时手术，预后往往较好。然而限制型心肌病尚无有效的治疗方法，临床上呈进行性发展，预后不良，因此必须加以鉴别(表 8-7)。

表 8-7　缩窄性心包炎与限制型心肌病的鉴别诊断

特征	缩窄性心包炎	限制型心肌病
心包叩击音	存在	不存在
心室壁厚度	正常	常增加
室间隔“反跳”	存在	不存在
心包厚度	增加	正常
静脉压波形显著的 Y 倾斜	存在	不一定
左右心室充盈压相同	存在	左室充盈压较右室至少高 3～5mmHg
心室充盈压＞25mmHg	极少，多在 20mmHg 左右	常见

（续　表）

特征	缩窄性心包炎	限制型心肌病
肺动脉收缩压＞60mmHg	不存在，常为中度升高（30～45mmHg）	常见
心室压力波形“平方根”征	存在	不一定
左右心压力和血流呼吸变异	显著（呼吸变异增加＞25％）	正常（呼吸变异增加＜10％）

七、治疗

缩窄性心包炎的治疗主要是外科手术治疗，即心包剥离术或心包切除术。手术宜在病程相对早期施行；病程过久，患者营养及一般情况不佳，心肌常有萎缩和纤维变性，即使心包剥离成功，但因心肌不健全，而影响手术效果，甚至因变性心肌不能适应进入心脏血流的增加而发生心力衰竭。内科治疗只能作为减轻患者痛苦及手术前准备的措施。

（一）外科治疗

1. 手术指征

（1）心脏进行性受压而单纯心包积液不能解释。

（2）心包积液吸收的过程中心脏受压征象越来越明显。

（3）心包腔注气术时发现壁层心包显著增厚。

（4）MRI 检查显示心包增厚和缩窄。

2. 注意事项

（1）术前患者若合并心包感染，应在感染基本控制后尽早进行手术。

（2）结核性心包炎患者应在结核活动完全控制 1 年后实施手术，如心脏受压症状明显加剧，也应在积极抗结核治疗前提下进行手术。如有右心房血栓形成，手术中一并去除。

（3）手术期严防心脏负荷过重，包括：①严格控制输液量和输液速度;②绝对卧床休息;③避免精神刺激;④防治心肌缺血和心律失常;⑤纠正贫血。

(4)因萎缩心肌恢复较慢,手术疗效常在4～6个月才逐渐出现,因此应当以休息为主,切忌劳累和活动过度,建议在专业医师的指导下进行康复治疗。

(二)内科治疗

(1)利尿药加限盐以缓解液体潴留和外周水肿,但水肿最终会变为难治性。

(2)窦性心动过速为代偿性机制,避免应用β受体阻滞药。

(3)房颤伴快速心室率:地高辛为首选,并应在β受体阻滞药和钙离子通道拮抗药应用之前使用,总体上心室率在80～90/min。

第9章

血管疾病

第一节　外周动脉粥样硬化性疾病

外周动脉粥样硬化性疾病是指外周动脉粥样硬化导致动脉狭窄，甚至发生闭塞，使远端组织出现相应缺血或坏死的疾病。外周动脉粥样硬化是全身动脉粥样硬化的一部分，主要包括下肢动脉硬化症、颈动脉硬化症、肾动脉硬化症、肠系膜动脉硬化症等。其中最常见的受累部位为腹主动脉分叉以下的动脉，即下肢动脉硬化症。

虽然外周动脉粥样硬化疾病后果严重，包括间歇性跛行、截肢、腹主动脉瘤破裂、严重的高血压和肾衰竭等，但病程进展隐匿，可能长时间没有临床症状，故大部分患者都未能及时被发现并得到治疗。由于外周动脉粥样硬化疾病与冠心病有着共同的危险因素，外周动脉粥样硬化疾病患者常常面临着患冠心病及脑卒中的风险，因此应将其视为冠心病的等危症，强调心血管专科医生应及时发现、诊断并治疗此类患者，控制危险因素，降低疾病的致残率和致死率。

一、病因及发病机制

外周动脉粥样硬化疾病的危险因素包括性别、年龄、吸烟、高血压、糖尿病、高同型半胱氨酸血症、高胆固醇血症等。

(一)性别

男性患病率相对高于同年龄女性人群。

(二)年龄

外周动脉粥样硬化疾病的患病率随着年龄的增加而升高，特别常见于患有糖尿病的老年人。

(三)吸烟

吸烟是外周动脉粥样硬化疾病中最常见的危险因素之一,开始吸烟的年龄越早,患病的可能性越多大。血管内皮依赖氧化亚氮的血管舒张功能被破坏,很可能是这类人群动脉粥样硬化发生和发展的机制。

(四)高血压

高血压可能同时引起外周动脉粥样硬化疾病并对其病程产生影响。临床上血压未得到有效控制的患者容易诱发其他并发症,导致其冠状动脉和脑血管事件的发生率较高。

(五)糖尿病和糖耐量异常

糖尿病患者患外周动脉粥样硬化疾病的风险增加了3～4倍。最近有研究表示,可以通过饮食控制的糖尿病并不是一个显著的危险因素,而需要口服用药和胰岛素治疗的糖尿病却对外周动脉粥样硬化疾病的进展有着很大的影响。有报道,患有糖尿病的间歇性跛行的患者发展到缺血性溃疡和缺血性静息痛的风险分别比非糖尿病的高2.9倍和1.7倍。糖尿病患者截肢的危险性为非糖尿病患者的7倍。

(六)脂代谢紊乱

研究显示,50%的外周动脉粥样硬化疾病的患者有高脂血症,且有效地治疗高脂血症可延缓疾病进展。外周动脉粥样硬化疾病与低密度脂蛋白、载脂蛋白A1、脂蛋白a呈正相关,同时与三酰甘油也呈正相关,与高密度脂蛋白呈负相关。

(七)高同型半胱氨酸血症

高同型半胱氨酸水平上升导致心血管疾病的危险性与吸烟、高血压类似,而且可显著加强两者对心血管系统的损伤。有报道,约30%的早发外周动脉粥样硬化疾病患者有高同型半胱氨酸血症,其与外周动脉粥样硬化疾病的关联比与冠状动脉疾病的关联还要密切。

(八)其他

高血浆纤维蛋白原、高血细胞比容同样可增加患有间歇性跛行的危险。

二、病理分型

美国心脏病学会根据动脉粥样硬化病变发展过程将其分成 6 型,见表 9-1。

表 9-1　动脉粥样硬化病变病理分型

分型	特点	内容
Ⅰ型	脂质点	动脉内膜出现小黄点,为小范围的巨噬细胞含脂滴形成泡沫积聚
Ⅱ型	脂质条纹	动脉内膜见黄色条纹,为巨噬细胞成层并含脂滴,内膜有平滑肌细胞也含脂滴,有 T 淋巴细胞浸润。细胞外间隙也有少量脂滴。脂质成分主要为胆固醇酯,也有胆固醇和磷脂。其中Ⅱa 型内膜增厚,平滑肌细胞多,进展快;Ⅱb 型内膜薄,平滑肌细胞少,进展慢
Ⅲ型	斑块前期	细胞外出现较多脂滴,在内膜和中膜平滑肌肌层之间形成脂核,但尚未形成脂质池
Ⅳ型	粥样斑块	脂质积聚多,形成脂质池,内膜结构破坏,动脉壁变形
Ⅴ型	纤维粥样斑块	为动脉粥样硬化最具特征性的病变,呈白色斑块突入动脉腔内引起管腔狭窄。Ⅴa 型含有大量平滑肌细胞、巨噬细胞和 T 淋巴细胞,前两者细胞内含有脂滴,细胞外脂质多,为胶原纤维、弹力纤维和蛋白多糖所包围,形成脂质池;病灶处内膜被破坏,纤维组织增生,形成纤维膜(纤维帽)覆盖于脂质池之上。Ⅴb 型斑块内含脂质更多,成层分布。Ⅴc 型则所含胶原纤维更多。斑块体积增大时向管壁中膜扩展,可破坏管壁的肌纤维和弹力纤维而以结缔组织和增生的新生毛细血管。脂质沉积较多后,其中央基底部常因营养不良发生变性、坏死而崩解,这些崩解物与脂质混合形成粥样物质

（续　表）

分型	特点	内容
Ⅵ型	复合病变	为严重病变。纤维斑块发生出血、坏死、溃疡、钙化和附壁血栓所形成。粥样斑块可因内膜表面破溃而形成所谓粥样溃疡。破溃后粥样物质进入血流成为栓子。破溃处可引起出血，溃疡表面粗糙易产生血栓，附壁血栓形成又加重管腔的狭窄，甚至使之闭塞

三、病理变化

受累动脉随着疾病的进展在动脉粥样硬化斑块基础上逐渐发展导致动脉管腔狭或者形成血栓，局部血栓脱落后造成远端栓塞；也可以由于斑块内出血导致狭窄，严重的病变还可使血管壁病变形成动脉瘤。从发病部位来看，下肢动脉粥样硬化的发病率超过上肢。从病变分布的节段来看，临床上下肢动脉粥样硬化中，狭窄部位主要是位于股-腘动脉居多，其次是胫、腓动脉和主-髂动脉。

动脉管腔的狭窄导致组织供血不足，疾病早期肢体处于休息状态时，动脉的供血尚能满足低耗氧的需求，仅在肢体运动时才出现供血供氧不能满足需求的情况。当疾病进一步恶化，动脉的供血进一步减少，以至于不能满足肢体静息时耗氧量的需求，出现缺血的表现。

四、临床表现

（一）下肢动脉粥样硬化

1．症状

（1）间歇性跛行：是最典型的临床症状，表现为因肢体运动而诱发的肢体局部疼痛、紧束、麻木或肌肉无力感，1～5 分钟休息后迅速缓解，重复相同负荷运动后症状可重复出现，快步行走或爬楼梯可加重症状。疼痛部位常常与最邻近的动脉狭窄部位相关，如出现在臀部、股部提示病变在主-髂动脉，临床上最多见的为股-腘动脉狭窄引起的腓肠肌性间歇性跛行。随着病情发展，患者能够行走的距离逐渐缩短。

(2)静息痛：当病情进一步恶化时，以至于肢体在静息状态下也可出现疼痛等症状，称为静息痛，常是肢体丧失运动功能的先兆。静息痛多在夜间肢体平放状态时出现，为持续性疼痛，通常表现为足趾或足前端的钝痛，严重时可影响睡眠。患者常常将病足垂放在床边或站立以减轻疼痛。

(3)缺血性溃疡或坏疽：更严重时患者可于足趾底部、两趾之间或足跟部等行走时较易摩擦及受力处出现缺血性溃疡。这些患者足部轻微的创伤均可引起溃疡或坏疽，且较难愈合，造成组织缺损，溃疡或坏疽可伴局部蜂窝织炎、骨髓炎，甚至败血症。如不进行有效治疗，6个月内常需进行截肢手术。

(4)急性肢体缺血：急性肢体缺血的表现为急性疼痛(可因感觉神经缺失而导致疼痛感缺失或减弱)、瘫痪、感觉异常、皮肤苍白、趾端变凉。动脉栓塞的临床诊断：症状突然加剧或恶化，可伴有其他周围动脉栓塞的表现，对侧肢体收缩压或动脉搏动正常。

2. 体征

下肢动脉粥样硬化的主要体征为狭窄远端动脉搏动减弱或消失，血压降低或测不出，上肢病变时两臂血压相差≥20mmHg。血管狭窄部位可闻及杂音，单纯收缩期杂音提示血管狭窄，如果出现连续性杂音则表明狭窄的远端舒张压很低，侧支循环形成不良。患肢颜色改变，特别是足和趾在抬高时苍白，下垂时潮红、发紫，提示微循环水平的动脉缺血；两侧肢体皮温不同，患肢变凉、变冷；此外，还可见肢体缺血的体征：包括肌肉萎缩，皮肤变薄、苍白、发亮、汗毛脱落，皮温降低，指甲变厚等。严重缺血时因患者经常被迫将肢体下垂而可出现水肿。缺血性神经炎可致肢体麻木和腱反射减弱，晚期可在足部易磨损的部位出现缺血性溃疡或组织坏疽。

下肢动脉粥样硬化在体检时应注意:①患者双上肢血压是否对称;②颈动脉是否存在杂音;③腹部、腰胁部和股动脉处听诊是否有杂音;④估计腹主动脉的搏动和最大直径;⑤触摸肱动脉、桡动脉、尺动脉、股动脉、腘动脉、足背动脉和胫后动脉有无搏动异常;⑥采用 Allen 试验判断手部血流灌注;⑦检查足部皮肤的颜色、有无破溃和溃疡;⑧远端肢体的体毛消失、营养不良和指(趾)甲肥厚等。

(二)颈部动脉粥样硬化

1. 症状

(1)短暂性脑缺血发作:是一种历时短暂、反复发作的脑局部供血障碍引起的一过性神经功能障碍性疾病。发作一般历时几分钟,也可长达几小时,但症状持续不超过 24 小时,完全恢复后不遗留神经系统症状和体征。

(2)脑卒中:由于脑内某一支动脉闭塞引起血流锐减,侧支循环不能及时建立,导致供血区脑组织出现缺血性脑梗死。脑卒中引起神经功能缺失的持续时间较长,有些症状和体征不能恢复,导致后遗症。

2. 体征

颈部动脉粥样硬化在体格检查时应注意血管听诊,在颈动脉分叉处可闻及颈动脉杂音。三级以上高调收缩-舒张期杂音提示高度颈动脉狭窄。有些患者颈动脉杂音可能是其唯一的体征。

(三)肾动脉粥样硬化性狭窄

1. 症状

(1)高血压:肾动脉粥样硬化性狭窄中并不是所有患者都会患有高血压,但早发、顽固性高血压和(或)恶性高血压被认为是可能存在肾动脉粥样硬化性狭窄的线索之一。

(2)缺血性肾病和肾功能不全:肾动脉狭窄导致肾脏血流量减少,肾小球滤过压下降,肾实质缺血并造成功能及器质性损害。

未经治疗的肾动脉粥样硬化性狭窄患者的血压难以控制，也容易出现肾功能不全。肾动脉粥样硬化性狭窄患者进展为终末期肾病并需要透析治疗者病死率非常高，死因常为心肌梗死、心力衰竭和脑卒中。

(3)一过性发作肺水肿或反复发生的充血性心力衰竭：当肾动脉病变纠正后大多可消失。

2. 体征

肾动脉粥样硬化性狭窄在体检时有时腹部或腰部可闻及血管杂音，表现为高调、粗糙收缩期或双期杂音。

(四)肠系膜动脉硬化性狭窄

肠系膜动脉硬化性狭窄是指由于肠系膜动脉硬化狭窄或闭塞使肠道供血不足引起的肠缺血，可分为急性肠系膜缺血和慢性肠系膜缺血。

1. 症状

(1)急性肠系膜缺血：患有动脉粥样硬化和严重心血管病变的老年人，突然出现严重腹痛并伴有便血，体检腹部体征不明显者，高度怀疑肠系膜动脉闭塞的可能。有些患者腹痛不明显时，不明原因的腹胀或消化道出血常常提示有肠系膜动脉闭塞的可能。

(2)慢性肠系膜缺血：通常表现为反复发作的进食后腹痛，为脐周或上腹部钝痛或绞痛，常在饭后 10～30 分钟后出现。患者常常因为疼痛难以忍受而出现害怕进食或减少饭量的情况，导致体重逐渐下降。少数患者有吸收不良或肠黏膜损伤的情况。

2. 体征

慢性肠系膜缺血患者查体呈慢性病容，可有明显体重下降，腹部柔软无触痛，但腹部可膨胀，腹部叩诊鼓音，上腹部常可听到收缩期血管杂音。

五、辅助检查

(一)下肢动脉粥样硬化

(1)实验室检查:患者初诊时需进行如下检查,以便查出可治疗的危险因素及诊断相关疾病:血常规、空腹血糖和(或)糖化血红蛋白、血肌酐、尿素氮、血脂、凝血指标、血浆同型半胱氨酸和尿蛋白等。

(2)行走试验:患者在规定时间内以一定速度原地踏步,直到出现跛行症状为止。根据肌肉酸痛、疲劳及紧固感出现的部位及时间,可初步提示病变的部位及严重程度。

(3)活动平板运动试验:计算两侧踝肱指数(ABI)=踝部血压/肱动脉血压。然后患者在速度为每小时3.2km、斜率为5°的运动平板上步行。记录开始出现下肢肌肉酸胀疼痛等症状的时间(相对跛行时间)和因症状加剧无法行走而停止运动的时间(绝对跛行时间)。如果5分钟内无症状,则5分钟后停止。平卧,测运动后2分钟、5分钟、10分钟和20分钟时的四肢即时血压,直到下肢血压恢复到运动前水平的90%以上。结果:阳性标准为运动后下肢血压下降20%以上,恢复时间一般在5分钟以上。活动平板试验可以为患者的行走能力提供客观的证据,对患者肢体的残疾做出定量的评估并作为将来治疗效果评价的基础。

(4)多普勒检测踝肱指数检查:是血管检查中最常用、最简单的一种方法。通过测量肱动脉和踝部胫后或胫前动脉收缩压得到踝部动脉压和肱动脉压之间的比值称为踝肱指数(ABI)。正常人休息时踝肱指数通常>1.0,踝肱指数<0.9提示患肢缺血,可能有间歇性跛行的表现;严重缺血时踝肱指数<0.4,常有静息痛或缺血性溃疡。有些患者静息状态下踝肱指数可能正常或接近正常。通过运动试验后再检查时常可发现踝肱指数降低。一些糖尿病患者,由于周围血管钙化,踝肱指数可能有偏高的假象。

(5)彩色多普勒检查:一种可以同时评估动脉解剖特征和功

能指标的无创性检查，可直接检出血管的狭窄程度和动脉粥样斑块的病变情况。通过超声显像彩色多普勒可以直接观察到主-髂动脉病变，但是确定主髂动脉狭窄还要辅以检查多普勒血流速度等。

(6)节段动脉压：将血压袖带放置于下肢踝部、小腿、股下部及股上部，通过测量不同节段的动脉压以确定闭塞性病变的部位。双下肢同一部位的收缩压相差＞30mmHg 时提示有闭塞性病变。

(7)经皮组织氧张力测定：是通过测定局部氧释放量来了解组织血液灌注情况。正常人为 60.7mmHg±7.48mmHg，在站立时平均增加 10mmHg，而后缓慢下降，10 分钟后回复到静息时水平。间歇性跛行患者静息时接近正常，但运动后明显下降。静息痛者运动前仅为 4.83mmHg±4.52mmHg。

(8)脉搏容积描记：在下肢特定的位置放置传感器来记录大腿、小腿、踝部和脚趾的节段性脉搏容积。一般做两侧肢体的比较记录，估测每一次脉搏搏入肢体的血量，若有动脉狭窄则搏入血量减少，与健侧肢体比较有明显差别。

(9)影像学检查：①X 线平片：患肢平片检查可发现动脉处有不规则的钙化斑，该处常提示为闭塞部位。如动脉上看到有弥漫而均匀的薄层钙化，或动脉边缘呈齿状钙化影，则提示为动脉中层钙化，但此项检查无诊断价值。②磁共振血管造影(MRA)：是一种无创的显像方法，可以像常规血管造影一样能提供周围血管的解剖形态，同时还可以获得血流速度和方向等指标。它可以作为患者血管内介入治疗前的评估，或用于那些行常规血管造影有风险的患者。③动脉造影：可以了解患肢动脉的阻塞部位、范围和程度，以及侧支循环建立的情况。动脉造影是外科手术或经皮穿刺球囊血管成形术的先决条件，同时也是诊断的“金标准”。

(二)颈部动脉粥样硬化

(1)颈部多普勒超声检查:是目前诊断颈动脉硬化首选的检查方法。根据其波形和血流速度可以判断血管的狭窄部位和严重程度。

(2)磁共振血管造影:发现血管狭窄性病变的敏感性很高,是一种有效的显示血管狭窄的无创检查。

(3)动脉造影:是一种有创检查,有一定的风险,可以清楚地显示动脉狭窄或闭塞部位、范围和程度、动脉瘤样扩张。

(三)肾动脉粥样硬化性狭窄

(1)肾脏B型超声:可显示肾脏大小和形态学改变,反应病变情况。

(2)彩色多普勒超声:可以提供肾动脉狭窄间接信息,观察肾动脉主干和肾内血流变化。

(3)放射性核素检查:只做核素肾显像意义不大,阳性率极低,需要做卡托普利肾显像试验(服卡托普利25～50mg,比较服药前后肾显像结果),肾动脉狭窄侧肾对核素摄入减少,排泄延缓,而提供诊断间接信息。

(4)螺旋CT血管造影:能清楚显示肾动脉及肾实质影像,检查快速,诊断肾动脉狭窄的敏感性及特异性高。由于造影剂对肾脏有一定损害,故血清肌酐＞221μmol/L的肾功能不全患者不宜应用。

(5)磁共振显像:是一种不用造影剂就能显示肾血管和肾实质影像,敏感性和特异性均高。

(6)肾动脉血管造影:能准确显示肾动脉狭窄部位、范围、程度及侧支循环形成情况,是诊断的"金指标"。肾功能不全患者宜选用非离子化造影剂,造影完毕输液、饮水,以减轻造影剂损害。

表现为肾血管性高血压者,还应检验外周血血浆肾素活性,并做卡托普利试验,有条件时还应做两肾肾静脉血血浆肾素活性检验。

(四)肠系膜动脉硬化性狭窄

(1)腹部平片:如无肠梗阻发生,腹部平片多无异常发现。

(2)超声多普勒:可识别肠系膜上动脉和腹腔动脉有无狭窄或血栓,但单纯根据超声多普勒检查不能明确慢性肠系膜缺血的诊断。

(3)磁共振血管成像及计算机断层扫描血管成像:对血管狭窄有一定的诊断价值,但不能确诊。

(4)动脉造影:是一种有创的检查,能显示动脉狭窄部位、范围、程度,是诊断的“金指标”。

六、诊断及鉴别诊断

(一)下肢动脉粥样硬化性疾病的诊断及鉴别诊断

1. 诊断

(1)下肢动脉粥样硬化性疾病的诊断标准:①有下肢症状(间歇性跛行、下肢静息痛、足温低、毛发少或足部皮肤发绀),股动脉闻及杂音,足背动脉或胫后动脉搏动减弱或消失。②静息 ABI<0.90 或运动后 ABI 下降 20%。③超声多普勒检查和其他影像学检查(CT 血管成像、MRA、血管数字减影造影)显示下肢动脉硬化狭窄或闭塞性病变。

(2)诊断动脉栓塞的根据:①突然发病或症状突然加重。②明确的栓塞来源(包括心房颤动、严重的扩张性心肌病、室壁瘤、大动脉或邻近动脉的动脉粥样硬化斑块、大动脉或动脉瘤血管壁血栓)。③先前无跛行或其他动脉闭塞症状,或双侧肢体的动脉搏动和多普勒收缩压正常。

(3)下肢动脉粥样硬化性疾病严重程度临床分期:国内外对下肢动脉粥样硬化性疾病严重程度临床分期,常用方法有 Fontaine 法和 Rutherford 法,国内推荐使用 Fontaine 法,具体见表 9-2。

表 9-2　下肢动脉粥样硬化性疾病严重程度临床分期

Rutherford 法			Fontaine 法		
分期	类别	临床表现	分期	临床表现	
0	0	无症状	Ⅰ	无症状	
Ⅰ	1	轻微跛行	Ⅱa	轻微跛行	
Ⅰ	2	中度跛行	Ⅱb	中至重度跛行	
Ⅰ	3	重度跛行			
Ⅱ	4	缺血性静息痛	Ⅲ	缺血性静息痛	
Ⅲ	5	轻度阻止丧失			
Ⅳ	6	溃疡或坏疽	Ⅳ	1级坏疽	坏疽仅限于足部或趾关节远端
				2级坏疽	坏疽超越上述关节以上
				3级坏疽	坏疽扩大到踝关节以上

2. 鉴别诊断

(1)血栓闭塞性脉管炎：多见于男性青壮年，是一种慢性、周期性加重的全身中、小动静脉的阻塞性疾病。部分患者在发病早期或发病过程中小腿和足部反复发生游走性血栓性浅静脉炎。脉管炎患者一般无高血压、糖尿病、冠心病史等。

(2)多发性大动脉炎：多见于年轻女性，主要侵犯主动脉及其分支的起始部，如颈动脉、锁骨下动脉、肾动脉等。病变引起动脉狭窄或阻塞，出现脑部、上肢或下肢缺血症状，肾动脉狭窄可出现肾性高血压，如并存双侧锁骨下动脉狭窄，可有上肢低血压，下肢高血压；胸腹主动脉狭窄可导致上肢高血压，下肢低血压。病变活动期有发热和血沉增快等症状和体征。

(3)结节性动脉周围炎：皮肤常有散在的紫斑、缺血或坏死，常有发热、乏力、体重减轻、血沉增快等，并常伴有内脏器官病变，很少引起较大的动脉闭塞或动脉搏动消失，要确诊本病需做活检。

(4)特发性动脉血栓形成：发病较急，多并发于系统性红斑狼疮、结节性动脉周围炎、类风湿关节炎等结缔组织病和红细胞增多症，也可发生于手术或动脉损伤后。

(5)其他疾病：可引起假性间歇性跛行(非血管性间歇性跛行)的其他疾病，包括神经根压迫、椎管狭窄、有症状的贝克囊肿、慢性肌筋膜综合征、神经性疼痛、髋关节炎等。

(二)颈动脉粥样硬化的诊断及鉴别诊断

(1)诊断：根据患者有脑缺血症状的表现或无症状的高危人群(伴有冠心病或周围血管病)，颈动脉听诊可闻及血管杂音，颈动脉超声、CT、MR 或血管造影发现颈动脉狭窄、斑块等，可以得到诊断。

(2)鉴别诊断：颈动脉粥样硬化需要与颈动脉狭窄引起的症状脑出血、局灶性癫痫、内耳眩晕症、晕厥、颅内占位性病变和精神因素引起的症状相鉴别。

(三)肾动脉粥样硬化性狭窄的诊断及鉴别诊断

(1)诊断：临床上以下线索提示可能有肾动脉粥样硬化性狭窄：①55 岁以后或 30 岁以后出现的高血压；②以前控制良好的高血压病突然恶化；③恶性高血压或顽固性高血压；④腹部或腰部血管杂音；⑤不可解释的氮质血症或在接受 ACEI 或 ARB 治疗时出现的氮质血症；⑥肾脏萎缩或两肾大小不对称；⑦伴有其他血管疾病、有全身动脉粥样硬化表现；⑧一过性肺水肿或反复充血性心力衰竭；⑨辅助检查提示肾动脉狭窄等。肾动脉血管造影能准确显示肾动脉狭窄部位、范围、程度及侧支循环形成情况，是诊断的“金指标”。

(2)鉴别诊断：肾动脉粥样硬化、肌纤维增生不良、大动脉炎是肾动脉狭窄的常见原因，需要注意鉴别。此外，还应与原发性高血压肾损害、嗜铬细胞瘤等鉴别。

(四)肠系膜动脉硬化性狭窄的诊断及鉴别诊断

老年患者有动脉粥样硬化病史或严重心血管疾病病史者，突然出现腹痛、便血症状，体查腹部体征不明显，提示有急性肠系膜缺血的可能，动脉造影发现狭窄或阻塞可明确诊断。临床上需要与胆囊炎、胰腺炎或胃肠穿孔鉴别。

如老年患者有反复发作性腹痛，常在进食后出现，表现为脐周或上腹部钝痛、绞痛，并有因害怕进食而出现体重下降者可怀疑有慢性肠系膜动脉硬化性狭窄可能。体检腹部体征不明显，上腹部常可听到收缩期杂音。超声多普勒、磁共振血管成像、计算机断层扫描血管成像、动脉造影检查对诊断有参考价值。临床上需与胆石症、慢性胰腺炎、消化性溃疡、胰腺癌等鉴别。

七、治疗

(一)非药物治疗

(1)宣传教育：向患者讲授有关下肢动脉粥样硬化性疾病的基本知识。向患者解释治疗目标、控制危险因素的重要性，怎样通过步行训练改善症状，以及如何改善生活质量。告知患者，在下肢动脉粥样硬化性疾病患者中，冠心病和脑血管疾病死亡的风险(每年5%～10%)大于进展为严重肢体缺血和截肢的风险(每年<1%)，因此应采取改善生活方式等综合治疗措施。

(2)改善生活方式：①戒烟：吸烟是与下肢动脉粥样硬化性疾病发生、发展相关性最强的危险因素，戒烟可迅速获得心血管方面的益处。评估患者的吸烟量，积极鼓励患者及其家属戒烟。对愿意戒烟的患者，帮助其制定戒烟计划。基本目标为完全戒烟。②控制体重：患者的体重与出现跛行疼痛的距离直接相关，超重的间歇性跛行患者减肥后可延长行走的距离。目标体质指数：18.5～23.9kg/m^2。③调节血脂：血脂异常的患者宜摄入低脂饮食，血脂的目标值：TC<5.2mmol/L，LDL-C<2.6mmol/L。

(3)步行锻炼：步行锻炼是下肢动脉粥样硬化性疾病最有效的治疗方法，可以增加步行距离，改善生活质量。有计划的辅助性锻炼是治疗间歇性跛行的基础。最有效的运动为平板运动或走步，强度达到引发间歇性跛行后休息，每次30～60分钟，每周3次，连续3个月。

(4)足部保健教育：患者应保持患足部干燥，注意保暖和预防外伤。如发现足部皮肤破损应每天用生理盐水清洗，并用消毒纱布包扎。若 2 天后无好转，需及时就医。洗脚前先用手试水温，防止烫伤；如有嵌甲、胼胝应及时就医，以免局部受压、损伤、继发感染。选择宽松合适的鞋，足部畸形的患者需要穿加肥、加深或特制的鞋。袜子要柔软、干燥、清洁，每天更换。每天用温水和无刺激性的肥皂洗脚后彻底擦干，并涂护肤油。

(二)下肢动脉粥样硬化性疾病的药物治疗

(1)控制危险因素的药物治疗：①控制血压：为减少患者发生心肌梗死、卒中、充血性心力衰竭和心血管事件死亡的危险性，无糖尿病的下肢动脉粥样硬化性疾病患者的血压应控制至 140/90mmHg 以下，并存糖尿病和慢性肾功能不全的患者血压应控制至 130/80mmHg 以下。下肢动脉粥样硬化性疾病患者可应用 β 受体拮抗药。LEAD 患者应用 ACEI 可减少心血管事件的风险。需注意药物造成收缩压迅速下降，可引起部分患者的症状恶化。②调节血脂：下肢动脉粥样硬化性疾病患者血脂控制基本目标均为 LDL-C 在 2.6mmoL/L 以下，高于此值者应立即饮食控制，同时口服他汀类药物治疗；LEAD 患者若并存糖尿病或冠心病则属于发生缺血事件的极高危组，应口服他汀类药物控制至 LDL-C 为 1.8mmol/L 以下；并存代谢综合征(如 LDL-C 正常，HDL-C 降低，TG 升高)的 LEAD 患者应控制体重，增加运动量，治疗其他血脂异常(如治疗高 TG、低 HDL-C)，采用纤维酸衍生物或烟酸治疗可能有效。③控制糖尿病：并存糖尿病的下肢动脉粥样硬化性疾病患者可进行适当上述的足部护理，皮肤破损和溃疡须立即治疗；并存糖尿病的患者应严格控制血糖，基本目标：血糖＜6.1mmol/L、糖化血红蛋白＜7.0%；并存冠心病者糖化血红蛋白应＜6.5%。糖化血红蛋白保持在 7.0%，可以有效降低微血管并发症并可能减少心血管事件的发生。

(2)应用抗血小板药物治疗：①抗血小板聚集治疗可以减少

下肢动脉粥样硬化性疾病患者发生心肌梗死、卒中或血管性死亡的风险。②下肢动脉粥样硬化性疾病患者口服阿司匹林 75～325mg/d 可减少发生心肌梗死、卒中或血管性死亡的风险，其效果确切、安全；病变稳定者阿司匹林可服用 100mg/d，不稳定或在介入治疗时应短期加量。③每天口服氯吡格雷 75mg 可以作为阿司匹林的替代治疗；行介入治疗时氯吡格雷应与阿司匹林联合应用。④口服华法林抗凝治疗不能减少患者发生缺血性心血管事件的风险。

(3)改善跛行症状的药物治疗：①西洛他唑(200mg 口服，2 次/日)：可使无心力衰竭的间歇性跛行患者症状改善并增加行走距离，无心力衰竭但活动受限的间歇性跛行患者，应采用此药治疗。②己酮可可碱(400mg，3 次/日)：可替代西洛他唑，延长行走距离；己酮可可碱治疗间歇性跛行的疗效还需要进一步证实。③银杏叶制剂：可改善症状、延长行走距离，但需要进一步证实。④L-精氨酸：治疗间歇性跛行的疗效不明确。⑤口服前列腺素类药物(如贝前列素)：不能延长行走距离。⑥螯合剂(如四溴乙烯酸)：不能用于治疗间歇性跛行，并可能有害。

(4)治疗严重肢体缺血的药物：①己酮可可碱可能有益于改善严重肢体缺血患者症状，但尚缺乏证据，静脉使用的己酮可可碱不应用于治疗严重肢体缺血。西洛他唑可治疗间歇性跛行，其在严重肢体缺血患者中的治疗价值不明确。②静脉应用前列腺素 E7～28 日可能减轻缺血性疼痛，并有助于严重肢体缺血患者溃疡的愈合，但仅对部分患者有效。③口服伊洛前列素不能降低严重肢体缺血患者截肢或死亡的危险。④血管源性生长因子治疗严重肢体缺血的效果未被证实，需要安慰剂对照试验研究。⑤凝血酶抑制药阿加曲班适用于改善四肢溃疡、静息痛及冷感症状，尚需更多的临床证据。

(5)治疗急性肢体缺血的溶栓药物：14 日内的急性肢体缺血经导管溶栓治疗是有效、有益的，且较手术治疗风险低。尿激酶、链激酶、阿替普酶、瑞替普酶、替奈普酶等可用于急性肢体缺血的经导管溶栓治疗。

(三)下肢动脉粥样硬化性疾病血供重建治疗

(1)血供重建术的指征包括:①症状影响患者的生活质量;②药物治疗无效;③有静息疼痛;④皮肤溃疡及坏疽。

(2)血供重建术的方法:①介入治疗:包括经导管血管内溶栓术、经皮血栓去除术、经皮球囊血管成形术、支架置入术、支架-移植物置入术和斑块消蚀术等。其中,经皮腔内血管成形术对局限病变,特别是髂动脉或股动脉病变最有效。②外科手术治疗:包括自体或异体血管旁路移植术、动脉内膜剥脱术或联合治疗等。其中,血管旁路移植术适用于病变广泛(长度＞10cm)或多处血管病变的患者,可以采用人造血管或自体大隐静脉旁路移植术,在闭塞动脉的近、远端做桥式端-侧吻合重建动脉血,可以采用的术式包括股-腘动脉旁路移植术或股-胫-足背动脉旁路移植术等。

第二节 血栓性静脉炎

血栓性静脉炎又称静脉血栓症,包括血栓性浅静脉炎和深部静脉血栓形成。

一、病因

(一)静脉壁损伤

静脉内壁为一层扁平的内皮细胞,其表面由含蛋白聚糖的多糖-蛋白质复合物所覆盖。完整的内膜是防止纤维蛋白沉积的必要条件。在静脉入口和汇合处,管壁的结构最为薄弱,瘀血可使静脉管腔扩大,薄弱的内膜上发生极为微小的裂伤,从而使血小板黏附,出现纤维蛋白沉积。

(二)静脉血流缓慢

因手术或重病卧床、心力衰竭、腹内压增高、下肢静脉曲张或因其他原因而长时间静坐后，均易引起深静脉血栓形成。静脉血流缓慢时可因组织缺氧导致细胞代谢障碍，使局部产生凝血酶积聚；并由于细胞的破坏而释出血清素和组胺，使内皮细胞收缩及其下方的基底膜裸露，使血流中的血小板黏附其上，引起凝血物质的释放和激活。

(三)异常的血液高凝状态

血细胞和血浆蛋白的改变，如血小板黏附性增高，血小板数、血浆纤维蛋白原增加，凝血因子增多和抗纤维蛋白溶酶尤其是 α_2-球蛋白和 α_1-抗胰蛋白酶的含量增高等，有助于静脉血栓形成。

二、发病机制

静脉血栓的主要危险因素可以分为：获得性和遗传性。获得性危险因素是常见于住院患者，包括手术、创伤、下肢固定，还有一些慢性疾病(肿瘤)也可以导致患者深静脉血栓和肺栓塞。静脉血栓同时也是一个关系到妇女健康的问题，因为口服避孕药、妊娠及绝经后激素替代疗法都是深静脉血栓和肺栓塞的危险因素。另外，由于放置中心静脉导管、起搏器和心内除颤的患者越来越多，上肢深静脉血栓发生率也明显增加。遗传性危险因素同样可导致静脉血栓的形成，这些因素包括先天性抗凝血酶Ⅲ(AT-Ⅲ)缺乏症，凝血因子Ⅴ Leiden 变异，活化蛋白 C(APC)抵抗，蛋白 C(PC)和蛋白 S(PS)缺乏，纤维蛋白原异常，凝血因子Ⅷ、Ⅸ、Ⅺ异常，高同型半胱氨酸血症等。

三、流行病学

深静脉血栓常常起源于远端或小腿深静脉，这些部位的血栓引起肺栓塞的机会较小。由于许多患有小腿深静脉血栓的患者的症状不明显，故其真实发病率目前尚不清楚。在有临床症状的怀疑深静脉血栓的患者中，有 10%～25%确诊有深静脉血栓，其中15%的患者只有小腿深静脉血栓。将近1/4的起源于小腿深静脉的血栓会向近端静脉发展,并有可能最终导致肺栓塞。本病的发生率随着年龄的增长而增加,80岁人群的发病率是30岁人群的30余倍。我国目前尚无确切的关于深静脉栓塞年发病率的流行病学资料。

四、临床表现

(一)症状

(1)深静脉血栓形成(DVT):可有以下局部症状,但临床上有些患者也可以毫无以下症状,而以肺栓塞为首发症状。其症状的轻重取决于受累静脉的部位、阻塞的程度和范围。典型的临床表现为疼痛、肿胀,或一侧下肢疼痛性肿胀,行走时加剧。轻者仅有局部沉重感、站立时明显,疼痛加剧时表现为痉挛痛、胀痛。由于炎症和血栓多发生于小腿静脉或腘静脉内,故疼痛常以小腿明显。一般疼痛会比肿胀早出现几天,但有些患者可以仅仅表现为肿胀而疼痛并不明显。若静脉血栓发展到髂静脉、股静脉时,患侧肢体疼痛加剧,并可伴有凹陷性水肿,同时可伴有轻度的全身症状:发热、乏力、心动过速,并可有白细胞升高和血沉增快等;当血栓向下腔静脉发展时,双下肢和外阴部均可出现水肿,偶有因下肢回流血流锐减而出现低血容量休克。一般双侧深静脉血栓较为少见,一旦出现则应怀疑有潜在的恶性肿瘤可能。

(2)血栓性浅静脉炎:一般表现为局部的疼痛、肿胀,周围皮肤可有发热、红肿的表现,受累浅表静脉有触痛,通常沿受累静脉行径可触摸到一条有压痛的索状物。

(二)体征

深静脉血栓形成时通常可见到患肢肿胀,远端浅静脉曲张,小腿静脉或腘静脉血栓可有小腿肌肉、腘窝、腹股沟内侧等处压痛。直腿伸踝试验(Homan征)阳性:检查时让患者下肢伸直,将踝关节急速背屈时，由于腓肠肌和比目鱼肌被动拉长而刺激小腿中病变的静脉，引起小腿肌肉深部疼痛。髂静脉、股静脉血栓可见股内侧及同侧下腹壁静脉曲张，查体可发现患侧股三角区压痛明显，股静脉行径可触及一条有压痛的索状物。若血栓延及下腔静脉时，两侧腹壁、胸壁和臀部均有浅静脉曲张。

五、辅助检查

(1)D-二聚体：D-二聚体水平的检测常常用来评估急性静脉血栓的患者及很多其他非栓塞性患者的情况。一般来说，D-二聚体的测定对深静脉血栓形成的诊断是一个敏感但不具有特异性的指标。通常其阴性结果的价值更大，常提示患者患有深静脉血栓的可能性较小，阴性预测值高。因此，D-二聚体在预测患者患病的可能性上可以作为一个很好的排除指标。

(2)体积描记术：包括电阻抗体积描记法(IPG)、应变体积描记法(SGP)、静脉血流描记法(PRG)和充电体积描记法(PPG)。其中电阻抗体积描记法是通过测量电阻抗的改变来了解血容量的变化。此法适用于髂、股、腘静脉的急性血栓形成者。

(3)加压超声成像(CUS)：是目前诊断深静脉血栓的一种成像方法。根据受累静脉节段压缩性差的原理，再结合包括彩色血流多普勒的超声多普勒可以准确地辨别血管并明确特定节段的压缩性。用彩色血流多普勒实时显像法对膝以上深静脉血栓形成有良好的特异性和敏感性，可替代X线静脉造影检查。

(4)磁共振静脉显像(MRV)：是在深静脉血栓形成诊断技术上的一项进步，可检查出下肢、骨盆、肺部的栓塞，并可以辨别成熟的和未成熟的凝块。但是由于检查费用较高、要求患者的配合度高，MRV仍不能代替超声作为一种基础的筛查技术。其在对妊娠妇女深静脉血栓形成的检查方面较超声准确，并且安全性较高。

(5)静脉造影：是诊断深静脉血栓形成的"金标准"，可显示静脉栓塞的部位、程度、范围和侧支循环的情况。但是这是一项有创的检查手段并且并不是任何时候都适用，有 2%～5%的患者会有不良反应，包括静脉炎和过敏反应。目前，静脉造影已经被超声取代作为可疑的深静脉血栓形成患者的初步检查手段，当超声检查结果不能明确或不可信时，静脉造影检查对明确诊断有很大的意义。同时静脉造影也适用于那些临床上高度怀疑有静脉血栓可能但是超声检查提示阴性结果的患者，以及那些有症状和静脉血栓既往史而超声检查不能诊断的患者。

(6)螺旋 CT 肺血管造影检查：如果是阴性结果可以排除肺栓塞可能。

(7)放射性核素检查：①放射性核素^{125}I 纤维蛋白原摄取试验：局部血栓形成时，^{125}I 标记的纤维蛋白原进入血栓内，使患病部位的放射性增高。此法特别适用于膝关节以下的静脉血栓的定位检查，但不适宜对腹股沟韧带以上的静脉血栓检查。②高^{99m}Tc 酸盐法：左或右髂总静脉完全闭塞时，显影延迟 30 秒。本法适用于骨盆及下肢深静脉血栓形成的诊断。③^{99m}Tc-颗粒聚合白蛋白(MAA)或^{99m}Tc-大颗粒微球体(MS)法检查：静脉无病变时，大隐静脉清晰可见。静脉有血栓时，阻塞部位有放射性降低或缺损区。

六、诊断及鉴别诊断

(一)诊断

在诊断深静脉血栓形成方面，单单依靠患者的症状或体征来进行诊断或排除是不可靠的。根据患者的既往史、症状和体征，临床上可以对其进行评估、分级，并从而预测患者患深静脉血栓形成的可能性。将评估规则结合辅助检查有助于更准确的诊断，深静脉血栓形成评分见表 9-3。

表 9-3　深静脉血栓形成评分

临床症状	得分
活动期的肿瘤(进行治疗的 6 个月以内或姑息治疗)	1
瘫痪、轻瘫或近期下肢被石膏固定	1
近期制动＞3 天或大型手术 3 个月内引起的麻痹	1
下肢深静脉局限的触痛	1
下肢肿胀	1
胫骨粗隆下 10cm 处的小腿较无症状侧肿胀＞3cm	1
有症状的下肢凹陷性水肿	1
侧支浅静脉(无曲张)	1
有深静脉血栓形成的既往史	1
有较深静脉血栓形成一样或更接近的其他诊断可以解释病情	－2

注:得分＜1 分为低危组,1～2 分为中危组,＞2 分为高危组

深静脉血栓形成患者的危险分组:根据临床评估得分,将疑似深静脉血栓形成的患者分成低、中、高危组(表 9-4),再结合辅助检查进行诊断。

表 9-4　深静脉血栓形成患者的危险分组

危险分组	内容
低危组	可检测患者 D-二聚体水平,如果正常则可排除,异常者还需行加压超声成像直接行加压超声成像检查,正常者可排除深静脉血栓形成可能,有异常表现则可诊断
中危组	检测 D-二聚体水平,正常者可排除,若异常仍需做加压超声成像检查,加压超声发现病变者可诊断,若未发现则于 5～8 天复查;直接行加压超声成像若发现病变者可诊断,若未发现则于 5～8 天复查
高危组	行加压超声成像,若未发现异常,可考虑于 5～8 天复查,或直接做静脉造影,若发现病变则可诊断

(二)鉴别诊断

深静脉血栓形成需注意与以下疾病鉴别：肌肉劳损、急性小腿肌炎、小腿蜂窝织炎、淋巴水肿、急性动脉阻塞等。

根据浅表静脉区的红肿和扪及压痛的条索状物等临床特点可诊断血栓性浅静脉炎。

七、治疗

治疗深静脉血栓形成的目的是预防肺栓塞，理想的治疗应包括抑制血栓的发展、预防栓塞及因栓塞致死，同时降低出血等并发症的风险。

(一)血栓性浅静脉炎治疗

血栓性浅静脉炎的治疗通常采取保守支持疗法，如休息、患肢抬高、热敷。应用非甾体类抗炎药可止痛并防止血栓发展。若为大隐静脉血栓应密切注意，必要时予以抗凝治疗。

(1)一般治疗：卧床休息，抬高患肢超过心脏水平，局部热敷，必要时可穿弹力袜或用弹性绷带包扎，避免久立或久坐。

(2)药物治疗：①保泰松 0.1g，3 次/日。②吲哚美辛(消炎痛)25mg，3 次/日。③吡罗昔康(炎痛喜康)1mg，1 次/日。④口服阿司匹林 0.5～1.0g，3 次/日。

(二)深部静脉血栓形成的一般治疗

卧床 1～2 周，可减轻疼痛，并使血栓紧粘于静脉壁的内膜上。抬高患肢，有利于静脉回流，患肢需高于心脏水平，离床面 20～30cm，膝关节宜安置于 5°～10°的微屈曲位，床脚抬高 30°。保持大便通畅，以免用力排便使血栓脱落导致肺栓塞。开始起床后应穿有压差或无压差长筒弹力袜，前者踝部的压力为 18mmHg，股部压力为 6～8mmHg，可改善静脉回流，减轻水肿。根据受累部位和水肿程度的不同，穿着时间为 6 周至 3 个月。

(三)深部静脉血栓形成的初始抗凝治疗

(1)低分子量肝素：由于根据以体重为基础计算的低分子量

肝素用量，其抗凝作用是可预测的，所以通常不需要在治疗期间通过实验室检查进行监测。但是以下 3 类患者需考虑予以监测。①肾功能不全的患者(肌酐清除率＜30ml/min)；②肥胖的患者，其低分子量肝素的分布容积可能不同，所以以体重为基础计算出的剂量可能不合适；③妊娠期妇女，目前尚不清楚用量是否需要根据孕妇体重的变化进行调整。低分子量肝素的浓度通常根据皮下注射 4 小时后的血液浓度来确定。推荐有效浓度范围：每日注射 2 次，剂量为 0.6～1.0U/ml；每日 1 次，剂量则为 1.0～2.0U/ml。

(2)普通肝素：首先以 5000～10 000U 一次静脉注射，以后以 1000～1500U/h 持续静脉滴注，其滴速以部分凝血活酶时间(APTT)为调整指标。临床上通过检测部分凝血活酶时间来监测肝素治疗，通常将指标定为 1.5～2.5 倍于对照值。

(3)华法林：是一种维生素 K 的拮抗药，可以抑制凝血因子Ⅱ、Ⅶ、Ⅸ、Ⅹ。对深静脉血栓形成的患者，华法林应该在肝素治疗后 24～48 小时使用，从而达到国际标准化凝血酶原时间比值 INR 为 2.0～3.0 的目标。华法林的使用剂量通常根据 INR 指标进行调整，在 INR 达到治疗范围并维持至少 24 小时之前应每天或隔天检测 INR 指标。在确定初始剂量后，华法林的监测可改为 2～3 次/周，持续 1～2 周如果 INR 结果较稳定监测频率可继续减少，最长可相隔 4～6 周。当剂量需要调整时，如患者有服用可干扰华法林的药物时，监测频率需重新回到初始治疗时，直到 INR 再次稳定后。

(四)深部静脉血栓形成的长期治疗

(1)抗凝的药物及强度：维生素 K 拮抗药(如华法林)、直接Ⅹa 因子抑制药(如利伐沙班)等对预防复发有效。如果使用维生素 K 拮抗药，治疗过程中应使 INR 维持在 2.0～3.0，需定期监测。

(2)抗凝的疗程：根据 DVT 的发生情况，抗凝的疗程也随之不同。①继发于一过性危险因素(如外科手术)的首次发生的

DVT 患者，3 个月的抗凝治疗已经足够；②对危险因素不明的情况下首次发生 DVT 的患者应充分抗凝至少 3 个月；③伴有癌症的首次发生 DVT 的患者，应用低分子肝素 3～6 个月后，长期口服维生素 K 拮抗药治疗；④具有血栓形成的原发性危险因素的首次发生 DVT 的患者，复发率较高，应长期口服维生素 K 拮抗药的治疗；⑤反复发病的 DVT 患者，应长期抗凝治疗。

(五)抗凝治疗的不良反应

①出血是抗凝治疗最常见的不良反应。在接受静脉注射肝素治疗的急性静脉栓塞的患者中，有接近 2%的患者因大出血，如颅内出血、胃肠出血或者腹膜后出血而住院、输血，甚至死亡。近期手术、创伤及同时服用阿司匹林或溶栓治疗都可增加出血的风险。②肝素诱发的血小板减少症是肝素和低分子肝素治疗时可能出现的一种非出血性的并发症，表现为血小板减少和新血栓形成。在接受普通肝素治疗的患者中，建议监测其血小板计数，而使用低分子肝素的患者则不建议监测，因为其发生这种并发症的风险很低。

(六)深部静脉血栓形成的溶栓治疗

(1)静脉溶栓治疗：适用于发病后 24 小时内，链激酶先 25 万～50 万 U 静脉注射，然后 10 万 U/h 静脉滴注 24～72 小时。尿激酶先 4400U/kg 静脉注射，然后 4400U/(kg · h)静脉滴注 24～72 小时。也可用重组织型纤溶酶原激活剂(rt-PA)，特别适用于合并肺栓塞时，总剂量 50～100mg，剩余剂量在 2 小时内静脉滴注

(2)介入溶栓疗法：适用于发病 10 日内或合并肺栓塞时。尿激酶(UK)最为常用，对急性期血栓起效快，溶栓效果好，过敏反应少；常见的不良反应是出血。尿激酶灌注方法分为低剂量法、中等剂量法和高剂量法(表 9-5)。

表 9-5 尿激酶(UK)灌注方法

分类	方法	剂量范围	灌注时间
低剂量法	先团注,15 分钟内注入 5 万 U,然后以 5 万 U/h 速度灌注	为140 万～1600 万 U,平均用量为400 万 U	15～74 小时,平均 30 小时
中等剂量法	15 分钟内注入 10 万 U,然后以 10 万 U/h 灌注		
高剂量法	导管到位后先行团注量灌注,15 分钟内注入 UK 25 万 U,然后以 25 万 U/h 速度连续灌注 4 小时,以后剂量减为 12.5 万 U/h 灌注		

血栓溶解后,经导管团注肝素 5000U,然后以 800～1000U/h 速度静脉滴注,以防血栓再形成。

另还可 UK 4000U/min 连续灌注,直至血供建立,再以 2000U/min 灌注,直至血栓完全溶解,溶栓率比较高。亦可考虑应用相应剂量的链激酶溶栓治疗。

(3)溶栓方法包括导管接触性溶栓和系统溶栓。溶栓治疗过程中需监测血浆纤维蛋白原(FG)和凝血酶时间(TT),FG＜1.0g/L 应停药,INR 值应控制在 2.0～3.0。

对于急性期中央型或混合型 DVT,在全身情况好、预期生存期≥1 年、出血风险较小的前提下,首选导管接触性溶栓。如不具备导管溶栓的条件,可行系统溶栓。

(七)介入治疗

深静脉血栓形成达膝以上者,肺栓塞危险性高时;因并发症需停止抗凝治疗时;予以足量抗凝药治疗仍反复发生血栓栓塞时及有不能用抗生素控制的败血性血栓栓塞病变时,可考虑经皮下腔静脉内置入过滤器。下腔静脉滤器置入指征：①髂、股静脉或下腔静脉内有漂浮血栓；②急性DVT，拟行导管溶栓或手术取栓等血栓清除术者；③具有肺动脉栓塞高危因素的患者行腹部、盆腔或下肢手术。

(八)手术治疗

上述治疗无效时可考虑行静脉血栓摘除术或Fogarty导管取栓术等。

第三节 肺动脉栓塞

肺动脉栓塞(pulmonary embolism，PE)是指内源性或外源性栓子阻塞肺动脉或其分支引起肺循环功能障碍的临床和病理生理综合征，包括肺血栓栓塞症、脂肪栓塞综合征、羊水栓塞、空气栓塞、肿瘤栓塞和细菌栓塞等。肺血栓栓塞症(PTE)是指来自全身静脉系统或右心的内源性或外源性栓子阻塞肺动脉及其分支，引起肺循环和呼吸功能障碍的临床和病理生理综合征，是最常见的PE类型。通常所称的PE即指PTE，引起PTE的血栓主要来源于深静脉血栓形成(DVT)。PTE常为DVT的并发症。PTE与DVT共属于静脉血栓栓塞症(VTE)。

一、病因

肺动脉栓塞的诱发因素包括年龄、VTE史、恶性肿瘤、下肢麻痹的神经系统疾病、长期卧床、盆腔和髋部手术、妊娠和分娩、激素替代治疗及服用避孕药等。

二、病理生理

(一)对循环系统的影响

1. 血流动力学改变

当血栓栓塞阻塞肺血管床30％～50％时，血流动力学改变即非常明显。急性肺栓塞时，栓子堵塞肺动脉，导致肺循环阻力增加，肺动脉压力升高，右心室后负荷增加。当右心室负荷明显增加时，可引起右心衰竭，最终可出现血压下降。由于肺血管床具备强大的储备能力，对于原无基础心肺疾病的患者，当肺血管被阻塞20%～30%时，开始出现一定程度的肺动脉高压；肺血管床被阻塞30%～40%时，平均肺动脉压力（MPAP）可达30mmHg以上，右心室平均压可增高；肺血管床被阻塞40%～50%时，MPAP达40mmHg，右心室充盈压增加，心脏指数下降；肺血管床被阻塞50%～70%时，出现持续的严重肺动脉高压；阻塞达85%时，则可发生猝死。既往有心肺疾患的患者出现上述情况时，肺动脉压力变化则更明显。

2. 对心脏的影响

（1）肺动脉高压导致右心室后负荷增加，心排血量下降，体循环瘀血，出现急性肺源性心脏病。

（2）肺循环阻塞，肺静脉回流减少，右室充盈压升高，室间隔左移，加之受到心包的限制，可引起左室充盈下降，导致体循环压下降，严重时可出现休克。

（3）心室室壁张力增加，体循环低血压，可引起冠状动脉供血量下降，加之缺氧和心肌耗氧量增加等因素，促使右心功能进一步恶化；栓塞后肺血管内皮细胞释放的内皮素可介导冠状动脉痉挛。

（4）右房压力过高时，在生理性卵圆孔未闭的患者（占正常人群的20%～30%），可致卵圆孔右向左单向开放，出现心内右向左分流。部分栓子可因此而进入体循环，造成脑栓塞等，形成所谓“反常性栓塞”。同时心内右向左分流又加重了低氧血症。

（二）呼吸系统生理改变

（1）通气/血流（V/Q）比例失调：肺动脉栓塞部位有通气但无血流灌注，使肺泡不能有效进行气体交换，肺泡无效腔增大；正常肺组织血流速度增快，氧合时间减少，如再有基础通气和弥散功能障碍，则对氧合影响更大。肺萎缩塌陷、不张和梗死区域，如有残存血流，可形成低 V/Q 区。V/Q 比例失调是造成低氧血症的主要原因。

(2)通气功能障碍：肺栓塞面积较大时可引起反射性支气管痉挛。此外，5-羟色胺、组胺、血小板激活因子及交感神经兴奋等也可引起支气管痉挛，增加气道阻力，肺通气不良。肺栓塞患者由于过度通气可引起 $PaCO_2$ 下降。但较大的栓塞时，$PaCO_2$ 可升高。

(3)肺表面活性物质减少：当肺毛细血管血流灌注严重降低或终止 24 小时后，肺表面活性物质减少，可导致肺萎陷，出现肺不张；同时肺泡上皮通透性增加，产生局部或弥漫性肺水肿和不张，导致通气和弥散功能进一步下降。

(4)肺内右向左分流：通气功能障碍、肺不张及严重的肺动脉高压引起的动静脉短路开放，引起肺内右向左分流。

三、临床表现

(一)症状

肺动脉栓塞的典型症状为肺梗死三联征，即呼吸困难、胸痛和咯血。

(1)呼吸困难发生率高，多表现为劳力性呼吸困难，呼吸困难是肺栓塞最常见的症状。呼吸困难的程度及持续时间长短与肺栓塞的大小有关。

(2)胸痛多为胸膜痛，少部分患者表现为“心绞痛样痛”。

(3)咯血表现为血量不多，鲜红色，数日后变为暗红色，提示有肺梗死。

(4)咳嗽多表现为干咳，可伴哮鸣音。

(5)惊恐由胸痛或低氧血症所致。

(6)当大块肺栓塞或重症肺动脉高压时，可引起一过性脑缺血，表现为晕厥，可为肺动脉栓塞的首发症状。

(二)体征

包括：①呼吸急促，呼吸频率＞20/min；②心动过速；③血压下降甚至休克；④发绀；⑤发热，多为低热，少数患者可有中度以上的发热；⑥颈静脉充盈或搏动；⑦肺部可闻及哮鸣音和(或)细湿啰音，偶可闻及血管杂音；⑧肺动脉瓣区第二音亢进或分裂，$P_2>A_2$，二尖瓣区收缩期杂音。

四、辅助检查

(一)动脉血气分析

常表现为低氧血症、低碳酸血症、肺泡动脉血氧分压差[$P_{(A-a)}O_2$]增大。

(二)血浆D-二聚体(D-dimer)

D-dimer是纤维蛋白交联蛋白的代谢产物，急性肺栓塞时血浆含量增加，敏感性高，但特异性不强，应排除手术、外伤和急性心肌梗死。如D-dimer低于500μg/L，可排除急性肺栓塞诊断，不必做肺动脉造影。

(三)心电图

大多数病例表现为非特异性的心电图异常，较为多见的表现包括$V_1 \sim V_4$的T波改变和ST段异常；部分病例可出现$S_{Ⅰ}Q_{Ⅲ}T_{Ⅲ}$征(即Ⅰ导联S波加深，Ⅲ导联出现Q/q波及T波倒置)；其他心电图改变包括完全或不完全性右束支传导阻滞、肺型P波、电轴右偏、顺钟向转位等。

(四)胸部X线平片

X线胸片多有异常改变，但缺乏特异性。最常见的征象为肺纹理稀疏、减少，透明度增加和肺血分布不均。偶见形状不一的肺梗死浸润影，典型表现为底边朝向胸膜或膈肌上的楔形影，有少至中量胸腔渗液。此外，还可见气管移向患侧或较重侧，膈肌抬高。当并发肺动脉高压或右心扩大或衰竭时，上腔静脉影增宽，肺动脉段凸出，右肺下动脉增宽，右心室扩大。仅凭X线胸片不能确诊或排除PE，但在提供疑似PE线索和除外其他疾病方面，胸片具有重要作用。

(五)超声心动图

可显示右心的大小和功能,对病情危重、血流动力学不稳定的可疑急性大面积肺栓塞有诊断价值,可列入首选,在患者就诊2小时内完成。

(1)直接征象:右房、右室或肺动脉近端发现血栓。

(2)间接征象:右心室和(或)右心房扩大、右室壁运动减弱、室间隔左移及运动异常、右心室/左心室比值增大(>0.5),肺动脉扩张和三尖瓣反流,流速增快(3.0～3.5m/s);下腔静脉扩张,吸气时不萎陷。

下肢静脉超声可发现下肢深部静脉血栓形成。

(六)螺旋CT和电子束CT造影

能够发现段以上肺动脉内的栓子,是PTE的确诊手段之一。PTE的直接征象为肺动脉内的低密度充盈缺损,部分或完全包围在不透光的血流之间(轨道征),或者呈完全充盈缺损,远端血管不显影。CT对亚段PTE的诊断价值有限。

(七)磁共振成像(MRI)

对段以上肺动脉内栓子诊断的敏感性和特异性均较高,避免了注射碘造影剂的缺点,与肺血管造影相比,患者更易于接受。适用于碘造影剂过敏的患者。MRI具有潜在的识别新旧血栓的能力,有可能为将来确定溶栓方案提供依据。

(八)核素肺通气、灌注扫描

核素肺通气/灌注扫描是PE重要的诊断方法。典型征象为呈肺段分布的肺灌注缺损,并与通气显像匹配。但是,肺灌注扫描的特异性有限,除血栓形成或栓塞外,以下多种原因也可引起肺灌注缺损,导致假阳性结果:①血管腔外受压(肿瘤、气胸、胸腔积液);②支气管-肺动脉吻合(慢性肺部炎症、支气管扩张等);③局部缺氧引起的血管收缩(哮喘和慢性阻塞性肺疾病等);④肺组织纤维化(肺囊肿、陈旧性肺结核);⑤肺切除。

因此,单纯肺灌注扫描显示缺损尚不足以确诊肺栓塞,也不能据此判断病因。

(九)肺动脉造影

肺动脉造影是诊断肺栓塞的"金标准",敏感性和特异性均高。PE 的直接征象有肺血管内造影剂充盈缺损,伴或不伴轨道征的血流阻断;间接征象有肺动脉造影剂流动缓慢,局部低灌注,静脉回流延迟等。如缺乏 PE 的直接征象,不能诊断 PE。但肺动脉造影为有创检查,应严格掌握适应证。如果其他无创性检查手段能够确诊,并且拟仅采取内科治疗时,不必进行此项检查。

(十)胸部增强 CT

能够发现段以上肺动脉内的栓子,是 PE 的确诊手段之一。PE 的直接征象为肺动脉内的低密度充盈缺损,部分或完全包围在不透光的血流之间(轨道征),或者呈完全充盈缺损,远端血管不显影;间接征象包括:肺野楔形密度增高影,条带状的高密度区或盘状肺不张,中心肺动脉扩张及远端血管分支减少或消失等。胸部增强 CT 对亚段 PE 的诊断价值有限。胸部 CT 还可以同时显示肺及肺外的其他胸部疾病。

五、诊断及鉴别诊断

(一)诊断

患者临床表现、体征及辅助检查结果不同,提示疾病的严重程度不同,因此在诊断前应根据患者的血流动力学状态是否稳定进行危险分层(表 9-6),不同危险分层的患者诊断的流程不同。

1. 肺栓塞的严重程度及危险分层

(1)急性肺动脉栓塞危险分层的判断指标:危险分层指标包括临床特征、右心功能不全表现及心肌损伤标记物(表 9-7)。

表 9-6　肺栓塞患者的危险分层

早期死亡风险		危险分层指标			治疗推荐
高危		临床表现(休克或低血压)	右心室功能不全	心肌损伤	治疗推荐
高危		+	+	+	溶栓或栓子切除术
非高危	中危		+	+	住院治疗
		−	+	−	
			−	+	
	低危	−	−	−	早期出院或院外治疗

(2)肺栓塞的危险分层步骤:首先进行血流动力学状态的评估,出现休克或持续性低血压(SBP<90mmHg 或者血压 15 分钟下降≥40mmHg 以上,除外心律失常、低容量或败血症所致)或危及生命的需立即处理的症状均诊为高危。在血压正常的非高危 PE 中,若伴 RVD 和(或)心肌损伤标志物阳性为中危,且两者均为阳性的危险性更大,血流动力学稳定且两者均阴性为低危。

表 9-7　急性肺动脉栓塞危险分层的判断指标

临床特征	休克
	低血压
右心功能不全表现	超声心动图示右心扩大、运动减弱或压力负荷过重
	螺旋 CT 示右心扩大
	BNP 或 NT-proBNP 升高
	RHC(右心导管插入术)示右心室压力增大
心肌损伤标记物	心脏肌钙蛋白 T 或 I 阳性

(3)诊断 PE 可能性大小的 Wells 评分表(表 9-8)。

表 9-8 Wells 评分表

临床特征	分值
肿瘤	1
瘫痪或近期下肢石膏固定	1
近期卧床>3 天,或大手术后 12 周内	1
沿深静脉走行的局部压痛	1
整个下肢的水肿	1
与健侧相比,小腿肿胀>3cm(胫骨粗隆下 10cm 处测量)	1
既往有 DVT 病史	1
凹陷性水肿(有症状腿部更严重)	1
有浅静脉的侧支循环(非静脉曲张性)	1
其他诊断(可能性≥DVT)	−2
临床概率	
低度	≤0
中度	1～2
高度	≥3

2. 肺动脉栓塞的诊断流程

(1)疑诊高危肺动脉栓塞患者的诊断流程:如果患者的一般状况不允许进行其他检查,胸部增强 CT 可以作为首选(图 9-1)。在有右室超负荷及最终经 CT 证实肺动脉栓塞患者中,多数患者经食管超声可以发现肺动脉内的栓子,通过超声发现下肢深静脉血栓形成也可以帮助确诊。

(2)疑诊非高危肺动脉栓塞患者的诊断程序:对存在危险因素,特别是并存多个危险因素的患者,出现不明原因的呼吸困难、胸痛、晕厥和休克,或伴有单侧或双侧不对称性下肢肿胀、疼痛等对诊断具有重要的提示意义。结合心电图、X 线胸片、动脉血气分析等基本检查,可以初步疑诊肺动脉栓塞,然后进一步评估肺动脉栓塞的临床可能性。

宜尽快常规行 D-二聚体检查,对于排除肺动脉栓塞诊断具有

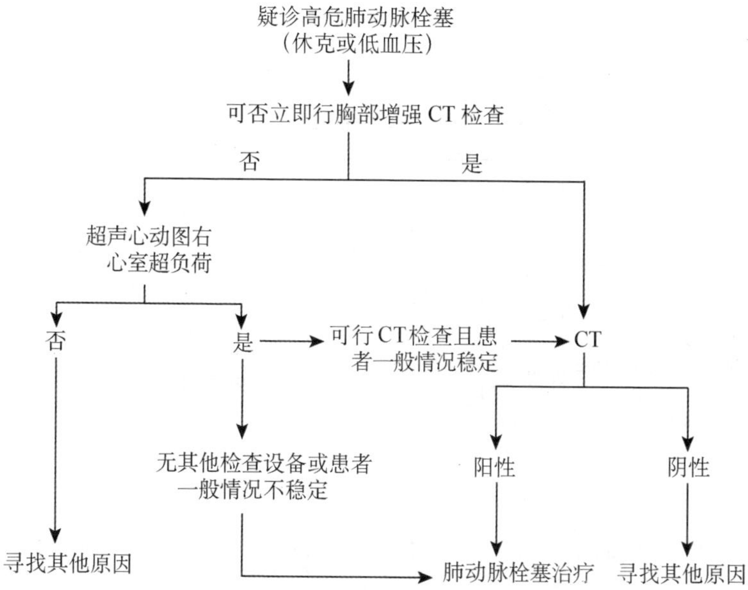

图 9-1　疑诊高危肺动脉栓塞患者的诊断流程

重要价值。超声心动图检查可以迅速在床旁进行,对于诊断肺动脉栓塞和排除其他疾病具有重要价值,若同时发现下肢深静脉血栓的证据则更增加了诊断的可能性。

核素肺通气/灌注扫描结果正常或接近正常时可基本除外肺动脉栓塞;如结果为非诊断性异常,则需要做进一步检查,包括胸部增强 CT,或磁共振显像等(图 9-2)。

(二)鉴别诊断

肺栓塞常易误诊为肺炎、胸膜炎、慢性阻塞性肺部疾病急性加重、急性心肌梗死、主动脉夹层、心力衰竭及肺不张等。

(1)肺炎、胸膜炎肺炎、胸膜炎:患者可有胸痛、咳嗽、发热,肺部阴影等可与肺梗死混淆,但这些患者往往有感染病史,血常规检查白细胞计数及白细胞分类百分比增高,血气分析无低碳酸血

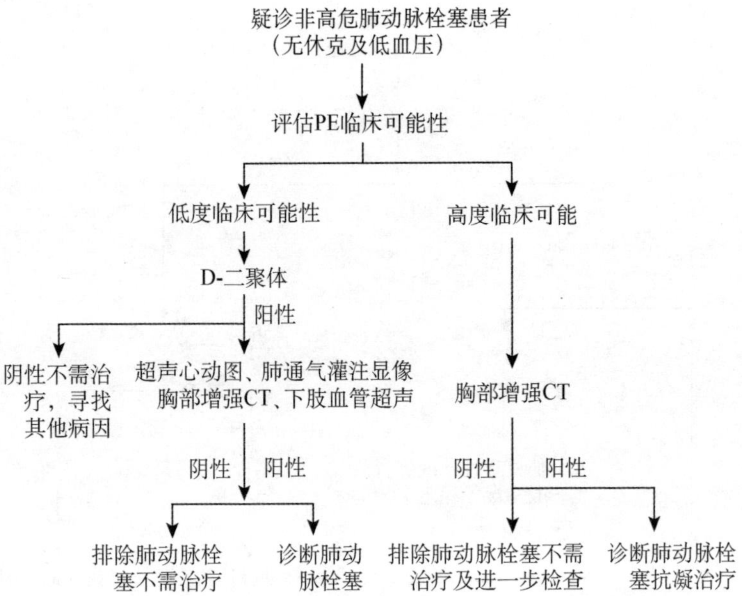

图 9-2　疑诊非高危肺动脉栓塞患者的诊断程序

症和低氧血症，心电图也多无改变，抗感染治疗后吸收较快，肺灌注显像、胸部增强 CT 扫描有助于鉴别。

(2)慢性阻塞性肺疾病急性加重：慢性阻塞性肺疾病急性加重是指在疾病过程中，患者短期内咳嗽、咳痰、气促和(或)喘息加重，痰量增多，呈脓性或黏液脓性，可伴发热等炎症明显加重的表现，但咯血少见，并且患者有明确的慢性病史。行肺灌注显像、胸部增强 CT 检查可明确诊断。

(3)急性心肌梗死：肺栓塞患者出现胸膜性胸痛、咳嗽、呼吸困难、发绀及心电图改变时应与急性心肌梗死鉴别。但急性心肌梗死患者多伴有高血压、高脂血症、糖尿病等冠心病危险因素，既往可有心绞痛病史，胸痛时出现心电图动态演变过程及相应的心肌损伤标记物水平增高。急性心肌梗死患者无低氧血症与低碳酸血症。

(4)主动脉夹层破裂:急性肺栓塞出现胸痛、上纵隔增宽(上腔静脉扩张)伴低血压或休克者,应与主动脉夹层破裂进行鉴别。主动脉夹层破裂患者多有高血压病史,发病时血压水平较高,两侧上肢血压、脉搏不对称,超声心动图或CT检查有助于两者鉴别。

(5)急性心力衰竭:突发呼吸困难的患者在考虑肺栓塞诊断时,应与心力衰竭进行鉴别。但心力衰竭患者往往有明确的基础心脏病,听诊肺部可出现湿啰音,血BNP及NT-pro BNP水平明显增高,超声心动图检查有助于两者鉴别。

六、治疗

(一)一般治疗

对高度疑诊或确诊肺血栓栓塞症(PTE)的患者,要求绝对卧床休息,保持大便通畅,避免用力,以防止栓子再次脱落;对于有焦虑和惊恐症状的患者可适当使用镇静药;胸痛者可予镇痛剂;为预防肺内感染和治疗静脉炎可使用抗生素;对于发热、咳嗽等症状可给予相应的对症治疗。同时应进行监护,严密监测呼吸、心率、血压、静脉压、心电图及血气的变化等。

(二)溶栓治疗

1. 溶栓治疗的适应证和禁忌证

(1)适应证:主要适用于高危患者;对中危患者,若无禁忌证可以进行溶栓;对于血压和右心室运动均正常的低危患者不主张进行溶栓治疗。

(2)禁忌证:①绝对禁忌证:活动性内脏出血、近期(14天内)自发性颅内出血。②相对禁忌证:10天内的胃肠道出血;15天内的严重创伤;2周内的大手术、分娩、器官活检或血管穿刺部位不能够压迫止血的;1个月内的神经外科或眼科手术;2个月内的缺血性卒中病史;近期曾行心肺复苏;未控制的重度高血压(收缩压>180mmHg,舒张压>110mmHg);细菌性心内膜炎;严重肝、肾功能不全;糖尿病出血性视网膜病变;出血性疾病;血小板计数<100×10^{9}/L；妊娠、分娩期等。对于高危PTE，上述绝对禁忌证也应被视为相对禁忌证。

2. 溶栓药物的用法

(1)尿激酶(UK)：12小时溶栓，4400U/kg加0.9%NaCl溶液20ml，静脉注射10分钟，随后以2200U/(kg·h)加入0.9%NaCl溶液250～500ml，以输液泵持续静脉滴注12小时；另可考虑2小时溶栓方案，即20 000U/kg加入0.9%NaCl溶液100ml中，以输液泵持续静脉滴注2小时。

(2)链激酶(SK)：负荷量250 000U，静脉注射30分钟，随后以100 000U/h的速度持续静脉滴注24小时。

(3)重组组织型纤溶酶原激活剂(rt-PA)：rt-PA 50～100mg加入注射用水50～100ml，以输液泵持续静脉滴注2h，输注完毕后注意用0.9%NaCl溶液将输液管路内药液冲洗入静脉。溶栓药物还可以通过导管在血栓局部应用。

(三)抗凝治疗

1. 抗凝治疗的适应证和禁忌证

抗凝治疗为PTE的基本治疗方法，可以有效地防止血栓再形成和复发，同时机体自身纤溶机制也可溶解已形成的血栓。对于高度怀疑的PTE，如无抗凝治疗的禁忌证，均应立即开始抗凝。抗凝治疗的禁忌证有活动性出血、凝血功能障碍、血小板减少、未予控制的严重高血压等。

2. 抗凝药物的用法

(1)普通肝素：治疗剂量个体差异较大，使用时必须监测凝血功能，一般采用静脉持续给药。起始剂量为80～100U/kg，静脉注射，然后以10～20U/(kg·h)静脉泵入，最后每4～6小时根据活化部分凝血活酶时间(APTT)再作调整，使APTT值保持在对照值的1.5～2.5。

(2)低分子肝素：临床按体重给药，每次100U/kg，每12小时1次，皮下注射，肾功能不全患者使用普通肝素。

(3)直接Ⅱa 因子抑制药:如阿加曲班,相对分子质量低,能进入血栓内部,对血栓中凝血酶的抑制能力强于普通肝素。在肝素诱导的血小板减少症(HIT)及存在 HIT 风险的患者更适合使用。

(4)直接Ⅹa 因子抑制药:如利伐沙班,治疗剂量个体差异小,无须监测凝血功能。

(5)间接Ⅹa 因子抑制药:如磺达肝癸钠,治疗剂量个体差异小,每日 1 次,无须监测凝血功能。对轻中度肾功能不全者无须减量,但严重肾功能不全者慎用或禁用。

(6)维生素 K 拮抗药:如华法林是长期抗凝治疗的主要口服药物,需监测凝血功能的 INR。治疗剂量范围窄,个体差异大,药效易受多种食物和药物影响。治疗起始常需与低分子肝素或普通肝素联合使用 3～5 日,建议起始华法林剂量 2.5～6.0mg/d,2～3 日后开始测定 INR,当 INR 稳定在 2.0～3.0 并持续 24 小时后,停用低分子肝素或普通肝素,继续华法林治疗。妊娠的前 3 个月和最后 6 周禁用华法林。

(四)介入治疗及手术治疗

(1)经导管肺动脉内溶栓:经导管肺动脉内溶栓未显示比静脉溶栓有任何优势,同时还可增加穿刺部位出血的风险,因此肺动脉内溶栓不作为推荐治疗,常在其他介入治疗同时进行。

(2)经导管碎解和抽吸血栓:经导管碎解和抽吸血栓,同时还可进行肺动脉内局部溶栓。适应证为肺动脉主干或主要分支 PE,并存在以下情况者:有溶栓和抗凝治疗禁忌、经溶栓或积极的内科治疗无效、缺乏手术条件。

(3)肺动脉血栓摘除术:适用于经积极的保守治疗无效的紧急情况,要求医疗单位有施行手术的条件和经验。适应证:①肺动脉主干或主要分支次全堵塞,不合并固定性肺动脉高压者(尽可能通过血管造影确诊);②有溶栓禁忌证者;③经溶栓和其他积极的内科治疗无效者。

(4)下腔静脉滤器:适用于下肢近端静脉血栓,而抗凝治疗禁忌或有出血并发症；经充分抗凝仍反复发生 PE 伴血流动力学变化的 PE；近端大块血栓溶栓治疗前；伴有肺动脉高压的慢性反复性 PE；行肺动脉血栓切除术或肺动脉血栓内膜剥脱术的病例。置入滤器后，如无禁忌证，宜长期口服华法林抗凝。

第四节　肺动脉高压

肺动脉高压(pulmonary arterial hypertension，PAH)是指由多种原因，包括基因突变、药物、免疫性疾病、分流性心脏畸形、病毒感染等侵犯小肺动脉，引发小肺动脉发生闭塞性重构，导致肺血管阻力增加，进而右心室肥厚扩张的一类恶性心脏血管疾病。患者早期诊断困难，治疗棘手，预后恶劣，症状出现后多因难以控制的右心衰竭而死亡。

一、病理

肺动脉高压患者各级肺动脉均可发生结构重建，且严重程度和患者预后有一定相关性。肌型和弹性肺动脉、微细肺动脉的主要病理改变是中膜肥厚、弹性肺动脉扩张及内膜粥样硬化。各级肺小叶前或小叶内肺动脉主要表现为狭窄型动脉病变和复合型动脉病变：狭窄型病变包括肺动脉中膜平滑肌肥厚、内膜及外膜增厚；复合病变则包括丛样病变、扩张性病变和动脉炎性病变。对临床表现复杂、诊断困难的肺动脉高压患者，尽量争取行肺动脉病理解剖学检查。

二、肺动脉高压分类

依据病理表现、血流动力学特征及临床诊治策略将肺动脉高压分为五大类：①动脉性肺动脉高压；②左心疾病所致肺动脉高压；③缺氧和(或)肺部疾病引起的肺动脉高压；④慢性血栓栓塞性肺动脉高压；⑤多种机制和(或)不明机制引起的肺动脉高压(表 9-9)。

表 9-9　肺动脉高压分类

动脉性肺动脉高压	特发性肺动脉高压	
	遗传性肺动脉高压	BMPR2
		ALK-1,ENG,SMAD9,CAV1,KCNK3
		未知
	药物、毒物诱发的肺动脉高压	
	相关性肺动脉高压	结缔组织病
		HIV 感染
		门静脉高压
		先天性心脏病
		血吸虫病
左心疾病相关性肺动脉高压	左室收缩功能障碍	
	左室舒张功能障碍	
	瓣膜性疾病	
	先天性/获得性左室流入道/流出道梗阻和先天性心肌病	
肺部疾病/缺氧性肺动脉高压	慢性阻塞性肺疾病	
	间质性肺病	
	其他限制和阻塞混合性肺疾病	
	睡眠呼吸障碍	
	肺泡低通气障碍	
	慢性高原缺氧	
	肺部发育异常	
慢性血栓栓塞性肺动脉高压		
多种不明机制的肺动脉高压	血液疾病	慢性溶血性贫血、骨髓增殖性疾病、脾切除术
	全身性疾病	皮肤结节病、肺组织细胞多病、淋巴管肌瘤病
	代谢性疾病	糖原贮积病、Gaucher 病、甲状腺疾病
	其他	肿瘤样梗阻、纤维性纵隔炎、慢性肾衰竭、节段性肺动脉高压

三、临床表现

(一)症状

肺动脉高压早期无明显症状,往往病情发展至心功能失代偿才引发症状。患者首发症状至确诊时间为(26.4±27.6)个月。首发就诊症状是活动后气短,其后依次为胸痛、晕厥、咯血、心悸、下肢水肿及胸闷。

(二)体征

肺动脉高压的体征没有特异性,P_2 音亢进最为常见,其他常见体征有三尖瓣收缩期杂音;右心功能不全时可出现颈静脉充盈或怒张,下肢水肿;先天性心脏病合并肺动脉高压可出现发绀、杵状指(趾)等。另外,还需对背部仔细听诊,如发现血管杂音应考虑肺动静脉畸形可能。

(三)肺动脉高压患者的功能分级

功能分级不但是治疗策略的依据(表 9-10),也是判断患者预后的重要资料。

表 9-10　肺动脉高压患者功能分级

分级	内容
Ⅰ级	患者体力活动不受限,日常体力活动不会导致气短、乏力、胸痛或黑矇
Ⅱ级	患者体力活动轻度受限,休息时无不适,但日常活动会出现气短、乏力、胸痛或近乎晕厥
Ⅲ级	患者体力活动明显受限,休息时无不适,但低于日常活动量时即出现气短、乏力、胸痛或近乎晕厥
Ⅳ级	患者不能进行任何体力活动,有右心衰竭的征象,休息时可有气短和(或)乏力,任何体力活动都可加重症状

四、辅助检查

(一)心电图

肺动脉高压患者的心电图表现缺乏特异性,电轴右偏、Ⅰ导联出现S波、右心室高电压及右胸前导联可出现ST-T波改变有助于提示肺动脉高压。

(二)胸部X线检查

肺动脉高压患者胸部X线检查征象可能有肺动脉段凸出及右下肺动脉扩张,伴外周肺血管稀疏——“截断现象”,右心房和右心室扩大。

(三)超声心动图

超声心动图是肺动脉高压疑诊患者最主要的无创检查手段。超声心动图检查的右心房大小、左心室舒张末期内径及心包积液等是评估病情严重程度、评价疗效和估计预后的重要参数,还可发现心内畸形、大血管畸形及左心病变,在肺动脉高压病因诊断中具有重要价值。但由于超声心动图检查易受操作者的经验、仪器型号等因素影响,并且不能准确测量肺动脉平均压、肺毛细血管楔嵌压及心排血量等参数,因此不能用于确诊肺动脉高压。

(四)肺功能检查

特发性肺动脉高压、先天性心脏病相关性肺动脉高压和结缔组织病相关性肺动脉高压均存在不同程度的外周气道通气功能障碍和弥散功能障碍,其中结缔组织病相关性肺动脉高压患者的DLCO下降最为明显。

(五)睡眠监测

睡眠监测为常规检查方法之一,大约15%的睡眠呼吸障碍患者可发生肺高压。

(六)胸部CT、肺灌注扫描

胸部CT、肺灌注扫描是诊断肺栓塞、肺血管畸形等肺血管疾病重要的无创检查手段。高分辨率胸部CT也是鉴别特发性肺动脉高压和肺静脉闭塞病重要方法。

(七)心脏 MRI 检查

心脏 MRI 可以测量右心室舒张末期容积、右心室壁厚度、右心室射血分数等参数,是评价右心功能的重要检查手段。

(八)右心导管检查

右心导管检查是诊断肺动脉高压唯一的金标准,也是指导确定科学治疗方案必不可少的手段。对病情稳定、WHO 肺动脉高压功能分级Ⅰ~Ⅲ级、没有明确禁忌证的患者均应积极开展标准的右心导管检查。右心导管检查时测定的项目包括:心率、右心房压、右心室压、肺动脉压(收缩压、舒张压和平均压)、肺毛细血管楔嵌压、心排血量、体循环血压、肺血管阻力和体循环阻力及导管径路各部位的血氧饱和度等。

(九)急性肺血管扩张试验

部分肺动脉高压,尤其是特发性肺动脉高压的发病机制可能与肺血管痉挛有关,急性肺血管扩张试验是筛选这些患者的有效手段。国内急性肺血管扩张试验常选择腺苷。急性肺血管扩张试验阳性标准为:肺动脉平均压下降到 40mmHg 之下,且下降幅度超过 10mmHg,心排血量增加或至少不变。必须同时满足此 3 项标准,才可将患者诊断为试验结果阳性。初次检查阳性的患者服用足量的钙通道阻滞药治疗 12 个月时应及时随访,如果患者心功能稳定在Ⅰ~Ⅱ级,而肺动脉平均压基本或接近正常,则认为该患者符合钙通道阻滞药长期敏感者的诊断标准。

(十)肺动脉造影

肺动脉造影是诊断肺栓塞、肺血管炎、肺血管肿瘤的金标准,在肺动脉高压诊断分类中具有重要价值。肺动脉造影显示的肺血管末端血液充盈状况对于判断患者肺动脉高压是否小动脉闭塞具有重要临床实用价值。需要注意,肺动脉造影并非肺动脉高压常规检查项目。血流动力学不稳定肺动脉高压患者进行肺动脉造影可能导致右心衰竭加重,甚至猝死。

(十一)6 分钟步行距离试验(6MWT)

肺动脉高压患者首次入院后常规进行 6 分钟步行距离试验。6 分钟步行距离试验(6MWT)是评价肺动脉高压患者活动耐量最重要的检查方法。①绝对禁忌证:近 1 个月出现过不稳定型心绞痛或心肌梗死。②相对禁忌证:静息心率＞120/min,收缩压＞180mmHg,舒张压＞100mmHg。

五、诊断及鉴别诊断

(一)诊断

肺动脉高压的诊断和鉴别诊断要点为:①首先提高肺动脉高压的诊断意识,尽量早期诊断,缩短确诊时间;②判断是否存在肺动脉高压的危险因素;③完善常规实验室检查,对肺动脉高压进行详细分类诊断;④右心导管检查及急性血管扩张试验确诊;⑤对患者心肺功能进行评估,确定治疗策略。

(二)Borg 呼吸困难分级

见表 9-11。

表 9-11　Borg 呼吸困难分级

分级	内容
0 级	无任何呼吸困难症状
0.5 级	呼吸困难症状非常非常轻微(刚刚能觉察到)
1 级	呼吸困难症状非常轻微
2 级	呼吸困难症状轻微(轻)
3 级	有中等程度的呼吸困难症状
4 级	呼吸困难症状稍微有点重
5 级	呼吸困难症状严重(重)
6 级	
7 级	呼吸困难症状非常重
8 级	
9 级	
10 级	呼吸困难症状非常非常严重(最重)

(三)鉴别诊断

应排除其他原因导致的急性胸痛、背痛和腹痛,如急性心肌梗死、急腹症等。此外,还应与其他原因所致的主动脉关闭不全、非夹层动脉瘤、心包炎、窦瘤破裂、纵隔肿瘤等鉴别。

六、治疗

(一)传统治疗

(1)氧疗:肺动脉高压患者吸氧治疗的指征是血氧饱和度<90%时长期氧疗,长期氧疗即每天供氧>15 小时,连续数月或数年。氧疗可纠正低氧血症,随着 PaO_2 上升,缓解由缺氧引起的肺动脉痉挛,降低肺动脉压,增加肺血流量,舒张支气管,改善通气/血流(V/Q)比例。

(2)药物治疗:常用药物见表 9-12。

表 9-12 肺动脉高压的传统药物治疗

药物	用量	用法
地高辛	0.125～0.25mg	口服,1 次/日
氢氯噻嗪	25mg	口服,1 次/日
螺内酯	20mg	口服,1 次/日
多巴胺	40～60mg 加生理盐水 250ml	静脉滴注[5～10μg/(kg·min)]

(3)对于合并右心功能不全的肺动脉高压患者,初始治疗应给予利尿药,当心排血量<4L/min 或心脏指数<2.5L/(min·m^2),是应用地高辛的绝对指征,为了对抗肺动脉原位血栓形成,一般使 INR 控制在 1.5～2.0。重度右心室衰竭时可以考虑使用多巴胺。

(二)靶向治疗

(1)内皮素受体拮抗药:波生坦是非选择性内皮素受体拮抗药,是临床应用时间最长的口服靶向治疗药物,也是除了 FLO-

LAN 之外，目前唯一有 5 年生存率随访结果的治疗方法。目前推荐用法是初始剂量 62.5mg，2 次/日，4 周，后续 125mg，2 次/日，维持治疗。如无禁忌，是治疗心功能Ⅱ级、Ⅲ级肺动脉高压患者的首选治疗。注意事项：①如患者是儿童，或体重<40kg，则用药剂量需要根据体重而调整为半量。如是体重<20kg 的婴幼儿患者，则建议剂量为 1/4 量。②由于具有潜在肝脏酶学指标升高作用。建议治疗期间监测肝功能，至少每月 1 次。如转氨酶增高小于等于正常值高限 3 倍，可以继续用药观察；小于正常值 3～5 倍，可以减半剂量继续使用或暂停用药，每 2 周监测一次肝功能，待转氨酶恢复正常后再次使用；小于正常值 5～8 倍，暂停用药，每 2 周监测一次肝功能，待转氨酶恢复正常后可考虑再次用药；小于正常值 8 倍以上时需要停止使用，不再考虑重新用药。转氨酶恢复正常后再次使用波生坦，大多数患者肝功能会保持正常。

(2)5-磷酸二酯酶抑制药：①西地那非（商品名万艾可）是一种有效的、高度特异性的磷酸二酯酶 5 抑制药，最初用于改善勃起功能障碍。FDA 推荐的剂量为 20mg，3 次/日；ACCP 指南推荐剂量为 25mg，3 次/日或 50mg，3 次/日，不良反应有视觉障碍、头痛、脸红、鼻出血、消化不良和腹泻。②伐地那非（商品名艾力达）可有效改善 PAH 患者的运动耐量、心功能分级及血流动力学指标，耐受性良好，推荐剂量为 5mg，1 次/日，2～4 周后加至 5mg，2 次/日。

(3)前列环素(PGI_2)类药物：①依前列醇（商品名 Flolan）持续静脉注射是治疗肺动脉高压的里程碑。依前列醇的治疗可以从 2～4ng/(kg·min)开始，视不良反应的情况逐渐加量至目标剂量，最初 2～4 周的靶剂量为 10～15ng/(kg·min)，为达到最佳疗效应继续加量，多数患者的理想剂量为 20～40ng/(kg·min)。②伊洛前列素（商品名万他维）可以通过静脉注射、口服和雾化吸入给药。雾化吸入具有一定的优势，可以选择性地作用于肺循环。伊洛前列素推荐每次吸入 10～20μg，每日吸入 6～9 次。

③贝前列素钠(商品名德纳)是一种前列环素衍生物口服制剂,限于口服吸收、血药浓度稳态时间、半衰期等因素,目前研究发现单用贝前列素钠治疗肺动脉高压短期疗效肯定,远期疗效欠佳。

(三)肺血管扩张药(钙离子通道阻滞药)

(1)氨氯地平 5mg,口服,1 次/日。

(2)维拉帕米 40～80mg,口服,3 次/日。

只有急性肺血管扩张阳性的患者才能获益,对正在服用且疗效不佳患者应逐渐减量而停止使用。从小剂量开始,逐渐增加剂量。

(四)介入治疗

对于肺血管炎或者血栓栓塞而导致的肺血管局部狭窄相关的肺动脉高压,可以考虑介入治疗。球囊扩张和支架置入可以明显改善患者的肺血液灌注,从而改善通气血流比值,提高动脉血氧饱和度,降低肺动脉阻力。其进一步机制有待于阐明。

(五)肺移植

药物治疗无效的肺动脉高压患者,可以考虑单侧、双侧或者部分肺叶肺移植。

(六)其他治疗

(1)NO 吸入:吸入 NO 同样可达到肺血管扩张作用。因 NO 半衰期短(2～4s),易被血红蛋白灭活,故吸入 NO 后只扩张肺血管而对体循环无影响。吸入 NO 仅使通气良好部位的血管扩张,从而也纠正 V/O 比值,提高氧合能力。

(2)手术治疗:房间隔造口术的主要目的是减轻右心室负荷,增加左心搏出量,从而改善症状。

(3)基因治疗:研究报道,细胞移植治疗肺动脉高压也初步显示其希望,但治疗方法尚未成熟。

第五节　主动脉夹层

主动脉夹层(dissection of aorta)是指主动脉腔内血液从主动

脉撕裂处进入主动脉中膜并使中膜分离，沿着主动脉长轴方向扩展，使主动脉壁呈两层分离状态。主动脉夹层又称为主动脉夹层动脉瘤，在主动脉疾病中本病是最常见的且具有灾难性后果的一种临床急症，如不治疗发病后最初 48 小时内死亡率高达每小时1%。因此一旦怀疑和(或)确诊为主动脉夹层，应紧急住院，严密监护，合理选用影像学检查，包括超声心动图等明确诊断及病变程度，稳定血流动力学，监测血压、心率和尿量，以减低心肌收缩力，减慢左心室收缩速率和外周动脉压为主，内外科结合、共同救治。

一、病因

表现为中层胶原及弹性硬蛋白变性的中层退行性变，在多数非创伤性主动脉夹层分离病例中，被认为是首要的易患因素(表9-13)。

表 9-13　主动脉夹层的危险因素

易患因素	内容
持续高血压	吸烟、高脂血症、可卡因引起
结缔组织病	遗传性血管疾病 马方综合征、血管 Ehlers-Danlos 综合征(4 型)、主动脉瓣二瓣化、主动脉缩窄、遗传性胸主动脉瘤/夹层引起
血管炎	由巨细胞动脉炎、多发性大动脉炎、Behoet 病、梅毒、Ormond 病引起
创伤	由汽车事故、高空跌落引起
医源性	由导管/仪器、瓣膜/动脉手术引起

二、病理生理

主动脉夹层的基本病理生理改变是动脉内膜撕裂，血液进入动脉壁内形成血肿，也就是所谓的假腔。假腔向血管外破裂可以造成急性心脏压塞或腔内大出血，患者即刻死亡。假腔也可以向血管内破裂，形成一个入口和一个出口，这样假腔内的压力减低，血肿缩小，假腔延展暂时放慢或停止，危险度降低。在急性期，假腔一般只有一个入口，没有出口，血肿向大动脉的远端和大动脉的分支扩展，血肿压迫分支造成狭窄或闭塞，引起各分支血管供应器官的缺血症状。颈动脉缺血可以出现神经系统的症状，如意识障碍、偏瘫等；脊髓缺血可以截瘫；肾动脉缺血出现难以控制的高血压和肾衰竭；肠道缺血出现急腹症的表现；髂股动脉缺血出现下肢缺血的症状。

三、临床分型

(一)DeBakey 分型

DeBakey 分型较为精确而细致，是临床上常用的分型(表 9-14)。

表 9-14　主动脉夹层的 DeBakey 分型

类型	病理特征
Ⅰ型(70%)	起源于升主动脉，至少波及主动脉弓，远端常超出主动脉弓，可扩展累及腹主动脉
Ⅱ型(5%)	起源于升主动脉，并局限于升主动脉
Ⅲ型(25%)	起源于降主动脉，远端向下发展，并逆行扩展至主动脉弓或升主动脉。向下未累及腹主动脉者称为ⅢA，累及腹主动脉者称为ⅢB

(二)Stanford 分型

Stanford A 型患者约 2/3 在急性期内因夹层破裂或心脏压塞、心律失常等并发症而导致死亡；Stanford B 型患者约 75%可以度过急性期，但 5 年生存率仅 10%～15%(表 9-15)。

表 9-15　主动脉夹层的 Stanford 分型

类型	病理特征
A 型(2/3)	不管起源部位(升主动脉、主动脉弓或降主动脉),所有累及升主动脉的夹层
B 型(1/3)	未累及升主动脉的所有夹层,常起源于主动脉峡部,可扩展至腹主动脉

(三)解剖学分型

此分型有利于判定危险性及是否需施行外科手术。

(1)近端夹层:DeBakey Ⅰ型。DeBakey Ⅱ型。

(2)远端夹层:DeBakey Ⅲ型。Stanford B 型。

(四)Svensson 分型

此分型兼顾了主动脉壁内出血、内膜血肿和主动脉溃疡等情况,有利于主动脉夹层更详细的诊断(表 9-16)。

表 9-16　主动脉夹层的 Svensson 分型

类型	病理特征
1 型	典型的主动脉夹层伴有真腔和假腔之间的内膜撕裂片
2 型	中膜层断裂伴有主动脉壁内出血或血肿形成
3 型	断续或微小夹层,无血肿形成,撕裂位置的偏心膨出
4 型	动脉粥样斑块破裂和溃疡浸润,伴有周围血肿形成,通常位于主动脉外膜下
5 型	医源性或外伤性夹层

四、主动脉分区法

夹层裂口分区法是结合国内外经验,根据夹层近端裂口的分布，提出的主动脉分区法。该法主要用于从升主动脉根部到髂外动脉的9条分线将主动脉及髂动脉分为8个区(图9-3)。该分区法较经典的分型法对腔内隔绝术具有更直接的现实指导意义。从图中可以看出，8个分区分别为：①0区：表示裂口位于升主动脉；②1区：表示裂口位于无名干与左颈总动脉开口之间；③2区：表示裂口位于左颈总与左锁骨下动脉开口之间；④3区：表示裂口位于左锁骨下动脉开口以远的主动脉弓；⑤4区：表示裂口位于胸降主动脉；⑥5区：表示裂口累及腹部内脏动脉；⑦6区：表示裂口位于肾动脉以下腹主动脉段；⑧7区：表示裂口位于髂动脉。

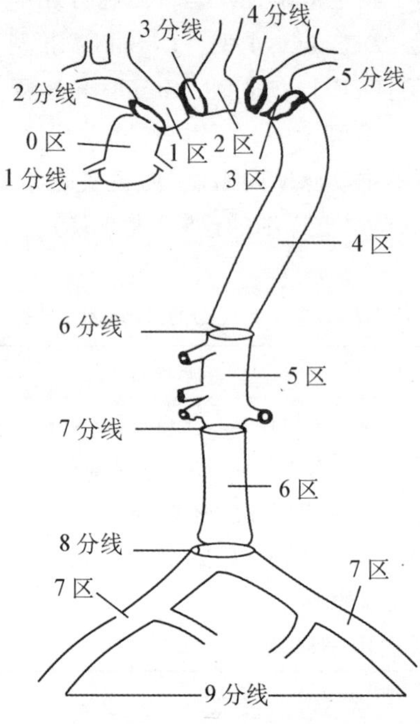

图9-3　主动脉分区法

五、分类

（1）Ⅰ类（典型的 AD，即撕脱的内膜片将主动脉分为真假两腔）：AD 发病的特征性病理改变是主动脉内中膜撕裂（通常撕裂起于中外膜之间），所形成的隔膜将主动脉管腔分为真假两个腔。假腔周径常大于真腔，真假腔经内膜的破裂口相交通。夹层病变可从裂口开始向远端或近端发展，病变累及主动脉的分支时可导致相应并发症的发生。

（2）Ⅱ类（主动脉中膜变性，内膜下出血并继发血肿）：由于主动脉内外膜弹力系数不同，加之主动脉中层变性等综合因素，易造成主动脉壁内滋养动脉破裂出血，并继发壁内血肿。影像学检查中往往不能发现其内膜存在破损或裂口。该类夹层可分为 2 个亚类：①A 亚类：表现为主动脉内壁光滑，主动脉直径不超过 3.0cm，主动脉壁厚不超过 0.5cm。在超声检查中约 1/3 的患者可发现主动脉壁内低回声区，低回声区内无血流信号，血肿的平均长度约 11cm，该类常见于升主动脉。②B 亚类：多发生于主动脉粥样硬化患者，主动脉内壁有粗糙的粥样斑块及钙化区，主动脉直径超过 3.5cm，主动脉壁厚平均约 1.3cm，约 70%的该类患者可在超声检查中发现低回声区。该类病变发生于降主动脉的概率大于升主动脉。

（3）Ⅲ类（微夹层继发血栓形成）：指微小的主动脉壁内膜破损且有附壁血栓形成。这种病变在随访中呈现两种预后。如果内膜破损在继发血栓基础上愈合则称为不完全性微小夹层；如果破损扩大血流进入已经破坏的中膜则形成典型Ⅰ类 AD。

（4）Ⅳ类（主动脉斑块破裂形成的主动脉壁溃疡）：主动脉粥样硬化斑块溃疡可经 CTA、MRA、腔内超声等得以诊断。这种病变主要局限于胸降主动脉和腹主动脉，一般不影响主动脉的主要分支，溃疡病变的持续发展可导致主动脉破裂、假性动脉瘤或 AD 形成。

六、分期

发病3天之内称为急性期,3天至2个月为亚急性期,2个月以上为慢性期。体检中偶然发现的无症状者常为慢性期主动脉夹层。

七、临床表现

(一)胸痛

主动脉夹层的胸痛表现为呈撕裂样疼痛,非常剧烈,难以忍受,有濒死感;疼痛的发作非常突然,其他疾病引起的胸痛不会发作如此突然,这是鉴别诊断的要点之一。胸痛的部位有助于判断夹层的部位:前胸疼痛多为升主动脉夹层,颈部或下颌疼痛可能为主动脉弓及其分支的夹层,肩胛间区疼痛多为降主动脉夹层。也有小部分患者没有胸痛。

(二)其他症状和体征

血压通常增高,多由于夹层累及肾动脉,造成肾缺血所致,而且很难用药物控制。血压降低的预后很差,可以是迷走张力增高,最严重的是心脏压塞、动脉瘤破裂。主动脉分支夹层可以导致器官缺血,如颈动脉夹层缺血可以出现晕厥、脑卒中、精神异常、偏瘫;肢体动脉夹层缺血可以出现肢体麻木、疼痛、无力;肾动脉夹层可以出现腰痛,或肾功能不全;主动脉瘤样扩张可以压迫气管,食管,喉返神经,交感神经丛,上腔静脉引起相应的症状,分别表现为呼吸困难,呛咳,吞咽困难,声音嘶哑,Horner综合征,上腔静脉阻塞综合征;夹层破裂到心包通常突然死亡,破裂到胸腔产生血胸。主动脉夹层可以出现中到大量的胸腔积液,可以是动脉瘤破裂,但多数是非特异性炎症引起的胸腔积液。周围动脉(如颈动脉、锁骨下动脉、股动脉)检查可以闻及杂音,某一动脉搏动减弱或消失,肢体血压不对称等。

八、辅助检查

(一)D-二聚体

血液 D-二聚体水平<500ng/ml 的可以排除主动脉夹层的诊断,减少进一步影像学检查的需要。

(二)心电图

可示左心室肥大,非特异性 ST-T 改变。病变累及冠状动脉时,可出现急性心肌缺血,甚至急性心肌梗死改变。心包积血时可出现急性心包炎的心电图改变。

(三)胸部 X 线片

胸部 X 线片见上纵隔影扩大,对诊断主动脉夹层具有中等程度的敏感性,但特异性较低。主动脉钙化影是判断主动脉夹层的一个指征。钙化是内膜和主动脉外软组织的分离的征象,增到 10mm 时提示夹层分离的可能,若超过 10mm 则可肯定为主动脉夹层。

(四)CT 检查

CT 血管造影显示病变的主动脉扩张。发现主动脉内膜钙化优于 X 线片,如果钙化内膜向中央移位则提示主动脉夹层,如向外围移位提示单纯主动脉瘤。此外,CT 还可显示由于主动脉内膜撕裂所致内膜瓣,此瓣将主动脉夹层分为真腔和假腔。CT 对降主动脉夹层分离准确性高,主动脉升段、弓段由于动脉扭曲,可产生假阳性或假阴性。但 CT 对确定裂口部位及主动脉分支血管的情况有困难,且不能估测主动脉瓣关闭不全的存在。

(五)超过心动图

对诊断升主动脉夹层分离具有重要意义,且易识别并发症(如心包积血、主动脉瓣关闭不全和胸腔积血等)。在 M 型超声中可见主动脉根部扩大,夹层分离处主动脉壁由正常的单条回声带变成两条分离的回声带。在二维超声中可见主动脉内分离的内膜片呈内膜摆动征,主动脉夹层分离形成主动脉真假双腔征。

有时可见心包积液或胸腔积液。多普勒超声不仅能检出主动脉夹层分离管壁双重回声之间的异常血流，而且对主动脉夹层的分型、破口定位及主动脉瓣反流的定量分析都具有重要的诊断价值。应用食管超声心动图结合实时彩色血流显像技术观察升主动脉夹层分离病变较可靠，对降主动脉夹层也有较高的特异性及敏感性。

（六）磁共振成像（MRI）

MRI 能直接显示主动脉夹层的真假腔，清楚显示内膜撕裂的位置和剥离的内膜片或血栓，能确定夹层的范围和分型及与主动脉分支的关系。但其不足是费用高，不能直接检测主动脉瓣关闭不全，不能用于装有起搏器和带有人工关节、钢针等金属物的患者。

（七）数字减影血管造影（DSA）

创伤性 DSA 对 B 型主动脉夹层分离的诊断较准确，可发现夹层的位置及范围，有时还可见撕裂的内膜片，但对 A 型病变诊断价值较小。DSA 还能显示主动脉的血流动力学和主要分支的灌注情况。易于发现血管造影不能检测到的钙化。

（八）血和尿检查白细胞计数

常迅速增高。可出现溶血性贫血和黄疸。尿中可有红细胞，甚至肉眼血尿。

（九）动脉造影

动脉造影是诊断夹层的非常有价值的手段，多结合介入治疗一起应用，但在造影时一定要区分假腔和真腔，务必不要在假腔内高压注射造影剂。

九、诊断及鉴别诊断

（一）诊断

急起剧烈胸痛、血压高、突发主动脉瓣关闭不全、两侧脉搏不等或触及搏动性肿块应考虑此症。胸痛常被考虑为急性心肌梗死，但心肌梗死时胸痛开始不甚剧烈，逐渐加重，或减轻后再加剧，不向胸部以下放射，用止痛药可收效，伴心电图特征性变化，若有休克外貌则血压常低，也不引起两侧脉搏不等，以上各点足资鉴别。

近年来，各种检查方法对确立主动脉夹层很大帮助，超声心动图、CT 扫描、磁共振均可用以诊断，对考虑手术者主动脉造影仍甚必要。

(二)鉴别诊断

(1)急性心肌梗死鉴别：主动脉夹层疼痛发作开始时即达高峰，为撕裂样剧痛，部位更广泛，可累及头颈、背部、腹部、腰部和下肢，常不能被止痛药所缓解。急性心肌梗死疼痛一般逐渐增剧，呈钝痛或绞痛，有紧缩感，止痛或扩冠药物能减轻或缓解；主动脉夹层伴有休克表现时血压不一定下降常反而增高，心肌梗死并发休克时血压则下降。心肌梗死引起脑动脉或周围动脉栓塞，一般多在发病后数天或数周之后，而主动脉夹层引起周围动脉阻塞或脑血管症状多在发病后数小时内。心肌梗死有典型心电图改变和血清酶活力增高，而主动脉夹层除少数侵及冠状动脉引起心肌梗死一般无特异心电图改变。X 线胸片和超声心动图可提供主动脉夹层的诊断线索依据。

(2)急腹症：夹层病变侵犯主动脉及其主要分支时，可出现各种类似急腹症的表现，易误诊为肠系膜动脉栓塞、急性胆囊炎、胰腺炎、溃疡病和肠梗阻等。急腹症一般腹部有压痛或反跳痛，主动脉夹层疼痛程度常与腹部体征不符，腹痛常呈移行性，身体其他部位可出现血管阻塞体征。超声检查、CT 或主动脉造可做出鉴别。

(3)脑血管意外：除神经系统体征外，主动脉夹层常可出现身体其他部位血管阻塞体征或突然出现主动脉瓣关闭不全的体征。

(4)肺梗死：肺梗死表现为突然胸痛、呼吸困难、咳嗽和咯血，类似主动脉夹层症状，但胸痛不及后者剧烈广泛，胸部 X 线有助于鉴别。

(5)引起突然主动脉瓣关闭不全的其他疾病：主动脉窦瘤破裂、感染性心内膜炎等也可于胸痛后出现主动脉瓣反流的杂音，并发生进行性充血性心力衰竭，但其胸痛不及主动脉夹层持久剧烈，超声心动图和主动脉造影可鉴别。

十、治疗

(一)内科药物治疗

积极的药物治疗以降低主动脉夹层的血流对主动脉的冲击极为重要。应同时降低血压和减少左心室的收缩速率。通常联合应用硝普钠和β受体拮抗药，硝普钠持续静脉输入，开始剂量为0.2～0.3μg/(kg·min)，逐渐增加剂量，以使血压下降到理想范围，而又不影响心、脑、肾灌注为度。可以静脉注射普萘洛尔，第一次0.5mg，然后每3～5分钟给1～2mg，直到心率降到60～70/min，或60min内总量达到0.15mg/kg。以后可以每2～4h静脉注射同剂量普萘洛尔以维持心率。也可以选用心脏选择性的β受体拮抗药，如美托洛尔，剂量和给药方法相同。静脉用药使血压得到控制后，如果病情允许，可以同时开始口服降压药。通常需要多种降压药联合应用才能达到静脉给药的效果，如硝苯地平、美托洛尔、吲达帕胺，如果肾功能正常还可以加用ACE阻滞药。当然，强止痛药，如哌替啶、吗啡等，通过缓解疼痛和镇静降低血压，防止患者用力，对预防严重并发症也是有很大好处的。

(二)外科手术治疗

(1)手术治疗的适应证：外科手术曾是治疗主动脉夹层经典的方法。目前认为，A型夹层应该手术治疗，B型夹层应选择药物治疗，但出现下列情况时应该手术治疗：①夹层导致重要器官缺血；②动脉破裂，或是将要破裂，如形成梭状动脉瘤；③夹层逆行延展，累及了升主动脉。

(2)手术治疗的步骤：手术治疗的机制是封闭内膜破口，阻止血流进入假腔。先横断主动脉，褥式缝合两断端以封闭假腔，然后再将两断端缝合在一起。有时需要切除一段含有破口的升主动脉，用人造血管将两断端缝在一起。如果主动脉弓受累，可以用人造血管置换升主动脉和主动脉弓，然后将头臂动脉吻合到人造血管上。B 型夹层的手术方法基本相同，也是切除一段含有破口的主动脉，然后用人造血管连接起来。

(三)主动脉夹层介入治疗

(1)内膜片造口术：内膜片造口术适用于假腔明显扩大并影响远侧血液供应，或者假腔持续扩大，有破裂危险者。造口的目的不仅在于降低假腔的绝对压力，更重要的是降低假腔与真腔之间的压力差。造口的方法：用特制的穿刺针从主动脉管腔较小的一侧(通常是真腔)向管腔大的一侧(通常是假腔)穿刺，当造影确定真腔和假腔的位置后，将一球囊导管插到假腔内，作为引导穿刺的“靶”，然后从真腔内送入穿刺针，在透视下朝“靶子”穿刺，估计穿刺成功后，注入造影剂证实，依次送入交换导丝，球囊导管，扩大真腔和假腔之间的通道。球囊的直径依部位而定，通常为 10～16mm。如果造口的血流不好，还可以置入支架，使出口通畅。早期的造口术主要在降主动脉，但改善远端血流的作用有限，现已经很少应用。目前应用最多的是腹主动脉分叉处，以缓解急性下肢动脉缺血。

(2)覆膜支架封闭原发撕裂口：通过血管置入覆膜支架治疗 Stanford B 型主动脉夹层是近年在治疗腹主动脉夹层基础上发展起来的新理论和新技术。其基本原理是用覆盖人造血管的支架封堵夹层动脉瘤的入口，但不封堵出口。封堵入口后进入假腔的血流量可以明显减少或停止，假腔内压力降低，因而形成血栓。置入的人造血管支架和血栓形成的假腔可以防止假腔继续扩大和破裂。假腔缩小后真腔扩大，可以明显改善主动脉血流，减轻夹层对分支血管的压迫，使之开放或使之狭窄减轻。

第六节　主动脉瘤

主动脉瘤(aortic aneurysm)是由多种原因引起的动脉中层受损,弹性纤维断裂,并被纤维瘢痕组织替代,在血流冲击或压力作用下病变段逐渐膨大,最终形成动脉瘤。主动脉壁呈局部或弥散性异常扩张,异常扩张段大于邻近正常主动脉管径50%以上。主动脉在解剖上可分为胸主动脉和腹主动脉。胸主动脉瘤,尤其是马方综合征主动脉瘤伴主动脉瓣关闭不全和主动脉夹层,起病凶险。腹主动脉瘤是由于腹主动脉遭到破坏或结构异常形成的。

一、病因与发病机制

(1)动脉粥样硬化:是主动脉瘤最常见的病因。主要为粥样斑块侵蚀主动脉壁,破坏中层成分,弹性纤维发生退行性变,同时管壁因粥样硬化而增厚,压迫滋养血管,发生营养障碍或滋养血管破裂引起中层出血。主要发生于腹主动脉,尤其是多发于肾动脉至髂动脉分叉之间。也见于胸主动脉、主动脉弓与降主动脉较升主动脉多见,也可呈广泛的胸主动脉瘤样扩张。动脉粥样硬化引起的动脉瘤以老年人多见,随着年龄的增长发生率增高。

(2)感染:以梅毒性主动脉炎最为多见,是梅毒性主动脉炎后期的并发症。一般在感染梅毒后15～30年出现,一半位于升主动脉,然后依次是升主动脉弓、降主动脉,小部分位于腹主动脉。有多发倾向,自然预后险恶,出现症状后平均寿命可短至数月。由于败血症、心内膜炎直接感染主动脉,或主动脉邻近的脓肿直接蔓延,或在粥样斑块糜烂、溃疡的基础上继发感染,均可能形成动脉瘤。由细菌感染引起的主动脉瘤相对少见,致病菌以链球菌、葡萄球菌和沙门菌属为主。临床上也可见由真菌性感染引起者。

(3)退行性变或囊性中层坏死:是胸主动脉瘤最常见的原因,

较少见，病因尚未明确。多为男性，常见于青中年。主要累及升主动脉，升主动脉中层弹性纤维破坏、断裂，常被异染性酸性黏多糖取代。若发生于主动脉根部并影响主动脉窦和主动脉环，可形成主动脉根部动脉瘤和窦瘤。由于主动脉瓣环扩大而产生严重的主动脉瓣关闭不全，向远端扩展时可达右无名动脉起始部。遗传性疾病如马方综合征（Marfan 综合征）、先天性结缔组织发育不全综合征（Ehlers-Danlos 综合征）等，都可有主动脉囊性中层坏死而导致主动脉夹层动脉瘤发生。少数由主动脉中层出血引起。

（4）创伤：直接损伤引起主动脉瘤，主动脉的任何部位均可发生。由于加速伤或减速伤的切应力导致胸主动脉撕裂或破裂，常发生于不易移动的部位，如升主动脉的根部或主动脉在左锁骨下动脉起源处，受重力处易形成动脉瘤。由于交通工具的发展，近年这类创伤有上升趋势。大部分因失血或复合伤而死亡，仅有一部分伤员存活，形成假性动脉瘤，但随时可能破裂。

（5）先天性因素：少见。包括主动脉窦动脉瘤和胸主动脉峡部动脉瘤，以主动脉窦动脉瘤为主，部分患者发生于先天性主动脉瓣狭窄、动脉导管未闭及先天性主动脉缩窄患者。

（6）其他原因：包括巨细胞性主动脉炎、贝赫切特综合征（白塞病）、多发性大动脉炎、马方综合征等。

二、分型

（一）根据病因分型

根据病因分为：①动脉粥样硬化性主动脉瘤；②主动脉夹层动脉瘤；③囊性中层坏死或退行性变动脉瘤；④创伤性主动脉瘤；⑤感染性主动脉瘤；⑥先天性胸主动脉瘤。

（二）根据形态分型

根据形态分为梭形动脉瘤和囊状动脉瘤。梭形动脉瘤较常见，瘤体对称性扩张涉及整个动脉壁周界，形如梭状，常见于动脉粥样硬化性动脉瘤。囊状动脉瘤较少见，瘤体涉及部分动脉壁的周界，如同囊状，呈不对称性外突，常见于外伤性动脉瘤。

(三)根据发生部位分型

根据发生部位分为：①升主动脉瘤，主要由动脉粥样硬化、囊性中层坏死、梅毒性主动脉炎引起，累及主动脉窦的升主动脉瘤常为先天性，马方综合征、梅毒性主动脉炎也较常见；②主动脉弓动脉瘤；③降主动脉瘤，位于左锁骨下动脉起源处远端，主要由动脉粥样硬化所致；④腹主动脉瘤，在主动脉瘤中以腹主动脉瘤最常见，常位于肾动脉起源处的远端，主要见于动脉粥样硬化。主动脉瘤多为单个，极少数为2个。瘤体可发生破裂、附壁血栓形成或继发感染，使病情复杂化。

(四)根据结构性分型

根据结构分为：①真性主动脉瘤，动脉壁膨出所致，瘤囊由动脉壁的一层或多层构成；②假性主动脉瘤，由于外伤、感染等所致，血液从动脉内溢出到周围组织中，因血液是刺激纤维组织增生最强有力的因素，以至于出血周围被大量增生的纤维组织所包绕，与部分主动脉壁共同形成瘤体壁，内含出血的机化物，不易破裂；③主动脉夹层动脉瘤，主动脉内膜或中膜撕裂后血流冲击，使动脉中层逐渐形成夹层分离，在分离腔中积血、膨出，也可与动脉腔构成双腔结构，并可相互连通。

三、临床表现

与动脉瘤的发展速度、大小和位置有关。

(一)症状

(1)疼痛症状：为动脉壁内神经因管壁扩张而受牵拉的结果，或为周围组织受动脉瘤压迫所致。疼痛的性质不一，多为钝痛，也有剧烈的穿刺痛，呈持续性，也可随运动或呼吸而加剧。升主动脉或弓部前壁的动脉瘤所引起的疼痛常位于胸骨后；弓降部以下的胸主动脉瘤，疼痛多向背部，尤其向左肩胛区放射，也有向上肢或颈部放射者。胸主动脉瘤所引起的疼痛较一般心绞痛持久，此点可资鉴别。疼痛的出现或加重预示主动脉瘤扩张即将破裂。腹主动脉瘤较常见的症状为腹痛，多位于脐周或中上腹，也可涉及背部，其发生和加重提示动脉瘤扩大或有少量出血。若腹痛突然剧烈持续，并向背部、骨盆、会阴及下肢扩展，或肿块出现明显压痛，均为破裂的先兆。腹主动脉瘤常破裂入左腹膜后间隙，偶尔可破入十二指肠或腔静脉，常发生休克。

(2)压迫症状：为胸内各种器官受动脉瘤压迫而引起的各种功能紊乱。胸主动脉瘤患者，尤其弓部瘤体后壁或下方凸出者，常出现某种程度的呼吸困难。严重的呼吸困难，可能因气管、支气管(或上腔静脉)受压迫所致。气管受压而产生的呼吸困难，患者采取胸部前倾位可获得改善。咳嗽是气管或支气管受压迫刺激的结果。较严重压迫能引起支气管部分甚至完全阻塞，并由此产生支气管炎、支气管扩张、肺不张或肺脓肿。声音嘶哑或失音是左喉返神经受牵拉的缘故，为左半弓动脉瘤的特征。胸主动脉弓降部以下动脉瘤可压迫食管，引起不同程度的吞咽困难。晚期病例可能发生咯血或呕血，这提示动脉瘤已经破裂入呼吸道或消化道。这类病例伴有严重休克，不及时抢救即导致死亡。胸主动脉弓降部动脉瘤侵蚀椎体，压迫脊神经，可引起下肢酸麻和刺痛感，甚至瘫痪。升主动脉瘤或主动脉弓瘤可引起上腔静脉综合征，可以压迫气管或主支气管、食管、喉返神经等。

(3)血管性表现：包括主动脉根扩张所致的主动脉反流，经常伴继发性充血性心力衰竭。Valsalva 窦扩大可以局部压迫冠状动脉引起心肌缺血或梗死。Valsalva 窦动脉瘤破裂进入右心引起连续性杂音和充血性心力衰竭，血栓性栓塞可引起卒中、下肢缺血、肾梗死、肠系膜缺血。

(4)其他症状：①瘤体内形成的附壁血栓或感染形成的菌栓脱落后，可阻塞周围动脉包括脑动脉。因动脉瘤的部位不同，栓塞部位也有所不同。②瘤体继发感染后可有全身毒性症状，但瘤体感染少见。若瘤体感染并继发菌栓形成，脱落后引起组织器官栓塞并使感染扩散。

（二）体征

动脉瘤体积增大至相当程度后，向前可侵蚀胸骨、肋骨或锁骨；向后可侵蚀肋骨或椎骨而使胸廓表面膨出，故晚期病例胸廓上可见搏动性肿块，皮肤局部隆起，并可发生溃烂。升弓部动脉瘤压迫上腔静脉时，常出现上腔静脉阻塞综合征，即颈静脉和胸壁静脉怒张、面颈部肿胀和发绀等。

叩诊时，胸前区有异常的浊音区。听诊时，常可闻及局限性收缩期杂音，胸主动脉瘤伴有主动脉瓣关闭不全时，则在主动脉瓣区第二心音之后有舒张期吹风样杂音。此外，尚有周围血管征象，如低舒张压和水冲脉等。动脉瘤压迫胸交感神经时，可出现霍纳综合征。

四、辅助检查

（一）胸部X线片检查

属于非特异性检查。主要异常包括：①主动脉病变部增宽、延长，严重者可见瘤样扩张；主动脉外形不规则，有局部隆起；少数为纵隔增宽。②若存在主动脉内膜钙化，钙化的内膜影至主动脉外层边界＞10mm，提示主动脉夹层的可能。③胸腔积液多见于左侧。胸部X线片检查不能确诊主动脉瘤，但可提供影像学诊断线索。

（二）超声心动图

超声心动图可以用于诊断升主动脉瘤，还可以评价伴随的主动脉瓣的病变，但因为声窗的限制，很难看清楚主动脉弓和降主动脉。腹部超声是筛选腹主动脉瘤的方法，超声可以从横断面、纵切面探测瘤体，敏感性接近100％，瘤体测量精确度达±0.3cm以内。主要优点是价廉、无创、不需要造影剂，瘤内有无血栓存在都可提供有价值的信息。但是缺点是不能探测到瘤体的头侧或盆腔部分，也不能确定瘤体与肠系膜动脉、肾动脉的解剖关系。

因此，不能用于术前评价。

（三）心脏 CT 检查

能清晰显示主动脉腔内、主动脉壁、动脉周围组织情况，显示胸主动脉及其分支血管的解剖学异常等。对动脉壁的钙化尤为敏感。CT 检查作为无创检查方法最常用于主动脉瘤患者的诊断。主要缺点是造影剂的不良反应和主动脉搏动产生的伪影。

（四）心脏 MRI 检查

显示主动脉瘤的部位、形态及周围的解剖关系。对识别主动脉夹层的真假腔与血管壁血栓形成，显示主动脉分支受累情况优于经食管超声心动图和心脏 CT 检查。主要不足是检查时间长，患者体内有金属置入物时干扰成像，且不能显示血管壁的钙化。CT 和 MRI 是目前优先考虑选用的特殊检查。

（五）主动脉造影检查

精确显示主动脉瘤和主动脉夹层的部位、程度、主动脉分支受累及真假腔的情况，被公认为诊断主动脉瘤及其夹层的金标准，但目前逐渐被 MRI 替代。

（六）主动脉瘤的遗传学检查

某些遗传综合征，如 Marfan 综合征、Loeys-Dietz 综合征等易发胸主动脉瘤。尽管多数患者没有遗传性综合征的表现，但部分主动脉瘤患者的确具有遗传倾向，而且目前有证据支持不少基因都有导致非遗传综合征表现的可被遗传的主动脉瘤。已有 4 个家族性主动脉瘤的基因得到确认，即 $TGFBR_1$、$TGFBR_2$、FBN_1、$ACTA_2$、MYH_{11}，约有 1/5 的家族性主动脉瘤由此基因引起。对于主动脉瘤患者进行相关基因的检测，可尽早识别高危患者。

五、诊断及鉴别诊断

（一）诊断

胸主动脉瘤的发现除根据症状和体征外，X 线检查有帮助，在后前位及侧位片上可以发现主动脉影扩大，从阴影可以估计病变的大小、位置和形态，在透视下可以见到动脉瘤的膨胀性搏动，但在动脉瘤中有血栓形成时搏动可以不明显。主动脉瘤需与附着于主动脉上的实质性肿块区别，后者引起传导性搏动，主动脉造影可以鉴别。超声心动图检查可以发现升主动脉的主动脉瘤，病变处主动脉扩大。X线计算机断层扫描(CT)对诊断也有用。

腹主动脉瘤常在腹部扪及搏动性肿块后发现，但腹部扪及动脉搏动不一定是动脉瘤，消瘦脊柱前凸者正常腹主动脉常易被扪及。腹部听到收缩期血管杂音可能由于肾、脾、肠系膜等动脉的轻度狭窄，也未必来自主动脉瘤，需加注意。超声检查对明确诊断极为重要。当前不少病例是在常规超声体检中发现，故此症的诊断检出率比过去大为提高。检查见主动脉内径增宽，动脉前后壁间液性平段宽度增加，如有血栓形成则增宽的平段不明显，但动脉瘤的前后壁与心搏同步的搏动均存在，动脉的外径仍增大。X线计算机断层扫描同样有用，尤其对腔内血栓及壁的钙化更易发现，并能显示动脉瘤与邻近结构如肾动脉腹膜后腔和脊柱等的关系。MRI检查在判断瘤体大小及其与肾动脉和髂动脉的关系上价值等同于CT及腹部超声，MRI的主要不足是图像分析费时、费用高。主动脉造影对定位诊断也有帮助，但腔内血栓可能影响其病变程度的评估，但对于诊断不明确者、合并有肾动脉病变的高血压患者、动脉瘤范围不清楚时疑有阻塞或瘤样病变的患者及准备手术治疗者仍主张做主动脉造影。

(二)鉴别诊断

(1)与主动脉夹层鉴别：多数在胸主动脉瘤的基础上并发主动脉内膜分离而产生，两者很相似，较难鉴别。但主动脉夹层往往有突发病史，发病时剧烈胸痛，呈撕裂样或刀割样，常伴休克症状。如果得不到及时诊断和治疗，病情迅速进展而死亡。

(2)与胸主动脉假性动脉瘤鉴别：此病可发生于升主动脉、主动脉弓及降主动脉。但假性动脉瘤往往有创伤史或感染史。超声心动图、CT 和 MRI 检查可提供鉴别，必要时行血管造影。

(3)与中心型肺肿瘤鉴别：有时不易与胸主动脉瘤相鉴别，但此病有咳嗽、咳痰带血史，痰瘤细胞检查呈阳性，纤维光束气管镜取病理标本检查可以确诊。

(4)与食管肿瘤鉴别：中下段食管肿瘤与降主动脉瘤在 X 线检查时易混淆。但食管肿瘤有进行性吞咽困难史，食管钡餐造影和食管镜检查可以确诊。

(5)与肾绞痛鉴别：腹痛、休克、腰背痛是腹主动脉瘤破裂最常见的表现，在休克症状缺如时，剧烈的腰痛、肾区明显叩击痛、镜下血尿等表现常易误诊为尿路结石、肾绞痛。

(6)与其他腹腔疾病鉴别：腹主动脉瘤破裂产生类似肠道出血及破裂、乙状结肠憩室炎、肠梗阻、胆囊炎、胆石症、胰腺炎等这些疾病的症状，可能与腹主动脉消化道瘘、瘤体内附壁血栓脱落、肠系膜下动脉急性缺血等因素有关。腹膜后肿物可能将腹主动脉向前方顶起，造成可疑腹主动脉瘤，需通过腹部 CT 检查鉴别。

六、治疗

(一)内科治疗

减少危险因素是腹主动脉瘤内科治疗的主要内容。高血脂和高血压应该努力控制。大多数腹主动脉瘤患者是吸烟者，吸烟者动脉瘤破裂的危险性增加，必须戒烟。β 受体阻滞药有助于降低腹主动脉瘤扩张和破裂的危险性，普萘洛尔对较小型动脉瘤(直径＜4cm)的扩张率没有影响，但能够减缓较大型动脉瘤(直径 4.0～5.0cm 或更大)的扩张率。因此，应推荐 β 受体阻滞药应用于大型动脉瘤患者。

对于胸主动脉瘤特别强调 β 受体阻滞药的应用。β 受体阻滞药治疗明显减缓主动脉扩张的速率，而且降低主动脉瓣关闭不全、夹层、需要外科手术、心力衰竭、死亡的发生率。

(二)外科治疗

1. 腹主动脉瘤

(1)手术方法:通常采取动脉瘤切除术和人造或同种血管移植术,远期疗效确切且持久。但对于手术不能切除者可施行动脉瘤包裹术。

(2)适应证:若瘤体直径≥50mm(中国)、≥55mm(欧洲)时,应择期手术治疗。对于女性或腹主动脉瘤破裂高危患者,若瘤体增长迅速,即6个月直径>5mm或1年>10mm,或伴有腹痛、压痛、远端血管栓塞、压迫胃肠道及其他症状者,应尽早接受手术治疗。无论瘤体大小、部位,如发生破裂或有濒临破裂征象者,均应立即实施手术,以降低病死率。

(3)禁忌证:①全身重要脏器功能严重不全或无法耐受手术者;②全身或手术区域有严重感染性病灶者;③患有恶性肿瘤等其他致死性疾病预计生存期在2年以内者。

(4)注意事项:对于细菌性动脉瘤者,术前应当积极抗感染治疗,术后还需较长时间应用抗生素,以免停药复发。腹主动脉瘤的手术病死率一般<5%,但对于高龄,有心、脑、肾等重要脏器损害者可高达60%。胸主动脉瘤的手术病死率较高,约为30%,以主动脉弓动脉瘤手术的危险性最大。

2. 胸主动脉瘤

(1)手术方法:①升主动脉瘤:呈囊袋者在常温循环下用主动脉钳钳夹瘤颈,沿钳外侧切下全部瘤壁后连续缝合,并用热盐水纱布轻压缝合针眼处的渗血。呈梭形者需在体外循环下切除主动脉瘤,直接将主动脉两断端施行端-端吻合或进行人工血管置换。主动脉根部动脉瘤选择Bentall手术作为首选方法。②降主动脉瘤:在低温体外循环下预先实施CABG、左心转流术,以及保留肋间动脉并将其移植于置换的人工血管上等方法,然后阻断降主动脉,目的是降低脊髓及肾功能的损伤。③主动脉弓动脉瘤:一般采用深低温体外循环下进行切除,并实施人工血管置换。在深低温体外循环下同时进行脑灌注，实施主动脉弓替换与重建手术。

(2)适应证：Loeys-Dietz 综合征患者或已确定 $TGFBR_1$、$TGFBR_2$ 基因突变的成人患者，经超声测定主动脉最大内径＞42mm，或经 CT、MRI 检查测得主动脉最大外径在 44～46mm。马方综合征或主动脉中层坏死所致的升主动脉瘤伴或不伴主动脉瓣关闭不全，或升主动脉根部扩张＞60mm，马方综合征的女性患者主动脉最大直径＞40mm。主动脉根部或升主动脉瘤的截断面积(cm^2)与患者身高(m)的比值＞10，可以考虑手术修补主动脉。降主动脉直径≥55mm 者。

(三)介入治疗

腹主动脉瘤腔内覆膜支架置入术较外科手术的创伤更少，目前应用越来越多。胸主动脉瘤支架置入术主要用于胸部降主动脉瘤，尤其适合外伤性、外伤术后和退行性变动脉瘤及假性动脉瘤。腹主动脉瘤、胸主动脉瘤介入治疗的适应证与禁忌证见表 9-17。

表 9-17　主动脉瘤的介入治疗适应证与禁忌证

	腹主动脉瘤	胸主动脉瘤
适应证	基本与外科手术适应证相同，但要求对造影剂无过敏反应，同时血肌酐水平＜221μmol/L	①髂动脉多处狭窄或严重扭曲(弯曲度＞90°者)，估计介入系统通过困难者。②有严重凝血功能障碍可增加术后出血危险者。③造影剂过敏或严重肾功能障碍者(血肌酐≥221μmol/L)合并恶性肿瘤或其他病变，预期寿命＜1 年者。④合并心力衰竭、急性心肌梗死 6 个月内和全身感染者。⑤近端瘤径直径＞28mm、瘤径长度＜15mm，瘤径角度过大、腹主动脉分叉处直径＜18mm 者

（续　表）

	腹主动脉瘤	胸主动脉瘤
禁忌证	①髂动脉多处狭窄或严重扭曲（弯曲度＞90°者），估计介入系统通过困难者。②有严重凝血功能障碍可增加术后出血危险者。造影剂过敏或严重肾功能障碍者（血肌酐≥221μmol/L）合并恶性肿瘤或其他病变，预期寿命＜1年者。③合并心力衰竭、急性心肌梗死6个月内和全身感染者。④近端瘤径直径＞28mm、瘤径长度＜15mm，瘤径角度过大、腹主动脉分叉处直径＜18mm者属于相对禁忌证	①有出血性疾病及凝血功能障碍者。②有全身感染者，对造影剂及金属过敏者。③病变距左锁骨下动脉开口距离＜15mm者，并存恶性肿瘤或其他病变，预期寿命＜1年者。④髂动脉多处狭窄或严重扭曲，估计支架运输系统通过困难者

第10章

心脏病急症的诊断与处理

第一节　心搏骤停和心肺复苏

心搏骤停是指心脏泵血功能的突然停止。最常见的病因为室性快速性心律失常(心室颤动和尖端扭转性室速,室扑);其次为缓慢性心律失常或心室停顿;较少见的是无脉性电活动(PEA),也称电-机械分离。心搏骤停发生后,由于脑血流突然中断,10 秒左右患者即可出现意识丧失,经及时救治者可存活,否则发生生物学死亡,罕见自发逆转者。因此,一旦发现心搏骤停患者,必须争分夺秒,必须在心跳停止后立即就地进行有效的心肺复苏术。心搏骤停是心源性猝死的直接原因和最常见的形式。慢性病和癌症终末期都会出现心脏停搏,但并非是心搏骤停。

心肺复苏(cardiac pulmonary resuscitation,CPR)是指针对心脏、呼吸停止所采取的抢救措施,即用传统徒手心脏按压方法或机械装置替代方法形成暂时的人工循环,并力求恢复心脏自主搏动和血液循环,用人工呼吸代替自主呼吸并力求恢复自主呼吸,以达到苏醒和挽救生命的目的。

一、心搏骤停的病因

(一)心源性心搏骤停

心血管疾病是心搏骤停的最常见原因。心源性猝死大部分是由冠心病及其并发症引起,其余小部分是由其他心血管疾病所致,如先天性冠状动脉异常、冠状动脉炎、先天性心脏病、马方综合征、心肌病、心肌炎、心脏瓣膜病、心力衰竭、主动脉夹层、病态窦房结综合征、预激综合征、长Q-T间期综合征、Brugada综合征等。心血管疾病引起的心搏骤停多由恶性心律失常引起，严重的心律失常尤其是室性心动过速与心室颤动是心搏骤停的主要原因。老年人的心搏骤停常有慢性心血管疾病，儿童和青少年多见于遗传性疾病，如长Q-T间期综合征、短Q-T间期综合征、Brugada综合征、致心律失常性右心室心肌病、肥厚型梗阻性心肌病、遗传性儿茶酚胺依赖性心动过速等。

(二)非心源性心搏骤停

①严重的电解质紊乱和酸碱平衡失调，易导致心律失常的发生而引起心搏骤停，如高钾血症或低钾血症、高钙血症或低钙血症、高镁血症或低镁血症均可引起。②脑卒中。③严重呼吸系统疾病和各种原因的窒息。④各种原因的休克、过敏反应。⑤中毒或药物过量。⑥严重创伤、手术和麻醉意外。⑦突发意外事件，如雷击、触电、溺水、低温等。儿童发生非心源性心搏骤停的原因多为呼吸道疾病，如窒息、哮喘和呼吸道感染。

二、临床表现及诊断

(一)心搏骤停的临床过程分期

心搏骤停或心脏性猝死的临床过程可分为4个时期：前驱期、发病期、心搏骤停期和生物学死亡期。

(1)前驱期：在心搏骤停前数天至数月，有些患者可出现胸痛、气促、疲乏、心悸等，或原有的心绞痛和心力衰竭症状加重等前驱表现。但这些前驱症状是非特异性的，仅提示有发生心血管病的危险，而不能预测心脏性猝死的发生。有些患者无前驱表现，瞬即发生心搏骤停。

(2)发病期：是指心血管状态出现急剧变化到心搏骤停发生前的一段时间，通常不超过1小时。由于猝死原因不同，发病期的临床表现各异。典型表现包括：严重胸痛，急性呼吸困难，突发心悸或头晕等。若心搏骤停瞬间发生，事前无预兆，则绝大部分是心源性。从心脏性猝死者所获得的连续心电图记录中可见在猝死前数小时或数分钟内常有心电活动的改变，其中以心率增快和室性期前收缩的恶化升级为最常见。猝死于心室颤动者，常先有一阵持续的或非持续的室性心动过速。这些以心律失常发病的患者，在发病前大多清醒并在日常活动中，发病期短。心电图异常大多为心室颤动。另有部分患者以循环衰竭发病，在心搏骤停前已处于不活动状态，甚至已昏迷，其发病过程相对较长。

(3)心搏骤停期：特征为意识突然完全丧失，需立即抢救。如不立即抢救，一般在数分钟内进入死亡期。心搏骤停的症状和体征依次出现如下：①意识突然丧失或伴有短阵抽搐，抽搐常为全身性，多发生于心搏骤停后 10 秒内，有时伴有眼球偏斜；②脉搏扪不到、血压测不出；③心音消失；④呼吸断续，呈叹息样，以后即停止，多发生在心搏骤停后 20～30 秒；⑤昏迷多发生于心搏骤停 30 秒后；⑥瞳孔散大多在心搏骤停后 30～60 秒出现，此期尚未到生物学死亡，如给予及时恰当的抢救，尚有复苏的可能。

(4)生物学死亡期：从心搏骤停到发生生物学死亡时间的长短取决于原发病的性质，以及心搏骤停至复苏开始的时间。心搏骤停发生后，大部分患者将在 4～6 分钟开始发生不可逆脑损害，随后经数分钟过渡到生物学死亡。心搏骤停发生后立即实施心肺复苏和尽早除颤是避免发生生物学死亡的关键。心肺复苏成功后死亡的最常见原因是中枢神经系统损伤，其他常见原因有继发感染、低心排血量及恶性心律失常等。

(二)心搏骤停的心电图表现

根据心搏骤停时心电图的不同表现，心搏骤停分为心室颤动/无脉性室上性心动过速、无脉性电活动与心室停顿 3 种类型。根据心电图检查显示心搏骤停的类型不同，心肺复苏救治措施有所不同。

(1)心室颤动/无脉性室上性心动过速：早期出现心搏骤停，

复苏成功率最高。心室颤动/无脉性室上性心动过速是心搏骤停的最常见的原因。

(2)无脉性电活动(PEA):即心电-机械分离。心脏有持续的电活动,但无有效的机械收缩功能,常规方法不能测出血压和脉搏。心室肌可断续出现慢而微弱的不完整收缩,心电图上间断出现宽大畸形、振幅较低的 QRS 波群,频率在 20～30/min。常为急性左心衰竭的终末期表现,也见于低血容量、心包压塞、大面积肺栓塞、张力性气胸。心电图表现为心脏起搏点逐渐下移,从窦房结移至浦肯野纤维,最终心室停顿。需注意的是,应区别低血容量、心包压塞、张力性气胸等可逆性原因引起的心搏骤停。

(3)心室停顿:心电图呈直线,无心室波,但可见心房波,多在心搏骤停 3～5 分钟出现。复苏成功率远较心室颤动为低,常为临终前的心电图表现形式。

三、治疗

对心搏骤停或心脏性猝死的处理主要是立即进行心肺复苏(CPR)。心肺复苏又分为初级心肺复苏和高级心肺复苏。

(一)初级心肺复苏

初级心肺复苏又称基础生命支持(basic life support,BLS),包括识别心脏猝死(SCA)、心脏病发作、卒中及异物气道阻塞(FBAO),CPR 和自动体外除颤器(AED)进行除颤。

(1)适应证:任何原因造成的呼吸停止心脏停搏:包括室颤、室速(无脉搏)、心脏静止和电-机械分离。

(2)心肺复苏的程序及方法:进行修改后的心肺复苏的程序及方法主要包括:①提倡早期除颤。如果在室颤发生的最初 5 分钟内进行除颤,并在除颤前后进行有效的心肺复苏,将使复苏成功率成倍提高。因此,对室颤(VT)和无脉室速(VF)引起的心脏停搏,应首先电话求助,然后开始心肺复苏,目的是尽早得到并应用自动除颤器(AED)。②有效、不间断的胸外心脏按压。尽可能从意外发生的即刻就开始进行心肺复苏，按压应有力、迅速，每次按压后胸廓应充分复位，尽量保持按压的连续性。③有效人工呼吸。④建立紧急医疗服务系统（EMS）。

（3）救生呼吸的方法：①口对口呼吸：开放气道，捏住患者的鼻子，抢救者的口紧密环绕患者的口，吹气 1 秒，抢救者正常吸气，然后再给第二次通气。②口对隔离设备：口对隔离设备并不能减少感染的可能，但增加通气的阻力。这种情况下应尽快改用气囊-面罩通气。③口对鼻或口对呼吸孔：在无法进行口对口呼吸时可以使用口对鼻呼吸。如果有气管切开的呼吸孔，也可进行口对呼吸孔，也可使用圆形儿童面罩，可以更好地密封。④气囊面罩装置：可用空气，也可用氧气。由于使用正压，有可能造成胃肠道充气。仍然要采用 1 秒通气，并以胸部起伏判断是否达到足够的潮气量。此装置应该有非阻塞入口活瓣，标准 15mm/22mm 接口，氧气储气袋，非重复呼吸出口活瓣，可以允许 30L/min 的氧流量而不阻塞，可以在极端温度环境中使用。面罩应该透明，可以和面部密封，罩住整个口鼻部，有氧气入口，标准 15mm/22mm 接口。应该准备成人和不同大小的儿童面罩。如果单人使用此装置通气，技术要求较高，需要能同时抬颏开放气道，将面罩紧扣面部，并挤压气囊，还要观察胸部的起伏。2 人操作比较有效，一人开放气道并扣紧面罩，另一人挤压气囊。1L 容量的气囊可以挤压 1/2 至 2/3，2L 容量的气囊可挤压 1/3，可以在密封的情况下产生足够的潮气量。胸部按压与通气应采取 30∶2，通气时暂停按压。专业抢救者应该能使用氧气（40%的氧浓度，最小流量 10～12L/min）。最好能使用纯氧。⑤气管插管：一旦使用了气管插管，通气和按压就不要交替进行了。要持续以 100/min 的速率按压，同时每分钟给予 8～10 次通气。注意不要过度通气（12/min 以上），否则可造成胸膜腔内压增高，静脉回流受阻和心排血量减少。2 个及以上抢救者可以每 2 分钟交换以防疲劳。⑥自动转运呼吸机：自动转运呼吸机可用于有气管插管且有脉搏的患者，院内院外均可用。⑦环状软骨压迫:可以将气管向后推,将食管压向颈椎而避免胃肠道充气、反流和误吸。需要由第三位抢救者进行,只适用于深昏迷患者。

(4)胸部按压技术:患者仰卧在坚实的平面,抢救者跪在患者胸部的一侧,按压部位是胸部正中胸骨下部,乳头之间。抢救者应将一只手的掌根部置于按压处,另一只手的掌根置于第一只手上,使两只手重叠并平行。下压胸骨1～5cm,然后使胸部完全回弹(此点要在训练中十分强调)。下压与放松的时间相等。按压频率100/min。要尽量减少按压中断来检查脉搏,分析心律或做其他事情。非专业抢救者在AED或EMS抢救人员到达之前应该持续进行CPR,不应该停下来检查循环或反应情况。专业抢救者可以尽量少地中断CPR,中断不要超过10秒。

(5)胸部按压-通气比率:按压-通气比率推荐使用30∶2。2位抢救者进行儿童和婴儿心肺复苏可以使用15∶2。要尽一切可能减少按压的中断。虽然按压的速率可以达到100～120/min,但由于频繁地通气、除颤、分析节律等可使实际每分钟按压数字下降近乎一半。

(二)高级心肺复苏

高级心肺复苏又称高级生命支持(advanced life support,ALS),是在基础生命支持的基础上,应用辅助设备、特殊技术等建立更为有效的通气和血液循环,主要措施包括气管插管建立人工气道、除颤转复心律成为血流动力学稳定的心律、建立静脉通路并应用必要的药物维持已恢复的循环;连续监测呼吸、心电、血压、脉搏、容积血氧饱和度(SpO_2)、呼气末二氧化碳($ETCO_2$)等基础生命体征,必要时还需进行有创血流动力学监测,如动脉血气分析、动脉压、中心静脉压(CVP)、肺动脉楔嵌压(PAWP)等。

1. 实施步骤

(1)进一步气道控制,气道评估与处理:人工通气(如口对口、口对面罩)仅在紧急状态下使用,时间较长时往往难以满足患者呼吸的需要。在 CPR 过程中，适时建立高级气道，最好是气管插管，能够保证有效的通气和便于对通气状况进行评估。在建立高级气道时，尽量减少胸外按压中断的时间，毕竟胸外按压和电除颤是 CPR 成功的关键要素。

(2)进一步呼吸控制，呼吸评估与支持：检查高级气道特别是气管插管的位置及其是否畅通；实施正压通气，并评估正压通气治疗是否有过度通气或通气不足；处理已发现的与呼吸相关的问题，保持良好的通气功能，保证组织器官的氧供。

(3)进一步循环支持，循环评估与支持：建立外周静脉通道；连接并检测心电图；依据心率、血压和外周循环状态使用血管加压药物；依据心律失常的类型选择抗心律失常药物。

(4)鉴别诊断，病因分析与处理：对心搏骤停的可能病因进行适时的分析和鉴别判断，以确定可逆性病因，并采取相应的紧急治疗措施。

2. 实施要点

在 BLS 基础上实施 ALS，需考虑治疗效果与患者的预后，主张适时采用能够产生明显疗效和改善预后的重要干预措施。着重强调对心室颤动与无脉性室上性心动过速实施高质量的心脏按压与早期除颤，建立血管通路、给药及高级气道置入，避免胸外按压的中断及延误电击。

(1)建立高级气道后的呼吸支持：衡量建立高级气道对胸外按压中断的影响，评估高级气道特别是气管插管的时机，以及高级气道的获益和风险。无论建立何种高级气道，必须以快速实施有效通气为目的，并进一步评估高级气道通气的有效性，既要避免过度通气，又要避免通气不足。在病情允许的情况下，尽早使用呼吸机进行控制通气或辅助通气。

(2)心搏骤停复苏药物的应用：在检查心律后进行 CPR 时，CPR 期间除颤器充电时或在电击除颤放电后进行 CPR 时给药，即进行胸外按压时用药。①心搏骤停：在第 1～2 次电击除颤后给予血管加压药，要求每隔 3～5 分钟给予肾上腺素 1mg，或给予单剂量的血管加压素（40U）代替第一剂或第二剂肾上腺素。②心室颤动/无脉性室上性心动过速：经过 2 次电击除颤和使用血管加压药后，仍持续存在心室颤动或无脉性室上性心动过速，在进行 CPR 期间给予胺碘酮 150～300mg 静脉注射，必要时重复 150mg。③症状性心动过缓：使用异丙肾上腺素（2～10μg/min）或阿托品（0.5～1.0mg），作为临时起搏的替代治疗。临时起搏选择经胸外起搏，必要时经静脉起搏。④心动过速：根据血流动力学稳定与不稳定、窄 QRS 和宽 QRS 波，并考虑到低氧、低钾、低血容量、心包压塞、气胸等原因后再进行相应处理。

（3）复苏后有关的诊疗事项：①监测血糖浓度，指导胰岛素的治疗剂量，严格将血糖浓度控制在正常范围；②持续的血气分析和血流动力学监测；③对抽搐患者进行脑电图检查；④神经系统功能的评估和预后的判断；⑤并发症的预防和治疗。

3. 供氧与辅助气道

（1）供氧：心搏骤停和心肺复苏时，由于低心排血量、人工通气不足、肺内分流、外周氧释放障碍和动、静脉氧差增大等因素，均可导致组织缺氧，引起无氧代谢增加和酸中毒，加重循环障碍。进行 BLS 或 ALS 时给予 100％氧吸入，短时间内对于人体有益无害。对疑有急性冠状动脉综合征的患者，在最初的 2～3 小时经鼻导管吸氧 4L/min；持续或反复心肌缺血或伴有充血性心力衰竭、心律失常的心肌梗死患者，给予 3～6 小时吸氧，直至患者的低氧血症得到纠正。可连接面罩和高级气道的氧接口实施供氧。恢复自主循环后，要求监测动脉血氧饱和度，根据血氧饱和度逐步调整给氧，以保证血氧饱和度≥94％。如无监测条件，在自主循环恢复后将吸氧浓度调整到需要的最低浓度。

（2）辅助气道：①口咽气道：操作者站在患者头顶部→口咽气道弯面向额顶部→沿患者右侧口角插入→将舌推向一侧→缓缓插入咽部一弯曲面全部插入口腔后旋转 180°。适用于昏迷而无须气管插管的患者,并适当保留。注意不正确的操作会将舌推至下咽部引起呼吸道梗阻。②鼻咽气道:与口咽气道操作相似,只是插入咽部后旋转 360°。适用于牙关紧闭、颌面部损伤等不适宜置入口咽气道的患者。浅昏迷的患者对鼻咽气道较口咽气道耐受性好。慎用于有颅骨骨折的患者。长时间放置气管插管会引起鼻黏膜损伤或出血。导管过长可引起喉痉挛、恶心及呕吐。③喉罩(LMA):操作者站在患者头顶部→喉罩面开口朝向舌面→使患者开口并慢慢插入口腔→当远端开口进入下咽部时感觉有阻力→向罩内注入适量空气密封喉部→人工或机械通气。喉罩较球囊-面罩胃反流和误吸发生率低,通气性能良好;较气管插管操作简单,无须暴露声门,对于颈部损伤者更适宜,但通气性能可能较气管插管略低。常作为气管插管失败的替代方法,最大特点是安全可靠。④食管-气管联合导管(ETC):ETC 有 2 根管、2 个侧孔和 2 个气囊,其中 1 根管连通下咽侧孔,其远端为封闭的盲端;另 1 根管连通气管侧孔,可向气管通气;两囊均位于下咽侧孔之上,气管侧孔两端(上囊、下囊),分别充气后封堵舌咽部和下咽部。操作步骤:操作者在患者头顶位→将 ETC 从口腔盲插入舌咽部→上囊充气并使其在舌与软腭间膨起→ETC 会自动从舌咽部滑入下咽部的预定位置→ETC 上的固有标志位于门齿间→确定 ETC 远端开口位置→位置适当,充气远端球囊。致命并发症是 2 个侧孔位置不正确,建议连接 CO_2 检测仪确定导管位置。食管损伤是其常见并发症,可出现继发性气肿和食管撕裂伤。操作较喉罩复杂,严重并发症较喉罩多,需要经过严格的培训。优点是避免胃反流和误吸,但临床较少使用。⑤咽气管导管(PLC):为双腔管,结构类似 ETC,盲插并确定位置适当后可进行通气。临床已很少使用。

4. 气管插管

气管插管能保证有效通气,便于随时吸痰,利于吸入高浓度氧,可提供气管内给药,避免误吸导致的感染。

(1)适应证:全身麻醉、心搏骤停、呼吸衰竭、呼吸肌麻痹、呼吸抑制者。气管插管操作时间长,反复插管因需要中断CPR,直接影响CPR的预后。

(2)禁忌证:喉头水肿、气道急性炎症、咽喉部脓肿、胸主动脉瘤压迫气管、明显出血倾向者。

(3)并发症:咽喉黏膜的损伤,气管损伤(糜烂、出血、溃疡、食管-气管瘘),单侧肺不张,气胸,继发感染等。

(4)经口插管步骤:术前准备(喉镜、气管插管、导管管芯、衔接管、注射器、液状石蜡、牙垫或口咽气道、胶布)→打开气道并清理口腔→操作者位于患者头顶位→喉镜经口腔置于会厌部(右手推下颌并用示指拨开嘴唇→左手持喉镜于患者右侧口角置入→将舌体推向左侧并使镜片移向正中并见悬腭垂→沿舌背弧度将镜片再稍向前置即见会厌)→显露声门(弯喉镜片伸入舌根与会厌面间的会厌谷→上提弯喉镜使会厌向上翘起,或直喉镜片置入会厌喉面并挑起会厌而显露声门)→导管插入声门(右手握笔状持导管从右侧呈弧形下插入口中→导管前端对准声门后轻柔地插入气管内3～5cm)→退出喉镜→拔除导管管芯→确定导管已插入气管且位置适当(听诊)→向导管气囊充气(10～15ml)→置入牙垫→胶布固定导管外端→再次确认导管位置(呼气末CO_2检测)。

5. 机械或有创循环支持

(1)CPR机械装置:使用CPR装置替代传统的徒手CPR,常需要更多的人员,而且在摆放和操作的过程中,有可能延误或中断CPR,因此应当对施救者进行操作培训,尽可能减少胸外按压或除颤过程中中断的时间。如果由训练有素的操作者用于特定的患者,某些替代CPR技术如阻力阀装置、机械活塞装置(自动CPR机),可以改善血流动力学或短期存活率。对院外心搏骤停患者进行压力分散带CPR与传统徒手CPR比较,短时间内存活率未提高,反而神经功能恶化,因此不主张常规使用该装置。为防止延误和最大限度地提高有效性,应当反复加强心肺复苏装置的操作培训、考核与技术指导,并对使用结果实施长期监测。

(2)直接开胸心脏按压(有创 CPR):有证据表明,开胸直接心脏按压对血流动力学产生有益的影响,可提高自主循环恢复。但是,如果时间延迟(心搏骤停>25 分钟),直接心脏按压并不能改善预后。开胸直接心脏按压仅适用于某些特殊情况:①胸部穿透伤引起的心搏骤停;②体温过低,肺栓塞或心包压塞;③胸廓畸形,体外 CPR 无法进行或无效;④穿透性腹部损伤,病情恶化并发生心搏骤停。

(3)急诊体外循环:通过中央静脉连接体外循环,作为心搏骤停后的循环辅助措施。对于救治延迟的心搏骤停者,体外循环可改善血流动力学和存活率,可治疗部分特殊可逆性因素造成的心搏骤停,如药物过量、中毒等。

6. 复苏药物的应用途径

心搏骤停时,基础 CPR 和早期除颤极为重要,用药其次。复苏药物的应用途径包括颈静脉、骨髓内和气管内给药。

(1)中心静脉和周围静脉用药:首先建立外周静脉通道(肘前或颈外静脉)或中心静脉通道(颈内静脉或锁骨下静脉)。中心静脉通道较外周静脉通道给药药物的峰值浓度高,循环时间短,但操作稍复杂,易受心肺复苏的影响。在难以实施颈内静脉或锁骨下静脉穿刺时,股静脉穿刺不失为一种替代方法,但继发感染等并发症相对较多。对需要进行药物溶栓治疗的患者,尽量避免中心静脉穿刺。静脉注射药物要稀释至 20ml,注射速度相对要快(除非药物本身不允许),以便使药物快速到达心脏。

(2)骨髓内途径:因 CPR 患者外周灌注严重不良,难以建立静脉通道时,可建立骨内通道。在复苏过程中,可以安全快速给予药物、晶体、胶体和全血。骨内给药剂量与静脉应用剂量相同。骨髓内给药适用于所有年龄的 CPR 患者。通常的穿刺部位是胫骨前,也可选择髂前上棘、股骨远端、踝部正中及桡骨、尺骨远端。

(3)气管内给药:除非静脉通道和骨髓内通道不能建立,一般不主张气管内给药。可用于气管内的药物包括肾上腺素、血管加压素、利多卡因、阿托品、纳洛酮。其用药量是静脉给药的2.0～2.5倍，并用10ml蒸馏水或生理盐水稀释，蒸馏水比生理盐水在气管内的吸收更好，但对氧分压的负面影响较大。目前气管内给药尚未列入ALS。

7. 常用复苏药物的选择

常用复苏药物见表10-1。

表10-1 常用复苏药物

药物种类	内容
肾上腺素	α肾上腺素能样作用在CPR时可增加心肌和脑供血，但β肾上腺素能样作用增加心肌做功和减少心内膜下血供。因此，不推荐大剂量应用肾上腺素，也不主张分次递增剂量。建议1mg，静脉注射，每3～5分钟重复1次，并在第一次或第二次电击除颤后给予
血管升压素	属于抗利尿激素，用药剂量较大时可通过刺激血管平滑肌V_1受体而发挥血管收缩作用。血管加压素的半衰期为10～20分钟，较肾上腺素半衰期长。临床上适用于心搏骤停、休克、食管静脉曲张破裂、腹部明显胀气。禁用于冠心病(意识清醒)、支气管痉挛性疾病、妊娠等
胺碘酮	为Ⅲ类抗心律失常药，具有多种抗心律失常的药理作用。适宜严重心功能不全患者的CPR，影响心肌收缩力较小，致心律失常作用低。当CPR、2次电击及使用血管加压药后，如果心室颤动/无脉性室上性心动过速仍持续存在时，应使用抗心律失常药物，优先选用胺碘酮。心搏骤停患者若为心室颤动/无脉性室上性心动过速，胺碘酮初始剂量300mg，溶入20～30ml葡萄糖溶液快速静脉注射，维持剂量为1mg/min，持续静脉滴注6小时，此后减为0.5～1.0mg/min，总量＜1200mg/d，应用时间3～4日。若心室颤动或室上性心动过速反复发作，再重复注射150mg。非心搏骤停患者负荷量与心搏骤停者不同。注射速度和用量影响心动过缓和低血压的发生率

（续　表）

药物种类	内容
利多卡因	心搏骤停患者如为心室颤动/无脉性室上性心动过速，心肺复苏过程中如无胺碘酮，可应用利多卡因替代治疗。静脉注射第一剂 1.0～1.5mg/kg，然后再次静脉/骨髓内注射 0.5～0.75mg/kg，最多共 3 剂或者总量＜3mg/kg
腺苷	除用于稳定型室上性心动过速之外，还可用于稳定型、规则、单形性宽 QRS 波心动过速的早期处理，对治疗和鉴别诊断很有帮助。但不得用于非规则宽 QRS 波心动过速。其用法为：3mg 快速静脉注射（1 秒），每 1～2 分钟重复 1 次，共 3 次
多巴胺	低剂量[＜5μg/(kg・min)]，以激动多巴胺受体为主，中等剂量[5～10μg/(kg・min)]激动 β 受体，高剂量[＞10μg/(kg・min)]激动 α 受体
多巴酚丁胺	适用于自主循环恢复后有低心排血量或心力衰竭者
去甲肾上腺素	用于感染性休克，也可用于心搏缺血和坏死引起的心源性休克。起始剂量为 0.5～1.0μg/min，逐渐调节至有效剂量
碳酸氢钠	用于心搏骤停和复苏后期，改善通气是关键。由于可能产生细胞外碱中毒、降低血管灌注压、血红蛋白曲线偏移与抑制氧释放、导致高渗状态和高钠血症、产生 CO_2 和反常细胞内酸中毒、降低儿茶酚胺药物的活性等因素，早期使用对预后不利，在动物实验中也未发现可提高除颤效果和提高存活率。临床应用过程中要根据患者情况和血气检测结果，起始剂量为 1mmol/L，使用中防止过量
钙剂	临床常用的是 10%葡萄糖酸钙和 10%氯化钙，只有高钾血症、低钙血症或钙离子拮抗药中毒时才可酌情使用
硫酸镁	仅用于尖端扭转型室性心动过速和伴有低镁血症的心室颤动/室性心动过速。负荷剂量为静脉/骨髓内注射 1～2g，然后静脉滴注维持治疗。使用过程中严密观察患者是否有呼吸抑制的情况

（续 表）

药物种类	内容
纳洛酮	适用于阿片类中毒引起的呼吸抑制。研究表明，在心搏骤停患者 ALS 过程中可使用纳洛酮，对脑细胞具有保护作用
溶栓药物	溶栓有利于复苏成功。对于 AMI 患者，提倡院前溶栓。对于脑梗死患者，如符合溶栓指征，应尽早使用。对于大面积肺梗死患者，一旦诊断明确，应考虑溶栓治疗
阿托品	目前不建议在心搏骤停患者实施 CPR 的常规性使用

（三）复苏后处理

复苏后患者清醒，自主呼吸，应持续心电监护，输液，给氧，维持循环功能的稳定，保持呼吸道通畅。同时积极查因，对因治疗。复苏后患者出现脏器功能损伤特别是多器官功能障碍综合征(MODS)应及时作相应处理。

第二节　心源性休克

心源性休克(cardiogenic shock)是指由于心脏功能极度减退，导致心输出量显著减少并引起严重的急性周围循环衰竭的一种综合征。心源性休克的病情变化多，发展快，发生后数小时可引起死亡，临床表现错综复杂，须认真鉴别。

一、病因

（一）心肌收缩力极度降低

(1)包括大面积心肌梗死、急性暴发性心肌炎、原发性及继发性心肌病。

(2)家族性储积疾病及浸润、家族遗传性疾病、药物性和毒性、过敏性反应、心肌抑制因素药物、心瓣膜病晚期、严重心律失常，以及各种心脏病的终末期表现。

(二)心室射血障碍

包括大块或多发性大面积肺梗死、乳头肌或腱索断裂、瓣膜穿孔所致严重的心瓣膜关闭不全、严重的主动脉口或肺动脉口狭窄。

(三)心室充盈障碍

包括急性心脏压塞、严重二尖瓣狭窄、三尖瓣狭窄、心房肿瘤或球形血栓嵌顿在房室口、心室内占位性病变、限制型心肌病等。

(四)混合型

即同一患者可同时存在两种或两种以上的原因，如急性心肌梗死并发室间隔穿孔或乳头肌断裂，其心源性休克的原因既有心肌收缩力下降因素，又有心室间隔穿孔或乳头肌断裂所致的血流动力学紊乱。再如风湿性严重二尖瓣狭窄并主动脉瓣关闭不全，患者风湿活动时引起的休克，既有风湿性心肌炎所致心肌收缩力下降因素，又有心室射血障碍和充盈障碍所致血流动力学紊乱。

(五)心脏直视手术后低排综合征

心脏直视手术后低排综合征多数患者是由于手术后心脏不能适应前负荷增加所致。主要原因包括心功能差、手术造成对心肌的损伤、心内膜下出血，或术前已有心肌变性、坏死，心脏手术纠正不完善，心律失常，手术造成的某些解剖学改变，如人造球形主动脉瓣置换术后引起左室流出道梗阻，以及低血容量等导致心排血量锐减而休克。

二、临床表现

(一)休克表现

(1)休克早期：常表现为烦躁不安、恐惧和精神紧张，但神志清醒、面色或皮肤稍苍白或轻度发绀、肢端湿冷、大汗、心率增快。血压正常，甚至可轻度增高或稍低，脉压变小，尿量稍减。

(2)休克期：表情淡漠，皮肤湿冷，呈大理石样花纹，脉搏细速，血压明显下降，尿量减少。

(3)休克晚期：可出现弥散性血管内凝血和多脏器功能衰竭症状。如皮肤黏膜和内脏广泛出血，急性肾、肝、脑衰竭表现，少尿或无尿，进行性呼吸困难，吸氧不能缓解，呼吸浅速及急性呼吸窘迫综合征表现；脑功能障碍可引起昏迷、抽搐、呼吸抑制等；肝功能衰竭可有黄疸、肝损害和出血倾向。

(二)原发疾病的相关表现

心肌梗死患者一般有胸骨后疼痛，休克多发生在心肌梗死24小时内。肺栓塞患者有剧烈胸痛、咳嗽、咯血、气急等。心脏压塞引起者有低血压、脉压减小、奇脉、心音遥远、心率快、肝颈静脉回流征阳性。

三、辅助检查

(一)血常规

白细胞增多，一般在$(10\sim20)\times10^{9}/L$，中性粒细胞增多，嗜酸性粒细胞减少或消失。血细胞比容和血红蛋白增高常提示血液浓缩，并发弥散性血管内凝血时，血小板计数呈进行性降低，出凝血时间延长。

(二)尿常规和肾功能检查

尿量减少，可出现蛋白尿、红白细胞和管型，并发急性肾衰竭时尿比重由初期增高转为低而固定，血尿素氮、血肌酐增高。

(三)血清电解质、酸碱平衡及血气分析

血清钠可偏低，血清钾高低不一，少尿时血钾可明显升高。休克早期可有代谢性酸中毒并呼吸性碱中毒，休克中、晚期常为代谢性酸中毒并呼吸性酸中毒，血pH降低，氧分压和血氧饱和度降低，二氧化碳分压和二氧化碳含量增加。

(四)血清酶学检查

心肌酶及其同工酶增高，其升高幅度和持续时间有助于判断梗死范围和严重程度。

(五)心电图检查

对急性心肌梗死合并心源性休克诊断帮助较大,对估计病变部位、范围、病情演变均有指导作用。

四、诊断及鉴别诊断

(一)诊断

(1)临床诊断:①四肢湿冷、尿量减少和(或)精神状态的改变;②严重持续的低血压,收缩压<90mmHg 或平均动脉压较基础值下降≥30%,伴有心室充盈压升高 18～20mmHg、右心室舒张末压>10mmHg、CI 明显降低[无循环支持时<1.8L/(min·m^2),辅助循环支持时 2.0～2.2L/(min·m^2)];③排除其他原因引起的低血压,如低血容量、血管迷走反应、电解质紊乱、药物不良反应、心包压塞、心律失常等,并排除升主动脉夹层伴主动脉瓣关闭不全后方可诊断。超声心动图检查能够测定左心室充盈压,且近期预后与血流动力学异常的程度直接相关。对于急性心肌梗死住院患者,要密切观察脉搏、心率(律)、血压、尿量,以及外周灌注情况,以期早期识别迟发性心源性休克。迟发性心源性休克在血压下降前,可有心排血量降低和外周血管阻力升高的临床表现,如窦性心动过速、尿量减少和一过性血压升高、脉压减小等。当肺瘀血和低血压同时存在时,即可诊断为心源性休克。

(2)识别休克前状态:部分患者可以表现为休克前状态,收缩压虽然正常,但是尿量减少(<30ml/h),心率增快(>100/min),与住院期间的高病残率和高病死率相关。在诊断时,对急性心肌梗死伴有心动过速患者应当分析原因,认真识别由神经精神因素引起还是由心排血量显著降低引起,如果未能识别心动过速由心排血量显著减少所致,常规使用β受体阻滞药、ACEI 治疗急性心肌梗死可诱发心源性休克。

(3)排除机械并发症:在心源性休克的诊断确立前,必须排除急性心肌梗死的机械并发症,如二尖瓣反流、室间隔或心室游离壁穿孔、室壁瘤，及时进行超声心动图的评估。由于机械并发症常需要在IABP支持下施行紧急治疗，早期快速的检出显得尤为重要。

(4)判定休克的危险因素：心源性休克的危险因素包括急性心力衰竭、年龄>70岁、前壁急性心肌梗死、高血压病、糖尿病、冠状动脉多支病变、既往心肌梗死或心绞痛史、既往心力衰竭史、STEMI、LBBB、收缩压<120mmHg、心率>110/min或<60/min。外周与重要脏器的低灌注，如皮肤湿冷、认知能力改变和少尿，与30天的病死率升高相关。

(二)鉴别诊断

(1)低血容量性休克：多由急性血容量降低，如出血、外科创伤、糖尿病酮症酸中毒或非酮症性高渗性昏迷、急性出血性胰腺炎等引起。除休克的临床表现外，还可以有脱水和(或)明显贫血，有胸、腹痛和胸、腹腔积血等的体征。

(2)感染性休克：中毒性细菌性痢疾，多见于儿童，休克可能出现在肠道症状之前，需肛门拭子取粪便检查和培养以确诊。肺炎双球菌性肺炎，也可能在出现呼吸道症状前即发生休克，需根据胸部体征和胸部X线检查来确诊。流行性出血热，为引起感染性休克的重要疾病。暴发型脑膜炎双球菌败血症，以儿童多见，严重休克是本病特征之一。中毒性休克综合征，为葡萄球菌感染所致，多见于年轻妇女月经期使用阴道塞，导致葡萄球菌繁殖、毒素吸收；亦见于儿童皮肤和软组织葡萄球菌感染。

(3)过敏性休克：凡在接受(尤其是注射后)抗原性物质或某种药物，或蜂类等叮咬后立即发生全身反应及休克表现，而又难以药品本身的药理作用解释时，应考虑本病的可能。

五、治疗

(一)总体处理原则

尽早发现高危患者，尽快实施PCI是急性心肌梗死伴发心源性休克治疗所应遵循的主要策略。急性期力求稳定血流动力学状态，随后尽快实施血供重建治疗。

（二）具体处理原则

①吸氧并根据血气实施辅助通气。②适当补充血容量，主张监测中心静脉压或使用漂浮导管监测血流动力学。③通过血气分析及时纠正酸中毒及其他酸碱平衡紊乱。④不主张常规应用正性肌力药物多巴胺，而主张使用多巴酚丁胺。低血压时使用多巴酚丁胺 3～5μg/(kg・min)，可合用小剂量多巴胺以改善肾血流量。严重低血压时应静脉滴注多巴胺 5～15 μg/(kg・min)，必要时可同时静脉滴注多巴酚丁胺 3～10μg/(kg・min)。大剂量多巴胺无效时，可静脉滴注去甲肾上腺素 2～8μg/min，但必须在使用正性肌力药物基础上。⑤血管扩张药，如硝酸酯类、硝普钠、乌拉地尔等不作为常规应用，仅用于心排血量降低伴有外周阻力升高者。⑥急性 ST 段抬高型心肌梗死（STEMI）合并心源性休克时，IABP 能有效逆转组织低灌注，尽早实施 IABP 与左室辅助装置，可显著改善预后。在升压与 IABP 基础上，小剂量的血管扩张药可能有益。⑦由于溶栓治疗血管开通率低，病死率高，应紧急实施血供重建术。对 PCI 失败或不适用者，实施急诊 CABG。无条件进行血供重建治疗时，应在积极维护血压的同时，迅速将患者转运至有条件医院进行血供重建。

（三）正性肌力药物治疗

心源性休克的主要始动因素是心肌收缩功能不全，正性肌力药物对于维持器官灌注和组织活性，纠正低血压和低心排血量状态，具有重要的临床价值。

(1)多巴酚丁胺：起始剂量为 2～3μg/(kg・min)，在 2.5～10μg/(kg・min)剂量范围内存在剂量-效应的线性关系。当剂量＞20μg/(kg・min)时，不但未显示进一步的治疗益处，而且可以诱发心律失常等不良反应。由于长时间（＞48 小时）应用多巴酚丁胺时，其敏感性和反应性会逐渐降低，并引起外周血管扩张和血压下降，因此不作为常规用药。

(2)3 型磷酸二酯酶抑制药：代表药物是米力农 0.375～0.75mg/(kg·min)和依诺昔酮 1.25～7.5μg/(kg·min)。3 型磷酸二酯酶抑制药可以与多巴酚丁胺联合应用，尤其是已使用β受体阻滞药治疗的患者联合治疗效果良好。3 型磷酸二酯酶抑制药应避免长时间应用，因其长时间使用与患者的恶性心律失常和病死率升高相关，还可加重肺内分流，引起氧合恶化。在严重的低血压状态下，3 型磷酸二酯酶抑制药应当避免给予负荷剂量。

(3)左西孟旦：对去甲肾上腺素、多巴酚丁胺反应不佳的患者，加用左西孟旦能够在短时间内显著改善左心衰竭或右心衰竭的血流动力学，甚至较 IABP 更为快速，并能显著改善患者近期预后。与磷酸二酯酶抑制药比较，左西孟旦改善血流动力学效果更好，病死率更低。左西孟旦负荷剂量为 10μg/kg，10 分钟注入，然后以 0.05～0.2μg/(kg·min)，静脉维持 24 小时，并根据血压调整剂量。由于左西孟旦具有钾通道介导的外周血管扩张作用，能够引起血压下降，因此在低血压状态下不宜给予负荷剂量。左西孟旦的代谢产物半衰期较长，血流动力学效应可持续数天，甚至数周，24 小时连续用药即可达到良好的疗效。

(四)血管活性药物治疗

(1)多巴胺：不同的使用剂量有着不同的血流动力学效应。使用 4～5μg/(kg·min)剂量时，具有血管扩张作用，并增加肾小球滤过率，然而大型试验并未显示其肾脏保护作用。应用 5～10μg/(kg·min)剂量时，多巴胺增强心肌收缩力。剂量＞10μg/(kg·min)主要表现为血管收缩作用，升高血压。长期使用多巴胺易诱发心动过速，并可导致病死率升高。

(2)去甲肾上腺素：可以快速纠正显著的低血压状态(收缩压＜70mmHg)，对多巴胺效果差的心源性休克患者仍然有效，是心源性休克患者首选的升压药物。去甲肾上腺素用于严重的低血压患者。其应用剂量在 0.1～1.0μg/(kg·min)范围时，能有效提升平均动脉压。但应用剂量＞1μg/(kg·min)时，可导致明显的炎性反应、心律失常和心脏毒性作用。如果存在酸中毒而未予纠正，去甲肾上腺素的疗效会显著减弱。

(3)肾上腺素：能够显著降低内脏灌注，增加多脏器功能障碍的发生率。肾上腺素能够导致心肌坏死和负性重构。因此，心源性休克患者禁忌使用肾上腺素。

(五)机械循环辅助装置治疗

(1)主动脉内球囊反搏：主动脉内球囊反搏(IABP)是急性心肌梗死并发心源性休克治疗时目前最常用的辅助循环装置，需联合冠状动脉血供重建治疗以迅速开通梗死相关动脉，恢复心肌再灌注，是药物治疗无效的心源性休克患者的Ⅰ类推荐指征。并发机械性并发症时(如乳头肌断裂或室间隔穿孔等)，IABP是冠状动脉造影和修补手术及血管重建术前的一项重要治疗。IABP也是顽固性室性心动过速伴血流动力学不稳定、梗死后难治性心绞痛患者冠状动脉血供重建前的一种治疗措施。

(2)心室辅助装置：急性心肌梗死并发心源性休克时，心室辅助装置可作为成功血供重建术的紧急有效的“桥梁”。

(六)再血管化治疗

早期再血管化治疗是合并心源性休克的急性心肌梗死患者治疗的基石。溶栓、PCI、CABG是再血管化治疗的主要方式。直接PCI是恢复梗死相关动脉血流最为有效的治疗方法。

参考文献

[1] 王东，张贝，张洁. 实用心内科掌中宝. 2 版. 北京：化学工业出版社，2015.

[2] 赵爱萍，吴冬洁，张凤芹. 专科护理必备：心内科临床护理. 北京：军事医学科学出版社，2014.

[3] 郑文科，田盈. 心内科门诊常用药速查. 北京：人民卫生出版社，2017.

[4] 郑长青，孙志军. 临床常规与禁忌系列：心内科用药常规与禁忌. 北京：人民军医出版社，2012.

[5] 郑伯仁，张统文. 简明中西医结合心内科诊疗手册. 福州：福建科学技术出版社，2017.

[6] 徐泽升，彭万忠，胡学军. 临床主治医师问答丛书：心内科主治医师 739 问. 北京：军事医学科学出版社，2012.

[7] 戈文尚. 医师速查丛书：心内科速查. 济南：山东科学技术出版社，2014.

[8] 黄山，刘志琴，樊学军. 心脏标志物临床与检验. 北京：人民卫生出版社，2012.

[9] 程友琴，刘宏伟. 心内科重症监护临床手册. 北京：人民军医出版社，2014.